儿童发育与行为疾病中医外治疗法图谱

主　编　戴淑凤　单海军

副主编　陈　倩　介小素　赵　勇　李恩耀　张　毅

编　委（按姓名汉语拼音排序）

陈　菲　陈　倩　程会芳　崔　霞　戴淑凤

党伟利　典迎彬　介小素　李恩耀　梁　松

刘应科　卢咏琳　吕忠礼　邱丽漪　单海军

石晶琳　孙超凡　汤光辉　汤爽爽　田　文

辛　晶　徐翠香　杨　杰　杨志杰　张建昭

张丽艳　张　毅　赵　勇

北京大学医学出版社

ERTONG FAYU YU XINGWEI JIBING ZHONGYI WAIZHILIAOFA TUPU

图书在版编目（CIP）数据

儿童发育与行为疾病中医外治疗法图谱 / 戴淑凤，单海军主编 . —北京：北京大学医学出版社，2022.10
ISBN 978-7-5659-2679-2

Ⅰ. ①儿… Ⅱ. ①戴… ②单… Ⅲ. ①小儿疾病 – 行为发育 – 发育异常 – 中医治疗法 – 外治法 – 图谱 Ⅳ. ① R272.6-64

中国版本图书馆 CIP 数据核字（2022）第 120238 号

儿童发育与行为疾病中医外治疗法图谱

主　　编： 戴淑凤　单海军
出版发行： 北京大学医学出版社
地　　址：（100191）北京市海淀区学院路 38 号　北京大学医学部院内
电　　话： 发行部 010-82802230；图书邮购 010-82802495
网　　址： http://www.pumpress.com.cn
E-mail： booksale@bjmu.edu.cn
印　　刷： 北京信彩瑞禾印刷厂
经　　销： 新华书店
责任编辑： 靳新强　　**责任校对：** 靳新强　　**责任印制：** 李　啸
开　　本： 787 mm × 1092 mm　1/16　　**印张：** 19.25　　**字数：** 488 千字
版　　次： 2022 年 10 月第 1 版　2022 年 10 月第 1 次印刷
书　　号： ISBN 978-7-5659-2679-2
定　　价： 168.00 元

序　言

回顾发育行为儿科学发展的历史，美国儿科协会 1949 年建立了儿童精神卫生学科，1988 年更名为发育与行为儿科学，并诞生了相应的新杂志《发育行为儿科学杂志》，随之，发育行为儿科学的教科书、专业论著也相继出版，发育行为儿科学在国际医学界成为炙手可热的热门专业。

在中国，发育行为儿科学是新兴学科。为适应形势需要，1999 年中山医科大学附属第三医院成立了“儿童行为发育中心”，邹小兵、静进于 2005 年 11 月主编了《发育行为儿科学》，金星明、静进于 2014 年 12 月主编了《发育与行为儿科学》，发育行为儿科学得到进一步推广。伴随而至的儿童发育行为疾病的专业科室犹如雨后春笋般在各大综合医院建立。但是，儿童保健科、儿科、基层儿科医生，儿童教育机构教师等对儿童发育行为问题的认知还是远远不够的，同时家长对儿童发育行为问题的早识别、早预防、早干预的认知十分欠缺；在治疗方法上，大医院儿童发育科基本上是采用西药、行为干预或辅助以物理因子等治疗方法，收效不理想。这是撰写这本《儿童发育与行为疾病中医外治疗法图谱》的国内大背景。

在中国，儿童发育行为及发育障碍性疾病是一个普遍性的儿童健康问题。国家卫健委疾病预防控制局报道，我国儿童青少年发育行为障碍性疾病的检出率为 12.97%，以我国目前有 4 亿 ~5 亿儿童青少年计算，估计有 3000 万 ~6000 万儿童存在发育行为障碍问题，严重影响着儿童的健康成长和生存质量。

对发育行为障碍儿童的认知，源于 1992—2007 年，笔者在工作中接触到大量发育行为有偏差的儿童，家长感到十分困惑。为了解除患儿和患儿家长的困惑，笔者开始学习“发展心理学”“神经心理学”“感统理论”，系统复习中医外治疗法，特别是中医外治对儿童心理行为问题的辨识理论与施治方法，使我对儿童发育障碍的治疗方法有了新的认知。推拿、针刺、刮痧、耳穴贴压等中医外治疗法通过对人体皮肤、经络、穴位的刺激能够对此类疾病达到令我意想不到的神奇治疗效果。通过中西医结合的综合治疗，我治愈了很多疑难的发育行为有偏差的问题儿童。

在准备出版《儿童发育与行为疾病中医外治疗法图谱》前，我反复思考如何才能提高基层医务人员和幼儿教师以及家长的认知；家长发现孩子不对劲的时候到哪里去就诊咨询；确诊了发育行为偏差，在家里如何帮助孩子；特别是能否采用无毒副作用的中医外治理论和技术为孩子调治。带着这些问题，我又重新学习了刘明军主编的《中医外治技术》，刘振寰主编的《实用儿童针灸学图谱》，孙德仁主编的《少儿心理行为异常推拿调理》以及相关主题的中医外治研究、食疗等国医资料，并和世界中医药学会联合会（WFCMS）儿童保健与健康教育专业委员会阅历深厚的、奋斗在一线的专家切磋，充分沟通，最终，决定写一本受众广泛的中医外治科普著作，即《儿童发育与行为疾病中医外治疗法图谱》。本书是一本适用于跨学科医务人员、幼儿教师，家长也能读懂、理解或经过培训也能在家里帮助孩子健康成长的中医外治科普读本。

在本书的启动中要特别感谢刘振寰教授的支持，在本书的撰写过程中特别感谢单海军主任、崔霞主任、刘应科主任、李恩耀主任、赵勇主任、介小素主任、辛晶主任、典迎彬主任、党伟利主任、杨志杰医师、程会芳医师、徐翠香医师等专家的助力撰写，还要特别感谢杨志杰医师、孙超凡医师，在单海军主任指导下为本书配置了科学、准确的图示，大大提高了本书的可读性、实用性、可操作性。

本书成稿时间比较仓促，难免有不足之处，敬请广大读者提出修改意见，以便再版时更新。

戴淑凤

2022 年 4 月 19 日

前　言

发育与行为疾病包含躯体、心理、行为、精神、神经等多个方面的健康问题。据WHO报道，全球有13%~20%的儿童青少年在成年之前会出现某些情绪或行为方面的问题。国家卫健委疾病预防控制局报道，我国儿童青少年发育行为问题检出率高达12.97%。从流行病学调查和临床发现的儿童发育行为障碍性疾病常见病种以儿童多动症最多，患病率在6%左右；其次为抽动障碍，患病率约1%~3%，精神发育迟滞也较多见，患病率为1%左右，情绪障碍的患病率为2%左右，另外还有品行障碍、学习困难、视听知觉障碍、广泛性发育障碍、神经性厌食、睡眠障碍、排泄障碍等多种发育与行为疾病严重影响着儿童的身心健康发育。以我国目前有4亿~5亿儿童青少年计算，估计我国有3000万~6000万儿童有精神健康问题，需要专业人员照顾。

西医学对发育与行为疾病的治疗以药物治疗结合心理、行为疗法为主，或者辅以物理因子疗法，整体效果不甚满意，关键在于预防和早期诊断、早期干预。中医学认为，脑为元神之府，心主神明，为五脏六腑之大主，五脏藏五神，心藏神，肝藏魂，肺藏魄，脾藏意，肾藏志。心者，君主之官，神明出焉。肝者，将军之官，谋虑出焉。胆者，中正之官，决断出焉。所以，发育与行为疾病病位在脑，与心的关系最为密切，与肝、肾、脾、肺、胆等脏的功能失调也有关。治疗此类疾病，中医以调神为主，身心同治，通过扶正祛邪，协调五脏阴阳失衡，达到阴平阳秘，精神乃治。具体治疗方法有内治法，也有外治法，内治法以辨证服用中药汤药、中成药、膏方等为主，外治法包括针刺、艾灸、推拿、拔罐、穴位贴敷等不一而足。

良医不废外治，中医外治疗法是中医的特色适宜技术，临床应用广泛，效果良好，易被患儿和家长接受，且安全性高，应该大力推广应用。为了让中医外治疗法在儿童发育与行为疾病的临床中得到更为广泛的使用，从而造福于广大发育与行为疾病的患儿，我们携手全国长期从事该领域中医诊疗工作的广大同仁，创新性地编写了《儿童发育与行为疾病中医外治疗法图谱》。本书内容包括绪论、儿童常用中医外治疗法、儿童发育与行为疾病的中医外治疗法、医案四章。第一章概述了儿童发育与行为疾病的研究现状及中医学对儿童发育与行为疾病的认识。第二章介绍了16种常用的中医外治疗法，包括概念、适应证、禁忌证、操作流程、注意事项等内容。第三章介绍了24种常见的儿童发育与行为疾病及其中医外治疗法和饮食调护，包括疾病概述、病因、诊断流程、常用中医外治疗法和常用药茶、药膳等内容。第四章介绍了12个精选案例，帮助读者通过实际案例了解疾病的诊治过程，并配以按语，解析疾病的病因病机、诊疗思路及注意事项。

本书图文并茂，并有大量图表，文字简练，条理性强，可读性强，可操作性强。本书编写过程中，本着尽量方便读者阅读的原则，多用图表，图文结合，减少读者前后翻阅。

我们热切希望本书的出版能对儿童发育与行为疾病儿童及其家长有所帮助。本书也可以作为从事中西医儿童发育与行为疾病医疗工作的儿童教育工作者、儿童保健医师、儿童心理医师、儿童康复医师、儿科医师及有关人员的参考用书。

由于时间仓促，本书编写过程中，难免有不足之处，敬请各位读者提出宝贵建议，以便再版时予以完善。

单海军

2022 年 4 月 19 日

目　录

第一章　绪论

第一节　儿童发育与行为疾病概述

儿童发育与行为疾病是指儿童在成长过程中出现的一系列影响身心健康的问题。常见的儿童发育行为疾病有注意力缺陷多动障碍、抽动症、孤独症、智力障碍、脑性瘫痪、睡眠障碍、遗尿症、癫痫等。

一、发育与行为

发育是指系统、器官、组织和细胞功能的成熟，主要指脑功能的成熟。在这个过程中，儿童与环境的交互作用发生了生物学、认知和心理的变化和发展。行为是指动物为了维持个体的生存和种族的延续，在适应不断变化的环境中做出的反应。因为发育，有了行为变化；因为行为，个体的发育得到了促进。发育和行为是相互关联、密不可分的，发育影响行为，行为依赖发育。

二、生物因素和环境因素的相互作用决定了儿童的行为发展

（一）生物因素

生物因素对儿童的发育与行为影响巨大。首先，神经系统疾病对儿童发育与行为有巨大的影响。如脑炎后遗症、脑性瘫痪儿童的运动障碍和认知障碍，缺氧缺血性脑病和胆红素脑病儿童的全面发育迟缓。其次，先天性代谢疾病、基因异常、染色体异常与儿童的发育与行为关系密切。如苯丙酮尿症、甲基丙二酸血症、21-三体综合征、Angelman 综合征、Pradar-Willi 综合征、Rett 综合征等都存在各种发育和行为异常。最后，不同的气质对儿童的发育与行为有不同的影响。研究表明：儿童有三种不同的气质类型：①易于相处儿童；②兴奋缓慢儿童；③困难儿童。困难儿童对环境中应激的耐受力特别差，易于相处儿童则能很快适应新环境。

（二）环境因素

研究表明，环境因素对儿童行为发展的影响也是不可忽视的。离异家庭的单亲儿童、受忽视受虐待儿童、遭受家庭暴力的儿童、农村留守儿童等较易出现问题行为；在自然环境中，营养不良儿童、缺铁性贫血儿童、铅中毒儿童在出现躯体疾病的同时，常出现异常行为。注意缺陷多动障碍、阿斯伯格综合征等儿童尽管有基因异常，这些儿童如果在教养

环境方面受到充分的支持，可以和正常发展儿童一样健康成长。孤独症、精神发育迟滞、学习障碍等儿童的行为问题，通过改变环境的心理干预可收到明显效果。

（三）生物因素和环境因素的相互作用决定了儿童的行为发展

生物因素提供了行为发生发展的可能性，环境因素提供了行为发生发展的现实性。生物因素和环境因素相互作用决定了儿童的行为发展。生物学异常或环境不适以及教育不当可能引起儿童问题行为，任何一个时期的儿童行为都是带着生物或遗传特性的儿童与其所在的环境相互作用的产物。儿童气质研究的一个核心成果就是 Thomas 等提出的环境与气质（主要与遗传有关）的“配合”与儿童行为的关系。环境和儿童生物个体之间配合良好，一个拥有所谓“困难气质”的儿童会成为一个容易抚养的儿童；相反，若环境和儿童生物个体之间配合不好，一个“易于相处儿童”也会不容易抚养。

三、儿童发育与行为关注的六个方面

1. 正常儿童的发育评估和监测

按照个体的发育进程，提供养育的预见性指导，预防不良行为的发生。

2. 生理功能

包括反复慢性疼痛、过度哭吵、喂养困难、进食障碍、生长迟缓、肥胖、排泄障碍、睡眠障碍、抽动症等的评估、咨询、干预和处理。

3. 学习功能

包括入学准备，学习困难或学习障碍，天才儿童，学校适应问题等的评估、咨询和干预。

4. 行为和情绪问题或障碍

包括焦虑、抑郁、进攻性、攻击性、注意缺陷多动障碍、社会交流问题、对立违抗、行为障碍、适应障碍等的评估、诊断和治疗。

5. 发育问题或障碍

包括发育迟缓、运动发育障碍、孤独症谱系障碍、语言障碍、睡眠障碍、智力障碍等的评估、诊断、干预和治疗。

6. 一般健康问题

如住院、手术、慢性疾病、临终前儿童对发育和行为的不良影响及其应对和处理。

四、儿童行为的多样性、易损性和可塑性

儿童的行为是多样的，儿童发展出共性的同时也表现出各自不同的个性，正是这些色彩斑斓的个性行为构成了这个多样化的世界。对儿童的行为要求使用统一的标尺或准则去衡量，不同的儿童几乎完全用统一的方法去教育，施行所谓的“精英教育”并不可取。应该坚持维护和保持儿童行为的多样性，实施和推广普及教育而非精英教育。

儿童行为是易损的和可塑的。发育是儿童的特点，儿童的行为发育包括大运动发育、精细运动发育、社会适应力发育、语言发育等。儿童行为发育与各个系统、器官的发育和成长环境密切相关。儿童的各个系统器官，尤其是神经系统的发育是迅速的、不

均衡的、容易受损的，也是可塑的，导致儿童的发育行为具有易损性和可塑性的特点。

发育中的儿童行为的易损性让我们更加关注儿童的成长环境，并以发展的眼光看待儿童的行为问题。发育中的儿童行为的可塑性为开展发育行为障碍的早期干预、治疗和康复提供了充分的生物学依据。

五、儿童发育与行为的诊断分类系统

常用儿童发育与行为的诊断分类体系有以下几种：

（1）《精神障碍诊断与统计手册》第五版（DSM-5）。

（2）国际疾病分类（ICD-10）。

（3）婴儿和儿童早期（0—3 岁）心理健康和发育障碍诊断分类。

（4）《国际功能、残疾和健康分类》（ICF-CY）。

（5）《中国精神障碍分类与诊断标准》第三版（CCMD-3）。

由中华医学会精神科分会制订的《中国精神障碍分类与诊断标准》（CCMD）是参考国际的精神障碍分类与诊断系统，结合中国精神障碍的特点而制订的。CCMD 具有中国特色，符合中国国情，并与国际接轨，尤其与 ICD-10 的分类接近。目前已经修订到第 3 版，简称 CCMD-3，在基层医院使用较多。其中，对儿童精神障碍的分类有：①精神发育迟滞与童年和少年期心理发育障碍（F70-F79；F80-F89）；②童年和少年期的多动障碍、品行障碍和情绪障碍（F90-F98）；③见于童年和青少年的短暂的癔症性障碍（F44.82）。

多年来，我国对儿童青少年精神障碍的诊断分类采用三大体系：国际精神和行为障碍分类（ICD）、美国精神科协会的分类（DSM）和我国自己建立的中国精神障碍分类（CCMD）。根据我国于 2013 年 5 月颁布的精神卫生法，建议使用国际广泛认可的标准，即 ICD 的分类。

这些诊断标准为临床提供了不同年龄从功能到疾病或障碍的参照依据。

六、发育与行为疾病的干预治疗注重与家庭的密切合作

儿童的发育与行为的干预治疗特别强调医生和儿童本人及家庭的密切合作。早在 20 世纪 60 年代就有这样的文献支持，包括以下步骤：①在交流中支持父母和儿童，建立联系，善于掌控诊疗环境；②聆听父母有关儿童发育和行为方面的忧虑，应用引导性的提问了解家庭功能对儿童发育和行为的影响；③指出儿童发育和家庭功能上的特殊风险因素，理解地域文化对儿童发育和行为的期待和作用；④根据儿童发育水平给予家庭反馈及预见性的指导；⑤为父母和儿童制订所虑及问题的行动方案，达到治疗目标。以上 5 个步骤步步深入，前一步骤是后一步骤的基础，后一步骤是前一步骤的发展。

七、儿童健康发展的医教整合

在 2006 年，沈晓明教授率先提出了医教整合，并得到了发育行为儿科学界的广泛认同。2011 年中华医学会正式批准发育行为儿科学为儿科学的第十三个亚专业，在当年

昆明的第十六届儿科年会和上海的第四届儿童保健年会中宣布发育行为儿科学组成立。上海儿童医学中心金星明教授率领团队自 2011 年起，以上海为中心开展了一系列医教结合的临床实践活动，在诸如注意缺陷多动障碍、语言发育迟缓、特殊儿童入学安置等方面，取得很大进展，并逐步向全国各地的发育行为儿科进行推广。2017 年 4 月，我国创建了第一所专门从事神经教育学研究的学术组织——中国认知科学学会神经教育学分会，并且开展了“做中学”科学教育、儿童早期发展、注意缺陷多动障碍评估和辅助康复、孤独症谱系障碍神经机制和辅助康复等一系列与儿童发展相关的研究，特别关注儿童社会情绪能力和执行功能的研究，建立了“基因－脑－行为”多模态研究模式。

儿童健康发展的医教整合，是指从生命开始至儿童期将医学和教育学的知识有机结合，立足生物－心理－社会视角进行医学教育的资源整合；是神经科学、生物医学、发育科学、认知科学、教育学、发展心理学、数据科学、人工智能等多学科的先进研究成果、有效的教育实践和医学临床经验的整合。

儿童健康发展的医教整合通过开展医学评估和教育评估，依据评估结果采用合适的医学干预和教育干预，实现更精准的疾病诊断、治疗和预防，促进个体潜力发展。儿童健康发展的医教整合对儿童的早期发展、入学准备、学习能力培养、发育行为障碍干预、特殊教育等方面探索出医院与学校、家庭、社区乃至社会之间的通路和途径。

八、中医外治疗法在儿童发育与行为疾病方面的应用

中医治病强调“整体观”，遵循“治病必求其本”。常用的中医外治法有头针疗法、体针疗法、揿针疗法、耳穴贴压疗法、穴位注射疗法、穴位埋线疗法、穴位贴敷疗法、灸法、推拿疗法、拔罐疗法、刮痧疗法、药浴疗法等。临床可单一使用或联合使用。中医外治法具有易于操作、安全有效的特点，儿童和家长容易接受，在脑性瘫痪、语言障碍、视觉和听觉障碍、抽动障碍、注意缺陷多动障碍、孤独症、遗尿症等发育行为与疾病方面均取得了非常显著的疗效。

（介小素）

第二节　各年龄期儿童的发育与行为特点

一、胎儿期

胎儿期意味着胚胎出现及母胎关系的建立和发展。胚胎早期生长发育过程影响脑的结构和功能。许多中枢神经系统畸形在胚胎期的前 8 周形成。一般而言，愈早发生，畸形愈严重。胎儿从孕 5.5 周开始，对触觉刺激有反应，孕 9 周开始对前庭刺激产生反应，第 5 个月脑神经形成，髓鞘开始发育。胎儿随着生长不断从母体获得营养，并开始出现自主运动和无序的反应性动作。

二、新生儿期

新生儿期行为发育受遗传、孕期环境、母体代谢和母亲心理状态以及胎盘循环的影响。新生儿期环境毒物对大脑发育有不良影响，可通过观察婴儿睡眠状态、婴儿气质及新生儿或早产儿行为评估判断其发育和行为水平。新生儿期是医学介入的关键期，如果发现问题，应早期医学介入。

足月健康新生儿的自发性能动周期随时间变化呈现出一系列规律的改变。布雷泽尔顿（Brazelton）认为新生儿的自发性能动周期分为五个阶段：安静睡眠期、活动睡眠期、低警觉期、清醒期和哭闹期。每一期都有特有的行为表现，新生儿自发性能动周期与今后的神经发育，尤其是智力发育水平密切相关。并且新生儿期行为模式成熟度与学龄前期和学龄期认知功能测试水平呈正相关。

（一）常见的影响发育的因素

母体代谢失衡、宫内毒物暴露、缺氧缺血性脑病及母亲的紧张和抑郁情绪均会影响新生儿的发育。母亲血糖高的婴儿会表现出生理调控能力差、运动发育不成熟及反应能力差。孕期持续压力可对新生儿神经行为造成损害，特别是对运动及平衡能力以及注意力造成损害，并导致新生儿出生体重降低。尼古丁是较常见的影响胎儿及新生儿生长发育的毒性物质，20%~30% 低出生体重儿与吸烟有关。咖啡因在能够通过胎盘循环并影响新生儿的行为发育物质中排首位。乙醇和麻醉品对胎儿的影响也逐渐受到重视。

（二）需关注的高危新生儿

早产儿中枢神经系统存在不均衡性，成熟中枢神经系统的特点（觉醒多、睡眠少）与不成熟中枢神经系统的特点（更多的非警觉清醒活动和更频繁的清醒－睡眠转换）共存。早产儿和足月儿相比展现出不均衡的发育状态。不同孕周婴儿的生后早期神经行为差异能反映脑组织发育的差异，这种差异可贯穿整个儿童发育进程。通过对早产儿的长期随访发现，早产儿在学龄期智力水平和神经学层面与足月儿没有显著差异，早产儿学龄期更容易出现视觉运动和空间障碍，并且影响学习成绩。极低出生体重儿在学习成绩和感觉神经功能方面有明显的损害。有严重围生期综合征如支气管肺发育不良、颅内出血的极低出生体重儿更容易出现神经系统发育障碍。

出生体重低下的小于胎龄儿（足月或非足月）是一类特殊的、非典型高危儿。这类高危儿可表现出一系列的非典型婴儿行为临床特征，如在面对面交流时，经常逃避注视、出现不连贯的运动方式及频繁的惊吓和抽动、皮肤颜色改变（如肢端发绀），少数甚至会出现呼吸困难或呼吸暂停。这类高危儿具有更高的生长迟缓风险，自我调节和活动能力差，学习成绩差，易受到虐待及忽视。这类孩子也可能患上“脆弱儿童综合征”。

（三）感觉系统发育

婴儿感觉系统发育是婴儿行为的基础。婴儿感觉系统发育是一个有序的过程，孕 12 周触觉开始发育，孕 25~27 周前庭觉和听觉开始发育，视觉是生后 3~6 个月开始成熟。

（四）新生儿行为评估

新生儿行为状态检测是目前新生儿行为研究中最常用的方法之一。新生儿行为学评估量表（neonatal behavioral assessment scale，NBAS）适用于评估足月新生儿从出生至2月龄的行为能力。早产儿行为评估（assessment of preterm infant behavior，APIB）适用于非成熟新生儿行为学功能评估，该评分可提示新生儿功能成熟度、脆弱程度以及在哺育过程中耐受感觉刺激的能力，医生可据此制订个体化的养育和保健计划。

三、婴幼儿期

婴幼儿期是生长发育进程中最能清晰反映性格特征的时期。儿童出生时就具备感知、运动、神经系统功能等生物学禀赋，无论这一禀赋完整或受损，都参与了经验的组织以及与环境的交互作用。最初，婴儿完全依赖于成年人。2岁前，婴儿的各项能力迅速发展，使其融入社会，同时允许他们在有限的领域里自主活动。

（一）体格和大脑的发育

2岁前照养人必须提供足够的营养维持婴儿体格和大脑的迅速生长，喂食过多或过少都会危及婴儿以后的健康。2岁时，小儿大脑的重量达到成人的70%，大脑生长是婴儿各器官发育中最重要的。在快速生长阶段，大脑对营养最敏感，尽管如此，大多数成人却只关注婴儿体格的快速生长。足月出生体重为2500~4000 g的婴儿，到5月龄时体重接近出生时的2倍，1岁时体重接近出生时的3倍，2岁时体重接近出生时的4倍。2岁前体重增长明显不足的婴儿，不能单纯认为是遗传因素，应进一步检查其营养状况或其他疾病。1岁时的身长比出生时增长50%，4岁时是出生时的2倍。2岁以内，身长的生长速度有差异，2/3的正常婴儿是跨百分位数的生长，婴儿身高的基因型在2岁时表达。通过生长曲线和父母身高，可以对儿童的身高进行评估。

早产儿的评价需依据矫正年龄（产后的现时年龄减去早产的周数）进行。头围需矫正到出生后18月龄，体重需矫正到出生后24月龄，身长矫正到出生后40月龄。尽管进行了矫正，极低出生体重（<1501 g）的婴儿在3岁以前仍可能小于足月出生的婴儿。通常<34周龄的早产儿需要接受早产方案干预到体重达2000 g，接着是“出院后配方粉”，提供更高的能量和微量元素，持续到矫正月龄9~12月龄，或到婴儿体重、身长达到第25百分位数以上。如果体重、身长持续偏离参照标准，需要评估生长迟缓的原因。

小于胎龄儿具有不可预测的生长模式，取决于宫内生长障碍的持续时间、严重程度和原因。在6个月内出现生长加速的婴儿，其预后较好，而生长曲线向下偏离参考标准的婴儿，需要评估生长迟缓的原因。

（二）喂养

婴儿期的喂养受神经系统成熟、认知和社会功能发育、气质的影响。嗜睡的婴儿很难喂养。在6月龄或9月龄时，婴儿对独立的需要使得他们可能拒绝父母给予的食物，这种情况下，父母可给予婴儿指状食物以促进独立喂养。并且这个月龄的婴儿吃饭时通过敲打和洒落食物来探索，多数父母对婴儿反复扔玩具不会生气，但对婴儿洒落食物会生气。应告知父母，婴儿的这种行为不是故意惹人生气，而是婴儿练习新的认知和运动能力。婴儿气质也会影响婴儿喂养。活跃的婴儿很难长时间坐着吃完一顿饭，易分心和不能持久的婴儿很难吃完一顿饭。习惯性退缩的婴儿不愿意尝试不熟悉的食物，当强迫其接受新的食物时，他们会强烈地尖叫。适应慢的婴儿通常选择性进食，不喜欢接受新的食物。

（三）睡眠

新生儿睡眠时间为 16.5 h/d，6 月龄时减为 14.25 h/d，1~2 岁幼儿大约为 13 h/d，3 岁平均为 12 h/d，均包括日间小睡。睡眠长短取决于婴儿中枢神经系统的成熟及父母的照顾。9 月龄时，婴儿开始控制自己的身体和环境，出现更多白天的探索和活动，1 岁后上述表现更加明显。由此在自主和自我调节问题上出现拒绝睡眠。活动睡眠在睡眠周期里每 50~60 分钟 1 次，如果父母在婴儿活动睡眠期里每次响动或呻吟都去查看或喂养，则其持久睡眠的发展可能会延迟。

（四）运动发育

肌肉伸屈的平衡，原始反射的消退，保护和平衡反应的进化，以上三个进程的演变使婴儿能保持直立姿势及四肢运动超过中线，运动不断发育。新生儿期肌肉以屈肌占主导地位，逐渐发展为伸肌和屈肌的平衡。婴儿屈曲的姿势到 6 月龄时逐渐伸展，此时，婴儿可伸展双腿，将脚趾伸进嘴里。原始反射（比如拥抱反射、非对称紧张性颈反射）的消退及整合形成自主运动，使婴儿有了更多的灵活运动。1 个月的婴儿存在非对称紧张性颈反射，该反射引起身体两侧的活动不同，该反射消失后婴儿可将手伸至中线。婴儿必须建立起平衡和保护反应才能坐和走。在正常范围内，大运动获得的年龄与智力无关，没有任何单一的运动技能可作为神经发育及功能不良的指标。当大运动发育迟缓合并如广泛性发育迟缓、角弓反张、持续的握拳、持续肢体或一侧身体失用、婴儿原始反射消退延迟或持续存在、1 岁仍不能对指等情况时，需要进一步检查。

4 月龄时用手指和手掌一起参与抓物，5 月龄时拇指也能参与进来，7 月龄时拇指和其他手指配合抓物可不需要手掌参与，这时候婴儿可指向性地用拇指和示指抓小的物件。9 月龄时婴儿可熟练地使用拇指和示指利索地摄取小物件。婴儿在探索中容易发现隐藏的物件。1 岁后幼儿开始发展手腕的运动。根据婴儿表现，父母应识别婴幼儿需要主权和掌握时机训练其掌握喂养、睡眠、如厕等行为。9 个月时婴儿专心于练习新的精细运动技能，他们坚持用自己的手指吃饭，拒绝让父母喂，12 个月时开始如厕训练，18 个月时幼儿会重复攀爬沙发，幼儿坚持重复听一个故事或多次玩一个游戏。

（五）感知觉发育

婴儿的感知觉、情绪和认知发育很大程度上是通过运动来实现的。2~3 月龄的婴儿可以看手及玩手。抓物结合视觉及触觉同步的信息，为以后的视觉运动的发育奠定了基础。3 月龄时能够用放松的拳拍击物体，且仅能拍击眼前的物体。6 月龄时可伸手在中线处够物，最初用双手，其后用单手。3~6 月龄婴儿的抓和伸手能力逐渐协调。伸手够物品的初期，仅在手触及物品的时候抓物。6 月龄后，在即将触到物品前，婴儿就开始做出水平、垂直的抓物动作。9 月龄时，抓物动作在伸手够物前即发生。1 岁时，可调节手的方向抓物。当婴儿能可靠地获得物体，手抓物的动作就逐渐变得灵活。

父母对婴儿的反应非常敏感，当父母关注到婴儿似乎不能听或看的时候，应及时进行相关的评估。无论年龄多小的婴儿都能进行听力测试，我国已在2000年初开展新生儿听力筛查。健康婴儿具备转向声源或追视他人双眼的能力。早产儿和小于胎龄儿感觉阈值较低，敏感性较高，正常声光刺激对于敏感性高的婴儿来说是难以接受的，可表现出逃避，甚至出现呕吐和惊吓。

（六）认知和语言发育

皮亚杰认为婴儿是学习的积极主动者，而非消极被动者。他们察觉周边环境的同时，调整着自己的行为来应对环境的需要。皮亚杰将认知发育中的感知运动阶段（0~2岁）划分为6个阶段。第一阶段（0~1个月）是反射活动阶段，新生儿只具有一些基本反射活动（如吸吮、动眼、抓握等），他们还不能觉察四周的东西。第二阶段（1~4个月）是习惯动作时期。婴儿偶然发现自己能发起和控制反应，如吸吮手指、发咕咕声，这些反应让他们满足，因此不断重复这些动作。第三阶段（4~10个月）是有目的的动作形成时期。这一时期婴儿能重复做他偶然做出的动作，如反复挤压一只会叫的橡皮鸭子。第四阶段（10~12个月）是手段和目的之间分化并协调的时期。这一时期的婴儿开始协调两个或两个以上的动作来实现简单的目标，用已知的方法对付新的情景行动。第五阶段（12~18个月）是感知运动智慧阶段。这一时期儿童能发展新的手段应付新的情况。第六阶段（18~24个月）是感知运动智慧的综合时期。皮亚杰说“第六阶段标志着感知运动时期的终结和向下一个时期的过渡”。每个阶段代表了婴幼儿认知技能与环境的短暂平衡。认知发育需要提供探索和操作的机会，不能太易，也不能太难。1岁时，婴儿展示了对物体的社会认定功能的理解，并且玩耍集中在婴儿自身。如婴儿会用玩具电话放在自己耳边打电话。17~24月龄时，幼儿的思维和游戏变得越来越少以自我为中心。如婴儿会给玩具娃娃喂水。24~30月龄时，幼儿易于想象，真正富有想象力的游戏是从象征性游戏开始的。在这样的游戏中，幼儿会用一个物品代替另一个物品，如把玩具娃娃认为是自己的孩子。

有意义交流的产生是认知、口腔运动和社会进程的结果。1月龄时，父母从婴儿的哭声联系到饥饿、疼痛和疲乏。1~3月龄时，婴儿发出一系列（如“咕咕”）叫声，当照养人模仿婴儿发声时，婴儿发声可以持续很久。3~4月龄时，婴儿可以重复发所有元音和一些辅音，咿呀作声一段时间后，他们可以发重复的两个音节的组合，如“baba”“mama”，这个时期这种组合没有指向性。10~15月龄时，婴儿开始说第一个真正的词语，婴儿开始使用象征性姿势，如摇手表示再见。幼儿期，接收语言的能力超过语言表达的能力。他们先会指出所问的图片或物体，然后才会命名他们。1岁时，大多数婴儿可听懂简单指令，如“再见”，15月龄时，幼儿可以指出身体的1~2个部位。2~3岁时，幼儿表达的词汇成倍扩大，18月龄时，幼儿平均掌握10个单词，3岁时大约掌握1000个单词。3岁时，如果幼儿说的话一半难以理解，需要进一步进行听力和语言检查。真正的语言获得延迟是一种严重的发育功能障碍。如：18月龄不会说爸爸、妈妈之外的其他词语，24月龄不会说真正的复合词组，30月龄不会说两个词的短句。这些儿童应该接受评估。

（七）依恋关系

依恋从胎儿期开始形成，是婴幼儿与照养人之间持久而特定的情感联结。依恋是双向的，婴幼儿依恋主要照养人，照养人依恋婴幼儿。依恋为婴儿探索自己的世界提供了稳固的基础。最初，婴儿通过身体接触获得安全感。生后的前几个月是依恋形成的初期，婴儿处理社会信息的能力有限，父母需要夸大面部表情和放慢语速与婴儿交流，婴儿以睁大眼睛、扩大瞳孔和张圆嘴巴来回应。6~8 周时产生应答性微笑，3 个月时父母表现出快乐，婴儿随之微笑、咕咕发声和运动。婴儿也能主动发起这些愉快的交流。依恋过程的下一个重要阶段是对主要照养人的明显偏爱。3~5 个月时婴儿在熟悉的照养人面前比在陌生的照养人面前容易停止哭泣。婴儿对父母微笑得更快、更热烈，这种行为加强了父母和婴儿之间的情感联系。7~9 个月时婴儿出现分离焦虑和陌生人意识，当照养人离开时婴儿会以哭吵表达分离焦虑。18 个月时幼儿具有想象依恋对象的能力，这可使他们在遇到困难时得到安慰。如把孩子送入幼儿园，常见到这样的现象：幼儿到处乱走，重复着“妈妈、妈妈、妈妈”。2 岁前婴幼儿必须建立安全性依恋才能探索周围环境。安全性依恋要求父母始终如一地满足婴幼儿物质和情感的需求，如果没有安全感，婴幼儿不能有效地探索外面的世界。有研究提示，在 6 个月以前，收养的婴儿大多数能和收养的母亲建立温暖而安全的依恋关系。发育迟缓、严重家庭功能障碍、忽视或虐待、与照养人长时间分离或处于无组织的多个照养人环境、长期住院等都会产生无法辨别的依恋行为。如果儿童回避、抵抗或不确定的依恋行为持续存在，需关注并转诊至发育行为儿科。躯体疾病和住院带来的痛苦经历，使任何婴儿都无法忍受与父母的分离。当孩子疲倦、生病时，建议熟悉的照养人陪伴。

从生命开始，鼓励家长参与婴儿的谈话、唱歌以及自然的目光接触是非常重要的。7 个月的婴儿以观察母亲来确定是否可以让陌生人靠近。1 岁时，婴儿为了获得够不着的物体，通过指向、言语、眼神交流等引起照养人的注意。这种行为是“要求性指向”，婴儿选择性地看着物体，照养人努力地了解婴儿的需求。几个月后，婴儿发展为“陈述性指向”，婴儿指着一个感兴趣的物体，简单地用语言或目光在物体和照养人之间交流，引导照养人注意到其感兴趣的物体。孤独症谱系障碍的婴幼儿没有这方面的表现。

从生命开始，哭闹的婴儿试图将手放进嘴里，然后开始吮吸和停止哭泣。6~10 个月开始，婴儿通过身体摇摆（20% 的儿童）、撞头或摇晃等有节奏的行为进行自我安慰。1~2 岁，幼儿使用喜爱的物品（比如毛毯）或重复的固定仪式（比如固定地对毛绒玩具说晚安）来应付睡觉。自我安慰行为标志着自主的开始。

值得注意的是脆弱儿童综合征的存在。如果父母认为儿童异常“脆弱”（例如唯一男孩，唯一女孩，最后一个孩子），或者父母认为儿童特别易受伤害或易得疾病时，他们会过度保护孩子导致脆弱儿童综合征。此类孩子表现出分离障碍，其独立性被破坏。

四、学前儿童

学前儿童是指 3~5 岁、6 岁的阶段，是运动、认知、情绪能力迅速发展的时期，也是社会化和人格发展的初始期。学前儿童的动作发育倾向成熟，行为控制能力明显增强，能更多地进行各种运动和活动。学前儿童掌握了基本的语言能力，能更精确地运用语言。学前儿童的注意力加强，想象力更生动丰富，具备基本的学习技能。学前儿童的独立性、自信心、自尊心、道德意识等个性特点逐渐发展起来。学前儿童的运动、语言、注意力的能力提高及个性的不断发展，为学龄期学习知识奠定了重要基础，对一生的个性特点有重要影响。同时，这个时期的儿童开始意识到性别的差异，培养对性角色的认同也十分重要。

学前儿童从较少行为制约的家庭进入较多行为制约的幼儿园，儿童适应性的不同影响到他们饮食、情绪、同伴交往和学习效果。这个时期的儿童通过各种形式的游戏获得生活和学习技能，培养学习兴趣，促进人际交往和个性发展。

2 岁的幼儿之间可并行地单独游戏，不会合作游戏，3 岁时相互性游戏增加，分享、轮流、合作的技能明显提高，可建立同伴关系。这个时期，应鼓励家长与儿童进行互动性、创造性的游戏，并鼓励儿童与同伴一起游戏。儿童通过主动参与的游戏，保持内驱力，产生适应性反应。家长和医生应对他们的发育任务保持敏感，应能够早期发现问题，并及时进行干预。

（一）体格和大脑发育

3 岁后的幼儿体格生长的速度比婴儿期慢，身高平均每年增长 5~7 cm，体重每年增长约 2 kg。3 岁幼儿的脑约重 1010 g，相当于成人脑重的 75%。这个时期，神经兴奋的传导比婴幼儿期更精确、迅速。学前儿童手眼协调和动作仍较笨拙。随着左右脑的分化继续进行，3 岁半儿童会发展出优势手，6 岁基本定型。

（二）睡眠

3 岁时睡眠时间为每日 12~13 h，5 岁时为每日 11 h，6 岁时为每日 10 h。学前儿童常见的睡眠问题包括：不愿睡觉、梦魇、夜惊和尿床。不愿睡觉问题的发生率较高，70% 的 4 岁儿童出现过，50% 的 4 岁儿童经常有，25% 的 6 岁儿童经常有。应注意从小建立规律的睡眠时间，养成良好的作息规则。25%~50% 的学前儿童有过梦魇或夜惊，40% 的 4~5 岁的儿童发生过梦魇，少数孩子 5 岁出现梦游。经常性失眠、噩梦或睡行症在学前儿童很少见，如果出现，需要引起重视，积极寻找原因。

（三）运动发育

儿童 3 岁时会交替着上楼梯，会骑三轮车，能从 40 cm 的高处跳下，会向上跳，会用脚尖走路。3.5 岁时能将球举过头顶扔出去，能准确地将球扔向目标，投掷时仍只会使用手臂，不会双脚发力帮助投掷；能双脚跳跃，向前踢球，能足跟对着足尖走直线；能在帮助下穿衣服和上厕所。4~5 岁时能交替着单足下楼梯，可用脚尖站立。5 岁时会自己荡秋千，会单足跳和跳绳，可学会更复杂的运动技能，如滑轮滑、跳舞、骑两轮车等。

3 岁时能单手拿杯子，能模仿画圆形和十字，能搭 10 层积木。4 岁时会模仿画方形，画人至少能画出 3 个部位。5 岁时会临摹自己的名字。

（四）认知和语言发育

2 岁多的幼儿已能从外表识别男女，4、5 岁幼儿能比较准确地理解性别的概念，知道性别是固定的，开始将性别与人格特点联系起来，如女童听话，男童淘气。3、4 岁时的幼儿在玩具选择、活动特点上明显地表现出了性别倾向，5、6 岁的儿童遵循性别的要求去做男孩应做的事情或女孩应做的事情。

3 岁时能辨别圆形、方形和三角形，4~5 岁时能认识椭圆形、菱形、五角形。

3 岁儿童能辨别上下方位，4 岁儿童能辨别前后，5 岁儿童开始能以自身为中心辨别左右方位，6 岁时以自身为中心辨别左右方位仍不准确。学前儿童经常左右颠倒，分不清 d 和 b，p 和 q。

4 岁儿童开始发展时间概念，只能依靠具体事例进行说明，比如早晨起床、晚上睡觉，对早、中、晚不能正确区分。4~5 岁开始正确认识早、中、晚。5~6 岁儿童开始逐渐掌握一周的时序、一年四季和相对的时间观念。该时期语言能力迅速发展。词汇量 3 岁时可达 1000 个，4 岁时达 1700 个，5 岁时达 2500 个，6 岁时达 3500 个，4~5 岁词汇量增长最快。4 岁时已经会说较多复杂的语句，已经逐渐学会使用修饰语。4~5 岁语言发展较快，表达的内容比较丰富，基本掌握了各类词汇和各种语法结构，会讲故事，会复述简单的事情，会讲自己经历的事情。5 岁儿童能描述自己参与活动的细节，表达自己的思想和愿望，可自由地与他人交谈、争辩、评论事件甚至说谎。

口吃大多是由于发声器官紧张或言语功能不成熟造成的，幼儿随着词汇量增多、语句复杂、很想用语言表达自己，有时急于表达自己的想法，但因发育不够成熟，表达能力跟不上思维发展的速度，会出现口吃。男孩发生口吃者多于女孩，2~3 岁和 5~7 岁是口吃发生的两个年龄高峰，一般不需要矫治，但应适当关注，避免指责，耐心引导，大多数口吃会逐渐转为正常。如果 4 岁儿童还发音含糊不清，应及时检查原因并积极治疗。

（五）情绪和注意力的发展

学前儿童的情绪保持时间较婴儿长，但仍存在不稳定性和多变性。幼儿常用行为表达情感。3 岁幼儿的情绪调控能力还比较弱，3~4 岁的幼儿与家长分离时，能与家长协商达成契约，5 岁左右就很少发脾气了。

学前儿童的注意以无意注意为主，注意时间短，容易分心，注意的范围小，常有情绪色彩，任何新奇的刺激都会引起他们的兴奋，分散他们的注意。如果注重学前儿童学前教育和培养，有意注意可提前迅速发展起来。5 岁时开始能独立控制自己的注意，5~7 岁时能集中注意的平均时间为 15 min 左右，3 岁时一般只注意事物外部较鲜明的特征，4 岁时开始注意到事物不明显的特征以及事物间的关系，5 岁后能够注意事物的内部状况和因果关系等。

五、学龄期儿童

学龄期指 6、7 岁 ~11、12 岁的阶段。该阶段儿童心理发展方面有许多显著性的变化。认知方面，儿童的理解力更强，并开始理解抽象的概念，运用策略的能力快速增强，此时认知的发展是智力发展的一个新起点。

6 岁儿童的发展与 5 岁儿童相比，发生了显著性变化，尤其是心理的成熟。6 岁儿童已能完全将性别分开。在认知方面，开始有抽象思维，不只注意客体的外部特征，学习所需的神经生理功能基本成熟，所以 6 岁开始进入小学学习。小学第一年，是幼儿期向学龄期转化阶段，从游戏为主转变为以学习为主，小学最后一年，是青春期的开始，小学的开始和结束这两年是整个学龄期变化最大的时期。学龄期间，身体越来越强壮，依赖越来越少，注意越来越集中，自控力越来越好，同伴关系越来越重要。这个时期，家庭和社会对他们提出了更明确、更高的要求。

（一）体格发育

5 岁开始儿童的肌肉发育开始显著变化，6 岁至青春期前，骨骼肌肉稳定地成长，耐力也稳定增强，走路更远。每年体重增长约 3 kg，身高增加约 6 cm（5~7 cm）。根据 2005 年九省 / 市儿童体格发育调查，我国 0~19 岁成长调查数据。6 岁儿童，男孩身高 P_{50} 为 117.7 cm，体重 P_{50} 为 21.26 kg；女孩身高 P_{50} 为 116.6 cm，体重 P_{50} 为 20.4 kg；18 岁时，男孩身高 P_{50} 为 172.7cm，体重 P_{50} 为 61.4 kg；女孩身高 P_{50} 为 160.6 cm，体重 P_{50} 为 51.4 kg；6~12 岁儿童，第 50 百分位（P_{50}）的体重：男生为 21.3~42.5 kg，6~10 岁每年增长 3 kg（2.8~3.3 kg）；女生为 20.4~40.8 kg，6~10 岁每年增长 2.3~3.5 kg；10 岁以后增长加快。

6~12 岁儿童，第 50 百分位（P_{50}）的身高：男生为 117.7~151.9 cm，女生为 116.6~152.4 cm，身高的增长速度逐渐加快。6~10 岁，每 6 个月男生增长 2.5 cm，女生平均增长 2.8~3.4 cm，男生生长高峰在 12~13 岁，女生生长高峰在 10~11 岁，13 岁以后生长明显减慢。

2009 年卫生部发布 7 岁以下儿童生长发育参照标准，我国儿童发育呈快速增长趋势。

（二）运动发育

学龄期儿童的运动协调性明显增强。六七岁儿童能做复杂的动作，比如游泳、跳绳、舞蹈、体操等，九十岁儿童同时具有组织性和合作性。他们能参加有规则的、集体的运动并进行比赛。大运动可促进自尊、自信以及和伙伴的互动，应重视发展学龄儿童的大运动，建议每天的运动时间不少于 1 h。男孩的运动速度和强度优于女孩，女孩的运动灵活性优于男孩，运动中性别差异随年龄增长越发明显。

（三）性发育

女孩的性发育始于乳房发育，平均年龄 10.9 岁，在 8.9~14.8 岁；男孩的性发育始于阴茎生长，平均年龄 10.5 岁，在 9.2~13.7 岁。现今社会，儿童的性发育提前，女孩乳房开始发育是 9~10 岁，2%~3% 的女孩 10 岁前来月经，15% 的女孩在 12 岁前来月经。

六七岁儿童认为朋友就是一起玩耍的伙伴，9 岁以后儿童开始懂得友谊关系是相互的，朋友之间乐于分享并相互帮助，同伴交往使儿童之间的相互影响日益增强，影响既有积极的，也有消极的。6~12 岁，男童和女童喜欢分开活动，彼此排斥，主要在于性别之间个性特征和兴趣差异较大，男童的活动比较激烈，富有竞争性，容易发生争执，女童的活动比较文静，竞争性低。男童的躯体攻击性强，特别是儿童期，女童的攻击形式主要是言语和人际关系，例如：争吵、疏远某人或组织同伴小团体对他人施压，在高年级时比较明显。

（四）认知和语言发育

学龄儿童思维方式逐步从具体形象思维为主到抽象思维为主。经过学习系统知识，概念的理解得到发展，不仅概念本身得到充实和提高，还掌握有关概念之间的区别和联系。儿童的智力活动从孤立、片面向精确、全面、系统发展。低年级儿童的推理能力从简单直接，逐步发展为掌握演绎、归纳、类比的间接推理。

学龄期儿童的语言发展不仅是词汇的继续增加，更主要的是更正确地使用语句和掌握复杂的语法形态。学龄期儿童能完整、连贯地说话，不仅能系统地叙述，而且能大胆、自然、生动和有感情地进行描述。

（五）感觉系统发育

6~8 岁儿童有轻度远视，8~10 岁可自然矫正，并完成双眼视觉的发展，所以 10 岁以前，儿童读物应采用较大字体。初入学儿童常分不清“b 和 d”“p 和 q”“9 和 6”，一般 9 岁以后不会再出现，若仍出现导致学习问题，则要考虑其可能存在阅读障碍。

（六）情绪和注意力发育

儿童在这一阶段通过稳定的注意和勤奋来完成学业，为了不落后于同学，必须勤奋地学习，如果在学习及其他活动中获得表扬和奖励，就会越来越勤奋，这个阶段，又常害怕失败，如果学习落后，日常活动又受到批评，容易形成自卑感。如果获得的勤奋感胜过自卑感，他们就会带着由爱的关注与鼓励形成的品质上升到另一个阶段，相反，他们生活中重要人物对他们的嘲笑或漠不关心会形成自卑感。

5~7 岁集中注意的平均时间为 15 min，7~10 岁为 20 min，10~12 岁为 25 min，12 岁以后为 30 min。小学生平均能同时注意 2~3 个客体，成人能注意 4~6 个客体，因此教学中不能让儿童注意太多的目标内容。小学低年级儿童的注意分散能力弱，不能边听边记笔记，随着年龄增长，注意力分配逐渐增强。

（七）家庭环境因素影响行为发展

家庭环境因素是影响儿童个性形成的主要因素。母亲对孩子爱抚、母子之间交流、母子之间的依恋关系建立对儿童个性的正常发展非常重要。从小缺乏母爱的儿童，长大后容易形成孤僻、任性、不合群的性格。父母如果经常对孩子发脾气或打骂讥讽，孩子也会逐渐形成爱发脾气，喜欢反抗或胆小退缩的性格。父母对孩子态度不一致，对孩子同一种行为（如欺骗）一方家长表现无所谓，另一方家长严厉惩罚，会让孩子产生是非混淆，容易形成不诚实、两面讨好的性格。

六、青春期

青春期的开始、结束受个体和种族文化背景的差异影响，受时代文化的影响，因此年龄范围划分不能与其他阶段截然分开。青春期变化很大，需进一步划分青春期，更准确地描述青春期的特点。如：青春早期（10~13 岁），青春中期（14~16 岁），青春晚期（>17 岁）。

青春期是身心快速变化的时期，青少年身体快速成长，性生理迅速成熟，心理也在发展性地转变，在积极向前发展的同时，要面临升学、就业等多种应激。这是一生中激情澎湃的时期，也是容易产生心理行为问题或障碍的时期，多种矛盾、冲突并存于青春期。

（一）体格和大脑发育

青春期发育开始的时间，大多在12~14岁，男孩在10~14岁，女孩在9~13岁，青春发育的特征主要表现在身体外形的改变、内脏功能的成熟及性的成熟。身高的增长速度在十一二岁到十四五岁处于第二个高峰期，是身体发育的鼎盛时期及性成熟的时期。14、15岁~18岁，在生理上、智力上均接近成人水平。青少年的躯体发生着剧烈的变化，主要表现在身高和体重的突增和性器官的发育成熟。生理上的成熟使青少年在心理上产生成人感，开始面临升学、交友、就业等危机。第二次生长高峰，每年至少长高6~8 cm，甚至10~11 cm，女孩的身高多在青春早期和中期（乳房发育后约1年）迅速增高，女孩在13岁时身高达到最终身高的95%，十六七岁骨骼的生长停止，男孩身高的增长高峰在青春中晚期，进入身高快速生长期的平均年龄在13岁左右，14岁左右达到高峰，然后生长速度减慢。男孩比女孩的生长高峰晚2年，最终身高的95%约在15岁时达到，18、19岁长骨的生长停止。青春期发育存在个体差异，个别晚发育的儿童20岁身高仍在增长。青春期肌肉发展尚未完全成熟，力量和耐力逐步发展，较成人差，不能承受过大、过重的运动量，不能适应长时间的紧张状态。

神经系统在青春期的显著变化是神经元的联结更加精确，尽管脑神经发育在青春早期已经接近成人，但脑电图缓慢由慢波减少向α波增多转化。

（二）第二性征发育

生殖系统第二性征的发育成熟是青春期最显著的变化之一。女性青春期发育的开始时间早于男性2年，从乳房发育开始，依次是乳房、阴毛和腋毛、外生殖器和月经初潮。乳头隆起在9~10岁开始，少数早至8岁，同时乳晕轻度扩大，随后出现腋毛和阴毛生长、骨盆增宽、臀部变圆、皮下脂肪增多，嗓音细而高。月经初潮在青春中、晚期，月经初潮1年内月经周期不规律，我国女孩月经初潮平均年龄为13±1.9岁，最早为10岁，最晚为17岁，大多数在12~13岁。卵巢中的卵泡逐渐发育成熟，月经初潮后开始有排卵能力。生殖器官的变化为：阴阜隆起、大阴唇变厚、小阴唇增大、色素沉着，阴道迅速增大，阴道黏膜增厚，分泌黏液，子宫增大，肌层变厚，输卵管增粗，卵巢13~15岁开始排卵。15~16岁出现痤疮。

男性青春期大多在10~12岁开始，首先表现为睾丸增长，阴毛生长，阴囊皮肤变粗并变黑，青春中期出现阴茎增长并遗精。第二性征发育的主要表现为喉结突出、嗓音低沉、肌肉发达、出现阴毛和腋毛、胡须生长、周身汗毛增多，大多在2年内完成。我国男孩开始形成喉结的年龄70%在11岁，12.5~13岁开始长胡须，声音在14岁开始变得低沉，16~18岁出现痤疮，16~17岁出现精子。60%男孩在青春早、中期出现乳房女性化现象，绝大多数2年内消失。

青少年注意的稳定性在40 min左右，青春初期的注意发展已达到成人水平。记忆从8岁开始到16岁，逐渐增长。认知特点是具备逻辑思维，思维更富有灵活性，具有系统地问题解决能力以及假设性演绎推理。青春期面临升学与就业，升学和就业带来激烈的内心冲突，体验到矛盾和茫然，感受到失落和困惑。

（三）心理发育

青少年的高级情感继续发展，如爱父母和家人、爱同伴、爱集体、爱祖国等，以及随着性成熟而产生的性爱，而且爱憎分明。青少年追求独立自主的要求得不到满足容易引起反抗，尤其是十五六岁，又称为“第二反抗期”。青春期容易引发吸烟、酗酒、未婚性行为、离家出走、药物滥用及心理健康危机。

青少年时期是人生中最重要的时期，这个时期的任务重点是促进躯体和心理的健康发展，需要综合医学、教育学和心理学等多学科的介入。心理发展的速度慢于生理的发育成熟速度。生理的迅速变化对心理产生大的冲击，表现出反抗与依赖、勇敢与羞怯、自信与自卑等许多对立的现象。青春期如果缺乏引导或问题处理不当，容易出现迷茫、混乱以及偏差，如学业失败、吸烟、怀孕、抑郁和自杀、品行问题等。

（介小素）

第三节 儿童常见发育与行为疾病的种类与临床特点

一、神经系统疾病

神经系统疾病主要是大脑及周围神经系统功能的异常，其原因可能是潜在的遗传性疾病、发育异常、感染或代谢紊乱等。常分为神经发育障碍、神经系统损伤性疾病和神经系统感染性疾病。

（一）神经发育障碍

神经发育障碍是一组在发育阶段起病的疾病，多出现在发育早期（常在学龄期），以引起个体社交、学业或职业功能损害的发育缺陷为特征。神经发育障碍的发育缺陷范围不同，包括从非常特定的学习或执行功能控制的局限到社会技能或智力的全面损害。神经发育障碍临床表现还包括过度的症状和缺陷，以及在达到预期发育标志的进程中出现的迟缓。神经发育障碍常出现共患病，如孤独症谱系障碍共患注意缺陷多动障碍、注意缺陷多种障碍共患学习障碍等。神经发育障碍的病因有遗传性疾病（如脆性 X 染色体综合征、结节性硬化症和 Rett 综合征）、躯体疾病（如癫痫）以及环境因素（如极低出生体重，胎儿酒精暴露）。

1. 智力障碍或全面发育迟缓

智力障碍或全面发育迟缓是一大类具有高度临床和遗传异质性的神经发育障碍性疾病。该疾病常共患癫痫、偏头痛、运动障碍、孤独症谱系障碍、注意缺陷多动障碍、抑郁症、焦虑症和强迫症等。全球智力障碍或全面发育迟缓的患病率约为 1%，严重智力障碍的患病率约为 0.6%，我国智力障碍或全面发育迟缓的患病率为 0.43%~0.96%。

智力障碍或全面发育迟缓对儿童的生长发育、感知觉发展、记忆、语言、情感和性格都会产生影响。在日常活动中，智力障碍或全面发育迟缓主要表现为四种能力受损并出现障碍：①学习的能力，以及由经验而获得知识、并从中获益的能力；②思维和推理的能力；③解决问题和适应环境变化的能力；④为实现意愿而自我激发的能力。

智力障碍或全面发育迟缓的病因复杂，分为非遗传性因素和遗传性因素两大类，占比各50%左右。常见的非遗传性因素包括接触环境毒物（如药物、酒精、铅、汞、辐射、化学致畸物）、低出生体重、窒息、缺氧、中枢神经系统感染、低血糖、佝偻病、甲状腺功能减退、听力障碍以及社会、文化、经济、心理因素等。非遗传性因素引起的智力障碍或全面发育迟缓病情多为轻度，在发育早期诊断并进行早期干预者，预后良好。遗传性因素引起的智力障碍或全面发育迟缓病情多为中重度，预后差。遗传性因素中新生突变是导致重度智力障碍或全面发育迟缓的重要原因。

2. 脑性瘫痪

脑性瘫痪（cerebral palsy，CP）简称脑瘫，由发育不成熟的大脑（产前、产时、产后）先天性发育缺陷（畸形、宫内感染）或获得性（早产、低出生体重、窒息、缺氧缺血性脑病、核黄疸、外伤、感染等）非进行性脑损伤所致。2001年国内流行病学调查报告显示，我国脑瘫儿童的患病率为1.92‰，按照每年中国有2000万新生儿出生计算，每年新增脑瘫患儿在4万例以上。

脑瘫的核心表现为运动异常和姿势异常。早期的运动异常主要表现为异常的全身性运动（general movements，GMs）、异常的肌张力、原始运动反射和模式残留、运动发育指标落后等。脑瘫常伴有感知觉和智力的缺陷，常共患智力发育障碍、癫痫、语言障碍、视觉障碍、听力障碍和吞咽障碍等。

脑瘫临床分型为痉挛型四肢瘫、痉挛型双瘫、痉挛型偏瘫、不随意运动型脑瘫、共济失调型脑瘫和混合型脑瘫。脑瘫临床分级采用粗大运动功能分级系统（gross motor function classification system，GMFCS），共分为5级。Ⅰ级活动不受限制，会独走；Ⅱ级可独走，步行受限制；Ⅲ级不会独走，需使用手持移动器材行走；Ⅳ级不会走，步行受限制，会坐，能采用电动式轮椅；Ⅴ级不会坐，辅助坐位后能使用电动式轮椅。脑瘫的预后和病情程度相关。Ⅰ级和Ⅱ级脑瘫儿童积极干预后，预后良好；Ⅲ级脑瘫儿童积极干预后，可以明显提高生活自理能力；Ⅳ级和Ⅴ级脑瘫儿童预后差，干预治疗可减少/延缓关节挛缩变形、髋关节脱位等并发症发生。

3. 注意缺陷多动障碍

注意缺陷多动障碍（attention deficit hyperactivity disorder，ADHD）是一种常见的慢性神经发育障碍，起病于童年期，影响可延续至成年，其主要特征是与发育水平不相称的注意缺陷和（或）多动、冲动。

ADHD的核心症状是注意缺陷、多动和冲动。当儿童出现与其发育水平不相适应的注意缺陷、活动过度，同时伴有学习或社交等单一或多个功能损害，则应考虑存在ADHD可能。不同年龄阶段ADHD的表现特点不同。学龄前期表现为：①容易转移注意力，似听非听；②过分喧闹和捣乱，无法接受幼儿园教育；③明显的攻击行为，不好管理。学龄期表现为：①不能完成指定任务，容易转移注意力，不能集中精神；②烦躁，坐立不安，走来走去，过多的语言；③自制力差，难以等待按顺序做事情，言语轻率。青少年期表现为：①不能完成作业，容易转移注意力；②主观上有不安宁的感觉；③自制力差，经常参与危险性活动。

ADHD的发生是在胚胎期和婴儿早期由复杂的遗传易感性与多种不利环境因素协同

作用的结果。常见的环境因素有：母亲孕期和围生期直接和间接吸烟、饮酒、感染、中毒、营养不良、服药，胎儿宫内窘迫、出生时脑损伤、出生窒息、低出生体重，长期摄入富含加工肉类、披萨饼、零食、动物脂肪、氢化脂肪和盐等的西式饮食，父母关系不良、父母情绪不稳及教育方式不当（如消极、挑剔和严厉）等。

ADHD 全球儿童发病率约为 7.2%，我国儿童发病率为 6.26%（约 2300 万人）。其中 60%~80% 患儿症状可持续至青少年期，50.9% 的患儿症状可持续至成年期，65% 的患儿共患一种或多种神经精神障碍。ADHD 常见的共患病有：睡眠问题与睡眠障碍、语言障碍、特定学习障碍、抽动障碍、遗尿症、破坏性行为障碍和孤独症谱系障碍等。ADHD 共患的睡眠问题主要表现为：就寝抵抗、睡眠启动障碍、夜醒、晨醒困难、日间思睡等。睡眠障碍主要表现为：不宁腿综合征、周期性肢体运动障碍和阻塞性睡眠呼吸暂停等。ADHD 共患语言障碍者学习能力更低。ADHD 共患学习障碍、共患阅读障碍的比例较高，严重影响儿童的学习水平。ADHD 共患抽动障碍使抽动障碍复杂化，诊断和治疗难度均增加。15%~25%ADHD 共患孤独症谱系障碍，需针对患儿具体情况制订个体化治疗及干预方案。

ADHD 在社交、学业等功能上存在明显的损害，根据损害程度不同可分为轻、中、重三度。轻度 ADHD 儿童只需要行为治疗，且预后良好。中、重度 ADHD 儿童需要专科诊疗。4~6 岁的 ADHD 儿童首选非药物治疗。6 岁以上的 ADHD 儿童需采用药物治疗和非药物治疗相结合的综合治疗，以帮助患儿以较低用药剂量达到最佳疗效。早期识别、早期诊断和规范治疗可显著改善 ADHD 的预后。

4. 抽动障碍

抽动障碍是起病于儿童或青少年时期的一种神经精神障碍性疾病，临床以不自主、反复、突发、快速的、重复、无节律性的一个或多个部位运动抽动和（或）发声抽动为主要特征，其临床表现多样。

抽动障碍的核心表现为运动性抽动和发声抽动。运动性抽动表现为不自主的肌肉抽动，可波及面部、颈部、肩部、躯干和四肢，具体表现为挤眉、眨眼、咧嘴、怂鼻、面肌抽动、仰头、甩头、扭肩、甩手、鼓腹、踢腿、跺脚等。发声性抽动表现为异常的发声，如喉中吭吭、咯咯、吼叫声、呻吟声、秽语等。

抽动障碍表现为抽动反复发作，抽动有迅速、突发、刻板的特点，呈多发性、慢性、波动性，可受意志的暂时控制，也可因感受外邪、压力过大、精神紧张、情志失调、久看电视或久玩电子游戏等因素加重或反复。可伴有情绪行为症状，如急躁易怒、胆小、任性、自伤或伤人，也可共患一种或多种心理行为障碍，包括儿童多动症、学习困难、强迫障碍、睡眠障碍和品行障碍等。50% 的抽动障碍患者共患 ADHD。

抽动障碍的好发年龄是 5~10 岁，男孩多于女孩，男女比例为（3~5）：1。少数患儿至青春期可自行缓解，有的患儿可延续至成人。抽动障碍儿童应注重调整环境因素，常用的措施有：①增强儿童体质，维持规律生活，预防感冒；②多做能分散注意力的游戏；③不看或少看电视、电脑，不看惊险刺激类节目及书籍；④不过分在精神上施压，少责罚，多安慰、鼓励，家长不要有攀比心理及期望值过高的思想；⑤避免家庭纷争、家庭暴力等。

5. 孤独症谱系障碍

孤独症谱系障碍（autism spectrum disorders，ASD）是一组以社会交往障碍、言语和非言语交流障碍、狭隘兴趣与刻板行为为主要特征的发育障碍性疾病，以往称广泛性发育障碍。ASD 包括孤独症（autism）、阿斯伯格综合征（Asperger syndrome，AS）和未分类的广泛性发育障碍（pervasive developmental disorders–not otherwise specified，PDD–NOS）。

儿童孤独症是一种常见的心理发育障碍性疾病，是带有遗传易感性的个体在特定环境因素作用下发生的疾病。遗传因素是儿童孤独症的主要病因。环境因素特别是在胎儿大脑发育关键期接触的未知环境有害因素（如围生期感染、免疫、致畸因子、神经系统发育异常等）会导致发病增加。

儿童孤独症多起病于 3 岁前，约 2/3 的患儿在出生后逐渐起病，约 1/3 的患儿生后前 1~2 年发育正常，后退行性起病。世界卫生组织（WHO）报告，目前全球 ASD 发病率为 1/100，且呈上升趋势，男女发病率差异显著，男女比例约为 4：1。

儿童孤独症患儿还常存在自笑、情绪不稳定、冲动攻击、自伤等行为。认知发展多不平衡。音乐、机械记忆（尤其文字记忆）、计算能力相对较好甚至超常。多数患儿在 8 岁前存在睡眠障碍，约 75% 的患儿伴有精神发育迟滞，约 64% 的患儿存在注意障碍，36%~48% 的患儿存在过度活动，6.5%~8.1% 的患儿伴有抽动秽语综合征，4%~42% 的患儿伴有癫痫，2.9% 的患儿伴有脑瘫，4.6% 的患儿存在感觉系统的损害，17.3% 的患儿存在巨头症。以上症状和伴随疾病使患儿病情更复杂，增加了确诊的难度，并需要更多的治疗和干预，预后较差。随着诊断水平、早期干预和康复训练质量的提高，儿童孤独症的预后正在逐步改善。经过治疗，部分儿童孤独症患儿的认知水平、社会适应能力和社交技巧可以达到正常水平。

（二）神经系统损伤性疾病

颅脑损伤（craniocerebral injury）是引起儿童死亡和致残的最常见的原因。因为儿童神经系统发育不完善，对损伤较敏感及儿童时期活动较多，自我保护能力较差，容易受到意外伤害导致颅脑损伤。研究显示，在全年龄组颅脑外伤中，5 岁以下是发病高峰期。引起颅脑损伤的主要原因是坠落和撞击，新生儿颅脑损伤主要由产伤引起。每年大约每 100 000 儿童中有 10 人死于头部外伤，在 5 岁以下年龄组，头部外伤发生率为每年 150/10 万，5~10 岁年龄组和 10~15 岁年龄组的发病率均为每年 100/10 万。在各年龄组，男性发病率均高于女性。

颅脑损伤分为原发性和继发性两大类。原发性颅脑损伤包括脑震荡、脑挫裂伤、原发性脑干损伤、硬脑膜外血肿、硬膜下血肿、多发血肿或混合型血肿、脑室出血等。继发性颅脑损伤包括脑移位或脑疝引起的压迫性损伤、弥散性脑肿胀和脑梗死等。

儿童颅脑损伤的特点包括：①常造成失血性休克；②可形成儿童特有的生长性骨折，可造成骨质缺损，甚至形成局部脑膨出；③外力下颅骨变形造成血管撕裂后，出血比较凶猛；④小儿血脑屏障发育不完善，组织渗透性高，外伤后脑组织水肿，肿胀明显，往往加重继发性脑损伤。

（三）神经系统感染性疾病

神经系统感染性疾病是很重要的一类疾病。常见的有流行性脑脊髓膜炎、化脓性脑膜炎、流行性乙型脑炎、脊髓灰质炎、病毒性脑炎和格林 – 巴利综合征等。

需要注意的是，围生期感染可引起胎儿和新生儿中枢神经系统疾病，并发生神经系统后遗症。一部分宫内感染患儿在出生时无临床表现，而感染已经影响神经发育过程，会导致后遗症发生，如发育迟缓、脑瘫、感音性耳聋等；另一部分宫内感染可在胎儿和新生儿期出现临床表现。

1. 化脓性脑膜炎

化脓性脑膜炎也称为细菌性脑膜炎。多数患儿起病较急，发病前数日常有上呼吸道感染或胃肠道症状。爆发型流行性脑脊髓膜炎则起病急骤，迅速出现进行性休克、皮肤出血点或瘀斑、弥散性血管内凝血及中枢神经系统功能障碍。该病的主要临床特征是发热、头痛、呕吐、惊厥、意识障碍、精神改变、脑膜刺激征阳性及脑脊液的化脓性改变。

新生儿特别是早产儿化脓性脑膜炎常缺乏典型的症状和体征，颅内压增高和脑膜刺激征常不明显，发热可有可无，甚至体温不升。主要表现为少动、哭声弱或呈高调、拒食、呕吐、吸吮力差、黄疸、发绀、呼吸不规则，甚至出现惊厥、休克、昏迷等。

化脓性脑膜炎多见于婴幼儿，2 岁以内发病者约占该病的 75%，发病高峰年龄是 6~12 个月。冬春季是好发季节。目前流脑疫苗已普及，该病的发病率明显降低。近年来，该病的治疗有很大进展，但仍有较高的死亡率和致残率，早期诊断和及时治疗是改善该病预后的关键。

2. 病毒性脑炎

病毒性脑炎是小儿最常见的神经系统感染性疾病之一。病毒性脑炎临床表现多样，轻重不一。有的起病时症状较轻，但迅速加重；有的起病突然，频繁惊厥；大多数患儿先有发热、头痛、精神萎靡、恶心、呕吐、腹痛、肌痛、咳嗽等，而后出现不同程度的意识障碍和全身性或局灶性抽搐，病理征和脑膜刺激征均呈阳性。

病毒性脑炎 2 岁以内的发病率较高，每年约为 16.7/10 万，主要发生于夏秋季，约 70% 的病毒性脑炎和脑膜炎发生于 6~11 月。该病轻者 1~2 周恢复，重者可持续数周或数月，常遗留不同程度后遗症，如肢体瘫痪、癫痫、智力低下、失语、失明等，甚至导致死亡。

3. 吉兰 – 巴雷综合征

吉兰 – 巴雷综合征又称急性感染性多发性神经根神经炎。其主要临床特征是急性进行性对称性弛缓性麻痹，多为上行性进展，常有脑神经受累，重者可出现呼吸肌麻痹，甚至危及生命。

吉兰 – 巴雷综合征是以运动神经受累为主的周围神经病。该病多见于儿童，夏秋季好发，发病率男孩略高于女孩。我国的发病率为 1.6/10 万，农村高于城市。多数患儿发病前 2~3 周有上呼吸道感染史，起病较急，也可呈亚急性起病。85% 的患儿 1~2 周内病情达到高峰，2~3 周后开始恢复。少数患儿 1~3 天即可发展至疾病高峰，部分患儿 2 周后仍有进展，麻痹进展一般不超过 4 周。该病病情进展迅速，大多数可恢复正常。

二、精神类疾病

精神类疾病是个体由于体内外有害因素引起大脑的功能紊乱，导致机体内部功能的完整性同外界环境相互作用的统一性遭到破坏，表现出各种精神活动异常。该疾病主要在生理和心理两个方面影响儿童的发育行为。在生理方面，主要表现为睡眠障碍、进食障碍等躯体问题，部分精神疾病还伴有器官畸形和神经系统功能异常。在心理行为方面，主要表现为感知觉、记忆、思维、语言、情感、意志、行为和人格特征等不同领域并相互影响。精神类疾病引起的认知、情绪、行为改变让患儿功能受损、感觉痛苦，甚至增加患儿残疾和死亡的风险。

（一）破坏性心境失调障碍

破坏性心境失调障碍表现出持续的易激惹和频繁发作的极端行为失控，具有这种症状模式的儿童成长到青春期和成人期，通常会发展成单相抑郁障碍或焦虑障碍。

破坏性心境失调障碍的核心特征是慢性的、严重而持续性的易激惹。这种严重的易激惹有两个显著表现。首先是表现为言语或行为上频繁地发脾气，这种发脾气通常是对挫折的反应，一周三次或以上，至少持续一年，至少在两个不同的情景（例如家和学校）发生，必须和发展阶段不适应。其次是表现为重度发脾气期间，存在慢性、持续性的易激惹或发怒的心境，这种心境必须存在于一天的大部分时间，几乎每一天都存在，而且能被处境中的其他人观察到。

破坏性心境失调障碍共病发生率高，而且共病的范围广。通常这些儿童具有广泛的破坏性行为，常共患对立违抗障碍、孤独症谱系障碍、注意缺陷多动障碍、焦虑障碍和重度抑郁障碍。

破坏性心境失调障碍的起病年龄在 6~10 岁。在儿童和青少年中，破坏性心境失调障碍持续 6 个月到 1 年的患病率为 2%~5%，男性患病率高于女性，学龄儿童患病率高于青少年。该病发生自杀行为和攻击行为的风险较高。

（二）分离焦虑障碍

分离焦虑障碍是 12 岁以下儿童最常见的一种焦虑障碍。该障碍的基本特征是对离家或与依恋对象分离存在过度的害怕或焦虑，这种焦虑超出了预期。分离焦虑障碍的儿童显示出社交退缩、冷淡、悲伤或难以集中注意力于学习或玩耍中，拒绝上学进而导致学业困难和社会隔离，愤怒或偶尔攻击强迫其分离的人。分离焦虑障碍的儿童独处时，尤其在晚上或黑暗中，常报告不寻常的感性体验，例如看到有人向房间偷窥，感到有眼睛盯着他们。分离焦虑障碍的成年人显得依赖和需要过度保护。

分离焦虑障碍的儿童常共患广泛性焦虑障碍和特定恐惧症。在美国，6~12 个月儿童的患病率约为 4%，12 个月儿童的患病率为 1.6%，从儿童期到青少年期和成人期，分离焦虑障碍的患病率呈下降趋势。

分离焦虑障碍通常发生于生活应激之后，例如亲人或宠物死亡、转学、父母离异、搬家、移民等。父母的过度保护和侵扰可能也会引起分离焦虑障碍。分离焦虑障碍的儿童约 73% 具有遗传性。

（三）异食症

异食症的基本特征是以持续性方式进食一种或多种非营养性、非食用性的物质，至少 1 个月并严重到需要临床关注。摄入的典型物质包括纸、肥皂、布、头发、绳子、羊毛、土壤、油漆、口香糖、金属、煤或冰块等。

异食症诊断一般适用于 2 岁以上儿童，需要排除婴儿发育过程中正常地将物品吃进嘴里的行为。异食症常共患智力障碍、孤独症谱系障碍、精神分裂症和强迫症。

异食症的患病率尚不清楚。忽视、缺乏监管及发育迟缓均增加患该疾病的风险。

三、遗传性疾病

遗传性疾病是指生殖细胞或受精卵的遗传物质（染色体和基因）发生改变所致的疾病。该类疾病对生长发育有重要的影响。遗传性疾病的遗传模式有：孟德尔遗传（单基因遗传病、染色体病），母系遗传（线粒体病），多基因病，寡基因病。大多数遗传性疾病都与多种基因有关，如先天性智力低下、唇腭裂、先天性心脏病和先天性巨结肠等。近亲结婚可增加子代先天性心脏病的风险，也可使隐性遗传病的发生率增加。遗传性疾病的行为表型有刻板性行为、记忆损害、视觉－运动缺陷、学习障碍、贪食、肌张力低下、过早的老年痴呆、孤独症、情绪症状、精神症状和睡眠障碍等。

遗传性疾病常表现出异常的发育行为特征，不同的遗传性疾病有不同的行为表型特征，同一遗传性疾病其表型也存在差异。如21－三体综合征表型为特殊面容、先天畸形、异常的神经心理发育、神经退行性变等，但不同个体上述表型存在显著差异。

（一）常见的染色体疾病

1. 21－三体综合征（Down syndrome）

21－三体综合征是染色体疾病中最常见的一种，活婴中发生率为1/800~1/600，根据核型分析分为标准型、易位型和嵌合体型。常见病因有：母亲妊娠年龄（<16岁或>35岁）、遗传因素、妊娠时使用化学药物、放射性照射以及病毒感染。发生率随母亲妊娠年龄增大而增高。

21－三体综合征标准型和易位型表型不易区分，嵌合体型表型根据正常细胞占比，从接近正常到典型表现。出生时有明显的特殊面容：眼距宽，眼裂小，外眼角上斜，有内眦赘皮，鼻梁低平，外耳小，舌常伸出口外，流涎较多。患儿体格发育迟缓，出生体重低，骨龄滞后。乳牙萌出晚，囟门闭合晚。手指粗短，小指向内弯曲。

随着年龄增长，智力低下越来越明显。智商通常是中度低下，主要表现为口语记忆能力和口语处理能力缺陷。语言能力比一般认知能力差，词汇理解力在成人早期可继续提高。如果存活到成人期，多在30岁后出现老年痴呆症状，多性情温和。

关注重点：定期体检，重点包括先天性心脏病、眼科疾病、听觉损失和甲状腺功能减退。随着先天性心脏病诊断和治疗措施的进步，患儿的预期寿命和生活质量均得到明显提高。康复的重点是促进其沟通能力，进而促进其他方面发育，同时避免行为并发症。患儿学手语比口语容易，而且不降低最终的口语水平。

2. 47，XXY综合征（Klinefelter综合征）

47，XXY综合征男婴中的发生率是1/700。典型的临床表现随年龄而异，是最主要的性腺发育不全和不育的原因。染色体发现47，XXY即可确诊。

47，XXY综合征无明显的五官畸形，早期出现轻度肌张力低下、斜颈、膝外翻和平足，高身材是下肢长度增加并持续到青春期所致。青春期和成年男子可出现窄肩、缺乏男子气概、乳房发育（30%~50%）、肌肉储备减少、微小睾丸、睾丸激素分泌不足和不育。成年男性有乳腺癌、骨质疏松症、糖尿病、甲状腺功能减退症和自身免疫性疾病风险。

早期主要表现为语言、大运动的发育延迟，语言表达较语言理解更差。智商介于85~90之间。

关注重点：早期发育迟缓应对语言、运动发育进行早期干预。适龄儿童应进行语言评估、学习障碍评估、阅读障碍评估和行为评估，必要时进行早期干预。11~12 岁时对其进行前瞻性睾酮替代治疗，帮助其男性体征的形成。

3. 47，XYY 综合征

47，XYY 综合征男婴中的发生率 1/1000。早期无明显表型，多在产前诊断或发育迟缓或行为困难行基因检测时确诊。多余的 Y 染色体是父源性。

47，XYY 综合征多表型正常。身材高大，多在第 75 百分位或以上。多表现为平足、运动痉挛性抽搐和原发性震颤。睾酮分泌正常，不影响生育。

患儿认知水平多在正常范围，伴轻度语言学习障碍的风险，多见动作协调障碍和书写运动问题。对产前与产后诊断的病例对比研究表明，出生后确诊的病例有更多的神经发育问题，包括发育迟缓、学习障碍、注意缺陷多动障碍和孤独症谱系障碍。10% 有孤独症谱系障碍。

关注重点：患儿有发育迟缓的风险，应重视产前诊断。产前确诊的病例从 6~12 个月开始进行发育评估，并进行早期干预。生后确诊的病例应进行全面的语言和运动评估和干预。有多动、冲动、焦虑的要进行注意缺陷多动障碍评估和干预。有社会交往缺陷的要进行孤独症谱系障碍评估和干预。

4. Turner 综合征（45，X 综合征）

Turner 综合征又称先天性卵巢发育不良，是一种性染色体全部或部分缺失引起的先天性疾病。多数于妊娠早期死亡，活产女婴中发病率约 1/2500。

Turner 综合征出生时身材矮小，生后身高增长缓慢，最终身高为 135~140 cm。典型体征为：后发际低，颈短，乳距宽，肘外翻，膝外翻，脊柱后凸或侧弯畸形。约 35% 的患儿有先天性心脏病。患儿平均智商为 90，可有空间知觉异常，可导致学习困难。卵巢未发育或发育不全，青少年患者会出现原发性或继发性闭经或缺乏第二性征，大部分患者不能生育。容易合并自身免疫性疾病，其中，桥本甲状腺炎比较多见，常导致原发性甲状腺功能减退。患者多因对此病认知不足有自卑、害羞和焦虑。

关注重点：不明原因的矮小女孩应进行染色体检查。建议在医生指导下规范使用生长激素、雌激素治疗。这些治疗可使部分患儿达到成人高度和促进第二性征发育。10%~30% 患者会发展为甲状腺功能减退，因此建议每 1~2 年进行甲状腺功能检查，监测甲状腺功能。注意健康教育，鼓励和支持患者参加社会活动。

5. 脆性 X 综合征（fragile X syndrome，FXS）

脆性 X 综合征是最常见的 X 连锁智力低下遗传病，也是与孤独症谱系障碍最相关的单基因突变疾病。国外报道，脆性 X 综合征发病率，男性为 0.4‰ ~0.8‰，女性为 0.2‰ ~0.6‰。诊断脆性 X 综合征需要做 DNA 检查。

FXS 表型为大或突出的外耳、过长的脸、过度伸展的指关节。几乎所有男性在青春期开始出现大睾丸，30% 的 FXS 没有明显的身体特征。若出现不明原因的发育迟缓均需进行 DNA 检查。

关注重点：FXS 为单基因缺陷，将来存在基因治疗的可能。FXS 需尽早诊断，根据认知损害程度和类型采取不同干预措施，如语言训练、特殊教育支持。很多 FXS 患儿可给予 ADHD 药物治疗，可给予选择性 5- 羟色胺再吸收抑制剂治疗焦虑和非典型的抗精神病药物治疗情绪不稳或过度兴奋。

（二）常见的遗传综合征

遗传综合征是指若干症状同时遗传的疾病，大多由一个或多个基因缺陷或染色体结构畸变或数目异常所致。

1. Angelman 综合征

Angelman 综合征的发病率为 1/20 000~1/12 000。引起本病的遗传因素涉及染色体 15q11-q13 区。绝大多数为散发。临床特点为共济失调和急速的上臂运动类似于“木偶样”动作，头颅短小，下颌前突，频繁地阵发性地大笑。神经系统问题包括震颤、癫痫和共济失调。有严重的智力低下，伴有明显的运动技能发育延迟。

2. Prader-Willi 综合征

Prader-Willi 综合征的发病率为 1/25 000。致病基因位于 15q11-13。50% 存在父源染色 15q11-13 缺失。临床特点为婴儿期生长障碍，2 岁之后开始无法取得饱腹感，饮食无节制，随年龄增加越来越明显，导致明显肥胖。常伴身材矮小，手足异常（手足小）、特殊外貌及性腺发育落后。婴儿早期呈严重的肌张力减退。成人常伴不同程度的智力低下（平均 IQ70 分）、行为问题、易怒、倔强和强迫症。

3. Williams 综合征

Williams 综合征的发病率为 1/20 000。大多为散发，也有父母遗传给子女的报道。遗传性和散发病例均由 7q11.23 区域微缺失所致。临床特点包括特殊面容（塌鼻梁、眼眶周围皮下组织肿胀、星状虹膜、嘴唇突出等）、新生儿高钙血症和高钙尿症、心脏杂音（典型的主动脉瓣狭窄）、发育迟缓、身材矮小、肌无力、关节松弛、疝气和胃食管反流等。童年后期出现性早熟和高血压。青春期血压可能升高，并出现高频感音神经性听力损失。成年时期，可能伴有明显肾衰竭。常伴有智力低下。个性友善。

4. DiGeorge 综合征

DiGeorge 综合征的发病率为 1/6000。由 22q11.2 邻近基因缺失所致。临床特点包括生长迟缓、圆锥动脉干心脏缺陷（法洛四联症、主动脉弓中断、室间隔缺损）、腭咽闭合不全和腭弓异常、相对宽的眼距、鼻梁扁平、小下颌等。甲状旁腺发育不全或缺如可导致婴儿期严重的低钙血症和抽搐。胸腺发育不全或缺如可导致严重的感染性疾病。常伴有轻 - 中度智力低下或特殊性非语言学习障碍。

5. Rett 综合征

Rett 综合征患者主要是女性，女性发病率为 1/10 000~1/8000。由 Xq28 区的 MECP2 基因突变所致。99.5% 的突变为散发。患儿生后 6~9 个月前通常发育正常。9~16 个月时发育进程受阻，并有癫痫发作的可能，头围增长缓慢，逐渐出现小头畸形。2~3 岁时，丧失已获得有目的的手的技能，出现手部无目的的刻板动作，如扭曲手指、拍手、搓手或洗手样动作；出现孤独症样表现，丧失言语语言、社会交往的能力。5~7 岁时症状相对稳定，表现为严重智力低下和身体姿势异常。5~15 岁及成年表现为躯干运动共济失调和失用，进行性脊柱侧弯和后突，一些患儿失去行走能力，但交流、认知功能及手的技能不再倒退，手的刻板动作较前减少。

四、先天性代谢疾病

先天性代谢病是由于各种原因引起的基因突变，导致体内各种生化酶发生变性，使得体内正常的生化反应受到阻碍而导致的一系列疾病的统称。先天性代谢病出现发育迟缓的发作时间有急性发作、进行性加剧、产前发病和混合型。

先天性代谢病的临床表现多无特异性，累及部位和病情轻重变化差异很大，容易漏诊、误诊。

新生儿和婴儿：非特异性表现为拒食、反复呕吐、病理性黄疸、腹泻、哭声异常、嗜睡、肌张力异常等。神经、呼吸等系统表现为吸吮困难、喂养困难、硬膜下腔出血、视网膜出血、惊厥、昏迷、肌张力异常、肌阵挛、呼吸异常、心率缓慢、低体温、非免疫溶血性贫血、肾结石等。多系统表现为生长发育迟缓、肝脾增大、免疫缺陷、白内障和特殊气味等。

幼儿、儿童、青少年、成人：神经肌肉系统表现为智力－运动发育迟缓/倒退、癫痫、肌张力异常、感觉障碍、共济失调、外周神经功能异常、硬膜下出血、视网膜出血、锥体束征阳性、脑瘫、肌病和心肌病等。消化系统表现为持续性喂养困难、反复呕吐、腹泻、对特定食物厌食等。多系统表现为生长障碍、顽固性皮炎、慢性/反复性胰腺炎、肝脾增大、免疫缺陷、肾结石、非免疫溶血性贫血、反复发作的严重感染、骨髓增生综合征、白内障和脑白质病等。

目前能筛查出 160 多种先天性代谢病。部分疾病在发病前发现，可进行早期干预，预后良好；部分疾病通过早期治疗，可预防并避免因遗传性疾病造成的生长发育障碍。

常见的先天性代谢病

苯丙酮尿症（phenyl ketonuria：PKU）是芳香族氨基酸代谢异常。常染色体隐性遗传。主要体征：智力障碍，色素缺乏（红发、皮肤白等），尿呈鼠尿臭味。

甲基丙二酸血症（methylmalonic acidemia：MMA）是支链氨基酸代谢通路中甲基丙二酰 Mut 酶活性缺损或辅酶维生素 B_{12}（Cbl）的吸收、转运或合成障碍引起的代谢性疾病。常染色体隐性遗传。常见症状有呕吐、哺乳困难、脱水、呼吸困难、肌张力低下、智力发育落后、代谢性酸中毒和贫血等。

丙酸血症（propionic acidemia：PPA）是支链氨基酸代谢障碍。常染色体隐性遗传。常见症状有呕吐、嗜睡、喂养困难、肌张力低下、癫痫、代谢性酸中毒和智力发育落后等。

异戊酸血症（isovaleric acidemia）是亮氨酸代谢障碍。常染色体隐性遗传。多表现为不活泼、吸奶无力、呼吸快、抽搐、呕吐、嗜睡和酮症酸中毒等。可导致死亡。

生物素酶缺乏症（biotinidase deficiency）是生物素的吸收、游离和利用过程中的生物素激酶活性下降引起的代谢异常。常染色体隐性遗传。症状有呼吸困难、肌张力低下、抽搐、昏睡、皮疹、脱发、发育迟缓或早期死亡等。

五、感觉系统疾病

（一）听力障碍

听力障碍是指听觉系统中的传音、感音以及对声音的综合分析的各级神经中枢发生器质性或功能性异常，导致听力出现不同程度的减退。据调查，发达国家儿童中度或中度以上的感觉神经性听力障碍（听阈 >50 dB）的发生率为 1%~2%，发展中国家的发生率更高。儿童出现听力障碍会严重损害语言、社交和情绪的发育，进而影响学业成就。

根据起病年龄分为先天性听力障碍和后天性听力障碍。先天性听力障碍包括外耳道先天性闭锁、中耳或内耳畸形和妊娠期或围生期导致的各种耳聋；后天性听力障碍包括外耳道后天性闭锁、化脓性中耳炎、外耳及中耳肿瘤、耳硬化症、听神经瘤和听神经病等。

听力障碍的程度、起病的早晚和干预的程度都会影响听力障碍儿童的发育与行为，家长和医生应对婴幼儿听力损伤保持高度警觉性。出生后应进行耳声发射检查，并建议生后3个月内进行听力筛查，对可能有迟发或渐进性听力障碍的高危儿每6个月进行一次听力筛查，直到3岁。对听力障碍儿童除了听力评估外，还需要进行全面的发育评估。

（二）视力障碍

视力障碍是由于各种原因导致双眼不同程度的视力损伤或视野缩小，分为视觉损伤和盲两类。视觉损伤表现为寻找光源、注视、视觉敏锐度、视野、扫描能力、追迹能力、搜寻能力、眼肌平衡、远近调适力、注意力转移、色觉背景辨识力、手眼协调、反光敏感度、脚眼协调等方面的视功能受损。2019年中国约有869万盲人，中度视觉损伤人数为4592万，重度视觉损伤人数为467万。

视力障碍影响儿童的认知发展，会在概念形成、行为学习、生活和社会交往技能发展等方面造成不同程度的阻碍。视力障碍儿童应当充分利用其残余视力。通过测量和评价其视觉生理功能和日常生活情景中表现出的功能性视力，评估其利用残余视力完成日常活动的情况，然后进行功能性视力训练，残余视力可得到显著提高。

值得关注的是，绝大多数弱视儿童，在视觉发育可塑期内经过系统规范的治疗，可达到正常同龄儿童的视力发育水平，从而实现临床康复。

（三）感觉统合障碍

感觉统合障碍常引起学习和行为上轻到中度的问题，特别是伴随动作协调和感觉调节障碍。感觉统合障碍对学习的影响不是因为智能问题造成的，常表现为动作不协调，注意力短暂或难以专注在活动中，书写等需要双手协调的活动困难，自尊心低，生活自理能力（吃饭、穿衣、如厕）差，活动量过高 / 过低，与人互动能力差。

感觉统合障碍分为调节障碍和运用能力障碍。调节障碍有许多不同的表现形式，常见的有四种形态：感觉防御、重力不安全感、对动作的嫌恶反应、反应过低。感觉防御是指对正常人认为无害的感觉产生过度反应，会害怕某些感觉（如害怕刷牙、梳头、洗脸），常感压力大或焦虑，有时会表现出攻击行为（如咬、推小朋友）。重力不安全感表现为害怕移动、害怕偏离直立姿势或双脚离地。对动作的嫌恶反应发生在一般人认为没有伤害性的动作时，常感到不适，表现出头晕、流汗、心跳加速等。反应过低表现为安静且被动，不易被察觉，对他人的要求可能会响应得很慢，进一步影响社交关系。运用能力障碍指做不熟悉动作或新动作时可以做出动作，但动作不协调；或不知道如何开始，从开始就有困难，常表达“我不会”“好难”等。

感觉统合（感统）障碍可通过家庭会谈、问卷、非正式 / 正式观察、标准化测试等进行全面评估。根据评估结果给予经过设计的合适的感统活动。感统活动首先要确保环境的安全，让孩子在愉悦的环境中，主动参与丰富变化的需要感觉输入的游戏。感统活动强调的是感觉输入，不是强调学会动作技能。感觉活动输入需要保持一定的量（每周 3~5 h），持续一定的时间（连续 6 个月以上）。

感觉统合障碍的儿童经过合适的感统活动输入，轻度和中度的行为问题可完全解决，重度的行为问题大部分可以解决。智力障碍、脑性瘫痪、自闭症或其他因明显中枢神经损伤造成发育障碍的儿童，可能伴随有感觉统合障碍。这部分儿童的感觉统合障碍归属于神经发育障碍。

（介小素）

第四节　中医学对儿童发育与行为疾病的认识

中医学对于儿童发育与行为的生理和病理的认识源远流长。从《黄帝内经》到后世医家的著作中都有对儿童生长发育和行为相关生理和疾病的记载。中医认为，儿童发育正常则形健神旺，形相当于体格，神相当于智能。明代医家张景岳在《类经》中指出“形者神之体，神者形之用；无神则形不可活，无形则神无以生。”《黄帝内经》把这种关系称为“形与神俱”。即体格增长与智能发育的协调同步发展。

儿童发育遵循一定的规律，并受到诸多因素的影响。西晋王叔和的《脉经》首次提出“变蒸学说”，阐述了婴幼儿的生长发育规律。变者，变其情志，发其聪明；蒸者，蒸其血脉，长其百骸。婴幼儿生长发育旺盛，其形体、神智都在不断明显变化，蒸蒸日上，故称变蒸。隋代《诸病源候论》等医籍指出：小儿自出生起，32 日为一变，两变（64 日）为一小蒸，十变为五小蒸，320 日小蒸完毕，小蒸以后是大蒸，前两个大蒸各 64 日，第三个大蒸为 128 日，总计 576 日变蒸完毕。小儿在变蒸过程中，形体、脏腑功能、精神意识不断地成熟，形与神同步协调发展。小儿生长发育是一个连续的渐变的过程，量变的积累会带来质的飞跃，而这种飞跃是婴幼儿特定周期性成熟程度的标志，变蒸周期由短到长提示了婴幼儿阶段生长发育的速度由快到慢的变化。

中医学重视先天之本。先天是指禀受父母“两神相搏”之精，为人体生命之本原。儿童先天禀赋充足，生后调护得当，“先天促后天，后天养先天”，保证了儿童的健康发育成长。如《灵枢·决气篇》曰：“两神相搏，合而成型，常先身生是谓精。”《灵枢·经脉篇》曰：“人始生，先成精，精成而脑髓生，骨为干，脉为营，筋为刚，肉为墙，皮肤坚而毛发长。”明代方贤的《奇效良方·小儿出生总说》曰：“小儿所禀形质寿命长短者，全在乎精血，二者和而有妊，在母之胎中十月而生。大抵寿夭穷通，聪明愚痴，皆以预定，岂在逃乎？”

中医学以“未病先防”“不治已病治未病”的理念来指导孕前、胎儿期、新生儿期的儿童保健。如西汉刘向的《大戴礼记·保傅》记载：“周后妃任成王于身，立而不跛，坐而不差，独处而不倨，虽怒而不詈，胎教之谓也。”明代著名儿科医家万全在《万氏家藏育婴秘诀十三科》中提出了四种育婴方法。即：预养以培其元，胎养以保其真，蓐养以防其变，鞠养以慎其疾。系统地总结了孕前、孕期、围生期、出生后四个阶段的儿童保健方法。清代曾懿的《女学篇·自乳之得宜》曰：“欲子女强，仍宜乳，盖天之生人，食料也随之而生，故婴儿哺育，总以母自乳为佳，每见儿女自乳者，身体较为强壮。”指出婴儿期脏腑娇嫩、气血未充，体格生长较快，应倡导母乳喂养。《诸病源候论·小儿杂病诸候·养小儿候》曰："小儿始生，肌肤未成，不可暖衣，暖衣则令筋骨缓弱。"指出婴儿易生内热，应适寒温。南宋医家陈文中的"养子十法"，如"背暖""肚暖""足暖""脾胃要温"等，主要强调婴幼儿应注意护阳固阳，增强体质。婴儿期生长发育迅速，身高、体重不断增加，言语、认知、心理活动逐渐丰富，然却脾常不足，脾胃功能薄弱，需时时注重养护，防病于未然。

中医学也重视后天之本。脾胃为后天之本，气血生化之源，然小儿"脾常不足"，幼儿期饮食从乳食为主过渡到普通饮食，饮食调护尤为重要。如《小儿病源方论·养子调摄》指出："养子若要无病，在乎摄养调和。吃热、吃软、吃少，则不病；吃冷、吃硬、吃多，则生病。"《素问·藏气法时论》指出："五谷为养，五果为助，五畜为益，五菜为充，气味合而服之，以补精益气。"《景岳全书·小儿则》曰："小儿饮食有任意偏好者，无不致病。"《万氏家藏育婴秘诀·鞠养以慎其疾四》曰："小儿无知，见物即爱，岂能节之？节之者，父母也。父母不知，纵其所欲，如甜腻粑饼、瓜果生冷之类，无不与之，任其无度，以致生病。虽曰爱之，其实害之。"《活幼口议·小儿常安》曰："四时欲得小儿安，常要一分饥与寒。"

学龄前期儿童体格增长减慢，活动能力增强，求知欲旺盛，多使之参与游戏，与人接触，可以提高理解和思维能力。如明代医家万全提出："遇物则教之"，《万氏家藏育婴秘诀·鞠养以慎其疾》曰："小儿能言，必教之以正言，如鄙俚之言无语也；能食，则教以恭敬，如亵慢之习勿作也……言语问答，教以诚实，勿使其妄也；宾客，教以拜揖迎送，勿视退避也；衣服、器用、五谷、六畜之类，遇物则教之，使其知之也；或教以方隅，或教以岁月时日之类。如此，则不但无疾，而知识亦早也。"学龄期是获取知识的主要时期，应提供适宜的学习环境，培养良好的学习习惯，让孩子在轻松的环境中主动学习，促进其创造性思维的发展。

青春期是人一生中的第二个生长发育高峰期，儿童生理、心理变化巨大。《素问·至真要大论》曰："女子……二七而天癸至，任脉通，太冲脉盛，月事以时下……""男子……二八，肾气盛，天癸至，精气溢泻……"。青春期肾气充盛，小儿生殖系统发育趋于成熟，体重、身高增长显著。女孩乳房发育，月经来潮；男孩精气溢泻，发生遗精。

《颅囟经》曰："凡孩子三岁以下，呼为纯阳，元气未散。"意为儿童生机蓬勃，发育迅速，如旭日初升，草木方萌，蒸蒸日上。吴鞠通《温病条辨·解儿难》提出小儿"稚阳未充，稚阴未长者也"。意为儿童脏腑娇嫩，形气未充，机体脏腑形态尚未成熟，各种生理功能尚未健全。《景岳全书·小儿则》指出："其脏气清灵，随拨随应，但能确得其本而撮取之，则一药可愈，若非男妇损伤、积痼痴顽者之比。"因为中医学称儿童为"纯阳之体"，认为其生机旺盛，脏气清灵，较少陈年痼疾，有较强的恢复能力，药效敏感，患病后易于调治，易于康复。

中医学认为"邪之所凑，其气必虚""两虚相得，乃客其形"，意为疾病的发生是内外因相互作用的结果。西医学认为儿童的发育行为异常是生物学因素和环境因素相合的结果。两种观点不谋而合。

中医认为，心主神明，心藏神，肝藏魂，肺藏魄，脾藏意，肾藏志。神志疾病与五脏相关，其中与心的关系最为密切。《灵枢·海论》说："脑为髓之海……髓海有余，则轻劲多力，自过其度；髓海不足，则脑转耳鸣，胫酸眩冒，目无所见，夜难安卧。"李时珍说："脑为元神之府。"所谓"元神"，即中枢神经所在。金正希说："人之记性，皆在脑中。”人的记忆力，都出于脑，脑神经衰退，记忆力也就转弱。所以中医治疗心理行为疾病多从心、脑入手，兼及五脏。

（介小素）

参考文献

［1］金星明，静进．发育与行为儿科学．北京：人民卫生出版社，2018：11–78.
［2］林崇德．发展心理学．北京：人民教育出版社，2018：96–400.
［3］金星明．发育行为儿科学：儿科学的基础．中国儿童保健杂志，2012，20（01）：4–5.
［4］邹小兵．发育行为儿科学的基本观．中国儿童保健杂志，2012，20（01）：6–8.
［5］毛萌，金星明．中国发育行为儿科学的发展与展望．临床儿科杂志，2010，28（08）：710–712.
［6］禹东川，金星明．儿童青少年健康发展的医教整合：从理念到实践．教育生物学杂志，2020，8（01）：1–5.
［7］孙德仁．少儿心理行为异常推拿调理．北京：中国中医药出版社，2019：1–56.
［8］李晓捷，梁玉琼．基于循证医学的脑性瘫痪康复治疗新进展．中华实用儿科临床杂志，2020，35（12）：885–889.
［9］张婷，李海峰，肖农．2017 年 JAMA Pediatrics《脑性瘫痪早期精准诊断与早期干预治疗进展》中国专家解读．中国实用儿科杂志，2018，33（10）：743–749.
［10］李晓捷，庞伟，孙奇峰，等．中国脑性瘫痪康复指南（2015）：第六部分．中国康复医学杂志，2015，30（12）：1322–1330.
［11］彭镜，尹飞，姜玉武，等．儿童智力障碍或全面发育迟缓病因诊断策略专家共识．中华儿科杂志，2018，56（11）：806–810.
［12］万国兰．现代实用小儿神经疾病学．郑州：郑州大学出版社，2008：56–80.
［13］注意缺陷多动障碍早期识别、规范诊断和治疗的儿科专家共识．中华儿科杂志，2020，58（03）：188–193.
［14］戎萍，马融，韩新民，等．中医儿科临床诊疗指南・抽动障碍（修订）．中医儿科杂志，2019，15（06）：1–6.
［15］刘智胜，秦炯，王家勤，等．儿童抽动障碍诊断与治疗专家共识（2017 实用版）．中华实用儿科临床杂志，2017，32（15）：1137–1140.
［16］儿童孤独症诊疗康复指南（卫办医政发〔2010〕123 号）．中国儿童保健杂志，2011，19（03）：289–294.
［17］胡亚美，姜载芳．诸福棠实用儿科学．北京：人民卫生出版社，2011：1838–1965.
［18］美国精神医学学会．精神障碍诊断与统计手册．北京：北京大学医学出版社，2016：1838–1965.
［19］南莉．临床治愈弱视眼评价研究现状．中华实验眼科杂志，2019（07）：573–576.
［20］薛辛东，杜立中，等．儿科学．北京：人民卫生出版社，2009：7–36.
［21］邵肖梅，周文浩．胎儿和新生儿脑损伤，上海：上海科技教育出版社，2017：259–276.

第二章　儿童常用中医外治疗法

第一节　头针疗法

一、概述

头针疗法又称头皮针疗法，是在头部特定的穴线（大脑皮质的功能定位在头皮的投影区/线）进行针刺，以防治脑源性疾病为主的一种中医外治疗法。

头针起源于20世纪50年代，是传统针灸学脏腑经络腧穴理论、现代神经解剖学大脑皮质功能定位理论及生物全息理论相结合的产物，治疗脑瘫、精神发育迟滞、癫痫、失眠等脑源性疾病疗效显著。经过几十年发展，现已形成焦氏头针、方氏头针、朱氏头针、于氏头针等流派。20世纪80年代中期，中国针灸学会制订了中西合璧的《头皮针穴名标准化国际方案》，并于1984年在日本召开的世界卫生组织（WHO）西太平洋区会议上正式通过。本篇主要论述国际标准头针。

二、适应证

头针疗法主要应用于脑源性疾病（表2-1）。

表2-1　头针疗法的适应证

分类	适应证
中枢神经系统疾病	脑性瘫痪、癫痫、脑炎后遗症、失眠、运动性失语、脑源性遗尿/多尿、脑外伤后遗症、舞蹈病、小脑平衡障碍、杜氏肌营养不良等
精神类病症	多动症、自闭症、儿童精神分裂症、儿童焦虑障碍、癔症、儿童痴呆、精神发育迟滞等
感觉系统障碍	听力障碍、视力障碍、感觉统合失调、疼痛障碍等

三、禁忌证

1. 囟门未闭合的婴幼儿，针刺时需注意避过囟门，非必要慎/禁头针。
2. 头皮有创伤、溃疡、湿疹、感染、瘢痕者不宜针刺，可选取对侧相应穴线针刺。
3. 高热、大汗、饥饿、过饱、过度疲劳、病危者禁用头针。
4. 有脑外伤、脑出血病史者，慎用头针。

四、头针穴名国际标准化方案

头针穴名国际标准化方案以中医学理论为依据，按照“分区定经、经上选穴”的原则，并结合古代透刺穴位的方法，确定了14条针刺标准线［左侧、右侧、中央共25条），分别位于额区、顶区、颞区、枕区4个区（图2–1）］。其定位及主治分述如下：

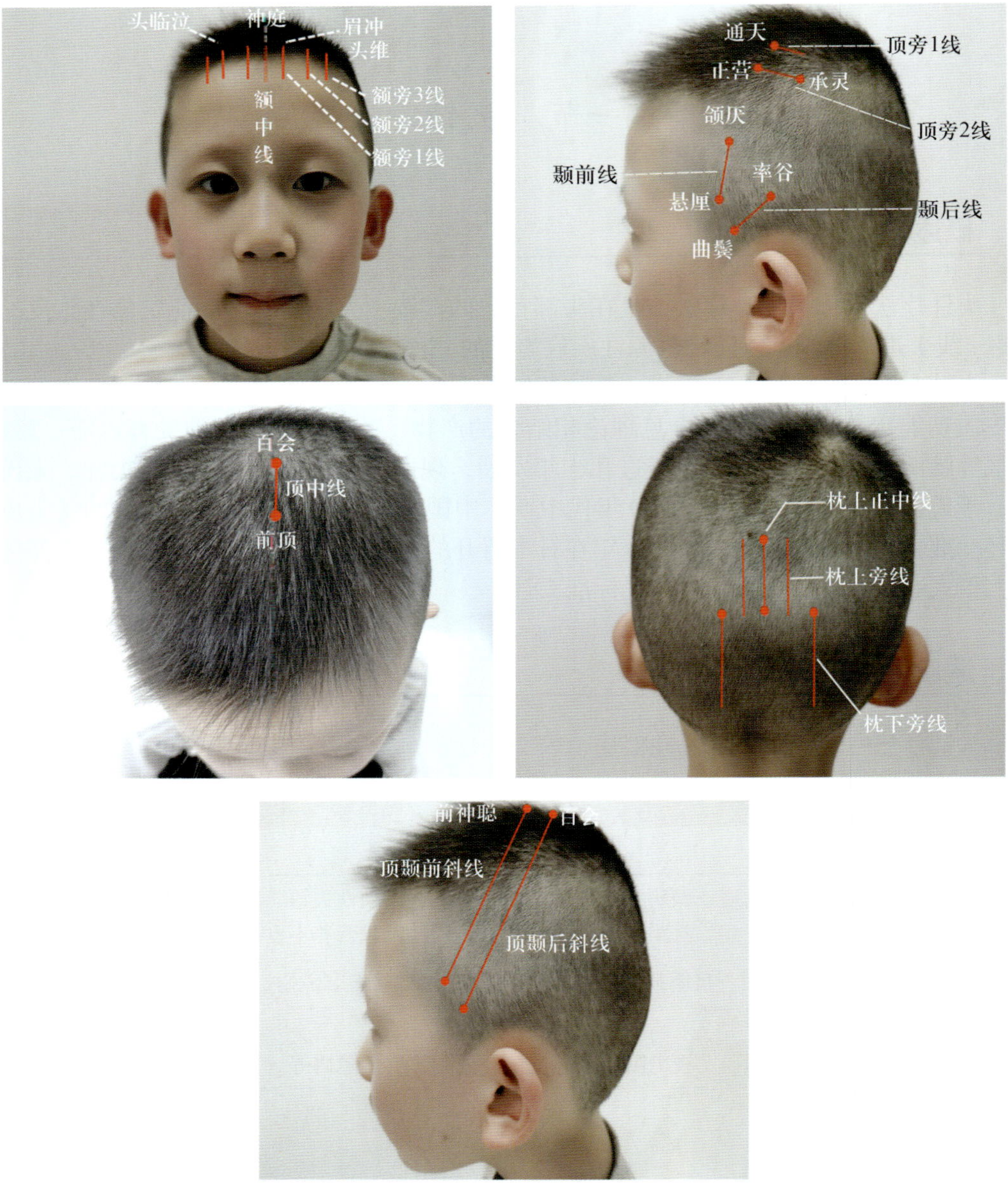

图2–1 针刺标准线

1. 额中线

部位：在头前部正中，从督脉神庭穴向下引一条1寸长的直线。

主治：癫痫，抑郁症，躁狂症，精神分裂症，神经衰弱，失眠，鼻病等。

2. 额旁1线（胸腔区）

部位：额中线两外侧，从膀胱经眉冲穴向下引一条1寸长的直线。

主治：胸部疾病，胸闷，心绞痛，冠心病，支气管哮喘，支气管炎，失眠，鼻病等。

3. 额旁2线（胃区）

部位：两额旁1线外侧，直对瞳孔，从胆经头临泣穴向下引一条1寸长的直线。

主治：腹部疾病，急慢性胃炎，胃、十二指肠溃疡，肝胆病，眼病等。

4. 额旁3线（生殖区）

部位：两额旁2线外侧，从胃经头维穴内侧0.75寸处，向下引一条1寸长的直线。

主治：生殖系统疾病，性早熟，尿频，尿急，眼病等。

5. 顶中线

部位：头顶部正中线上，从督脉前顶穴至百会穴成一直线。

主治：腰腿部疾病，瘫痪，疼痛，麻木，皮质性多尿，小儿遗尿，脱肛，头痛等。

6. 顶颞前斜线（运动区）

部位：头部两侧面，从悬厘穴至前神聪穴的连线。

主治：对侧运动功能障碍，瘫痪；将此线分成5等份，上1/5治疗对侧下肢、躯干瘫痪，中2/5治疗对侧上肢瘫痪，下2/5治疗对侧中枢性面瘫、运动性失语、流涎等。

7. 顶颞后斜线（感觉区）

部位：头部两侧面，从曲鬓穴至百会穴的连线。

主治：对侧感觉功能障碍，麻木，疼痛，瘙痒；将此线分成5等分，上1/5治疗对侧下肢、躯干感觉障碍，中2/5治疗对侧上肢感觉障碍，下2/5治疗对侧中枢性头面部感觉障碍等。

8. 顶旁1线

部位：顶中线两外侧1.5寸，从膀胱经通天穴至络却穴，一条1.5寸长的连线。

主治：腰腿部位的麻木，疼痛，瘫痪等疾患。

9. 顶旁2线

部位：两顶旁1线旁开2.25寸，从胆经正营穴至承灵穴，一条1.5寸长的连线。

主治：肩、臂、手部位的瘫痪、疼痛、麻木等疾患。

10. 颞前线

部位：头部两侧面，从胆经颔厌穴至悬厘穴的一条连线。

主治：偏头痛，周围性面瘫，运动性失语，口腔疾病等。

11. 颞后线

部位：头部两侧面，从胆经率谷穴至曲鬓穴的一条连线。

主治：偏头痛，耳鸣，耳聋，眩晕等。

12. 枕上正中线

部位：后头部正中线上，从督脉强间穴至脑户穴的一条1.5寸长的连线。

主治：腰脊痛，眼病等。

13. 枕上旁线（视区）

部位：后头部，枕上正中线两外侧0.5寸，一条1.5寸长的连线。

主治：近视，视力衰弱，皮质性视力障碍等。

14. 枕下旁线（平衡区）
部位：后头部，从膀胱经玉枕穴至天柱穴的一条连线。
主治：小脑疾病引起的平衡障碍，后头痛等。

五、操作流程

见表 2–2。

表 2–2 头针治疗操作流程

步骤	操作方法
准备	根据治疗方案准备适宜针具 28~30 号、1~2 寸规格的毫针（图 2–2，图 2–3）、弯盘、棉签、安尔碘、利器盒、已消毒止血钳等。患者充分暴露头皮，取舒适合适体位
消毒	针刺部位安尔碘常规消毒。操作者双手安尔碘消毒
进针	针尖与头皮呈 15°~30° 夹角，快速刺入头皮下，达到帽状腱膜下层，感到指下阻力减小时，沿穴线平刺 0.5~1.5 寸，再进行行针
行针	头针行针一般选择捻转法。捻转角度：180°~360°。频率：200 次 / 分左右。捻转时间：隔 5 min 行针一次，每次 2~3 min。留针时间：20~30 min。瘫痪患者可选用连续波电针代替行针，频率 200~300 次 / 分以上，因人选择合适强度。行针得气，患者针刺部位有麻胀、胀痛、胀重、热、凉、蚁行感等，个别人有抽动感或凉热感
出针	一手固定针刺周围头皮，另一手持针柄轻轻捻动针身后慢慢拔至皮下，出针后干棉球及时按压针孔止血
整理	整理床单及用物，医疗废物丢入医疗垃圾桶，一次性针具丢入利器盒

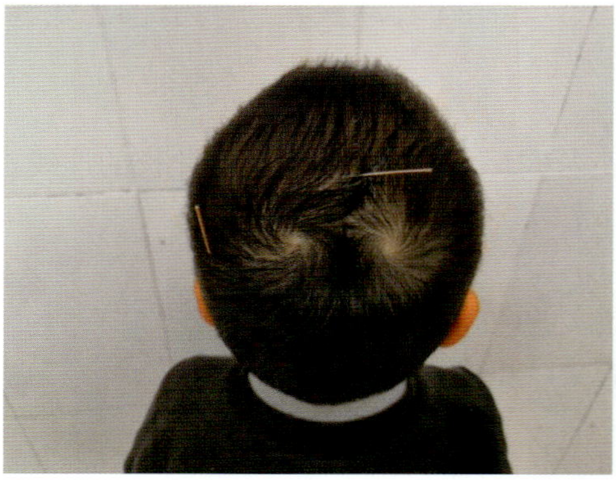

图 2–2 头针

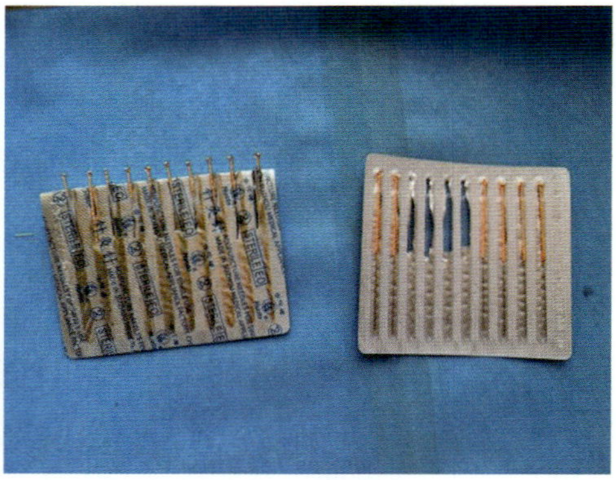

图 2–3 毫针

（杨志杰）

第二节 体针疗法

一、概述

体针疗法又称“毫针疗法”，是以毫针为针刺工具，刺激人体十四经络上的腧穴，以治疗疾病的一种中医外治疗法。体针疗法具有通调营卫气血，调整经络、脏腑功能的作用。

针刺古称“砭术”，主要工具是砭石，萌芽于一万至四千年前的新石器时代。秦汉时期，针具已由石针、骨针、竹针逐步发展为金属针，发展到现在，经历了铜、铁、银、合金及不锈钢针具等阶段，随着针具的改革，针刺的治疗范围逐渐扩大，治疗效果也得到进一步提高。

二、适应证

体针疗法适应证见表 2–3。

表 2–3 体针疗法适应证

分类	适应证
中枢神经系统疾病	脑性瘫痪、癫痫、脑炎后遗症、失眠、运动性失语、脑源性遗尿 / 多尿、脑外伤后遗症、舞蹈病、小脑平衡障碍、杜氏肌营养不良等
精神类病症	多动症、自闭症、儿童精神分裂症、儿童焦虑障碍、癔症、儿童痴呆、精神发育迟滞等
感觉系统障碍	听力障碍、视力障碍、感觉统合失调、疼痛障碍等
内科疾病	感冒、咳嗽、便秘、腹泻、遗尿、失眠、呕吐、腹痛等

三、禁忌证

1. 过于饥饿、疲劳时，不宜针刺。
2. 精神过于紧张者不宜立即进行针刺。
3. 常有自发性出血或损伤后出血不止的患者，不宜针刺。
4. 皮肤有感染、溃疡、瘢痕或肿瘤的部位，不宜针刺。

四、毫针的规格

现在多选用不锈钢或合金所制针具（图 2–4，图 2–5），规格如表 2–4、表 2–5。

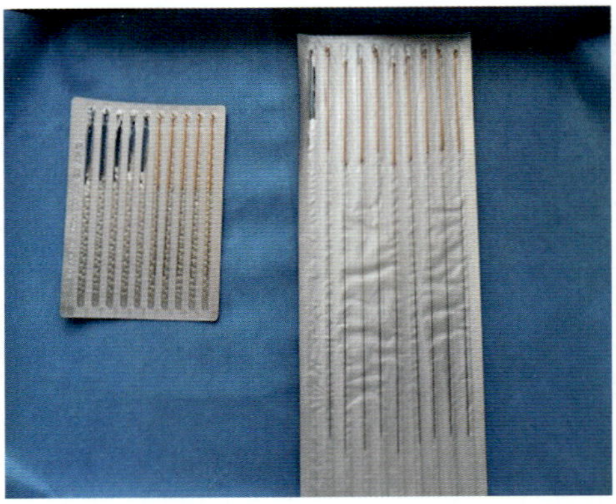

图 2-4 毫针

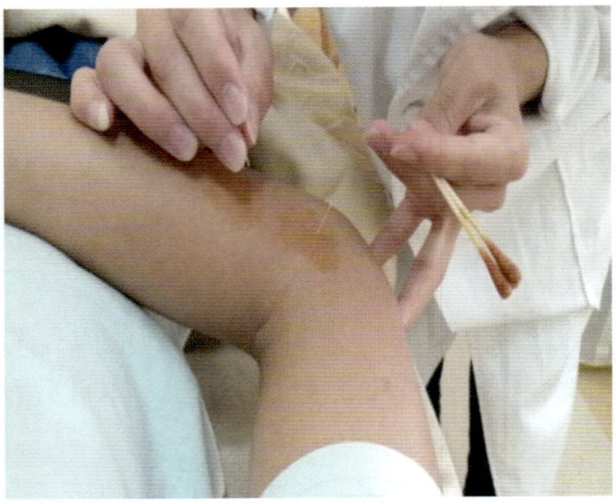

图 2-5 合金针具

表 2-4 毫针的长度规格表

长度单位	规格								
寸	0.5	1.0	1.5	2.0	2.5	3.0	3.5	4.0	4.5
毫米	15	25	40	50	65	75	90	100	115

表 2-5 毫针的粗细（直径）规格表

号数	26	27	28	29	30	31	32	33
直径（mm）	15	25	40	50	65	75	90	100

五、针刺操作准备

（一）针具选择与检查

在选择针具时，需根据患者的性别、年龄、形体的胖瘦、体质的强弱、病情的虚实、病变部位的表里深浅及穴位所在的部位，选择长短合适、粗细适宜的针具；一般皮薄肉少、针刺较浅的部位，选针宜短而细；皮厚肉多、针刺宜深的部位，选针宜稍长、稍粗；针刺前需检查针尖是否有卷毛钩曲，针身是否弯曲或斑驳明显。

（二）体位选择

针刺时患者体位的选择是否得当，对穴位正确定位、针刺操作、持久的留针及防止晕针、弯针、滞针、折针都有影响。如：体质虚弱或病情较重的患者，若采用坐位治疗，患者易疲劳而导致滞针或晕针。常用体位如下：

1. 仰卧位

适宜于取头、面、胸、腹部腧穴和上、下肢部分（前身部）腧穴。

2. 侧卧位

适用于取身体侧面少阳经腧穴和上、下肢部分（侧身部）腧穴。

3. 俯卧位

适用于取头、项、脊背、腰骶部腧穴和下肢背侧及上肢部分（后身部）腧穴。

4. 仰靠坐位

适用于取头面、颈部、胸部及上肢腧穴。

5. 俯伏坐位

适用于取头顶、后头、肩背部的腧穴。

6. 侧伏坐位

适用于取头部、耳部、颈项部的腧穴。

选择体位的注意点：尽可能采取卧位，针刺部位要充分暴露，并使局部肌肉放松，体位选定后，要求患者不要随意改变或移动体位，在可能的条件下，尽量采取一种体位而能暴露针刺处方所选的穴位。

（三）消毒

1. 针具消毒

（1）高压蒸气灭菌法：将毫针等针具放在高压蒸气锅内，在 1.0~1.4 kg/cm^2 的压力，115~123℃的高温下，保持 30 min 以上，此法消毒最为理想。

（2）煮沸消毒：将毫针放入清水锅内，待沸腾后再继续煮 15 min 左右即可。

（3）药物消毒：将针具放入 75% 的乙醇内浸泡 30 min，取出后用消毒纱布擦干即可使用。

2. 医者手指消毒

医者手指用肥皂水洗刷干净，再用 75% 的乙醇棉球或 0.5% 的碘伏棉球涂擦后，方可持针操作。

3. 施术部位的消毒

在穴位皮肤处用 75% 的乙醇棉球，或 0.5% 的碘伏棉球擦拭消毒，擦拭时应从穴位中心向外周做环行消毒。

4. 治疗室内消毒

治疗台上的针刺操作物品，定期消毒。治疗室内保持空气流通，卫生洁净，并定期用专用消毒灯照射消毒。

六、针刺手法

（一）持针法

1. 拇示指持针

用右手拇示指两指腹夹持针柄，中指一般抵在针刺部位旁。适用于 40 mm 以下短针的持针。

2. 多指持针

用右手拇、示、中、环指指腹执持针柄，小指尖抵于针旁皮肤，支持针身垂直。适用于 50 mm 以上的长针的持针。

3. 持针身

手指严格消毒，以拇示指紧捏针体下端接近针尖处，针尖露出约 3~5 mm，也可以用拇示指捏一消毒干棉球，裹在针体近针尖处捏紧，露出针尖。此法适用于长针的单手操作。

4. 双手持针

以右手拇、示、中指三指捏针柄，环指抵住针体，左手拇指、示指的指腹严格消毒后，紧捏针体近针尖处，双手配合、协同用力，将针刺入。适用于长针进针，以免针身弯曲。

（二）进针法

1. 单手进针法

用右手拇、示指持针，中指抵住腧穴，指腹紧靠针身下端，当拇、示指向下用力按压时，中指随之屈曲，将针迅速刺入，直刺至所要求的深度。此法多用于短针的进针。

2. 双手进针法

（1）指切进针法：又称爪切法，用左手拇指或示指指甲切按在腧穴皮肤上，右手持针，将针紧靠左手指甲缘将针刺入皮下。多用于短针的进针。

（2）夹持进针法：左手拇、示指持捏消毒干棉球，夹住针身下端，露出针尖，将针尖固定在腧穴皮肤表面，右手持针，双手协同用力插入或捻入，将针刺入皮下，直至所要求的深度。此法多用于长针的进针。

（3）舒张进针法：左手拇、示指或示、中指将针刺部位的皮肤撑开，使之绷紧，右手持针刺入。此法适宜皮肤松弛或有皱纹部位的腧穴进针，特别是腹部腧穴。

（4）提捏进针法：左手拇、示指将腧穴局部的皮肤肌肉捏起，右手持针从捏起部的上端刺入。此法适用于皮肉浅薄的穴位，特别是面部腧穴的进针。

3. 进针角度

（1）直刺：是指针身与皮肤表面呈 90° 角垂直刺入。适用于全身大部分腧穴，尤其是肌肉丰厚处的穴位。

（2）斜刺：是指针身与皮肤表面呈 45° 角左右倾斜刺入。适用于肌肉较浅薄处或内有重要脏器，或不宜直刺深刺的腧穴，如胸背部、关节处等部位的腧穴。在施用某些行气、调气手法时，亦常用斜刺法。

（3）平刺：又称横刺、沿皮刺。是指针身与皮肤表面呈 15° 角左右沿皮刺入，适用于肌肉特别浅薄处，如头面部。有时在施行透穴刺法时也用平刺。

（三）留针法

留针是指将针刺入腧穴行针施术后，使针留置穴内。留针可加强针刺的作用和便于继续行针施术，对针感较差的患者，留针还有候气的作用。一般留针 10~30 min。对慢性、顽固性、疼痛性、痉挛性疾病，可适当增加留针时间。对小儿和昏厥、虚脱者，不宜久留，重要脏器附近的腧穴也要慎用留针或过长时间留针。

（四）出针法

出针是指针刺操作完毕后或留针后，达到一定的治疗要求时，将针拔除的操作方法。出针时，一般左手持消毒棉球按压在针孔周围皮肤上，右手将针轻轻捻转，慢慢提至皮下，然后将针提出，并用干棉球按压针孔，防止出血。出针动作要求缓慢轻巧，出针后嘱患者休息片刻，不宜激烈运动，保持针孔清洁，防止感染，医者最后要核对针数，防止漏拔。

七、行针法与得气

（一）行针的基本手法

1. 提插法

提插法是针刺达到一定深度后，将针由深层提至浅层，再由浅层插至深层，如此反复地上提下插。提插幅度要相等，指力均匀，防止针身弯曲。一般提插幅度以 3~5 分为宜。若提插先深后浅、幅度大、频率快、时间长，刺激量就大，则为泻法；反之提插先浅后深、幅度小、频率慢、时间短，刺激量就小，则为补法。

2. 捻转法

捻转法是将针刺入一定深度后，拇指与示指夹持针柄做一前一后，左右交替旋转捻动的动作。捻转的角度一般掌握在 180°~360° 左右，指力要均匀，有连续性，不能单向捻转。若捻转角度大、用力重、频率快、时间长，刺激量就大，则为泻法；反之捻转角度小、用力轻、频率慢、时间短，刺激量就小，则为补法。

（二）行针的辅助手法

1. 循法

用手指顺着经脉的循行路径，在腧穴上下部轻柔地循按。此法能推动气血，激发经气，促使针后得气。针刺不得气时，可用此法催气；如已气至，可激发经气循经感传。

2. 弹法

在留针过程中，用手指轻弹针尾或针柄，使针体微微震动，以加强针感，助气运行。本法有催气、行气作用。

3. 刮法

用拇指抵住针尾，以示指或中指的指甲由下而上频频刮动针柄；或用示、中指抵住针尾，以拇指指甲刮动针柄。本法可加强针感和促使针感扩散，有催气、行气的作用。

4. 摇法

针刺入一定深度后，手持针柄，将针轻轻摇动，以行经气。一般摇法有二，一是直立针身而摇，以加强针感；另一个是卧倒针身而摇，使针感向一定的方向传导。

5. 飞法

针刺入一定深度后，用拇示两指执针柄细细捻搓数次，然后张开两指，一捻一放，反复数次，状如飞鸟展翅。本法的作用在于催气、行气、增强针感。

6. 震颤法

以拇、示、中三指夹持针柄，用小幅度、快频率的提插捻转动作，使针身发生轻轻震颤。本法可以催气、增强针感。

（三）得气

古称“气至”，是指将针刺入腧穴一定深度后，施以一定的行针手法，使针刺部位获得“经气”感应。患者在针刺部位感到酸、麻、胀、重，有时或出现热、凉、痒、痛、抽搐、蚁行等感觉，还可出现不同程度的感应扩散和传导，医者则有针下沉重、紧涩等感觉。

得气与否以及“气至”的快慢，不仅直接关系到针刺疗效，还可借此判断患者经气盛衰，窥测疾病的预后。临床上一般是得气迅速，疗效较好；得气较迟或不得气，疗效较差，甚至没有疗效，预后也差。

八、操作流程

见表 2–6。

表 2–6　针刺操作流程

步骤	操作方法
准备	根据治疗方案准备适宜针具、弯盘、棉签、安尔碘、利器盒、已消毒止血钳等。嘱患者取合适体位，暴露针刺部位
消毒	针刺部位常规安尔碘消毒。操作者双手安尔碘消毒
进针	根据患儿病情和穴位情况选用相应针具和手法进行针刺操作，得气后留针
行针	留针期间，间隔 10~15 min 行针 1 次，保持针感。同时注意观察针刺处有无红肿热痛或肢体活动受限，有无滞针、弯针、晕针等情况
出针	针刺结束，一手捻动针柄，另一手按压针孔周围皮肤，将针退至皮下，迅速拔出，用无菌棉球或棉签按压针孔片刻，以免局部出血、血肿。核对针具数，以免遗漏
整理	整理床单及用物，医疗废物丢入医疗垃圾桶，一次性针具丢入利器盒

九、注意事项

1. 针刺治疗前应做好患儿思想工作，消除恐惧心理。
2. 所用针具应经过严格消毒，或采用一次性无菌针具。
3. 小儿囟门未合者，头顶部的穴位慎刺。
4. 对身体虚弱的患儿，针刺手法不宜过强，尽量让患儿采取卧位。
5. 胁肋、胸背部、肾区等重要脏器所在部位，不宜直刺、深刺。
6. 有大血管走行的部位，针刺时应避开血管斜刺。
7. 对于不配合的小儿，针刺时不宜留针。
8. 对于容易晕针的患儿，事先应准备好应对措施。
9. 剧烈运动后，应休息片刻再进行针刺。
10. 针刺眼区穴位和颈部的风府、哑门等穴，以及背部的腧穴，一定要掌握好角度，动作幅度不宜过大。

（杨志杰）

第三节　揿针疗法

一、概述

揿针是一种形似图钉状、针柄扁平状、针体 0.3~2.5 mm 长、直径为 0.2~0.9 mm 的微型针。揿针疗法又称皮内针疗法，是指将揿针的针体揿入皮下，长久刺激皮肤层散布的神经末梢，以防治疾病的一种中医外治疗法（图 2–6，图 2–7）。一般多用于皮内针或耳针。

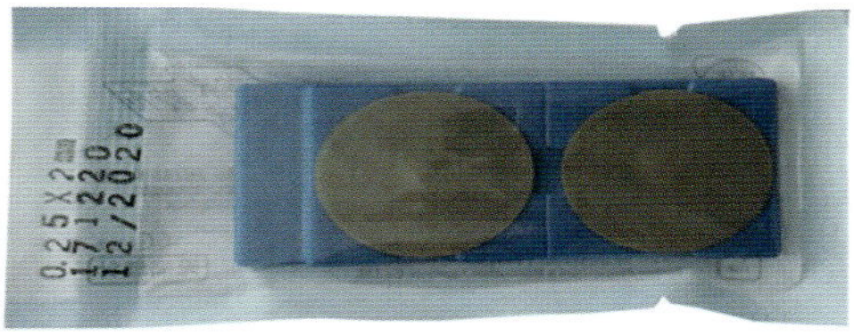

图 2–6　揿针外观

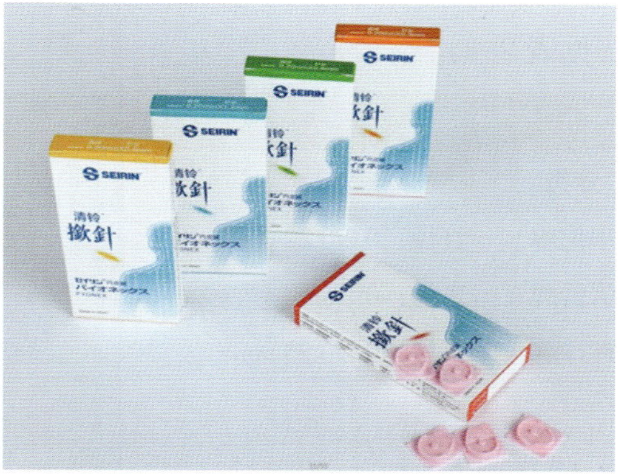

图 2–7　揿针

揿针疗法是中医针灸疗法的分支，是传统皮内针疗法的发展和创新，属于传统针法里面的浮刺和浅刺，浅刺是通过调节卫气，激发机体卫外功能，达到治病的目的，留针的目的则在于候气或者调气，最终达到气血和调，阴阳平衡。

二、适应证

揿针应用范围比较广泛，可用于下列疾病（表 2–7）。

表 2–7　揿针的适应证

分类	适应证
肌肉骨骼系统和结缔组织病	颈椎病、肢体瘫痪、膝骨性关节炎等
眼和附器疾病	近视、睑腺炎等
皮肤和皮下组织疾病	痤疮、扁平疣、白癜风、荨麻疹等
精神和行为障碍疾病	失眠、抑郁症、多动症、自闭症等
呼吸系统疾病	哮喘、过敏性鼻炎、咳嗽等
神经系统疾病	面肌痉挛、眼睑痉挛、偏头痛、三叉神经痛等
消化系统疾病	呃逆、腹泻等
内分泌系统疾病	肥胖症、性早熟、糖尿病等

三、禁忌证

1. 对不锈钢针过敏的患者禁用。
2. 恶性肿瘤患者禁用。
3. 皮肤溃破、肿胀、感染部位禁用。
4. 关节处、体表大血管部位、紫癜和瘢痕部位禁用。
5. 凝血机制障碍的出血性疾病患者禁用。

四、揿针规格

见表 2–8。

表 2–8 揿针规格

分类		规格
华佗牌	直径：0.2/0.22/0.25 mm	针体长：0.5/0.8/1.0/1.3/1.5/2.0/2.5 mm
清铃牌	直径：0.2 mm	针体长：0.3/0.6/0.9/1.2/1.5 mm
环球牌	直径：0.2/0.25 mm	针体长：1.3/1.5/2.0 mm

五、操作流程

见表 2–9。

表 2–9 揿针操作流程

步骤	操作方法
准备	根据治疗方案准备适宜针具、弯盘、棉签、安尔碘、利器盒、已消毒止血钳等。嘱患者取合适体位，暴露针刺部位
揿针选择	根据患者的体型胖瘦和治疗部位选取适宜规格揿针，清铃牌针体长度：耳部、面部 0.3/0.6 mm，颈部 0.6/0.9 mm，肩部、手部 0.9/1.2/1.5 mm，脊部、腰臀部、胸部、上肢部、大腿部 1.5 mm，胸部 1.2 mm，腕部、踝部 0.9/1.2 mm
消毒	针刺部位常规安尔碘消毒。操作者双手安尔碘消毒
进针	打开包装，取出针具，将针体刺入穴位，贴好胶布，剥除剥离纸
按压	用右手拇指或示指轻轻按压胶布，询问患者有无“酸、麻、胀、痛、凉”等得气感。嘱患者每日按压 5 次，每次每穴约 1 min
整理	整理床单及用物，医疗废物丢入医疗垃圾筒

六、注意事项

1. 使用前应认真检查单独包装是否保持无菌状态，内包装破损或被污损时，禁止使用。

2. 注意一次性无菌揿针标签上的使用期限，过期后不得使用。

3. 使用前检查针体，应无弯曲和损伤，针尖应锋利，无毛刺、弯钩等缺陷。

4. 一次性使用无菌揿针已采用环氧乙烷（EO）灭菌处理，只允许一次性使用，禁止重复使用。

5. 医生应根据病情选取适当的施术部位，选择患者舒适、医者便于操作的施术体位。

6. 打开包装后应立即使用，使用后，应用取针器或镊子夹住胶布一端，将针体从皮肤上取下，避免针尖伤及操作人员，使用后的揿针应安全处置，按医疗垃圾销毁处理。

7. 告知患者，贴针部位应防止感染，在洗澡时应剥除本品，在洗澡后贴上新品，贴敷时间一般应小于 48 h。

8. 若在使用过程中，贴针部位出现发红或发炎等异常反应时，或者不只是贴针部位，而在更大范围内出现异常反应时，应立即剥除。

（杨志杰）

第四节　刺血疗法

一、概述

刺血疗法又称放血疗法，是用三棱针、粗毫针或小尖刀刺破或划破人体特定穴位的浅表脉络，放出少量血液，以外泄内蕴之热毒，达到治疗疾病的一种中医外治疗法。古人称为“刺血络”或“刺络”。刺血疗法具有消肿止痛、祛风止痒、开窍泄热、镇吐止泻、通经活络之功效。

二、适应证

见表 2–10。

表 2–10　刺血疗法适应证

分类	适应证
消化系统疾病	厌食症、胃脘痛、胃胀、疳积、腹泻、便秘等
呼吸系统疾病	慢性咳嗽、反复呼吸道感染、哮喘、支气管肺炎、急性扁桃体炎等
神经系统疾病	小儿惊风、神经衰弱、失眠等
其他	腺样体肥大、慢性肠系膜淋巴结炎、贫血、蛔虫病、多动症、荨麻疹等

三、禁忌证

1. 体质虚弱者应当慎用刺血疗法。

2. 局部皮肤有创伤、溃疡、瘢痕者禁用。
3. 出血性疾病患儿禁用。
4. 急性传染性疾病患儿禁用。
5. 严重心脏病、肝病患儿禁用。

四、针刺方法

刺血疗法的针刺方法分为点刺法、散刺法、刺络法、挑刺法四种。

1. 点刺法

针刺前，在预定针刺部位上下方用左手拇、示指向针刺处推按，使血液积聚于针刺部位，继之用 2% 碘酒棉球消毒，再用 75% 乙醇棉球脱碘，针刺时左手拇、示、中三指捏紧被刺部位，右手持针，用拇、示两指捏住针柄，中指指腹紧靠针身下端，针尖露出 3~5 mm。对准已消毒的部位，刺入 3~5 mm 深，随即将针迅速退出，轻轻挤压针孔周围，使出血少许，然后用消毒棉球按压针孔。此法多用于指、趾末端的十宣、十二井穴和耳尖及头面部的攒竹、上星、太阳等穴。

2. 散刺法

散刺法是对病变局部周围进行点刺的一种方法。根据病变部位大小的不同，可刺 10~20 针以上，由病变外缘环形向中心点刺，以促使瘀血或水肿得以排除，达到祛瘀生新、通经活络的目的。此法多用于局部瘀血、血肿或水肿、顽癣等。

3. 刺络法

先用带子或橡皮管，结扎在针刺部位上端（近心端），然后迅速消毒。针刺时左手拇指压在被针刺部位下端，右手持三棱针对准针刺部位的静脉，刺入静脉中 2~3 mm，随后立即将针退出，使其流出少量血液，出血停止后，再用消毒棉球按压针孔。当出血时，也可轻轻按压静脉上端，以助瘀血外出，毒邪得泻。此法多用于曲泽、委中等穴，治疗急性吐泻、中暑、发热等。

4. 挑刺法

用左手按压施术部位两侧，或捏起皮肤，使皮肤固定，右手持针迅速刺入皮肤 1~2 mm，随即将针身倾斜挑破皮肤，使之出少量血液或少量黏液。也可再刺入 5 mm 左右，将针身倾斜并使针尖轻轻挑起，挑断皮下部分纤维组织，然后出针，覆盖敷料。此法常用于胃痛、失眠、支气管哮喘、血管神经性头痛等。

五、操作流程

见表 2–11，图 2–8，图 2–9。

表 2–11 针刺流程

步骤	方法
准备	根据治疗方案准备适宜针具、弯盘、棉球、安尔碘、利器盒、已消毒止血钳等。嘱患者取合适体位，暴露针刺部位
消毒	针刺部位常规安尔碘消毒。操作者双手安尔碘消毒

表 2-11　针刺流程（续表）

步骤	方法
进针	根据不同的治疗部位和病情选择合适的针法进行针刺（具体针法如前述）
放血	出针后针刺部位出血，出血量一般以数滴至数毫升为宜，也有多至 30~60 ml 者。若出血量不足，或不出血，可在出针后挤压针孔，使之出血，或按摩针刺部位上端血络，以加速出血
止血	达到出血量要求后，用无菌棉球按压针孔 5~10 min 止血
整理	整理床单及用物，医疗废物丢入医疗垃圾桶，一次性针具丢入利器盒

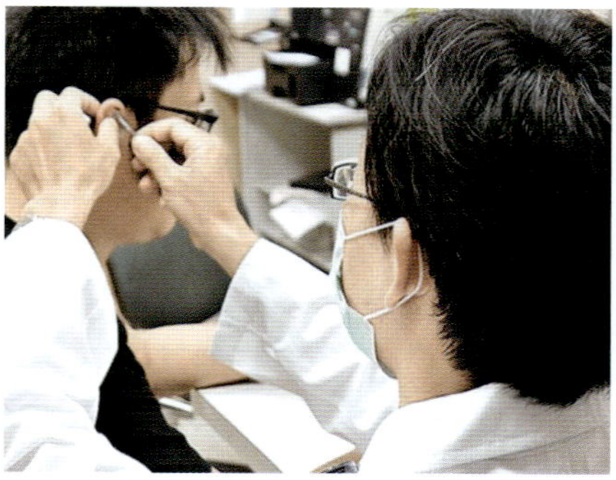

图 2-8　刺血疗法

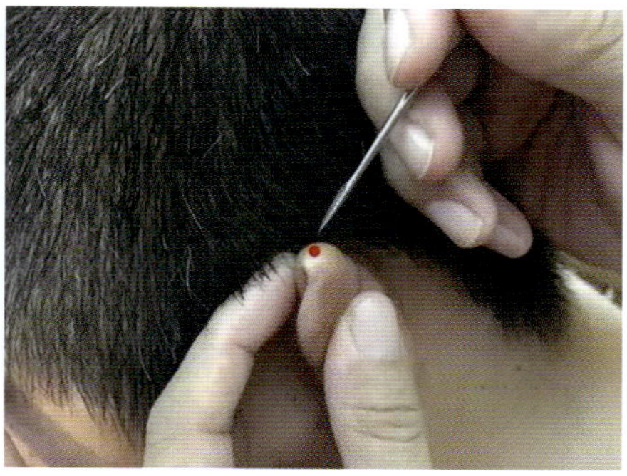

图 2-9　放血

六、注意事项

1. 室内应空气流通，安静整洁，室温适宜。
2. 操作者应态度和蔼，取穴准确，手法熟练。
3. 严格执行无菌操作，防止感染。
4. 进针不宜过深，以免损伤其他组织。
5. 手法的刺激强度以患者能耐受为度，防止刺激过强而导致晕针。
6. 如果操作后局部出现小块青紫，一般不必处理，可以自行消退。
7. 针刺后注意局部卫生，6 h 以后再洗手、洗澡，避免感染。

（程会芳）

第五节　梅花针疗法

一、概述

梅花针属于“皮肤针”的一种，在《灵枢》里“毛刺”“扬刺”的描述跟梅花针治疗有许多相似之处。古人把 5 根针捆成一束，形似梅花的称梅花针；将 7 根针捆成一束的叫七星针。梅花针疗法是运用梅花针叩刺人体一定部位或穴位，只叩击皮肤，不伤及肌肉，以达到疏通经络、调节脏腑、祛邪扶正、防治疾病的一种中医外治疗法。

二、适应证

见表 2–12。

表 2–12 梅花针适应证

分类	适应证
神经系统疾病	臂丛神经损伤、脑性瘫痪、精神发育迟滞、脑炎后遗症、失眠、脑源性视力障碍、杜氏肌营养不良、偏瘫、儿童多动症等
消化系统疾病	小儿流涎、消化不良、疳积、积食、便秘、腹泻等
呼吸系统疾病	小儿支气管哮喘、咳嗽、感冒、发热等
其他	青少年近视、痤疮、视神经损伤、头痛、偏头痛、先天性腱鞘炎等

三、禁忌证

1. 治疗部位皮肤有溃疡或损伤者禁用。
2. 急性传染性疾病患者禁用。
3. 急腹症患者禁用。
4. 急性出血禁用。
5. 血友病、血小板减少性紫癜、过敏性紫癜等叩刺后易引起出血的疾病禁用。
6. 严重器质性疾病、重度贫血及严重心脏病、癌症晚期禁用。

四、叩刺法

叩刺法有压击法和敲击法。

压击法：拇指和中指、环指捏住针柄，针柄末端靠在手掌后部，示指压在针柄上。压击时手腕活动，示指加压，刺激的强度在于示指的压力，适合于硬柄针（图 2–10）。

敲击法：拇指和示指捏住针柄的末端，上下颤动针头，利用针柄的弹性敲击皮肤，刺激的轻重应根据针头的重量和针柄的弹力，靠颤动的力量来掌握，适合于弹性针柄（图 2–11）。

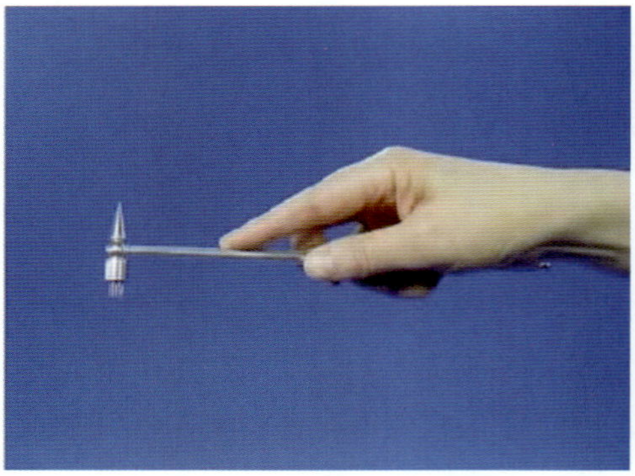

图 2–10 压击法

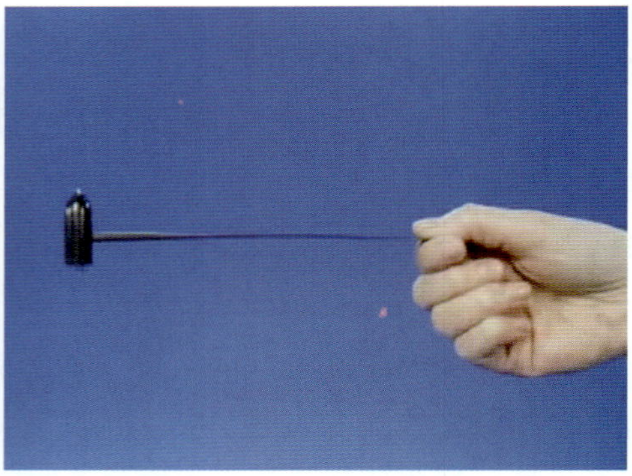

图 2–11 敲击法

五、叩刺部位

叩刺部位一般可分为循经叩刺、穴位叩刺、局部叩刺三类。

1. 循经叩刺

是指循着经脉进行叩刺的一种方法。常用于项背腰骶部的督脉和足太阳膀胱经。

2. 穴位叩刺

是指在穴位上进行叩刺的一种方法。主要是根据穴位的主治作用，选择适当的穴位予以叩刺治疗。临床常用的是各种特定穴、华佗夹脊穴、阿是穴等。

3. 局部叩刺

是指在患部进行叩刺的一种方法。如扭伤后局部的瘀肿疼痛及顽癣等，可在局部进行围刺或散刺。

六、刺激强度

刺激强度是根据刺激的部位、患者的体质和病情的不同而决定的，一般分轻刺、中刺、重刺 3 种。

1. 轻刺

用力稍小，皮肤仅现潮红、充血为度。适用于头面部、老弱妇女患者，以及病属虚证、久病者。

2. 重刺

用力较大，以皮肤有明显潮红，并有微出血为度。适用于压痛点、背部、臀部、年轻体壮患者，以及病属实证、新病者。

3. 中刺

用力介于轻刺与重刺之间，以局部有较明显潮红，但不出血为度。适用于一般部位，以及一般患者。

七、操作流程

见表 2–13。

表 2–13　梅花针疗法操作流程

步骤	操作方法
准备	根据治疗方案准备梅花针、弯盘、棉球、安尔碘、利器盒、已消毒止血钳等。嘱患者取合适体位，暴露叩刺部位
消毒	叩刺部位常规安尔碘消毒。操作者清洗双手
叩刺	操作者手持一次性梅花针（或经 2% 戊二醛浸泡消毒过的梅花针），以右手拇指、示指握住针柄，针头对准治疗部位皮肤叩击，运用腕部的弹力，使针尖叩刺皮肤后，立即弹起，如此反复叩击，每分钟 70~90 次。叩击时针尖与皮肤必须垂直，弹刺要准确，强度要均匀
整理	整理医疗废物，丢入医疗垃圾桶，一次性针具丢入利器盒

八、注意事项

1. 针具要经常检查，注意针尖有无钩曲，针尖是否平齐。
2. 针具要严格消毒，以防感染。
3. 叩刺时动作要轻快，正直无偏斜，以免造成患者疼痛。
4. 不宜在骨骼突出部位处叩刺，以免产生疼痛和出血。

（程会芳）

第六节　耳穴贴压疗法

一、概述

耳穴贴压疗法是指用磁珠、光滑的小粒药物种子或药丸贴压 / 刺激耳穴，以防治疾病的方法，又称耳穴疗法。耳穴不仅能防治疾病，还具有诊断的作用。

耳穴疗法起源于中国，是中国针灸学的一个分支。为了便于国际研究和交流，我国于 1993 年颁布了国家标准《耳穴名称与部位》。

二、适应证

耳穴疗法适用范围较广，常应用于儿科、内科、五官科等疾病的治疗，对各种炎症性疾病、变态反应性疾病、内分泌疾病、功能性疾病等都有较好的疗效，以各种痛症的效果最佳（表 2–14）。

表 2–14　耳穴贴压适应证

分类	适应证
痛症	手术疼痛、外伤性疼痛、神经性疼痛、炎症性疼痛、肿瘤性疼痛、内脏疼痛（胃痛）等
变态反应性疾病	过敏性鼻炎、过敏性紫癜、哮喘、荨麻疹、过敏性结肠炎、红斑狼疮、输液反应等
炎症	急性结膜炎、疱疹性角膜炎、扁桃体炎、咽喉炎、气管炎、腮腺炎、牙周炎、中耳炎、胃炎、肠炎、阑尾炎、胆囊炎等
内分泌系统疾病	肥胖症、甲状腺功能亢进、糖尿病、尿崩症等
功能紊乱性疾病	肠道功能紊乱、多汗症、心律不齐、内耳眩晕症等
其他	预防晕车、晕船、感冒、减肥、近视等

三、禁忌证

耳穴贴压疗法比较安全，有些情况需要禁用：

1. 严重心脏病不宜使用，更不宜采用强刺激，如电针、放血等。

2. 严重的器质性病变，如重度贫血、血友病禁用耳穴贴压。
3. 外耳患有湿疹、溃疡、冻疮、破损、感染时，不宜使用。

四、耳穴的部位及主治

（一）耳廓表面解剖

1. 耳廓正面结构（图 2-12）

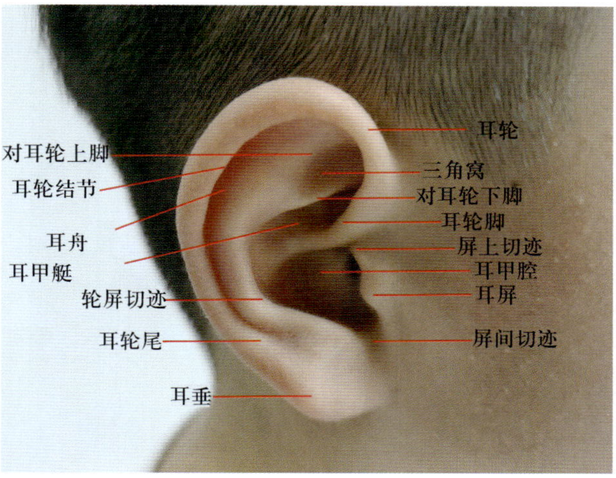

图 2-12　耳廓正面结构

（1）耳垂：耳廓最下部无软骨的皮垂。
（2）耳轮：耳廓外缘向前卷曲的部分。
（3）耳轮结节：耳轮外上方稍肥厚的结节状突起，又称达尔文结节。
（4）耳轮尾：耳轮下缘与耳垂交界处。
（5）耳轮脚：耳轮深入到耳腔内的横行突起。
（6）对耳轮：耳廓边缘内侧与耳轮相对的隆起处。
（7）对耳轮下脚：对耳轮向下的分支。
（8）对耳轮上脚：对耳轮向上的分支。
（9）三角窝：对耳轮上下脚之间构成的三角凹窝。
（10）耳舟：对耳轮与耳轮之间的凹沟。
（11）耳屏：耳廓前面的瓣状突起，又称耳珠。
（12）对耳屏：耳垂上部与耳屏相对的隆起。
（13）屏上切迹：耳屏上缘与耳轮脚之间的凹陷。
（14）屏间切迹：耳屏与对耳屏之间的凹陷。
（15）轮屏切迹：对耳屏与对耳轮之间的凹陷。
（16）耳甲：是由对耳屏和弧形的对耳轮体部及对耳轮下脚下缘围成的凹陷窝。
（17）耳甲艇：耳轮脚以上的耳甲部。
（18）耳甲腔：耳轮脚以下的耳甲部。

2. 耳廓背面结构（图 2–13）

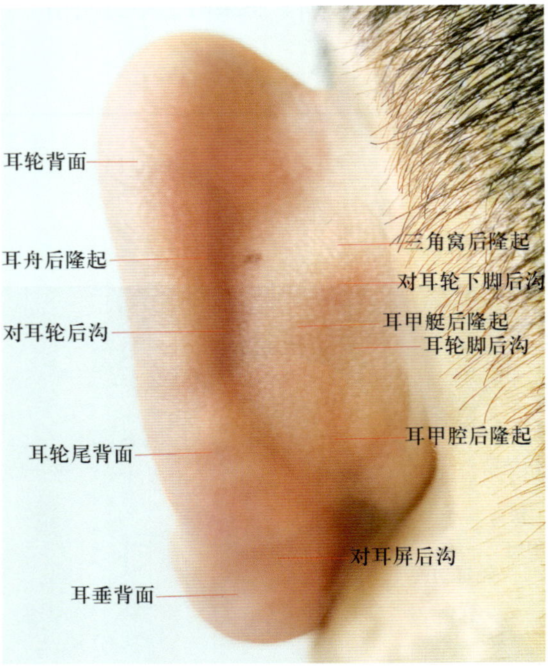

图 2–13 耳廓背面结构

耳廓背面有三个面、四个沟、四个隆起。

（1）三个面：耳轮背面、耳轮尾背面、耳垂背面。

（2）四个沟：对耳轮后沟、对耳轮下脚沟、耳轮脚后沟、对耳屏后沟。

（3）四个隆起：耳舟后隆起、三角窝后隆起、耳甲艇后隆起、耳甲腔后隆起。

（二）耳穴分布规律

耳穴的分布密密麻麻，看似杂乱无章、很难学习和记忆，其实，其分布是有一定的规律的，就像一个子宫内倒置的胎儿，头朝下，臀与四肢向上，胸部及躯干居中。

1. 耳垂——相当于头、面部。
2. 对耳屏——相当于头、脑部和神经系统。
3. 轮屏切迹——相当于脑干。
4. 耳屏——相当于咽喉、内鼻和鼻咽部。
5. 屏上切迹——相当于外耳。
6. 对耳轮——相当于躯干、运动系统。
7. 对耳轮下脚——相当于臀部、坐骨神经。
8. 对耳轮上脚——相当于下肢。
9. 耳舟——相当于上肢。
10. 屏间切迹——相当于内分泌系统。
11. 耳甲腔——相当于胸腔。
12. 耳甲艇——相当于腹腔。

13. 耳轮脚周围——相当于消化道。
14. 耳轮脚——相当于膈肌。
15. 三角窝——相当于盆腔、内生殖器。

（三）耳穴的部位及主治

国家标准“耳穴的名称与部位”共有 91 穴，本书仅介绍常用穴位 30 个（图 2-14）。

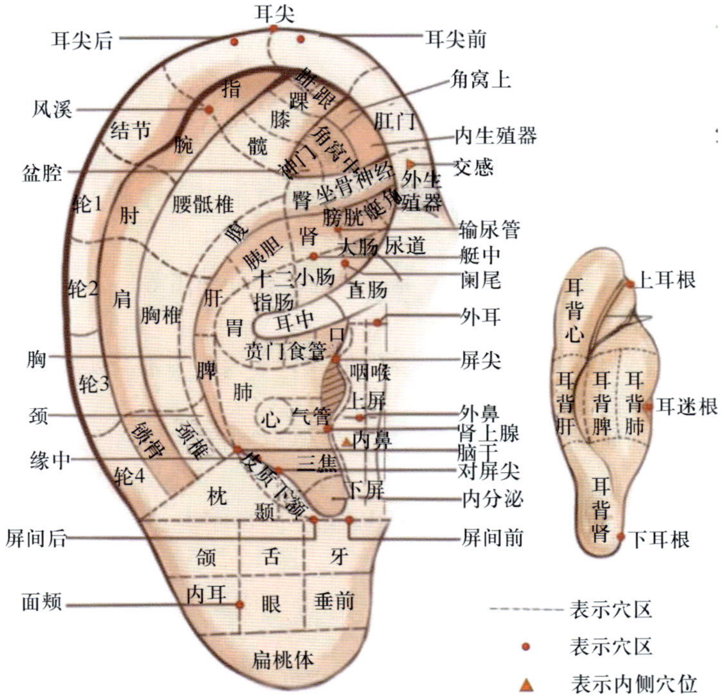

图 2-14　耳穴位

1. 耳中

在耳轮脚处。主治：荨麻疹，皮肤瘙痒症，小儿遗尿，咯血等。

2. 外生殖腺

在对耳轮下脚前方的耳轮处。主治：外阴瘙痒症，阴道炎，睾丸炎，附睾炎等。

3. 耳尖

在耳廓向前对折的上部尖端处。主治：发热，牙痛，急性麦粒肿，急性结膜炎，失眠，风疹等。

4. 风溪

在耳轮结节前方，指区与腕区之间。主治：荨麻疹，皮肤瘙痒症，过敏性鼻炎，哮喘等。

5. 肩

耳舟上，将耳舟分为 5 等份，自上而下在第 4 等份处。主治：肩部疼痛，肩部抽搐等。

6. 膝

在对耳轮上脚中 1/3 处。主治：膝关节痛，坐骨神经痛，生长痛等。

7. 交感

在对耳轮下脚末端与对耳轮内缘相交处。主治：胃肠痉挛，脏腑痛，多汗症，失眠，自主神经功能紊乱等。

8. 颈椎

在对耳轮部将轮屏切迹至对耳轮上、下脚分叉处分为 5 等分，下 1/5 为本穴。主治：颈部疼痛，落枕，颈部抽搐等。

9. 神门

在三角窝后 1/3 的上部。主治：各种痛症、炎症，失眠，多梦，癫痫等。

10. 内生殖腺

在三角窝前 1/3 的下部。主治：生殖系统疾病。

11. 外耳

在屏上切迹前方近耳轮部。主治：中耳炎，外耳道炎，耳鸣，耳聋等。

12. 外鼻

在耳轮外侧面中部。主治：鼻炎，鼻部痤疮，鼻部抽搐等。

13. 肾上腺

在耳屏游离缘下部尖端。主治：腮腺炎，眩晕，鼻炎，咽炎，过敏性疾病，如哮喘等。

14. 咽喉

在耳屏内侧面上 1/2 处。主治：声音嘶哑，咽喉肿痛等。

15. 内鼻

在耳屏内侧面下 1/2 处。主治：鼻炎，鼻衄，副鼻窦炎等。

16. 枕

在对耳屏外侧面的后部。主治：头晕，头痛，癫痫，失眠等。

17. 缘中

在对耳屏游离缘上，对屏尖与轮屏切迹之中点处。主治：眩晕症，遗尿，失眠，功能性子宫出血等。

18. 颞

在对耳屏外侧面的中部。主治：偏头痛，耳鸣，耳聋等。

19. 皮质下

在对耳屏内侧面。主治：痛症，假性近视，失眠，多动症等。

20. 肝

在耳甲艇的后下部。主治：眩晕，假性近视，抽动症，多动症，癫痫等。

21. 脾

在耳甲腔的后上部。主治：腹泻，腹胀，厌食，营养不良等。

22. 肾

在对耳轮下脚下方后部。主治：腰痛，耳鸣，哮喘，多动症等。

23. 心

在耳甲腔正中凹陷处。主治：心律不齐，多汗症，失眠，多动症等。

24. 肺

在心、气管区周围。主治：咳嗽，哮喘，感冒，鼻炎，荨麻疹等。

25. 内分泌

在耳屏切迹内，耳甲腔的前下方部。主治：痤疮，性早熟，月经不调等。

26. 眼

在耳垂正面中央。主治：假性近视，目赤肿痛，迎风流泪等。

27. 扁桃体

在耳垂正面下部。主治：扁桃体炎，咽炎等。

28. 耳背沟

在对耳轮沟和对耳轮上、下脚沟处。主治：皮肤瘙痒症等。

29. 耳迷根

在耳轮脚后沟的耳根处。主治：鼻炎，腹痛，腹泻等。

五、操作流程

见表 2-15。

表 2-15　耳穴贴压疗法操作流程

步骤	操作方法
准备	根据治疗方案准备耳穴压丸、弯盘、消毒棉球、镊子、安尔碘。患者暴露耳部，取合适舒适体位
消毒	治疗穴位用安尔碘消毒，操作者洗净双手并用安尔碘消毒
贴压	取压丸材料（王不留行籽、油菜籽、绿豆、莱菔子、磁珠等），将其粘在小方块胶布上，然后贴敷在相应耳穴上，用一手的拇示指相对按压压丸，使之产生胀痛、发热感，每次贴 3~8 穴，每次贴一侧耳穴，两耳交替贴压
整理	整理用物，医疗废物丢入医疗垃圾桶
疗程	一般每次贴压 2~3 天，揭掉后换对侧耳穴贴压，患者或家长每天按压贴敷部位 4~6 次，每次按压 30~60 s，根据病症不同，3~7 次贴压为 1 个疗程

六、注意事项

1. 压丸时，不要用移动压丸，以免损伤表皮而发炎。

2. 贴压期间应注意防水，以免脱落。

3. 夏季易出汗，选穴不宜过多，贴压留置时间不宜过长，以免胶布潮湿或皮肤感染，夏季可留置 1~3 天，冬季可留置 2~5 天。

4. 贴压期间需观察耳部皮肤情况，对普通胶布过敏者可改用脱敏胶布，或耳部感觉不适、过敏时，及时揭掉。

（杨志杰）

第七节　穴位注射疗法

一、概述

穴位注射疗法，又称水针疗法，是将适量药物的注射液注入穴位，通过针刺与药物的双重治疗作用，以防治疾病的一种中医外治疗法。穴位注射疗法具有操作简便、用药量少、适应证广、作用迅速等特点。

二、适应证

穴位注射法的适应证比较广泛，凡是针灸治疗的适应证大部分均可采用本法，如：神经系统疾病、消化系统疾病、感觉系统疾病等（表 2–16）。

表 2–16　穴位注射法适应证

分类	适应证
中枢神经系统疾病	小儿脑瘫、精神发育迟滞、癫痫、脑炎后遗症、运动性失语、脑源性遗尿 / 多尿、脑外伤后遗症、舞蹈病、小脑平衡障碍、杜氏肌营养不良等
消化系统疾病	便秘、腹泻、呕吐、腹痛、消化不良、胃溃疡、十二指肠溃疡等
感觉系统障碍	听力障碍、视力障碍、疼痛障碍等
其他系统疾病	感冒、咳嗽、支气管炎、遗尿、失眠、呃逆等

三、禁忌证

1. 月龄较小而体质又弱的婴儿禁用。
2. 穴位局部皮肤有感染、溃疡、瘢痕者禁用。
3. 对注射药物过敏者禁用。
4. 诊断尚不明确的意识障碍患者禁用。
5. 常有自发性出血或损伤后出血不止的患者禁用。
6. 贫血、低血压、过饥、过饱、过度疲劳者禁用。

四、操作流程

见表 2–17

表 2–17　穴位注射法操作流程

步骤	操作方法
准备	根据治疗方案准备一次性注射器与针头、消毒棉球、弯盘、安尔碘、镊子、无菌手套。根据使用药物的剂量及针刺的深浅，选用适宜规格的针具，一般选用注射器规格有：1 ml、2 ml、5 ml，肥厚部位可选用 10ml、20ml 注射器，针头选用 5~7 号注射针头。患者暴露治疗部位，取合适舒适体位

表 2-17　穴位注射法操作流程（续表）

步骤	操作方法
消毒	注射穴位皮肤安尔碘常规消毒。操作者洗净双手，戴无菌手套
注射	用适宜的注射器和针头抽取适量的药液备用，穴位局部安尔碘常规消毒，右手持注射器，对准穴位，快速刺入皮下，将针头缓慢推进，刺入一定深度后产生得气感应，回抽无回血，将药液注入穴位。凡急性病、体强者可用较强刺激，推液可快；慢性病、体弱者，宜用较轻刺激，推液宜慢；一般疾病，则用中等刺激，推液也宜中等速度。如所用药液较多时，可由深至浅，边推药液边退针，或将注射针向几个方向注射药液。注射完毕，快速退出注射器，并用消毒干棉球按压针孔 5 min 止血
整理	整理床单及用物，医疗废物丢入医疗垃圾桶，针头丢入利器盒

五、注意事项

1. 操作时严格消毒，防止感染。

2. 告知患者，穴位注射后局部会有较明显的酸胀感，随后局部或更大范围会有轻度不适感，一般 1 天后消失。

3. 注意注射用药的有效期、有无沉淀变质、配伍禁忌等情况，凡能引起过敏反应的药物，如青霉素、链霉素、普鲁卡因等，必须先做皮试。

4. 注意避免将药物注入关节腔、脊髓腔和血管内，避免损伤神经。

5. 一次穴位注射药物总剂量需遵守药物说明书规定，不要超量。

（杨志杰）

第八节　穴位贴敷疗法

一、概述

穴位贴敷疗法又称穴位敷贴疗法，是将中草药制成药粉、药膏等制剂贴敷在特定的穴位上，来防治疾病的一种中医外治疗法。穴位敷贴疗法通过刺激腧穴及药物经皮肤直接吸收两者的综合作用达到治疗疾病的目的。

二、适应证

穴位贴敷疗法适应证较广，体表病、内脏病、急性病、慢性病均可运用，对畏惧药物的患儿及药入即吐者尤为适宜（表 2-18）。

表 2-18　穴位贴敷疗法适应证

分类	适应证
呼吸系统疾病	感冒、咳嗽、急慢性扁桃体炎、急慢性支气管炎、支气管哮喘等

表 2-18 穴位贴敷适应证（续表）

分类	适应证
消化系统疾病	厌食、便秘、腹泻、呕吐、腹痛、疳积等
代谢及营养疾病	肥胖症、性早熟、糖尿病等
其他	急慢性鼻炎、鼻出血、过敏性鼻炎、小儿遗尿、流涎、面瘫、疮疡肿毒、跌打损伤等

三、禁忌证

1. 对贴敷胶布或贴敷药物过敏者禁用。
2. 有疮、疖、痈等皮肤破损者禁用。
3. 严重心肺疾病患者禁用。
4. 有出血倾向者禁用。

四、溶调剂

常用溶调剂有水、白酒或黄酒、醋、姜汁、蜂蜜、蛋清、凡士林等。

通过适当溶剂调和贴敷药物或熬膏，可达药力专、吸收快、收效速的目的。醋调贴敷药，有解毒、化瘀、敛疮等作用，可缓峻猛药之性；酒调贴敷药，有行气、通络、消肿、止痛等作用，可激发缓药之性；水调贴敷药，专取药物性能；油调贴敷药，可润肤生肌。

五、操作流程

见表 2-19。

表 2-19 穴位贴敷疗法操作流程

步骤	操作方法
准备	根据治疗方案准备弯盘、贴敷药粉、贴敷胶布、无菌棉球、镊子、小碗、压舌板、溶剂、温水。患者暴露贴敷部位，取合适舒适体位
制贴	取适量药粉，放入小碗，根据治疗方案加入适量合适的溶剂，用压舌板搅拌成干湿适中的药糊，放入贴敷胶布中间的胶圈中（图 2-15，图 2-16）
贴敷	用镊子夹取无菌棉球，蘸取温水，清洗贴敷穴位皮肤，候干，取制好的敷贴贴于穴位上
整理	整理床单及用物，医疗废物丢入医疗垃圾桶

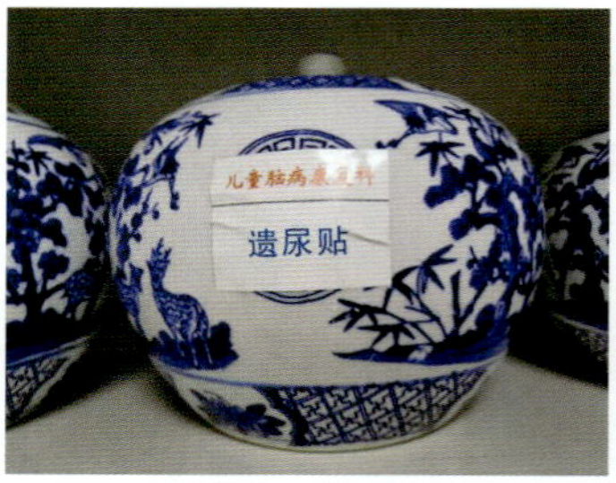

图 2-15 贴敷贴

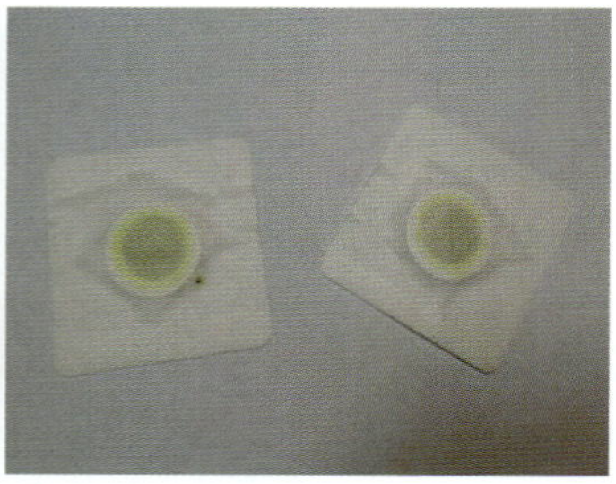

图 2-16 贴敷胶布

六、注意事项

1. 贴敷前应将贴敷部位进行常规消毒，并擦干净，以便贴敷牢固。
2. 幼儿贴敷用药量宜少，贴敷时间一般在 1~3 h 或 2 h 以内，以免引发副作用。
3. 同一部位，贴敷次数不可连续超过 10 次，以免刺激过久，引起不良反应。
4. 冬季贴敷应注意保暖，避免受凉；夏季贴敷应将汗液擦干，以免贴敷药物滑脱。
5. 使用过的贴敷药物，不可乱丢弃，特别是含有毒性药物，需妥善处理，以免发生意外。

（杨志杰）

第九节　穴位埋线疗法

一、概述

穴位埋线疗法又称“长效针感疗法”，是将可吸收性外科缝线或羊肠线植入穴位内，利用线体对穴位产生的持续刺激作用以防治疾病的方法。

穴位埋线疗法是针灸与现代科技结合的产物，起源于石家庄，国家卫生部于 2005 年将其列为“百年百项中医适宜技术推广项目”之一，具有无切口、操作简单、安全、有效等特点，临床应用广泛。

二、适应证

穴位埋线疗法适应证比较广泛，主要用于慢性疾病（见表 2–20）。

表 2–20　穴位埋线疗法适应证

分类	适应证
消化系统疾病	慢性胃炎、胃溃疡、呕吐、便秘、腹泻等
呼吸系统疾病	慢性咽炎、鼻炎、咳嗽、扁桃腺炎、哮喘、支气管炎等
内分泌疾病	肥胖、甲亢、性早熟等
神经系统疾病	脑瘫、癫痫、面瘫、多动症、抽动症、脑炎后遗症等
皮肤疾病	湿疹、痤疮、荨麻疹等

三、禁忌证

1. 皮肤局部感染或有破损、溃疡时不宜埋线。
2. 肺结核活动期、骨结核、严重心脏病、糖尿病、高热患者等均不宜埋线。
3. 年龄较小患儿不宜埋线。
4. 有出血倾向者不宜埋线。

5. 蛋白过敏者不宜埋线。
6. 关节腔内不宜埋线。

四、操作流程

见表 2–21。

表 2–21 穴位埋线疗法操作流程

步骤	操作方法
准备	根据治疗方案准备一次性无菌埋线针、羊肠线、无菌纱布、剪刀、镊子、手套、密封套、塑料托盘、安尔碘。患者暴露治疗部位，取合适舒适体位（图 2–17）
消毒	治疗部位安尔碘常规消毒，操作者清洗双手，戴无菌手套
埋线操作	操作者用镊子把羊肠线穿入埋线针针尖内，左手绷紧皮肤，右手持针快速刺入皮内，得气后左手将针芯往里推，右手将针头往外抽，将羊肠线留在穴位皮下组织或肌层内，然后将针退出，有出血者用无菌棉球压迫针孔 5 min 止血。出针后局部用创可贴或专用贴敷贴在针孔处，2~4 h 后取下（图 2–18）
整理	整理床单及用物，医疗废物丢入医疗垃圾桶，一次性埋线针丢入利器盒

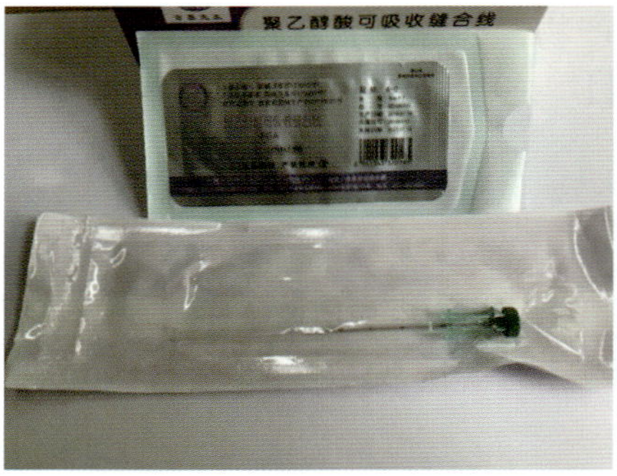

图 2–17 埋线

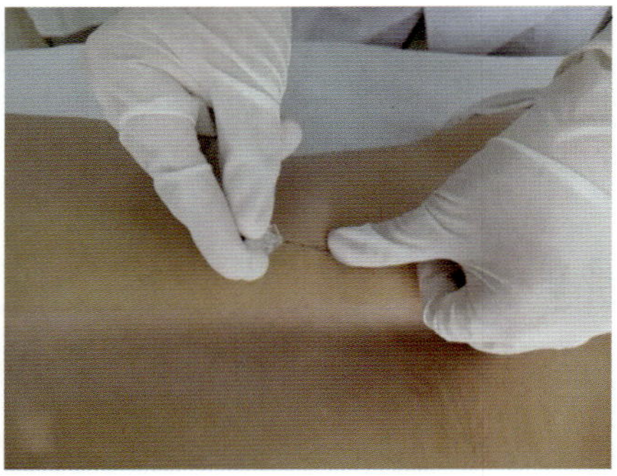

图 2–18 埋线操作

五、注意事项

1. 严格无菌操作，防止感染。

2. 埋线最好埋于皮下组织与肌肉之间，肌肉丰满的部位可埋入肌层，羊肠线头不可暴露在皮肤外面。

3. 操作时动作宜轻巧，用力均匀，针穿过皮肤时，不能用力过猛，避免断针，在同一穴位上作多次治疗时，应稍偏离前次治疗的部位。

4. 根据不同的部位，掌握埋线的深度，切忌伤及内脏、大血管和神经干，以免造成功能障碍和疼痛。

5. 用剩的羊肠线，可浸泡在 75% 乙醇中，或用苯扎溴铵处理，临用时再用生理盐水浸泡。

6. 术后局部出现轻度红肿、热痛或轻度发热，均属正常现象，若出现高热或局部剧痛、出血、感染、功能障碍者，应及时处理。

7. 对于出针后有皮下出血者予以压迫止血，可先冷敷，24 h 后热敷。一般瘀青可在7~15 天后逐渐消退。

（杨志杰）

第十节 灸 法

一、概述

灸法的主要材料是艾，故又称艾灸疗法，是指利用艾作灸材，在体表患处或穴位进行熏烤、烧灼，起到温通气血、消瘀散结、扶正祛邪等作用，以防治疾病的一种中医外治方法。

灸法起源于人们对火的发现与使用，“山顶洞”人在烤食物的过程中，有时火星会溅到身上，他们发现溅到身体痛处后疼痛减轻，于是用火烤痛处的方法来减轻痛苦，这就是灸法的雏形。灸法种类很多，以艾绒为材料的灸法包括艾柱灸、艾条灸、温针灸、温灸器灸等，其他灸法有灯火灸、天灸等。

二、适应证

灸法适应范围较广，见表 2–22。

表 2–22 灸法适应证

分类	适应证
治未病	激发人体正气，增强抗病能力，起到防病保健的作用
经络痹阻、外感风寒、寒湿凝滞证	风寒湿痹疼痛、感冒、咳嗽、水肿、痰饮、腹泻、寒性疖肿、风寒表证等
脾肾阳虚、元气暴脱之证	久泄、久痢、久咳、久喘、虚脱等
皮肤病	带状疱疹、压疮、荨麻疹、银屑病等
气虚下陷、脏腑下垂之证	遗尿、尿频、脱肛、寒疝等

三、禁忌证

1. 外感风热、各种感染性发热者禁灸。

2. 阴虚发热、抽搐痉挛、极度衰竭、形瘦骨弱者禁灸。

3. 心脏、大血管处、皮薄肉少处、颜面部、睾丸、乳头与阴部、囟门处、关节处慎灸或禁化脓灸。

四、灸法的种类

（一）艾条灸

艾条灸是指将特制艾条的一端点燃，在穴位或特殊部位上进行熏烤或熨烫的方法。包括悬起灸和实按灸两种，悬起灸多采用纯艾条，实按灸多采用药艾条（图 2–19）。

1. 悬起灸

将点燃的艾条悬放于施灸部位，距离皮肤约 3 cm，以灸至局部皮肤红晕温热，又不烧伤皮肤为度，每穴或每一部位施灸 5~10 min。分为温和灸、回旋灸和雀啄灸。

（1）温和灸：采用纯艾条，将其一端点燃；对准施灸穴位或部位，距离皮肤 2~3 cm，熏烤至局部温热红晕感而无灼痛为宜；根据患者耐热程度调整施灸距离和时间，一般每穴或部位灸 5~10 min。如遇昏厥、局部知觉减退或小年龄患儿，操作者可将示、中两指置于施灸部位两侧，通过操作者的手指来测知患者局部受热程度，以便随时调整施灸距离和时间，以免烫伤。

（2）回旋灸：将纯艾条一端点燃，距离施灸部位或穴位 3 cm 左右，反复做圆周状平行熏烤，灸至皮肤红晕即可，一般灸 5~10 min。施灸时注意与皮肤距离保持一致，回旋速度与幅度均匀一致。

（3）雀啄灸：将纯艾条的一端点燃，在施灸穴位或部位上方做像鸟雀啄食一样一起一落的熏烤，灸至局部皮肤红晕即可，一般灸 5~10 min。上起下落移动时注意幅度保持一致，上抬不宜过高，下落时不要接触皮肤。本法多用于小儿疾病或晕厥急救。

2. 实按灸

施灸时，先在施灸穴位或部位垫上棉纸或棉布 7 层，然后将药艾条一端点燃，趁热按到施灸部位上，稍停 1~2 s，使热力透达深部；若患者感到灼痛时可稍稍提起，停留片刻，再按在原处；若艾条熄灭，可重新点燃再操作；一般每次施灸 5~7 次，至局部皮肤红晕。根据药方的不同，分为雷火神针、太乙神针、百发神针。

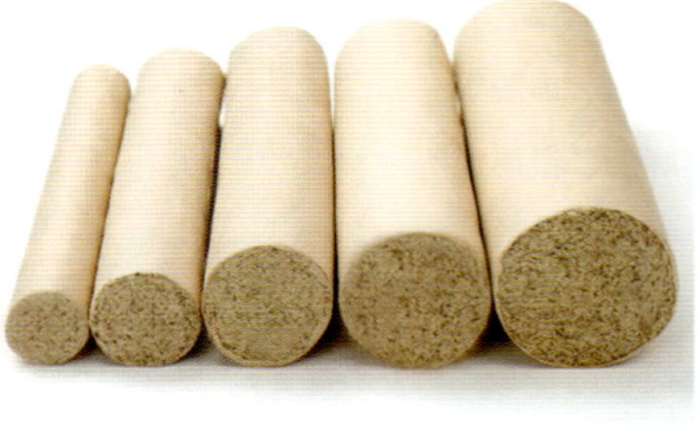

图 2–19 艾灸条

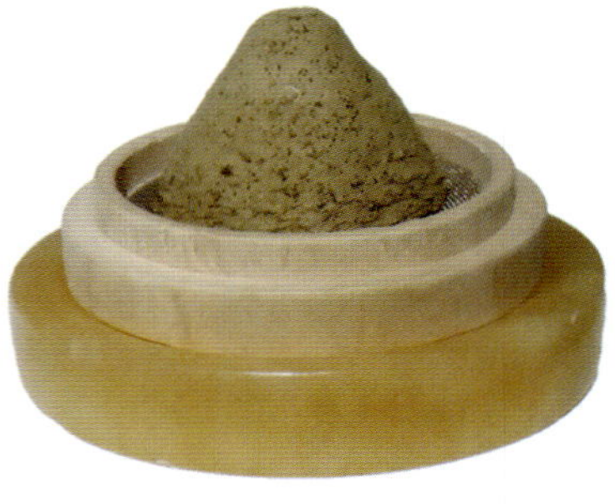

图 2–20 艾柱灸

（二）艾柱灸

将艾柱放在穴位或特殊部位上施灸，称为艾柱灸。艾柱灸分为直接灸和间接灸两种（图 2–20）。

1. 直接灸

将艾柱直接放在施灸部位皮肤上施灸，称为直接灸，又称着肤灸。根据灸后有无烧伤化脓，分为无瘢痕灸和瘢痕灸。

（1）无瘢痕灸

无瘢痕灸又称非化脓灸，施灸以温熨为主，灸后不出现灸疮，不留瘢痕。先在施灸部位做标记，涂抹少量凡士林，然后将小、中艾柱放在标记处点燃；不等艾火烧到皮肤，患者感到灼痛时，立即用镊子将艾柱夹去或压灭，更换艾柱再灸；连续灸 3~7 壮，以局部出现轻度红晕为度。无瘢痕灸不留瘢痕，较易为患者接受，适用于小儿发育不良、虚寒症等。

（2）瘢痕灸

瘢痕灸又称化脓灸、烧灼灸，艾柱直接放在皮肤上施灸，局部组织灸后因烫伤、溃破、化脓，会遗留永久瘢痕。

施灸时间较长，疼痛剧烈，要求患者取平正、舒适体位，然后在施灸部位做标记，在标记处涂抹少量蒜汁，将中艾柱放好后，用线香点燃。待一壮燃尽后，以纱布蘸温开水抹净所灸部位，按前法再灸一壮，一般灸 7~9 壮。由于此种灸法艾柱烧近皮肤时患者有灼痛感，可用手在施灸周围轻轻拍打以减轻痛感。灸治完毕后，及时将局部擦拭干净，然后贴上玉红膏，1~2 日换贴一次；大约一周后，灸穴逐渐化脓，若脓液过多，应勤换膏药，30~40 天后灸疮愈合，结痂脱落，局部留有瘢痕。

在灸疮化脓时，应注意局部清洁，避免污染，以免引起其他炎症。可多吃一些营养丰富的食物，促使灸疮的形成。因本灸法留有瘢痕，必须征得患者或家属同意，关节处、面部、大血管处禁用。

2. 间接灸

间接灸又称隔物灸或间隔灸，即在艾柱下垫一衬隔物放在穴位上施灸的方法。根据衬隔物的不同，分为隔姜灸、隔蒜灸、隔盐灸、隔附子饼灸、隔面灸等多种灸法。此灸法火力温和，具有艾灸和药物的双重作用，易被患者接受。

（1）隔姜灸：患者取仰卧位或俯卧位，取一约 0.3 cm 厚的新鲜生姜薄片，中间用针穿刺数孔，上置大、中艾柱，放在穴位上以线香点燃；若患者感到灼痛时，可将姜片上提稍许，离开皮肤片刻再放下，或在姜片下衬一些纸片，放下再灸；艾柱燃尽，除去灰烬，更换艾柱依前法再灸，一般每穴 5~8 壮，灸至局部皮肤潮红为止；灸毕，去除姜片即可，若有轻微烫伤，可涂擦万花油。生姜味辛，性微温。具有解表、温中、散寒、止呕的作用。故此法常用于感冒、咳嗽、呕吐、腹泻、面瘫等。

（2）隔蒜灸：取独头大蒜切成约 0.3 cm 厚的薄片，中间用针穿刺数孔，放在穴位或患处；将大、中艾柱放在蒜片上，以线香点燃施灸；若患者灼痛难忍时，可将蒜片提起片刻，再行施灸；艾柱燃尽，去除艾灰，易柱依前法再灸，每穴灸 5~8 壮，灸至局部皮肤潮红；灸毕，去除蒜片即可。大蒜对皮肤有刺激性，灸后易起疱，需注意防护；大蒜味辛，性温，有杀虫解毒、散结消肿、健脾助运作用，本灸法多用于痈疮肿疖、腹中积块、毒虫所伤等。

（3）隔盐灸：又称神阙灸，本法仅用于脐部。患者取仰卧位，屈膝，将纯白干燥的食盐填平肚脐，放上大艾柱，线香点燃施灸。若患者脐部凸出，可用湿面条围绕肚脐如井口，再填盐施灸；当患者感到灼痛时用镊子夹取残柱，易柱再灸；一般灸 3~7 壮；亡阳虚脱者则不拘壮数，可灸至几百壮。

（4）隔附子饼灸：将附子切细研末，以黄酒调和成厚 0.3 cm、直径 2~3 cm 的饼，用粗毫针穿刺数孔，放上大艾柱，线香点燃，操作方法如隔蒜灸。附子辛温火热，有温补肾阳的作用，故用于各种阳虚证，如窦道、盲管久不收口等。

（5）隔面灸：取面粉适量和水制成约 0.5 cm 厚面饼，用针穿刺数孔，放在患处，放上大、中艾炷，以线香点燃施灸，一般灸 5~8 壮。面由小麦磨粉筛去麸皮而成，性味甘温，具有养心益肾、除热、消肿、止渴的作用，用于外伤瘀血、痈肿等。

（三）温针灸

温针灸是针刺与艾灸相结合的一种方法，同时具有针刺和灸的作用。首先选用合适毫针（不宜过细，以免艾段压弯针体）行针刺法，得气后留针适当深度，将橄榄大的艾绒团捏在针柄上，或截取 1~2 cm 的艾卷一段，穿在针柄上，艾卷距离皮肤 2~4 cm，下方点燃施灸，燃尽后用厚纸片将艾灰去除，依前法再灸，一般灸 2~3 壮，灸毕依照常规出针。行此法时患者不要移动体位，谨防艾火脱落烧伤皮肤或衣物。本法适用于寒盛湿重、经络壅滞之证，如关节痛、肌肤麻木、肢体瘫痪等。

（四）温灸器灸

温灸器是一种专门用于施灸的器具，用温灸器施灸的方法，叫温灸器灸。常用的温灸器有温灸筒、温灸盒和温灸架。本法适用于风寒湿痹、腹痛、腹泻、腹胀、瘫痪等。

1. 温灸筒

揭开顶盖，取适量艾绒装入，点燃筒中央的艾绒，待其燃旺、筒底烫手时盖上顶盖，在施灸部位隔上数层棉布，手持温灸筒手柄于患处施灸即可，若患者感觉太热，可增加隔布层数或适当抬高灸筒，若热度不够，抽出一二层布，灸至皮肤潮红为度，一般灸 5~10 min。

2. 温灸盒

将温灸盒盖子揭开，取适量艾绒装入，置于患处，点燃艾绒施灸。若患者感觉太热可将盖子盖上，不够热时可将盖子取下，灸至皮肤潮红为度，一般灸 15~30 min。温灸盒面积较大，适用于面积较大的疼痛、麻木等病症（图 2–21）。

3. 温灸架

将温灸架对准施灸穴位，用松紧带固定，点燃艾条的一端，插入温灸架中央的顶管内，距离皮肤 3 cm 左右，可根据患者耐热程度调整艾条与皮肤的距离，灸至皮肤潮红为度，一般灸 10~15 min，灸毕，将艾条拔出，插入灭火管内熄灭（图 2–22）。

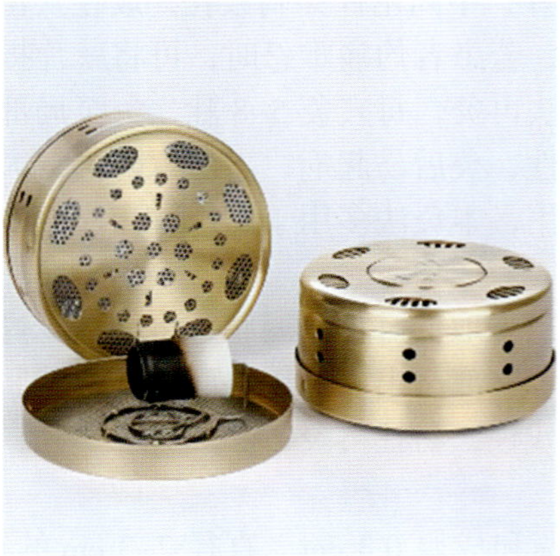

图 2–21 温灸盒

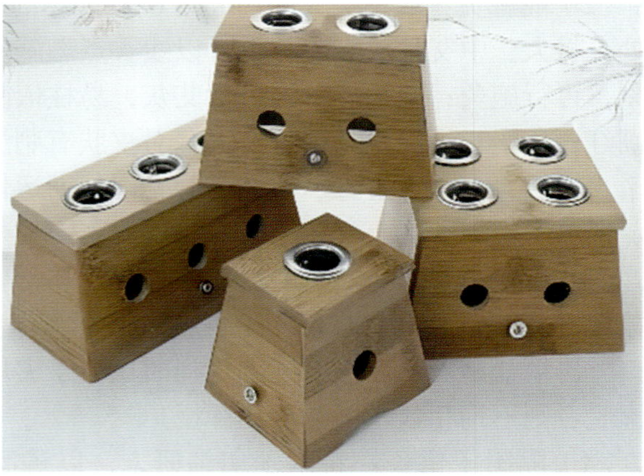

图 2–22 温灸架

（五）其他灸法

其他灸法是指以艾绒以外的物品作为施灸材料的方法，又称非艾灸法。

1. 灯火灸

灯火灸又称油捻灸、灯草焠。是用 10~15 cm 的灯心草或纸绳蘸油（香油、苏子油、麻油）浸渍 3~4 cm，点燃后待火焰略变大时快速按在穴位上进行焠烫的方法。操作时听到“叭”的一声后，迅速离开，火焰随之熄灭。本法施灸时，注意不宜蘸油过多，防止灼伤皮肤，灸后局部保持清洁，防治感染。适用于小儿痄腮、抽搐、麻疹、惊风、喉蛾、吐泻等症。

2. 天灸

天灸又称自灸、药物灸。是将一些对皮肤有刺激性的药物，贴敷于穴位或施灸部位，使局部充血、起疱。所用药物多为单味药，常用的有白芥子、蒜泥、细辛、小茴香等。

（1）蒜泥灸：取适量大蒜捣成泥状，取 3~5 g 贴敷在穴位上，用胶布固定，每次贴敷 1~3 h，以局部皮肤灼热或发痒、发红为度。本法适用于咽喉肿痛、咯血、衄血、痢疾、神经性皮炎等症。

（2）白芥子灸：取适量白芥子研末，用醋或水调成糊状，每次取 5~10 g 贴敷于穴位或施灸部位，用塑料薄膜、胶布固定，每次贴敷 2~4 h，以局部充血潮红为度。白芥子味辛、性温，有温肺化痰、理气散结、消肿止痛作用，本法适用于风寒湿痹痛、哮喘、口眼歪斜等症。

（3）小茴香灸：取小茴香 100 g，干姜末 50 g，醋糟 500 g，将上药炒热，装入布袋中，贴敷于穴位或施灸部位，每次 5~10 min。适用于寒痹、腹寒、腹痛等症。

五、操作流程

见表 2–23。

表 2–23 艾条灸操作流程

步骤	操作方法
准备	根据治疗方案准备弯盘、艾条、打火机、酒精灯、烟灰缸。患者暴露艾灸部位，取合适舒适体位
艾灸	打火机点燃酒精灯，点燃艾条，操作者一手持艾条，对准施灸穴位按照治疗方案用合适的灸法进行施灸操作，另一只手示、中两指置于施灸部位两侧感知艾灸的温度，随时调整施灸距离和时间，以免烫伤
灭火	施灸结束，在烟灰缸内熄灭艾条
整理	整理床单及用物，医疗废物丢入医疗垃圾桶

六、注意事项

1. 艾灸时应保持空气流通，患者宜安静身心，使气在全身均匀流通以达四肢末梢。

2. 在施灸过程中，谨防艾柱滚翻、艾火脱落，以免引起烧伤。

3. 施灸过程中需留心观察患者反应，谨防晕灸；若遇晕灸者，须立即停灸，患者平卧处理，一般无危险。

4. 施灸顺序：先阳后阴、先左后右、先上后下，即先背部、后胸腹，先头身、后四肢，依次进行。

5. 不要一次灸过多穴位或灸过长时间。

（杨志杰）

第十一节 推拿疗法

一、概述

小儿推拿古代称为小儿按摩，是以中医基础理论为指导，根据小儿的生理、病理及生长发育特点，运用各种推拿手法作用于小儿身体一定部位或特定穴位上，达到防治小儿疾病、促进小儿健康及生长发育效果的一种中医外治疗法。此法有促进气血流行、经络通畅、神气安定、脏腑调和的作用。

二、适应证

见表2–24。

表2–24 推拿疗法适应证

分类	适应证
呼吸系统	感冒、咳嗽、肺炎喘嗽、发热、哮喘、支气管炎等
消化系统	呕吐、厌食、便秘、腹泻、腹痛、积滞、疳证等
泌尿系统	遗尿、尿频、多尿、水肿等
神经系统	脑性瘫痪、重症肌无力、脑积水、脑炎后遗症、臂丛神经损伤、感觉统合失调等

三、禁忌证

小儿推拿疗法经济简便，治疗范围广，疗效显著，有些病证甚至胜过针药。但小儿推拿也有其不适应病证或禁忌证，必须严格掌握，以防意外事故的发生。

1. 各种急性传染病、感染性疾病，如肺炎、结核、水痘、肝炎等禁用。

2. 各种恶性肿瘤、血液病或有出血倾向的小儿禁用。

3. 严重心、肝、肾等器质性疾病患儿禁用。

4. 极度虚弱的危重病患儿禁用。

5. 骨与关节结核和化脓性关节炎、骨折早期和截瘫初期禁用。

6. 烫伤、烧伤患儿和皮肤破损的局部禁用。

7. 剧烈运动或吃饭后 30 min 内，过饥、过度劳累时禁用。

四、小儿推拿常用手法

小儿推拿常用手法很多，如推、摩、揉、拿、捏、挤捏、运、刮、掐、捣、按、搓、拍、摇、擦。

（一）推法

用拇指或示、中两指的指腹，在小儿所取穴位或肌肤上做单方向的直线或环旋推动，称为推法。常用推法包括直推法、分推法、合推法和旋推法。

（二）摩法

用手掌面或示、中、环、小指四指面，在小儿所取穴位或肌肤上做环形而有节律的抚摩动作，称为摩法。根据用力部位不同，分为掌摩法和指摩法两种。

（三）揉法

用掌根、大鱼际、小鱼际或拇指、中指、示指、环指指腹，吸定于小儿所取穴位或肌肤上，做轻柔、和缓的顺时针或逆时针环旋揉动，称为揉法。根据用力部位不同，分为掌揉法、鱼际揉法和指揉法。

（四）拿法

用拇指与示指、中指指面，或拇指与其余多指指面，缓慢相对用力，捏而提起小儿所取穴位或肌肤，一紧一松慢慢拿捏，称为拿法。捏而提起谓之拿。此法可分为三指拿法和五指拿法。

（五）捏法

用单手或双手的拇指与示指、中指指面或拇指与四指的指面，夹持住小儿所取部位的肌肤，相对用力挤压，并一紧一松逐渐移动，称为捏法。本篇主要介绍捏脊法，分为拇指前位捏法和拇指后位捏法。

（六）挤捏法

用双手拇指、示指指面捏住小儿所取部位的肌肤或穴位，双手相对用力挤捏，称为挤捏法。

（七）运法

用拇指或示指、中指指腹在小儿所取穴位上，做弧形或环形移动，称为运法。

（八）刮法

用手指或边缘光滑的器具蘸润滑液，在小儿所取穴位或肌肤上，做单方向的直线快速刮动，称为刮法。

（九）掐法

用拇指指甲垂直向下掐小儿所取穴位或肌肤的一种强刺激方法，称为掐法。

（十）捣法

用中指端或示、中指屈曲的指间关节，在小儿所取穴位上，做有节奏的叩击动作，称为捣法。

（十一）按法

用手掌面或手指指面按压在小儿所取穴位或肌肤上，逐渐向下用力，按而保持一定时间，称为按法。根据用力部位不同，分为掌按法、拇指按法和中指按法。

（十二）搓法

用双手的手掌面夹住小儿所取穴位或肌肤，做相对用力、方向相反的快速搓揉动作，并同时上下往返移动，称为搓法。

（十三）拍法

用虚掌拍打小儿所取穴位或肌肤，称为拍法。操作者肘关节为支点，前臂主动用力，带动放松的手腕及虚掌拍打小儿所取穴位或肌肤。

（十四）摇法

将小儿的关节或某一部位环转的摇动，称为摇法。

（十五）擦法

用大鱼际、小鱼际或手掌面贴在小儿所取穴位或肌肤上，做较快速度的直线来回摩擦，称为擦法。根据用力部位不同分为大鱼际擦法、小鱼际擦法和掌擦法。

五、小儿推拿常用穴位

（一）头面部

1. 天门（攒竹）

两眉中心（眉心）至前发际成一条直线。双拇指从眉心自下而上交替直推至前发际，称推攒竹，又称开天门。推 30~60 次。具有发汗解表，镇惊，醒脑，安神，止头痛作用。

2. 坎宫（眉弓）

两眉中心（眉心）沿眉至眉梢成一条横线。双拇指从眉心沿眉向两侧眉梢做分推，其余四指轻放于头部两侧固定，称推坎宫，又称分头阴阳。推 30~60 次。具有发汗解表，醒脑，明目，止头痛作用。

3. 太阳（太阴）

眉梢与目外眦之间，眉梢后 1 寸凹陷处。左侧为太阳，右侧为太阴。双拇指外侧缘从前向后直推，称推太阳；用拇指端或中指端运或揉，称运或揉太阳。向眼方向运、揉为补，向耳后方向运、揉为泻。运或揉 30~60 次。具有发汗解表，醒脑，明目，止头痛作用。

4. 印堂（眉心）

两眉内侧端连线的中点。用拇指端掐或揉，称掐或揉印堂。掐 3~6 次，揉 30~60 次。具有祛风通窍，醒脑安神作用。

5. 山根（山风）

印堂下，两目内眦之间，鼻根低洼处。用拇指端掐，称掐山根。掐 3~6 次。具有醒脑开窍，镇惊安神作用。

6. 人中（水沟）

人中沟正中，上 1/3 与下 2/3 交点处。用拇指端掐，称掐人中。掐 3~6 次。具有开窍，醒神作用。

7. 百会

头顶正中，两耳尖连线的交点。用拇指端或中指端揉，称揉百会。揉 30~60 次。具有升阳举陷，镇静，安神，益智作用。

8. 耳后高骨

耳后入发际，乳突后缘高骨下凹陷中。用中指端揉，称揉耳后高骨。揉 30~60 次。具有发汗解表，除烦，安神作用。

（二）肢体部

1. 脾经（脾土）

拇指外侧缘或拇指末节螺纹面。将小儿拇指微屈，在拇指外侧缘由指尖直推到指根为补（也可旋推拇指末节螺纹面），称补脾经。将小儿拇指自然伸直，从指根直推向指尖，称清脾经。来回直推为平补平泻，称清补脾经。推 100~500 次。补脾经具有健脾胃，补气血，消腹胀的作用，清脾经具有清热利湿，化痰止呕的作用。清补脾经可调脾和胃，消食化积。

2. 肝经（肝木）

示指末节螺纹面。将示指自然伸开，从示指末节螺纹面直推向指尖为清，称清肝经。旋推示指末节螺纹面为补，称补肝经。推 100~500 次。具有平肝泻火，息风止惊，除烦解郁的作用。

3. 心经（心火）

中指末节螺纹面。将中指自然伸开，从中指螺纹面末节直推向指尖为清，称清心经。旋推中指末节螺纹面为补，称补心经。推 100~500 次。具有清心火，养心安神，补气血的作用。

4. 肺经（肺金）

环指掌面或环指末节螺纹面。将环指自然伸开，从环指指根直推向指尖为清，称清肺经。旋推环指末节螺纹面为补，称补肺经。推 100~500 次。具有宣肺，止咳，化痰，清肺热，补肺气的作用。

5. 肾经（肾水）

小指掌面小指末节螺纹面。将小指自然伸开，从小指指尖直推向指根或旋推小指末节螺纹面为补，称补肾经。从小指根直推向小指指尖为清，称清肾经。推 100~500 次。具有补肾益脑，强筋健骨，温补下元，纳气定喘，清热利尿作用。

6. 大肠经

示指外侧缘，自指尖至虎口成一直线。用拇指外侧缘或示中二指指面，从示指尖直推向虎口为补，称补大肠。从虎口直推向示指尖为清，称清大肠。推 100~500 次。具有温中涩肠，固脱止泻，清利肠腑，除湿导滞作用。

7. 胃经

大鱼际桡侧赤白肉际，从拇指根至掌根部。用拇指或示、中指二指面从拇指根部推向掌根，称补胃经；反之为清，称清胃经。推 100~500 次。清胃经具有清胃泻火，助运降逆的作用。

8. 小肠经

小指内侧缘，从指尖到指根成一直线。从小指指尖直推向指根为补，称补小肠。从小指指根直推向指尖为清，称清小肠或利小肠。推 100~500 次。补小肠具有温补下焦的作用，清小肠具有泌别清浊，清热利尿的作用。

9. 四横纹

四横纹是指手掌面，示指、中指、环指、小指近端指间关节横纹处。用拇指指端掐、揉，称掐、揉四横纹。小儿四指并拢，从示指横纹处推向小指横纹处，称推四横纹。掐、揉 3~6 次，推 100~300 次。掐四横纹具有退热除烦，散瘀结的作用；推四横纹具有和气血，除胀满，调中行气的作用。

10. 小天心

手掌面，大、小鱼际交界凹陷处。用中指指端揉，称揉小天心。用拇指端掐，称掐小天心。用中指端或屈曲的指间关节捣，称捣小天心。揉 100~300 次，掐 3~6 次，捣 5~20 次。掐、揉小天心具有清热明目，利尿，透疹的作用；捣小天心具有镇惊安神的作用。

11. 二马（二人上马）

手背第 4、5 掌指关节后方凹陷处。用拇指或中指指端揉，称揉二人上马。揉 100~500 次。具有滋阴补肾，利水通淋，顺气散结的作用。

12. 三关

前臂桡侧，腕横纹至肘横纹成一直线。用拇指外侧缘或示、中指指面从患儿腕横纹推至肘横纹，称推三关。屈小儿拇指，自拇指外侧端推向肘横纹称大推三关。推 100~500 次。具有发汗解表，温阳散寒，培元益气的作用。

13. 天河水

前臂正中，腕横纹至肘横纹成一条直线。用示、中指指面从小儿腕横纹推向肘横纹，称推天河水，又称清天河水。用示、中指面蘸凉水自腕横纹处一起一落弹打至肘横纹处，同时用口吹气随之，称打马过天河。推 100~500 次。具有清热解表，泻火除烦的作用。

14. 六腑

前臂尺侧，腕横纹至肘横纹成一条直线。以拇指或示、中指指面从小儿肘横纹推至腕横纹，称退六腑。推 100~500 次。具有清脏腑热，凉血，解毒的作用。

15. 足三里

在外膝眼下 3 寸，胫骨外侧约一横指处。用拇指端按揉，称按揉足三里。按揉 60~120 次。具有强身健体，健脾和胃的作用。

16. 丰隆

在外踝上 8 寸，胫骨前缘旁开两横指处。用拇指端或中指端按揉，称按揉丰隆。按揉 30~60 次。具有化痰平喘，通便的作用。

17. 三阴交

小腿内侧缘，内踝上 3 寸，胫骨内侧面后缘。用拇指或中指端按揉，称按揉三阴交。按揉 30~60 次。具有健脾胃，助运化，清利下焦湿热，通经活络的作用。

18. 委中

腘窝中央。用双手拇指与示指、中指二指拿腘窝中筋腱，称拿委中。拿 3~6 次。具有止抽搐，治下肢痿痹的作用。

19. 涌泉

在足掌心人字缝，前 1/3 与后 2/3 交界处。用双手拇指交替从本穴向足尖方向推，称推涌泉。用拇指端按揉，称按揉涌泉。推 100~300 次，按揉 30~60 次。具有退热，滋阴，止吐泻，引火归元的作用。

（三）胸腹腰背部

1. 膻中

胸骨正中，两乳头连线的中点。用示、中指二指面从胸骨窝往下推至剑突，称推膻中。用双拇指从本穴向两侧分推至乳头，称分推膻中。用中指端揉，称揉膻中。推 60~120 次，分推 60~120 次，揉 60~240 次。具有宽胸理气，止呕，宣肺，止咳，化痰的作用。

2. 中脘

脐上 4 寸，剑突与脐连线的中点。用示指、中指指面从天突向下推至中脘，称推中脘。用指端或掌根揉，称揉中脘。用四指指面或掌心摩，称摩中脘。推或揉 100~300 次，摩 3~6 min。具有消胀，消食，和胃，止呕的作用。

3. 神阙

肚脐。用中指端或掌根揉，称揉脐。用示指、中指、环指指面或手掌面摩，称摩脐。揉 100~300 次，摩 3~6 min。具有散寒，温阳，补气血，健脾和胃，消食导滞的作用。

4. 天枢

肚脐旁开 2 寸。用示、中二指揉或双拇指揉，称揉天枢。揉 100~200 次。具有消滞理气，调大肠的作用。

5. 关元

脐下 3 寸。用中指或掌根揉，称揉关元。揉 100~300 次。具有补元气，温肾，壮阳气的作用。

6. 大椎

在颈后，第一胸椎与第七颈椎棘突之间，低头取穴。用拇指端或中指端揉，称揉大椎。用拇指与示指将其周围肌肤向中间挤捏，称挤捏大椎。揉 30~60 次，挤捏 3~6 次或挤捏至局部肌肤轻度瘀血为度。具有解表清热，通经活络，降逆止呕的作用。

7. 肝腧

第九胸椎棘突下，旁开 1.5 寸。用双拇指端揉，称揉肝腧。用双拇指、示指指面挤捏，称挤捏肝腧。揉 60~120 次，挤捏 3~6 次或挤捏至局部肌肤轻微瘀血或发红紫。具有疏肝利胆，理气，退黄疸，明目的作用。

8. 脾腧

第十一胸椎棘突下，旁开 1.5 寸。用双拇指端揉，称揉脾腧。用双拇指、示指指面挤捏，称挤捏脾腧。揉 60~120 次，挤捏 3~6 次或挤捏至局部肌肤轻微瘀血或发红紫。具有健脾和胃，消食积，助运化，祛湿的作用。

9. 肾腧

第二腰椎棘突下，旁开 1.5 寸。用双拇指端揉，称揉肾俞。用手掌面、大鱼际或小鱼际擦，称擦肾俞。揉 60~120 次，擦至局部肌肤发热或微红为度。具有滋阴补肾，培补元气的作用。

10. 脊柱

大椎至龟尾成一直线。用示指、中指二指面或掌根从上往下推，称推脊。用捏法从下往上或从上往下捏、提、捻、推称捏脊。一般捏三下，提一下，捏 3~6 遍。具有理气血，调阴阳，和脏腑，健脾胃，增强体质，清热的作用。

六、常用介质

为了提高治疗效果，润滑和保护皮肤，推拿时在操作部位的皮肤上涂抹某些物质，这些物质就是介质。推拿介质一般常用的有粉剂、膏剂、油剂和酊剂。临床常用的推拿介质有以下几种：

1. 滑石粉

即医用滑石粉，是最常用的一种介质。有润滑皮肤，干燥除湿的作用。一年四季均可使用。临床上也经常用质量较好的爽身粉代替。

2. 葱姜水

将生姜、葱白捣烂取汁。葱姜水辛温发散，有助于驱散外邪，多用于冬春季节的风寒表证。

3. 薄荷水

取鲜薄荷捣烂取汁，或干薄荷叶浸泡于适量的开水中去渣取汁用。有辛凉解表，清退暑热的作用，多用于夏季，外感风热或暑热所致的发热、咳嗽等证。

4. 凉水

即凉开水。能够清凉退热，一般用于小儿外感发热。

5. 冬青膏

有温经散寒的作用，多用于小儿虚寒性腹泻。

6. 外用药酒

用中药浸泡于白酒中，数日后取其浸出液使用。

小儿肌肤比较娇嫩，在手法操作过程中，根据病情的不同和季节的变化，选择适宜的推拿介质，对于增强疗效非常重要。

七、操作流程

见表 2–25。

表 2–25　推拿疗法操作流程

步骤	操作方法
准备	根据治疗方案准备推拿介质、治疗巾。患者暴露推拿部位，取合适舒适体位
洗手	操作者清洗双手，候干
推拿	根据治疗方案在患者推拿部位进行相应的推拿操作。操作期间注意观察患者反应及操作部位皮肤，询问患者感受，适度调整刺激强度
整理	擦拭推拿部位皮肤上的介质，协助患者整理衣物，整理床单及用物

八、注意事项

1. 操作者手指甲要修剪圆润，长短适宜，防止伤及小儿。

2. 操作者两手要保持清洁、温暖。天气冷时，应搓热后再操作，以免手凉刺激患儿，影响治疗。

3. 室内保持适宜温度，26℃左右为宜，不宜过冷过热，空气要流通，环境要安静。

4. 治疗过程中要认真操作，要态度和蔼，要有耐心，要密切观察小儿。

5. 手法要轻快柔和，平稳着实，应先用轻柔手法，先争取小儿配合，再进行治疗。

6. 推拿穴位时，一般配用推拿介质，以防擦伤小儿肌肤。

7. 推完一个小儿后，要清洗双手，再行下个治疗，避免交叉感染。

8. 惊厥的小儿，操作后，如发作未停止，应使其侧卧，并以压舌板置小儿口中，保持呼吸通畅，以免发生窒息，并随时结合其他急救措施。

（杨志杰）

第十二节　拔罐疗法

一、概述

拔罐疗法又称吸筒疗法。是以罐为工具，通过燃烧、挤压、抽吸等方法排空罐内空气，形成负压，将罐吸附于穴位或相应体表，使被拔部位的皮肤充血、瘀血，以防治疾病的一种中医外治疗法。按照排出罐内空气的方法，分为火罐法、水罐法、抽气罐法等；按照拔罐的方式，可分为走罐、闪罐、留罐、刺络拔罐、留针拔罐等。

拔罐疗法有着悠久的历史，是中医学非药物疗法的一个重要组成部分。古人采用动物的角作为治疗工具，所以称为“角法”。汉代多以陶制罐具为主，这与汉代陶土烧制技术发达有密切关系。

二、适应证

拔罐疗法具有疏通经络、祛风散寒、行气活血、消肿止痛等作用。其适应范围较为广泛，如表 2–26 所示：

表 2–26 拔罐疗法适应证

分类	适应证
神经系统疾病	小儿脑瘫、癫痫、脑炎后遗症、失眠、脑源性遗尿 / 多尿、脑外伤后遗症、小脑平衡障碍、臂丛神经损伤等
痛症	腰背肩臂痛、关节痛、生长痛、头痛、软组织损伤等
外感类病症	发热、感冒、呕吐、腹痛、咳嗽、哮喘等

三、禁忌证

1. 皮肤有疥疮等传染性疾病者禁用。
2. 皮肤过敏、溃疡、水肿者禁用。
3. 凝血功能障碍，有自发性出血倾向或损伤后出血不止的患者禁用。
4. 高热抽搐、全身痉挛、狂躁不安、不合作者禁用。
5. 心脏、大血管分布部位禁用。

四、拔罐方法

拔罐时，根据不同的病情，选用不同的拔罐方法，常用拔罐方法如下（图 2–23，图 2–24）：

（一）留罐法

留罐又称坐罐。将罐吸附在体表后，使罐子吸拔留置于施术部位 5~15 min，留置时间以拔罐后皮肤的反应与患者的体质而定，然后将罐起下。此法是常用的一种方法，一般疾病均可应用，单罐、多罐皆可应用。

（二）走罐法

走罐又称推罐或拉罐。拔罐时先在施术部位的皮肤或罐口上，涂抹一层润滑油或橄榄油，再将罐拔住，然后用右手握住罐体，向上、下或左右需要拔的部位，往返推动，以所拔部位的皮肤微充血、红润，甚或瘀血为度，将罐起下。此法适用于面积较大，肌肉较丰厚的部位，如脊背、腰臀、大腿等部位。

（三）闪罐法

将罐拔住后，立即起下，反复多次地拔住起下、起下拔住，直至皮肤潮红、充血或瘀血为度。多用于局部皮肤麻木、疼痛或功能减退等疾患，尤其适用于不宜留罐的部位，小儿多使用闪罐法。

（四）刺血拔罐法

刺血拔罐法又称刺络拔罐。将施术部位的皮肤消毒后，用三棱针点刺或皮肤针叩刺出血后，再将火罐吸附于点刺的部位，拔出少量血，一般几滴，多则 3~5 ml。一般刺血后拔罐留置 5~15 min。多用于热证、实证、痤疮、丹毒等。

（五）留针拔罐法

留针拔罐法简称针罐。针刺留针时，将罐拔在以针为中心的部位上，留针 5~10 min，以皮肤红润、充血或瘀血为度，然后将罐起下出针。此法针罐配合，可增强疗效。

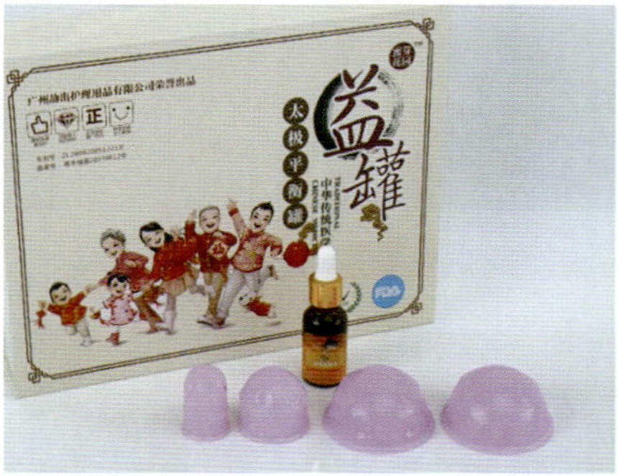

图 2-23 罐外观

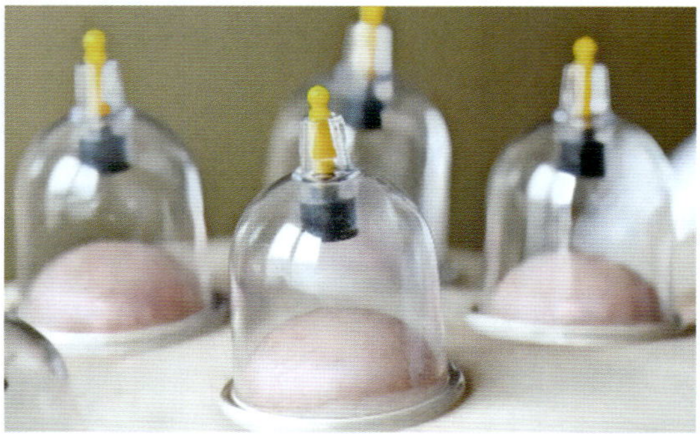

图 2-24 玻璃罐

五、罐的种类

罐的种类主要有竹罐、玻璃罐、陶罐、抽气罐、硅胶罐等，见表 2-27。

表 2-27 罐的种类

拔罐的种类	材质及特点
竹罐	用直径为 3~5 cm 坚固无损的竹子，截成 6~10 cm 不同长度后磨光而成 优点：取材容易，制作简便，轻巧价廉，不易摔碎 缺点：易燥裂而漏气
玻璃罐	用透明玻璃制成，中央呈球形，罐口厚实平滑。分大、中、小 3 型 优点：质地透明，能直接观察罐内皮肤充血、瘀血等情况，吸附力大 缺点：容易破碎
陶罐	用陶土烧制而成。罐口平滑厚实，大小不一 优点：吸附力大，易于高温消毒 缺点：质重易碎
抽气罐	由抽气筒和带有活塞的透明塑料罐组成 优点：可随意调节吸附力，不易破损，不会烫伤 缺点：无温热刺激
硅胶罐	由硅胶材料加工而成 优点：结构简单、方便实用、吸拔力大，既有拔罐之功，兼具刮痧之效。感觉舒适、对皮肤无刺激，解决了传统玻璃拔罐、陶瓷罐等烫伤、烧伤之忧，由于罐口柔软可变形，关节、耳后等其他拔罐器具不易拔上的凹凸不平部位亦可拔上，无体位限制

六、操作流程

拔罐方法较多，以留罐法为例说明其操作流程（图 2–25，图 2–26，表 2–28）

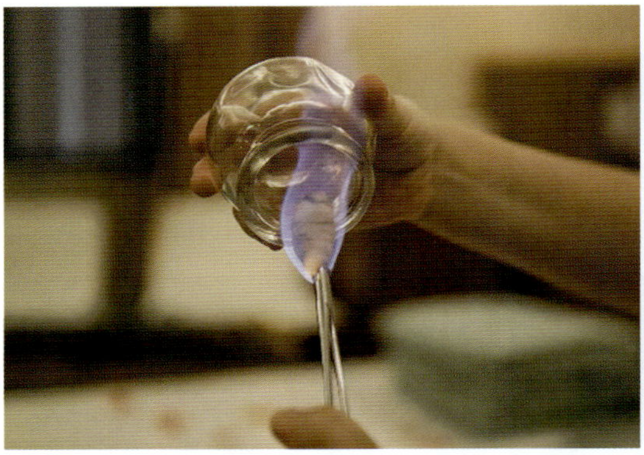

图 2–25 拔玻璃罐

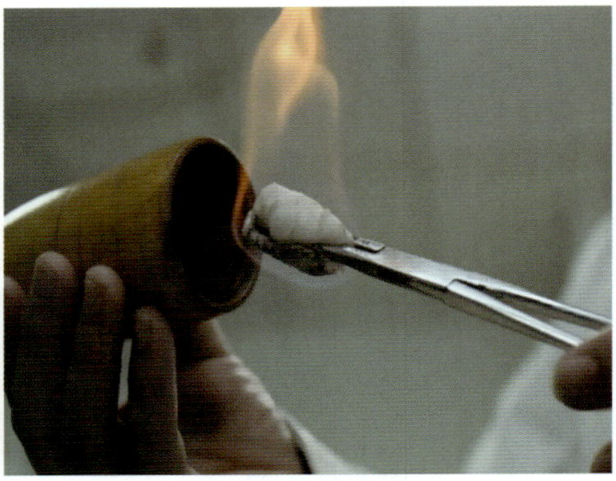

图 2–26 拔陶瓷罐

表 2–28 留罐法操作流程

步骤	操作方法
准备	根据治疗方案准备罐、打火机、酒精灯、镊子、酒精棉球、无菌棉球、介质。患者暴露拔罐部位，取合适舒适体位
洗手	操作者清洗双手，擦干
拔罐	打火机点着酒精灯，操作者一手拿镊子夹取酒精棉球 1 个，点燃，另一只手持罐，将点燃的酒精棉球放入罐内约 1 s，取出酒精棉球，迅速将罐对准拔罐部位皮肤，将罐吸附在体表
留罐	罐子吸拔留置于施术部位 5~15 mim，留置时间以拔罐后皮肤的反应与患者的体质而定
起罐	留罐时间结束，一手拇指在罐边缘按压放气，另一只手配合起罐
整理	用无菌棉球擦拭拔罐部位皮肤，协助患者整理衣物，整理床单及用物

七、注意事项

1. 拔罐时要选择适当体位，拔罐后不要移动体位。

2. 拔罐要选取肌肉丰满的部位，毛发较多、骨骼凹凸不平的部位易造成火罐脱落，不宜拔罐。

3. 拔罐时罐具的大小根据所拔部位的面积大小而定。

4. 拔罐操作时动作要稳、准、轻、快。

5. 同时拔多个罐时，罐间距离不宜太近。

6. 拔针罐时需避免碰压针柄。

7. 留罐期间，若出现疼痛不适可减压放气或立即起罐。

8. 起罐时不可强拉或旋转罐具，以免引起疼痛或损伤。

9. 用火罐时应注意勿烫伤或灼伤皮肤。

10. 若出现烫伤或留罐时间太长而导致皮肤起水疱时，小水疱敷以消毒纱布防止擦破即可，大水疱用消毒针将疱浆放出，涂抹烫伤油，用消毒纱布包敷，以防感染。

（杨志杰）

第十三节　刮痧疗法

一、概述

刮痧疗法是用特制的刮痧器如边缘光滑的嫩竹板、瓷器片、小汤匙、铜钱、硬币、玻璃等，蘸食用油或清水后在体表部位进行由上而下、由内向外的反复刮动，用以防治疾病的一种中医外治疗法。

刮痧疗法起源于旧石器时代，人们生病时出于本能地用手或石片抚摩、捶击身体表面的不适部位用以缓解病情，经过长期实践，逐步形成了砭石治病的方法，即“刮痧”的雏形。皮肤在刮痧器具的刮拭下，会出现不同程度的变化，如潮红、紫红或紫黑色的瘀斑，即“痧痕”。刮痧通过对皮肤的刮拭刺激，以出痧的方式将体内积聚的“邪毒”疏泄体外，使人体经络气血得以通畅，从而调动人体防卫系统，改变经络气血失调、阴阳失衡的病理状态。

二、适应证

见表 2–29。

表 2–29　刮痧疗法适应证

分类	适应证
疼痛性疾病	头痛、牙痛、腹痛、腰痛、腿痛、肩痛、颈痛等
呼吸系统病症	感冒、发热、咳嗽、气喘等
消化系统病症	呕吐、便秘、疳积等
其他	湿疹、肥胖、性早熟、多动症、抽动症及各类神经血管失调类病症

三、禁忌证

1. 严重心脑血管疾病、肝肾功能不全、全身水肿、极度虚弱或消瘦者，禁用刮痧。
2. 严重贫血者，禁用刮痧。
3. 有出血倾向的疾病，如再生障碍性贫血、血小板减少症、白血病、过敏性紫癜症等，禁用刮痧。
4. 精神分裂、抽搐等不配合者，禁用刮痧。
5. 过饥、过饱、过度疲劳者，禁用刮痧。

四、刮痧操作

（一）刮痧常用工具

刮痧板、扶阳罐、苎麻、麻线、棉纱线团、铜钱、银圆、瓷碗、瓷调羹、木梳背、小蚌壳、檀香木、沉木香刮板、小水牛角板等。另外，还有水、油、润肤剂等辅助材料。

（二）刮痧板的选择

1. 椭圆形

适宜于人体脊柱双侧、腹部和四肢肌肉较丰满部位。

2. 方形

一侧薄而外凸为弧形、对侧厚而内凹为直线形，适宜于人体躯干、四肢部位（治疗疾病多用薄面刮拭皮肤，保健多用厚面刮拭皮肤）。

3. 缺口形

适宜于手指、足趾、脊柱部位（图 2–27）。

4. 三角形

棱角处便于点穴，适宜于胸背部肋间隙、四肢末端部位（图 2–28）。

5. 梳形

适宜于头部。

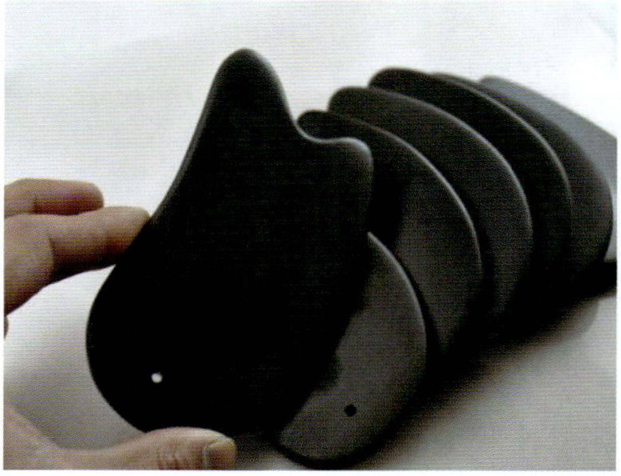

图 2–27 缺口形刮痧板

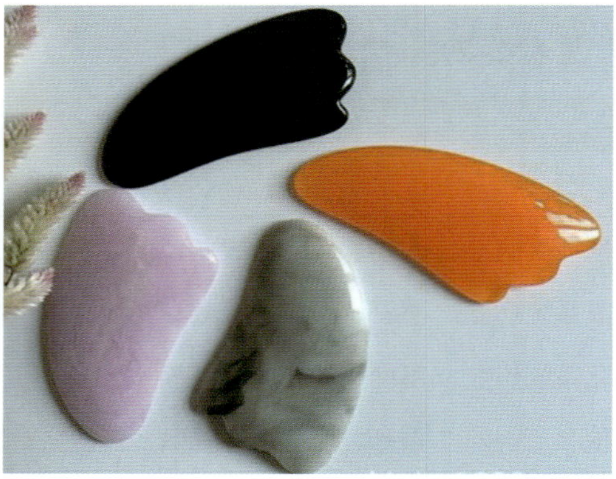

图 2–28 三角形刮痧板

（三）持板方法

用手握住刮板，刮板的底边横靠在手掌心部位，大拇指及另外四个手指呈弯曲状，分别放在刮板两侧。（一般为单手握板，将刮痧板放置于掌心，一侧由拇指固定，另一侧由示指和中指固定，或由拇指以外的其余四指固定。刮痧时利用指力和腕力使刮痧板和皮肤之间夹角为约 45° 为宜。）

（四）刮拭要点（五度一方向）

1. 五度

角度：刮板与刮拭方向保持 45°~90° 进行刮痧；长度：刮痧部位刮拭时应尽量拉长，如背部每条 6~15 cm；力度：力量适中均匀；速度：适中；程度：一般刮拭 20 次左右，以出现痧痕为度，如遇不出痧或出痧少者，不可强求出痧。

2. 方向

一般按头部、颈部、背部、胸部、腹部、上肢、下肢为顺序，从上到下，从内到外；单方向刮拭，不宜来回刮；刮好一个部位（经络），再刮另一个部位（经络）。头部一般采用梳头发方向，由前向后刮拭。面部由正中向两侧刮拭，下颌向外上刮拭。胸部正中应由上向下刮拭，肋间则应由内向外刮拭。背部、腰部、腹部则应由上向下刮拭，逐步由内向外扩展。四肢宜向末梢方向刮拭。

（五）刮痧补泻手法

1. 补法

按压力度小、作用浅、速度慢、刺激轻、顺经络行走、刮拭时间相对较长，对皮肤细胞、肌肉有兴奋作用。宜用于体弱多病、久病虚弱的虚证患者，或对疼痛敏感者。

2. 泻法

按压力度大、作用深、速度快、刺激重、逆经络行走、刮拭时间相对较短，对皮肤细胞、肌肉有抑制作用。宜用于身体强壮、疾病初期的实证患者以及骨关节疼痛患者。

3. 平补平泻法

介于补法与泻法之间，按压力度和速度适中，时间因人而异。适宜于病情属虚实夹杂证的患者，尤适宜于亚健康人群或慢性病患者的康复刮痧。

（六）治疗时间

每个部位一般刮拭 20~30 次，通常一个患者选 3~5 个部位，局部刮痧一般 10~20 min，全身刮痧宜 20~30 min。

五、操作流程

见表 2-30。

表 2-30　刮痧疗法操作流程

步骤	操作方法
准备	根据治疗方案准备刮痧板、介质、无菌棉球。患者暴露刮痧部位，取合适舒适体位
洗手	操作者清洗双手，擦干
刮痧	在患者刮痧部位涂抹介质，根据治疗方案以适当的手法进行刮痧操作，根据病情及患者耐受程度确定刮痧力度和时间
整理	刮痧结束，用无菌干棉球擦拭刮痧部位皮肤，协助患者整理衣物，整理床单及用物

六、注意事项

1. 治疗前，刮痧部位应先清洁或消毒。
2. 刮痧治疗时应避风和注意保暖。
3. 每次刮痧只治疗一种病症，每次治疗刮拭时间不可过长。
4. 刮痧治疗应在饭后半小时以后进行。
5. 刮痧治疗后饮热水一杯，以补充体液。
6. 刮痧治疗后，一般 3 h 左右方可洗浴。

（杨志杰）

第十四节 药浴疗法

一、概述

中药药浴疗法是将中药煎煮后，用药液淋洗、浸浴全身或局部患处的一种治疗疾病的方法，是中医外治疗法的重要组成部分。根据操作方法不同，药浴疗法分为沐浴法、淋洗法、冲洗法、擦洗法、浸洗法。按洗浴部位不同，又可分为目浴、四肢浴、坐浴、头面浴等。

药浴疗法利用药物煎煮后的蒸汽熏疗作用于人体的某一特殊部位，通过经络血脉，由表及里，内达脏腑，通过药物吸收后的局部刺激引起整体药理效应，或发挥全身调节作用，达到调整阴阳、协调脏腑、通行气血等功效。现代研究表明，药浴液中的药物离子通过皮肤黏膜的吸收、扩散、辐射等途径进入体内，避免了肝的首过效应，减少了毒副作用。同时药浴液的温热效应能够提高组织的温度，舒张毛细血管，改善循环，使血液流动加速，且通过皮肤组织吸收后，调节局部免疫状态，抑制和减少生物活性物质的释放，从而达到防治疾病的目的。

二、适应证

药浴疗法按水温高低分为热水药浴（39℃ ~45℃）、温水药浴（37℃ ~38℃）、平温药浴（34℃ ~36℃）、凉水药浴（25℃ ~33℃）。适应证见表 2-31。

表 2-31 药浴疗法适应证

分类	适应证
热水药浴	风湿性关节炎、风湿性肌痛、慢性肌炎、肌纤维组织炎、类风湿性关节炎、各种骨伤后遗症等。热水药浴具有发汗的作用，也常应用于感冒初起、尿毒症、周围神经炎、神经根炎、肥胖症、银屑病等疾病的治疗
温水药浴	一般临床各科疾病的治疗，是药浴疗法经常采用的水温
平温药浴	精神过度兴奋、失眠、各种疼痛、消化功能不良等疾病。若高热时可作为降温手段
凉水药浴	急性扭挫伤的初期

三、禁忌证

1. 可疑急腹症者禁用。
2. 有大范围感染性病灶并已化脓破溃、面部危险三角区感染者禁用。
3. 软组织损伤 48 h 内者禁用。
4. 眼出血、细菌性结膜炎患者禁用。
5. 出血性疾病患者禁用。
6. 感觉功能损伤、意识不清者禁用。
7. 治疗部位有金属移植物者禁用。
8. 急性传染性疾病、恶性肿瘤、严重心脏病、呼吸困难者禁用。
9. 危重外科疾病、严重化脓感染疾病，需要进行抢救者禁用。
10. 小儿多动不能配合者禁用。

四、操作流程

以全身药浴为例说明其操作流程（表 2–32，图 2–29，图 2–30）。

表 2–32 药浴疗法操作流程

步骤	适应证
准备	治疗室温度适宜，避免吹风受凉。根据治疗方案准备药浴器具、浴巾。患儿排空粪便及尿液
煎药	药物加水煎煮后滤出，加温水配成水温约 38℃的药液，液面以达到乳头与腋窝之间为宜（图 2–29）
药浴	脱去患儿衣服，抱患儿至浴盆旁，先将患儿双足放入药液中，待其适应水温后坐入浴盆中，液面至胸部，如患儿年幼不会坐，可佩戴婴儿游泳圈后将患儿放入浴盆（图 2–30）
出浴	药浴结束，抱出患儿，浴巾擦干全身，协助患儿穿好衣服，收拾整理用物

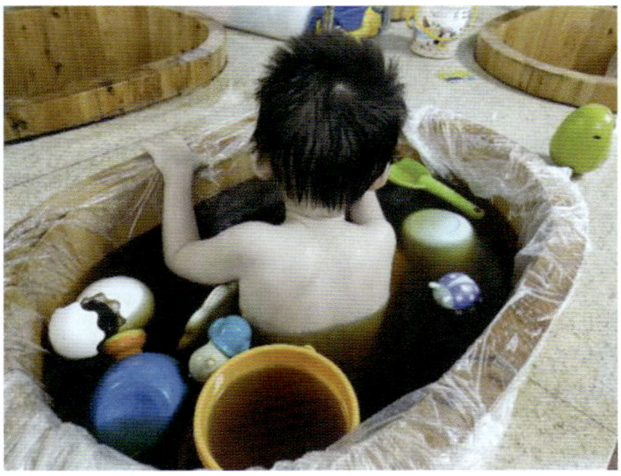

图 2–29 坐浴液面高度

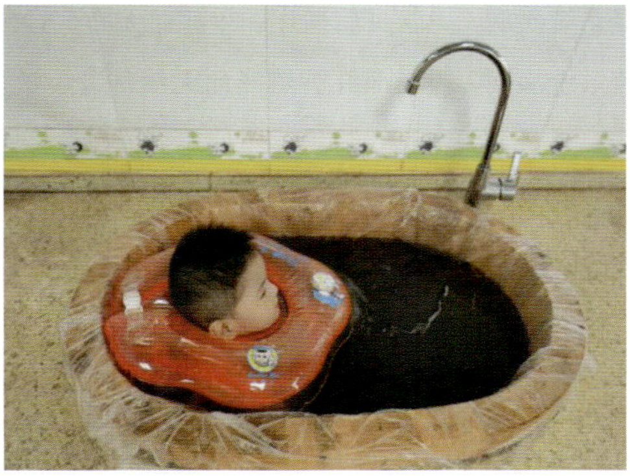

图 2–30 药浴

五、注意事项

1. 一般每日 1~2 次，每次 15~30 min，根据病种及病情以 3~30 天为 1 个疗程。
2. 如为全身性皮肤病（皮肤瘙痒病、银屑病等）进行全身药浴时，每日可用两剂药煎汤洗浴，洗浴时间可适当延长，以全身发汗并有舒适感觉为度。

3. 药浴后，可饮用温开水适量，以补充体液及增加血容量，以利于代谢废物排出。
4. 药浴后要注意保暖，避免吹风。
5. 大汗、饥饿、过饱、过度疲劳时不宜进行药浴。
6. 药浴过程中，应关闭门窗，避免患者感受风寒。
7. 冬季药浴时，室湿应保持在 24~26℃，其他季节室温保持在 22~24℃。

（单海军）

第十五节　中药热奄包疗法

一、概述

中药热奄包疗法又称中药热敷法，是将加热好的中药药包，置于身体的患病部位或身体的某一个特定位置（如穴位上），通过奄包的热蒸气使局部的毛细血管扩张，血液循环加快，利用其药效和温热作用达到温经通络、调和气血、祛湿驱寒的一种中医外治疗法。

二、适应证

见表 2-33。

表 2-33　中药热奄包疗法适应证

分类	适应证
消化系统疾病	小儿虚寒性腹胀、腹痛；脾胃虚弱所致的胃脘部疼痛、泄泻、寒性呕吐等
神经系统疾病	脑炎后遗症、重症肌无力、脊髓损伤、小儿脑瘫、精神发育迟滞等
骨骼系统疾病	局部红肿热痛而无溃疡者、髋关节发育不良、肌性斜颈、软组织损伤、儿童股骨头坏死、强直性脊柱炎、风湿性关节炎、类风湿等

三、禁忌证

1. 皮肤感染、破溃者及有皮肤病的患者禁用。
2. 严重的截瘫、偏瘫、脊髓空洞等感觉神经功能障碍者禁用。
3. 对中药过敏者禁用。
4. 有出血倾向者禁用。
5. 急性损伤 24 h 内禁用。

四、操作方法

见表 2-34。

表 2-34 中药热奄包疗法适应证

步骤	适应证
准备	根据治疗方案让患者取合适舒适体位，准备中药热奄包、测温仪、保温袋、棉被或毛毯
加热热奄包	将中药包放入微波炉内加热两分钟，用测温仪进行测温，温度控制在 50~70℃时方可用于治疗
热敷	将加热好的药包放入一次性棉纺品制成的保温袋中，放置于患者患病部位或穴位上，上面覆盖棉被或毛毯以保温（图 2-31，图 2-32） 治疗过程中经常询问患者温度是否合适，如有不适感，及时查看局部皮肤情况，避免烫伤皮肤
整理	治疗结束，去除热奄包，整理用物

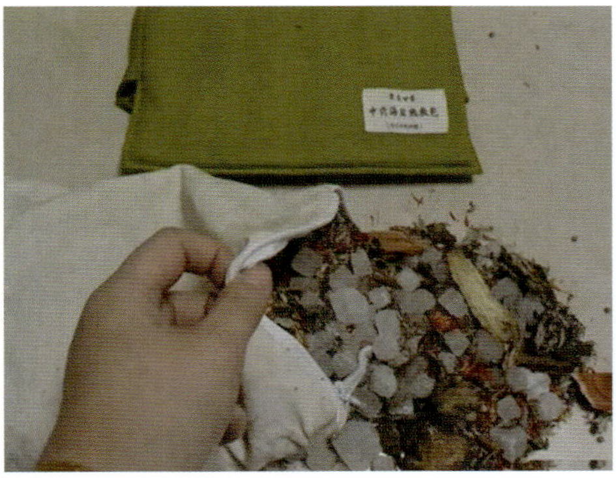

图 2-31 中药热奄包

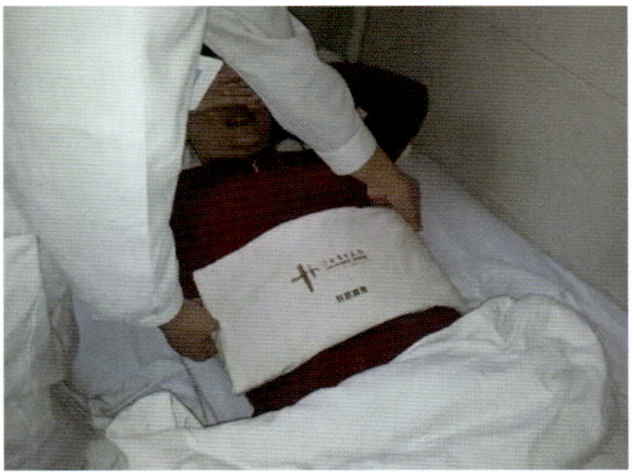

图 2-32 热奄包疗法

五、注意事项

1. 治疗过程中注意保暖，避免对流风。
2. 定时巡视，询问患者感受，出现皮疹、瘙痒、烫伤等立即停止治疗。
3. 热奄包不宜过烫，温度一般应控制在 50~70℃，治疗间隔时间至少 5 h。
4. 治疗结束 30 min 后方可外出，2 h 之后方可洗澡。
5. 治疗期间注意清淡饮食，忌辛辣刺激、油腻生冷之品。

（程会芳）

第十六节 中药药枕疗法

一、概述

中药药枕疗法是利用机械和药物等多种刺激，激发颈项部位经络之气，促进感传，使经络疏通，气血流畅，从而起到补虚泻实，调整阴阳，达到防治疾病和保健之目的一种中医外治疗法。

颈项部位分布着极其丰富的血管神经，药枕疗法在调节经络的同时，也会通过机械刺激和药物作用，激动颈部的皮肤感受器或神经干，调节血管和神经，使局部微循环改善，血流加快，肌肉松弛，从而使机体内环境得以保持相对的稳定。

二、适应证

见表 2–35。

表 2–35 中药药枕疗法适应证

分类	适应证
头颈部疾病	头痛、眩晕、失眠、结膜炎、鼻炎、颈椎病、颈部软组织损伤等
神经精神疾病	视神经衰弱、儿童精神分裂症、儿童焦虑障碍、癔症、儿童痴呆、精神发育迟滞、脑源性视力障碍、智力障碍等
感觉系统障碍	小脑平衡障碍、听力障碍、视力障碍、感觉统合失调等

三、禁忌证

1. 颈项局部不明肿块、出血者禁用。
2. 皮肤感染、破溃或有皮肤病者禁用。
3. 皮肤对中草药过敏者禁用。

四、操作流程

见表 2–36。

表 2–36 中药药枕疗法操作流程

步骤	操作方法
病情评估	评估患者的诊断、禁忌证、既往史、药物过敏史、枕部的皮肤情况、体质及心理状况等，开出药枕处方
药枕制作	药枕的制作方法因药物种类不同而稍有差异。根茎、木本、藤类药物多需晾晒或烘干，再粉碎成粗末即可；花、叶类药物多于晾晒后搓碎即可；矿石类，角质类药物多需打碎成小块如米粒大小，或粉碎成药粉，再装入枕芯；冰片、麝香等贵重药物，易挥发类药物多混入药末之中，不需另加炮炙（图 2–33） 将处方诸药混匀后，装入由纱布或棉布缝制的枕芯中，底层枕芯加塑料布一块，防止药物渗漏而遗失（图 2–34）
药枕操作	患者取舒适体位，枕于药枕上，每次治疗时间 6 h 以上

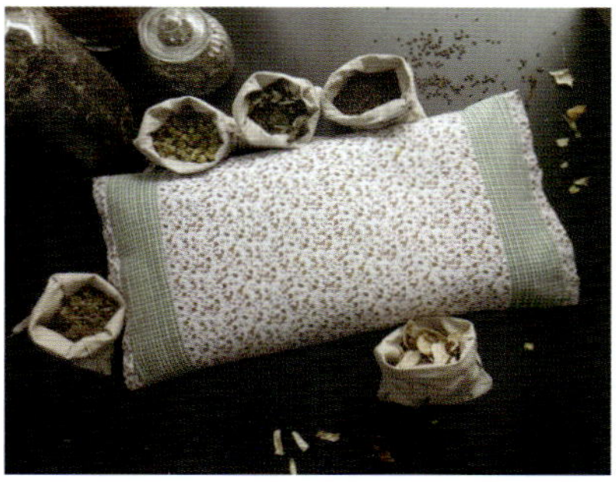

图 2-33 药枕

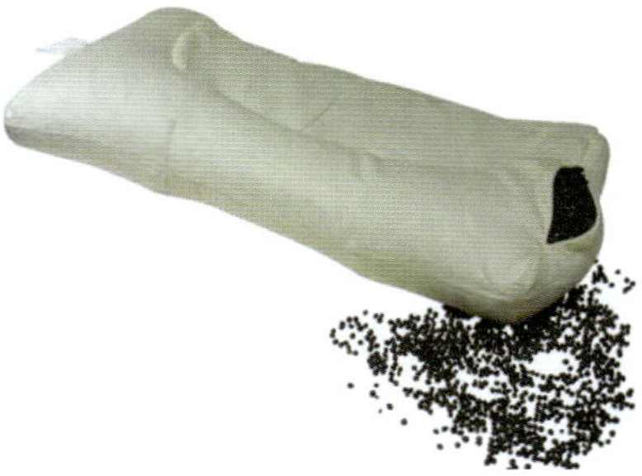

图 2-34 药枕制作

五、注意事项

1. 药枕制作除特殊要求外，一般需选用透气性能良好的棉布或纱布做成枕芯，不用尼龙、化纤类布匹，以利药力的透散。

2. 药枕不使用时最好用塑料纸包封，防止有效成分散发，并置于阴凉干燥处，防止霉变。

3. 药枕使用 2~3 周后，应置于阳光下晾晒 1 h，以保持药枕枕形及药物的干燥度。

4. 药物若出现潮湿则失效，应更换药枕。

5. 药枕在枕前要求患儿喝适量温开水，防止芳香类药物耗伤阴津导致口干舌燥。

6. 若皮肤出现皮疹、瘙痒等过敏现象，局部皮肤出现张力性水疱或者皮肤有完整性受损等情况，应停止使用，报告医生，遵医嘱处理。

7. 药枕疗法起效缓慢而且持久，必须告诫患儿家长要耐心坚持，一般每天至少要枕 6 h 以上。

（程会芳）

第三章　儿童发育与行为疾病的中医外治疗法

第一节　脑性瘫痪

一、概述

脑性瘫痪（cerebral palsy，CP），简称脑瘫，是一组持续存在的中枢性运动和姿势发育障碍、活动受限症候群，这种症候群是由发育中的胎儿或婴幼儿非进行性脑损伤所致。脑瘫患病率为 2‰~3.5‰。脑瘫的主要表现为运动障碍，常伴有感觉、知觉、认知、交流和行为障碍，以及癫痫和继发性肌肉、骨骼问题。

中医学把脑性瘫痪归属于“五迟”“五软”范畴。脑瘫病位主要在脾肾，可累及心肝。病性属正虚邪实。正虚即五脏不足，精髓亏虚；邪实为痰瘀阻滞心经脑络，心脑神明失主。主要影响“肾主骨生髓”“脾主四肢、肌肉”“肝主筋”“心主神明”的功能。常见证型有：肝肾不足证、心脾两虚证、痰瘀阻络证、肝旺脾虚证、脾肾两虚证。

二、病因

脑性瘫痪的病因复杂，直接原因是脑损伤和脑发育缺陷，很多原因都可以构成高危因素，根据引起脑瘫的时期分为产前因素、产时因素和产后因素（表 3–1）。

表 3–1　脑瘫的高危因素

产前因素

胎儿宫内慢性缺氧：妊娠高血压，子痫，重度贫血，各种心、肺、肝、肾疾患，糖尿病以及各种感染，前置胎盘，胎盘早剥，胎盘感染以及各种原因造成的子宫出血、过期产、胎盘老化、钙化

母体因素：母亲年龄过小（<17 岁）或过大（>35 岁）、多胎妊娠、孕期做过手术、有外伤史、中毒史以及不合理用药史、吸烟、酗酒、智力低下、接触放射线、宫内感染

产时因素

急性胎儿宫内缺氧：产力异常，脐带过长或过短，脐带打结、缠绕、脱垂、扭曲以及脐带附着异常，前置胎盘等胎盘附着异常，难产，急产，胎吸助产，头盆不称，催产素、止痛药、麻醉药使用不当

胎儿因素：早产儿、低出生体重儿、过期产儿、巨大儿以及双胎或多胎儿

产后因素

新生儿缺氧缺血性脑病、惊厥、颅内出血、呼吸窘迫综合征、高胆红素血症、低血糖症、吸入性肺炎、败血症、脑膜炎等感染性疾病以及胎儿的心、肺发育异常所致的新生儿期呼吸障碍

三、诊断

脑瘫诊断遵循《中国脑性瘫痪康复指南》(2015 版）诊断标准，有四个必备条件和两个参考条件（表 3–2），其诊断流程见图 3–2。

表 3–2　脑性瘫痪的诊断标准

必备条件	参考条件
①中枢性运动障碍持续存在，抬头、翻身、坐、爬、站和走等大运动功能和精细运动功能障碍，或显著发育落后 ②运动和姿势发育异常，运动时出现运动模式的异常（图 3–1） ③原始反射延迟消失和直立反射（如保护性伸展反射）及平衡反应的延迟出现或不出现 ④肌张力及肌力异常	①引起脑瘫的病因学依据 ②头颅磁共振成像或 CT 等影像学异常

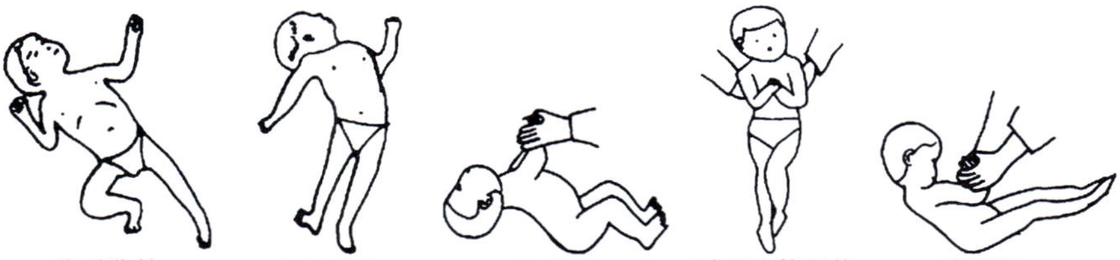
非对称性
紧张性颈反射
角弓反张
头极度后垂
两腿呈剪刀状
足跖屈

图 3–1　脑瘫患儿异常姿势

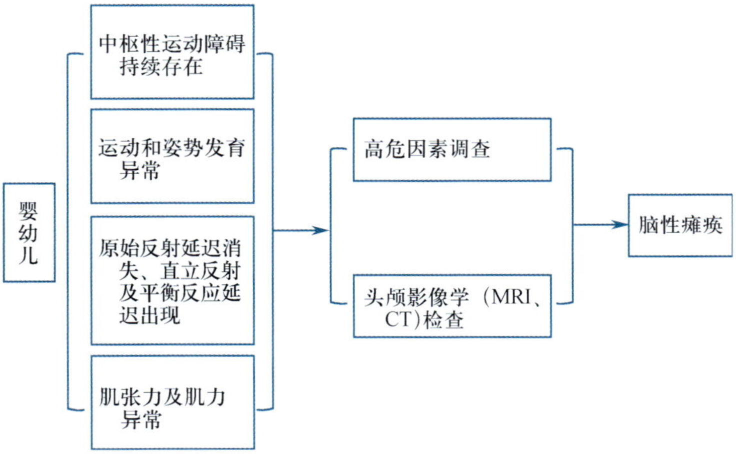

图 3–2　脑性瘫痪诊断流程

四、中医外治疗法

脑瘫的中医外治疗法包括针对脑部的治疗，运动功能障碍的治疗，言语功能、视听障碍等其他伴随症状的治疗。可采用头针疗法、体针疗法、揿针疗法、耳穴贴压疗法、穴位注射疗法、穴位埋线疗法、灸法、推拿疗法、药浴疗法等中医外治法进行治疗。

1. 头针疗法

主穴

百会、四神聪、风池、风府、神庭、运动区（图 3–3，图 3–4，图 3–5）。

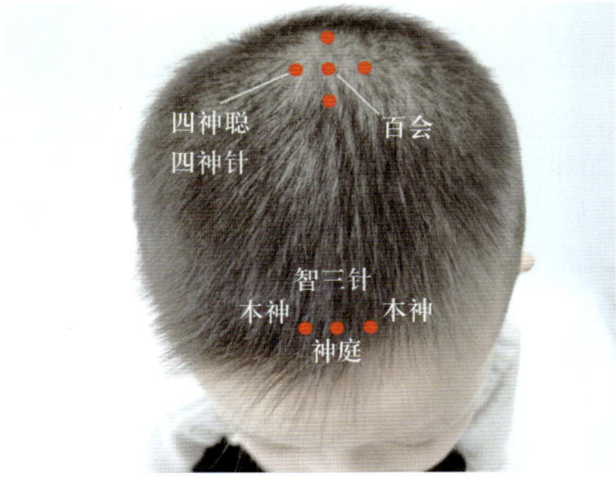

图 3–3 百会、四神聪、神庭

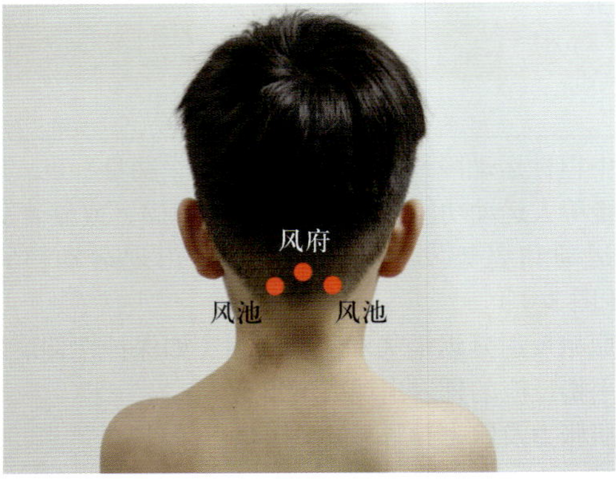

图 3–4 风府、风池

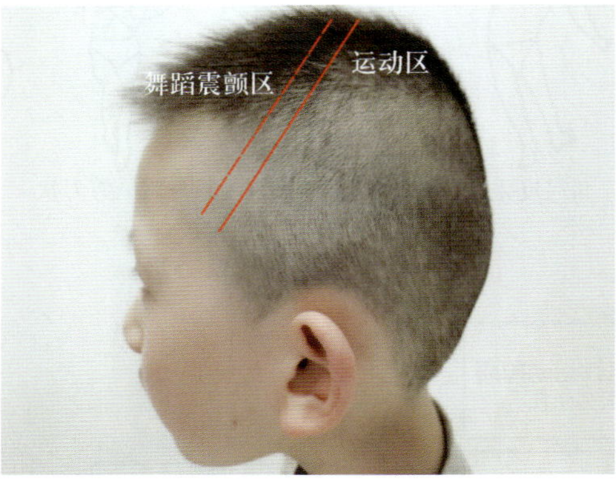

图 3–5 运动区

配穴

失语者，加言语区、廉泉、金津、玉液（图 3–6，图 3–7，图 3–8）。

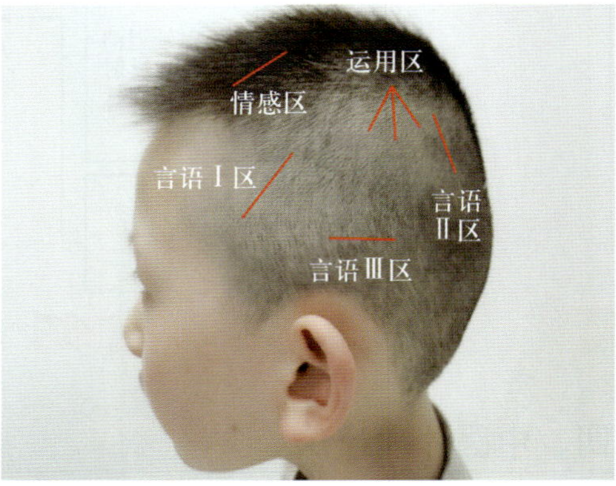

图 3–6 言语区

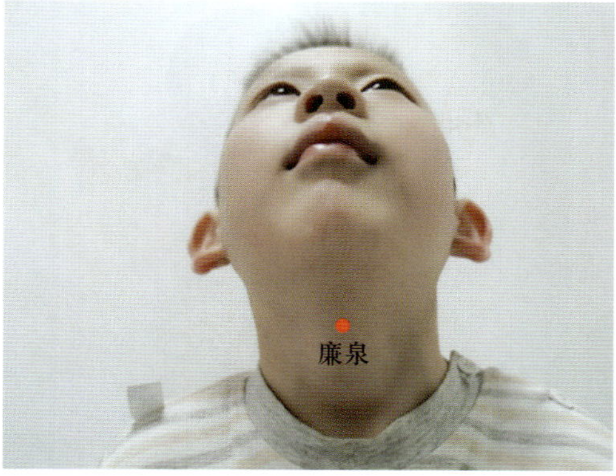

图 3-7　廉泉

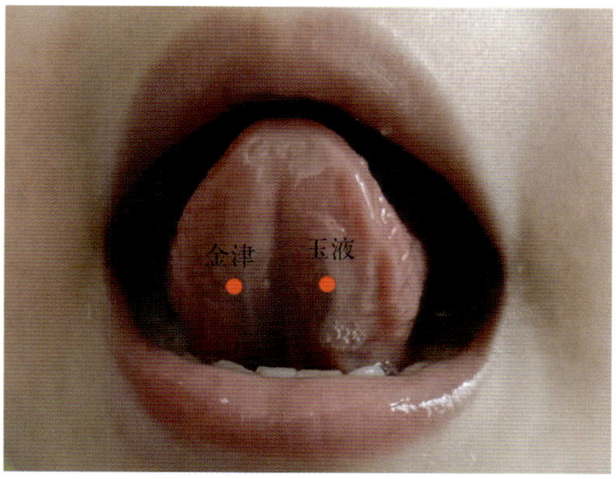

图 3-8　金津、玉液

智力低下者，加智三针（图 3-9）。

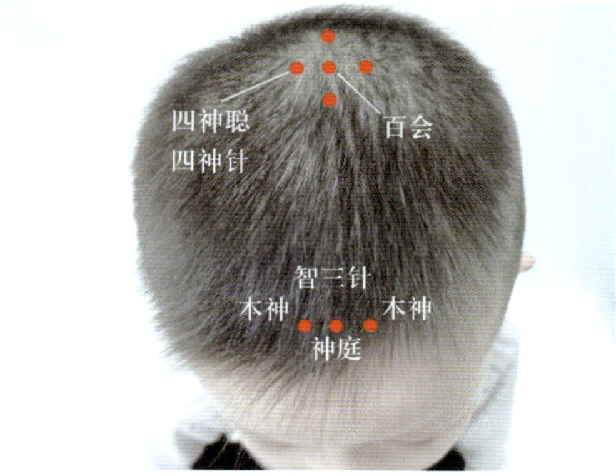

图 3-9　智三针

听力障碍者，加晕听区（图 3-10）。

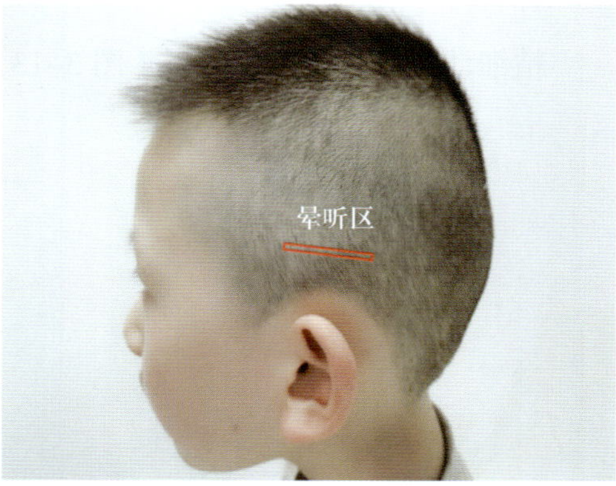

图 3-10　晕听区

视觉障碍者，加视区（图 3–11）。

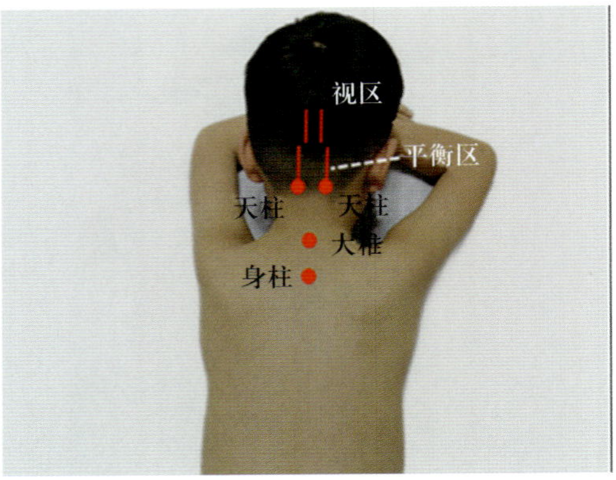

图 3–11 视区

精神障碍者，加情感区（图 3–12）。

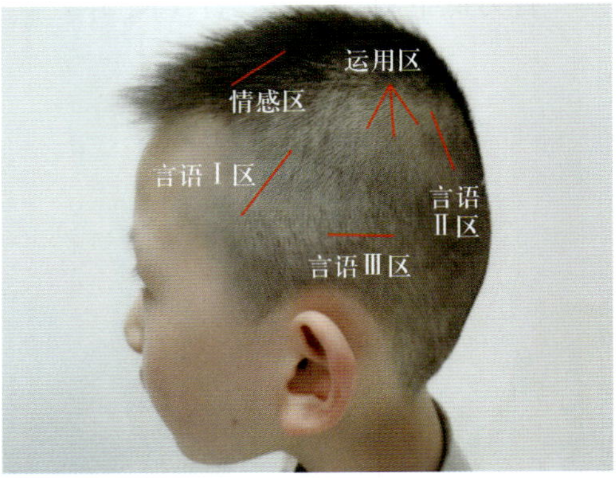

图 3–12 情感区

精细动作差者，加运用区（图 3–13）。

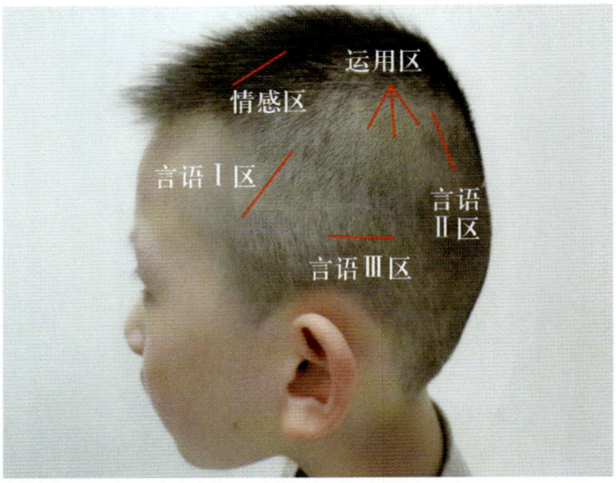

图 3–13 运用区

舞蹈样动作、震颤明显者，加舞蹈震颤区（图 3–14）。

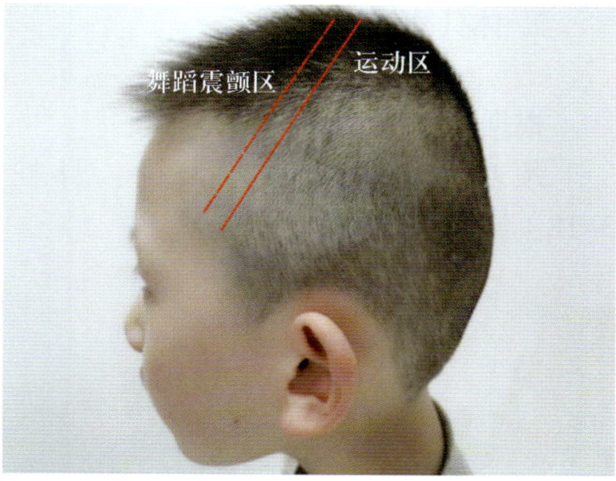

图 3–14　舞蹈震颤区

表情淡漠、注意力不集中者，加定神针（图 3–15）。

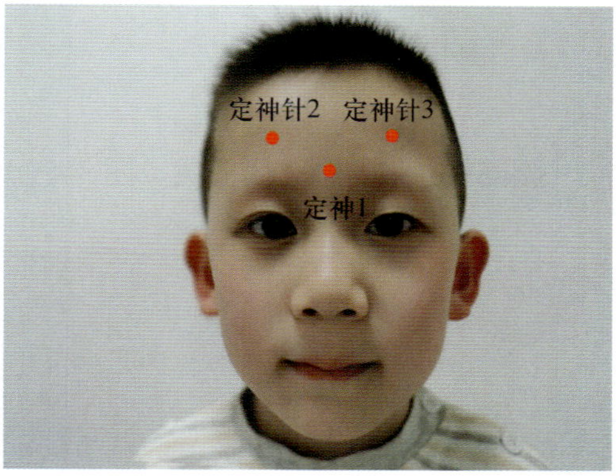

图 3–15　定神针

平衡协调功能差者，加平衡区（图 3–16）或脑三针（图 3–17）。

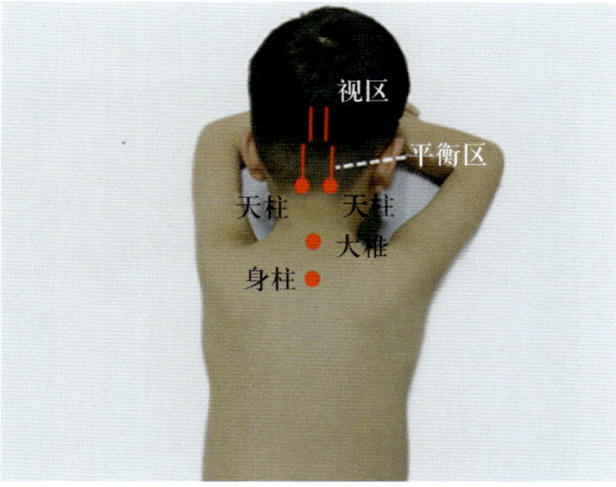

图 3–16　平衡区

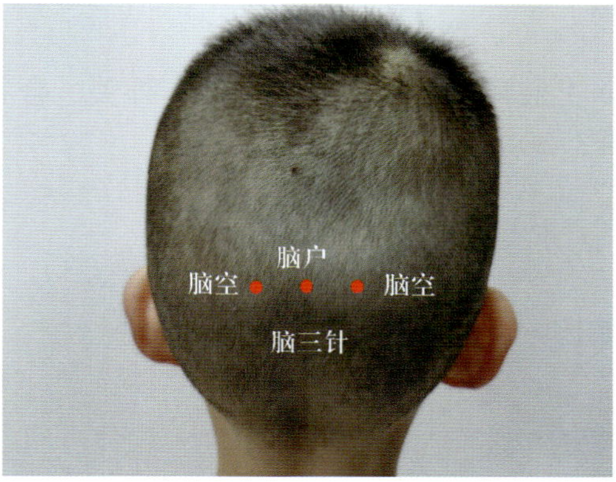

图 3–17　脑三针

方法

选 0.30 mm × 25 mm 规格毫针，快速平刺进针，快速捻转后留针 30 min。每日 1 次，每周 6 次，4 周为 1 个疗程。

2. 体针疗法

取穴

根据症状取穴。

颈项软：取天柱、大椎、身柱（图3-18）。

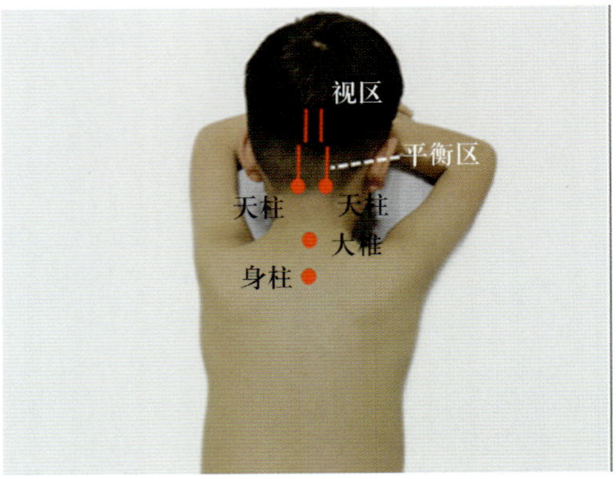

图 3-18　天柱、大椎、身柱

腰部软：取肾俞、腰阳关（图 3-19）。

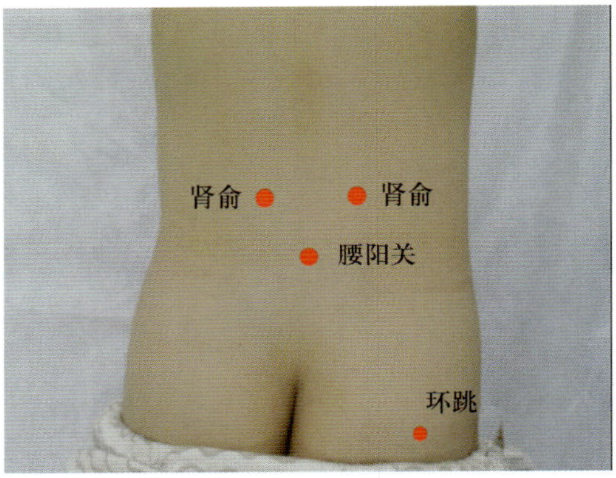

图 3-19　肾俞、腰阳关

上肢瘫痪：取肩髃、曲池、外关、合谷（图 3-20）。

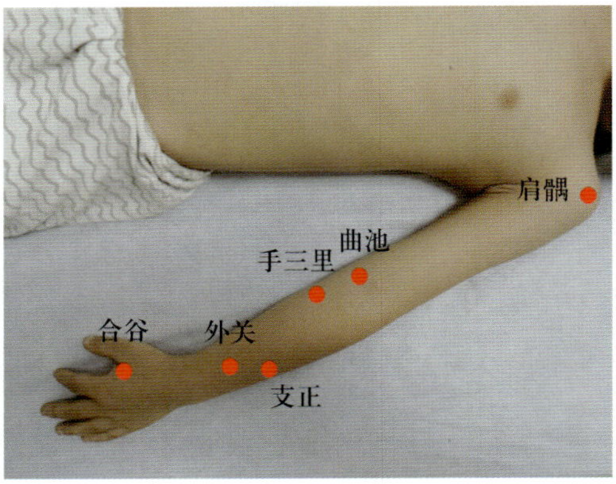

图 3-20　肩髃、曲池、外关、合谷

肘部拘急：取手三里、支正（图 3–21）。

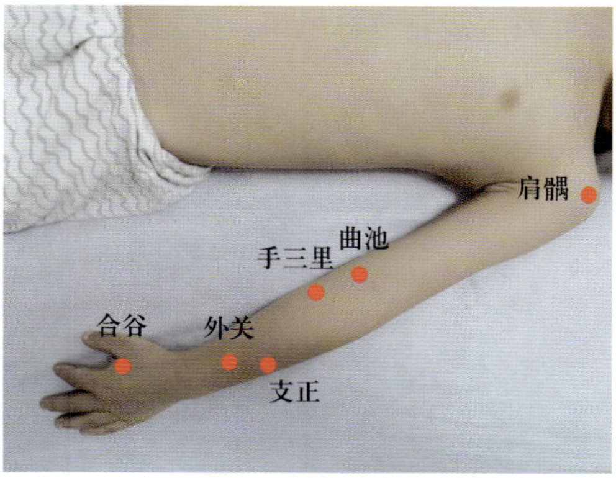

图 3–21　手三里、支正

语言障碍：取通里（图 3–22）。

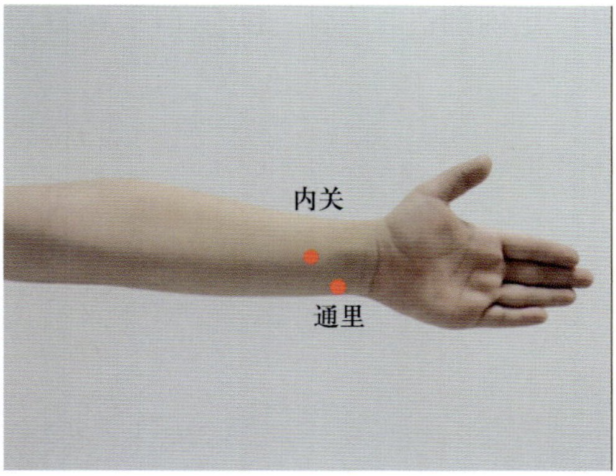

图 3–22　通里

下肢瘫痪：取环跳、髀关、伏兔、足三里（图 3–23，图 3–24）。

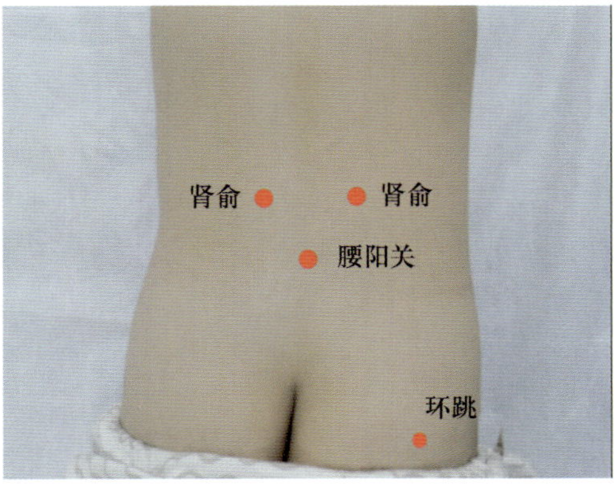

图 3–23　环跳

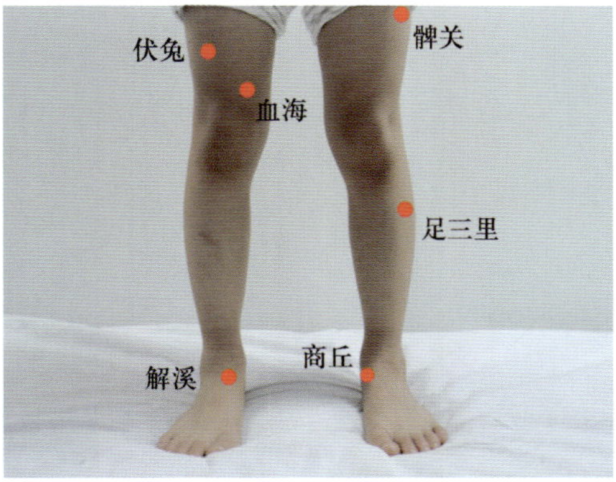

图 3–24　伏兔、足三里、髀关

剪刀步态：取风市、阳陵泉、绝骨（图3–25）。

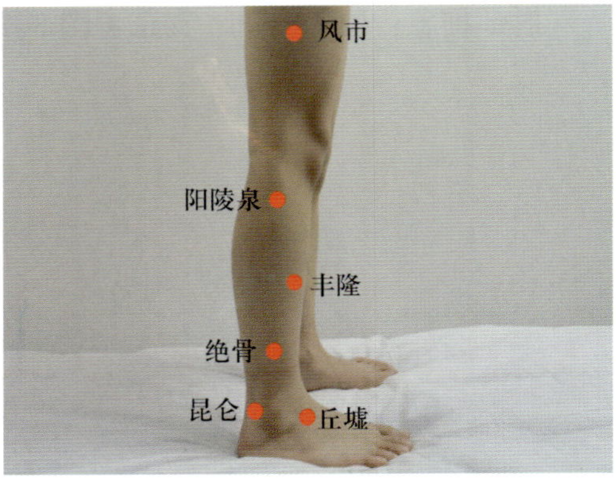

图 3–25　风市、阳陵泉、绝骨

足内翻：取绝骨、昆仑（图 3–26）。

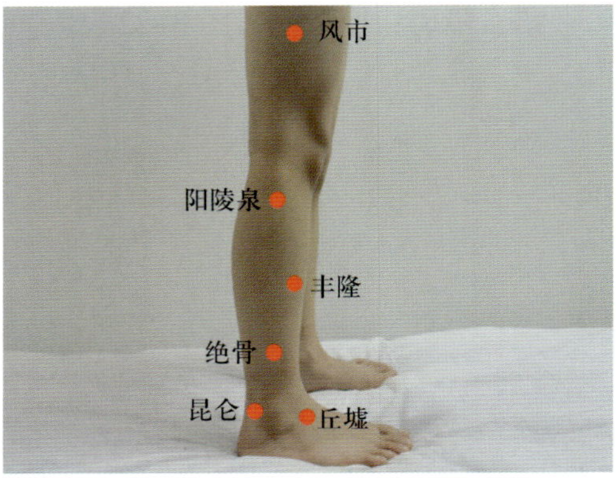

图 3–26　绝骨、昆仑

足外翻：取三阴交、太溪、血海（图3–27，图 3–28）。

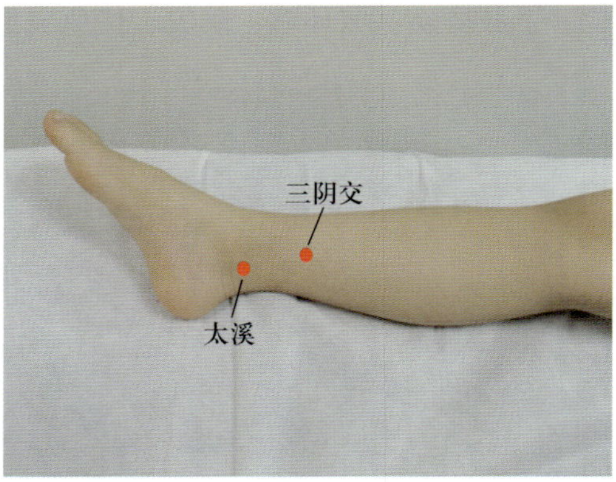

图 3–27　三阴交、太溪

足下垂：取解溪、商丘、丘墟（图 3–28，图 3–29）。

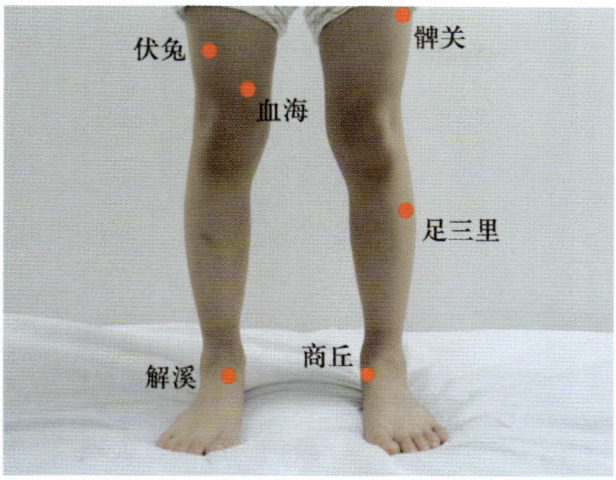

图 3–28 解溪、商丘、血海

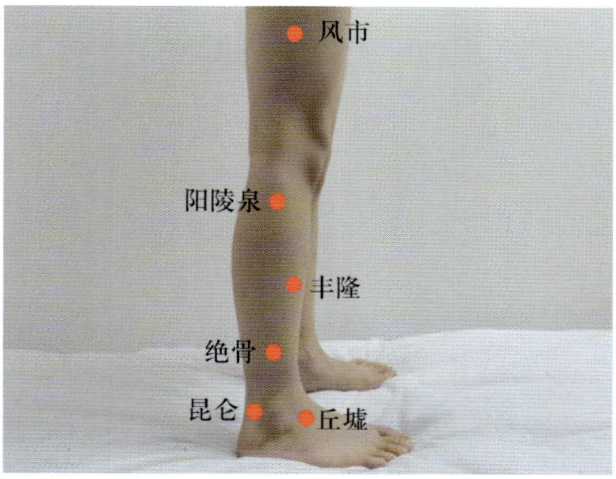

图 3–29 丘墟

方法

选 0.30 mm × 25 mm 规格毫针，快速平刺进针，快速捻转后留针 30 min。每日 1 次，每周 6 次，4 周为 1 个疗程。

3. 揿针疗法

取穴

腰阳关、命门、腰 2~5 夹脊穴（图 3–30）。

方法

选用 1.5 mm 长揿针，刺入穴位，每次埋针 1~2 天，5~7 次为 1 个疗程。埋针期间每天以手指按压 3~4 次，每次约 1 min，以患者耐受为度，两次间隔约 4 h。

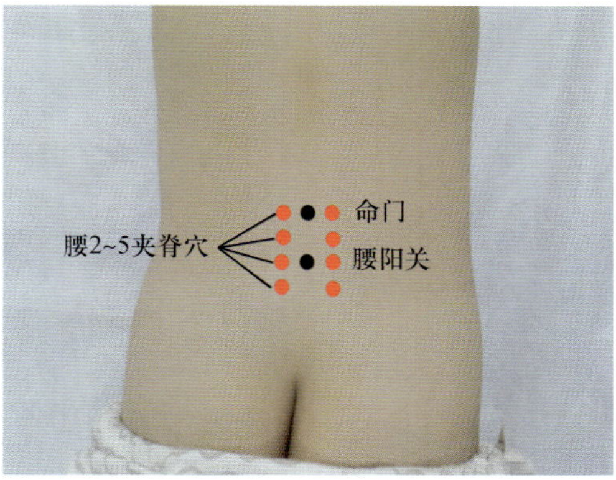

图 3–30 揿针穴位

4. 耳穴贴压疗法

取穴

脑干、皮质下、心、神门、指、腕、臂、趾、膝（图 3–31）。

方法

用小磁珠或王不留行籽贴压穴位，两耳交替，每次 5 穴，隔日换贴 1 次，10 次为 1 个疗程。

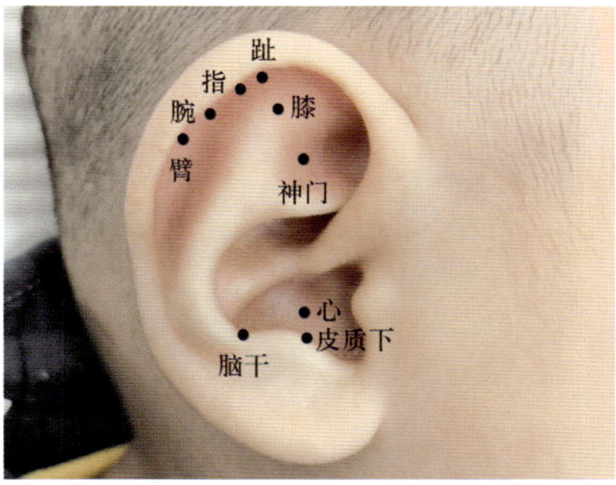

图 3–31 耳穴

5. 穴位注射疗法

主穴

哑门、风池、大椎（图 3–32）。

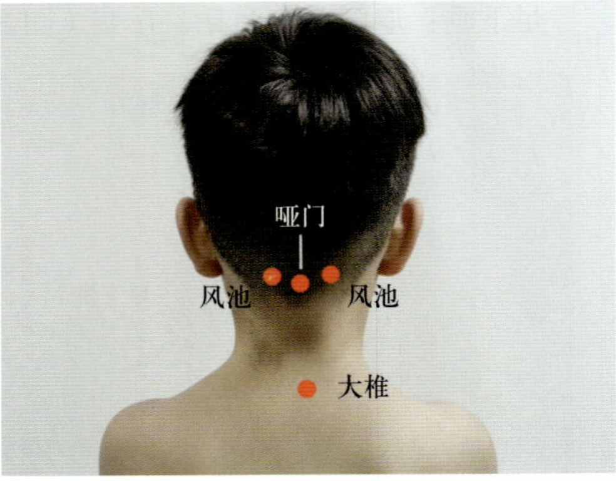

图 3–32 哑门、风池、大椎

配穴

肾俞、足三里、环跳、内关、廉泉、曲池、阳陵泉（图 3–33，图 3–34，图 3–35，图 3–36，图 3–37，图 3–38）。

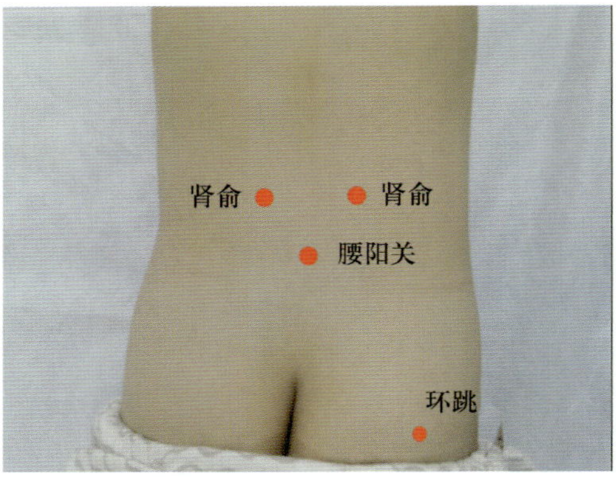

图 3–33 肾俞、环跳

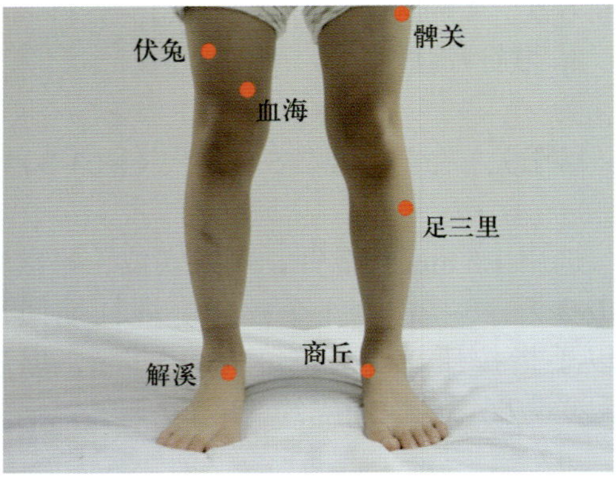

图 3–34 足三里

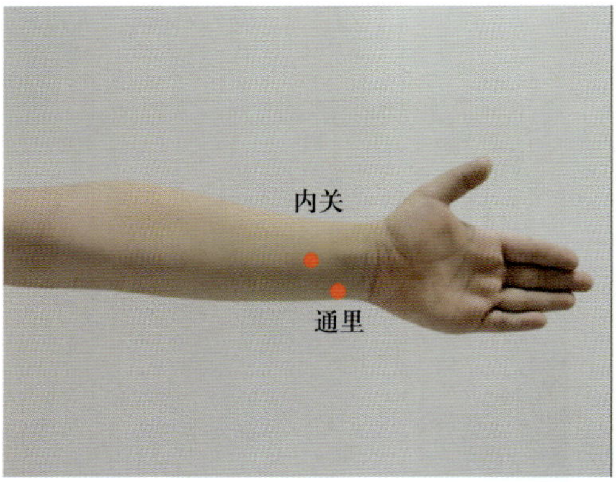

图 3–35 内关

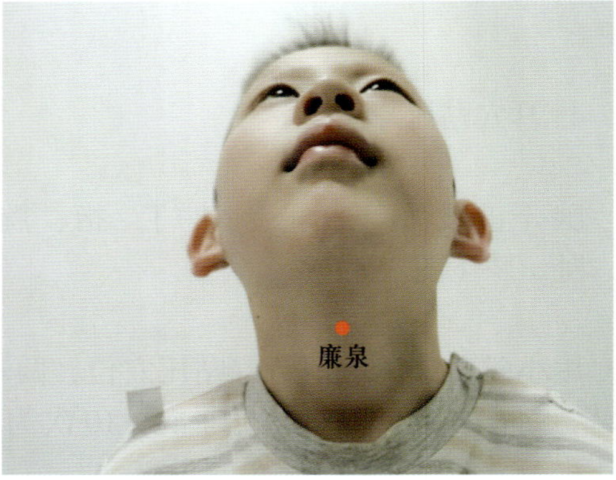

图 3–36 廉泉

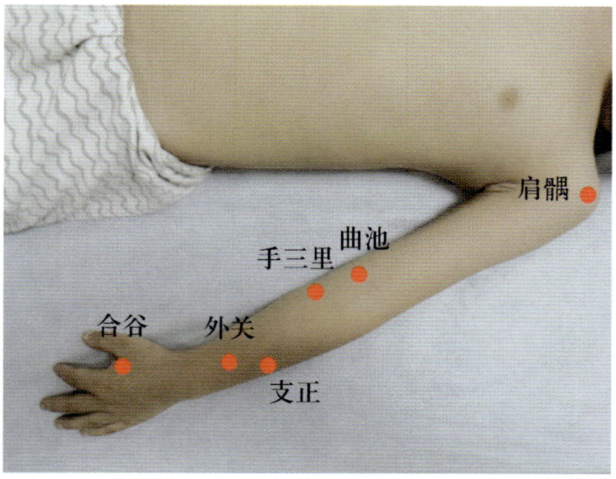

图 3-37 曲池

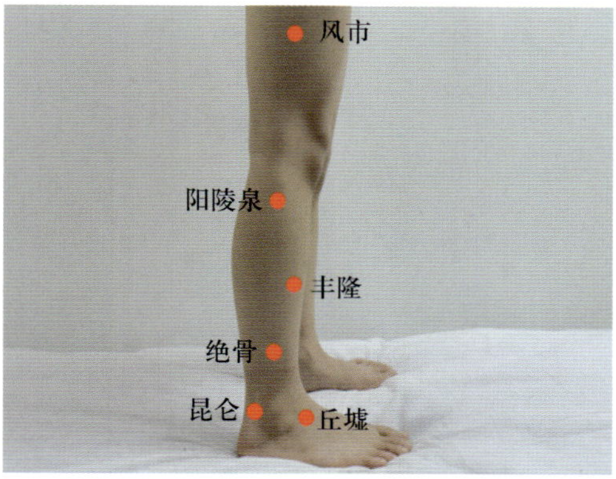

图 3-38 阳陵泉

药物

麝香注射液或黄芪注射液。

方法

主穴 1 个，配穴 1~2 个，轮流交替使用，隔日 1 次，10 天为 1 个疗程。间隔 7~10 日进行下一个疗程，连续 3~4 个疗程。

6. 穴位埋线疗法

主穴

脾俞、肾俞（图 3-39）。

配穴

大椎、命门、腰阳关、三焦俞、心俞、肝俞（图 3-40，图 3-41，图 3-42）。

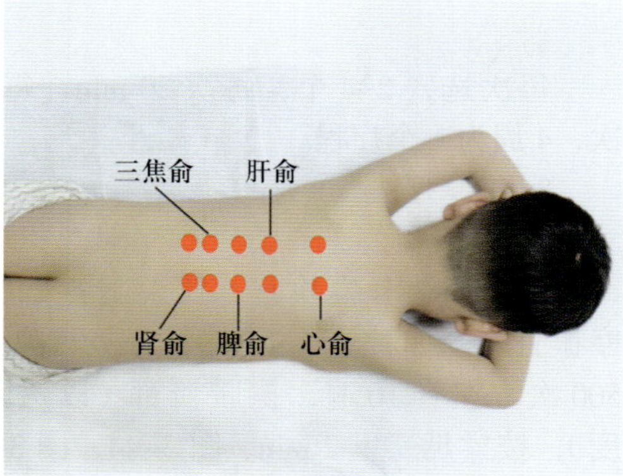

图 3-39 脾俞、肾俞

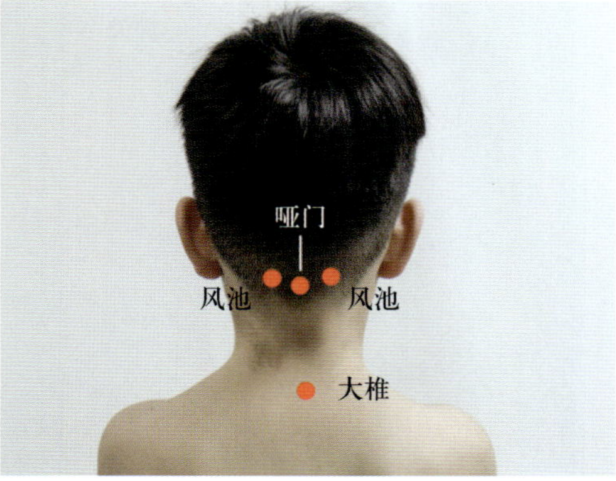

图 3-40 大椎

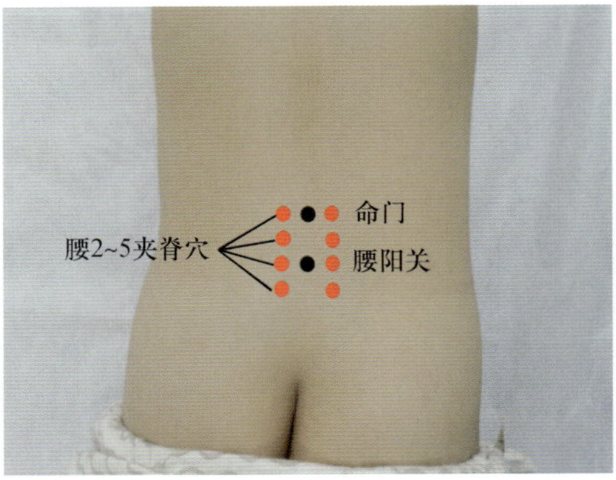

图 3-41 命门、腰阳关

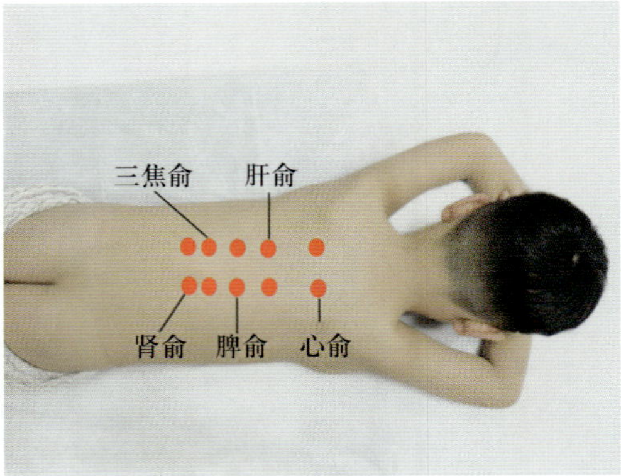

图 3-42 三焦俞、心俞、肝俞

方法

患儿俯卧位，穴位局部皮肤常规消毒后，将 0.5 cm 长羊肠线埋入穴位，15 天 1 次，连续治疗 3 个月。

7. 灸法

主穴

神阙、关元、足三里（图 3-43，图 3-44）。

方法

每次选穴 2~4 个，每次 20 min，每日 1 次，4 周为 1 个疗程。

8. 推拿疗法

基本处方

开天门、分推坎宫、揉太阳各 240 次，摩振百会、四神聪 3 min，补肾经、脾经各 500 次，捏脊 10 遍，擦腰骶部（以透热为度），按揉足三里 2 min（图 3-44，图 3-45，图 3-46，图 3-47，图 3-48，图 3-49）。

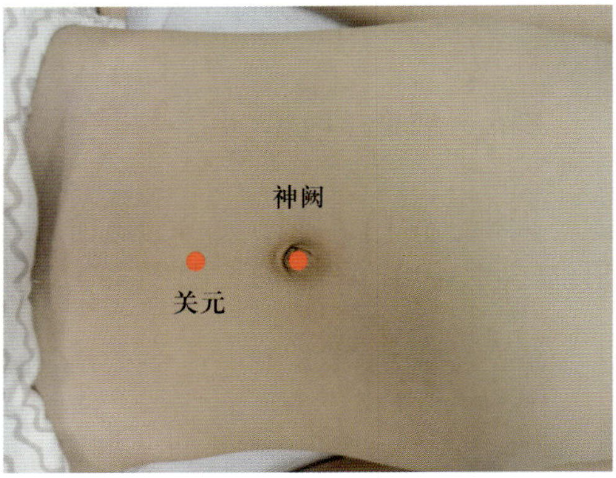

图 3-43 神阙、关元

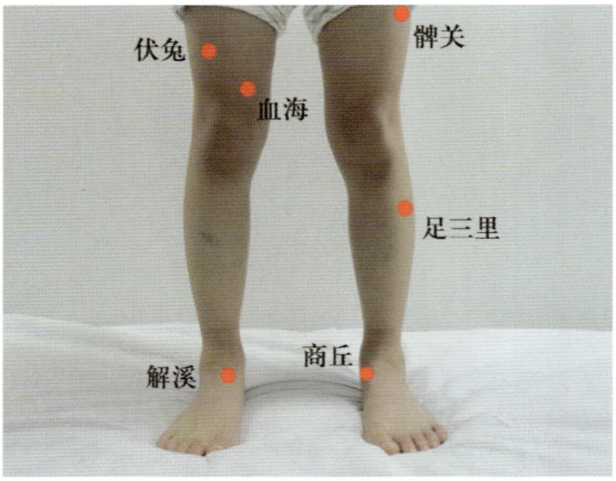

图 3-44 足三里

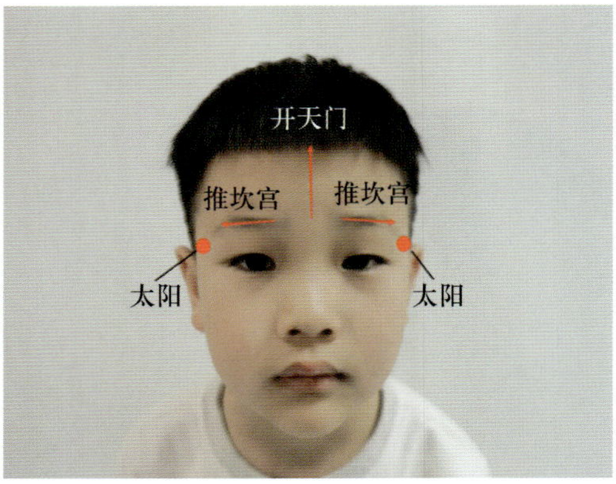

图 3-45 天门、坎宫、太阳

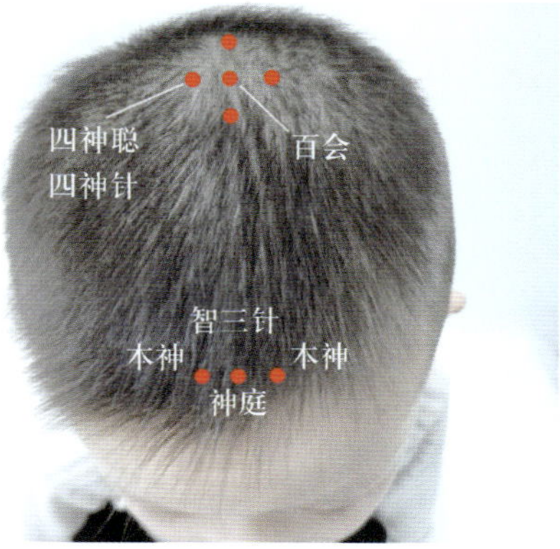

图 3-46 四神聪、百会

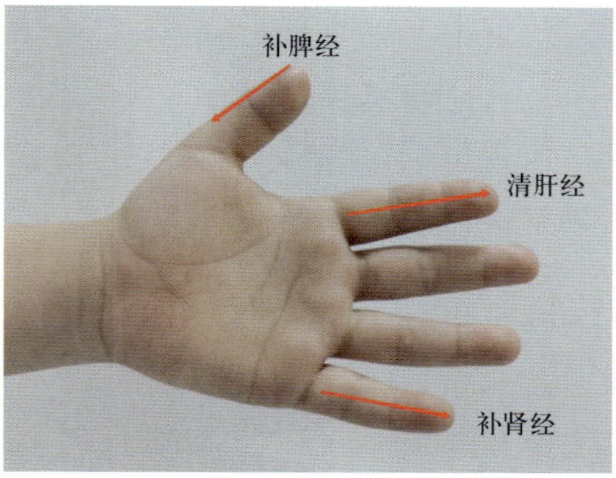

图 3-47 肾经、脾经

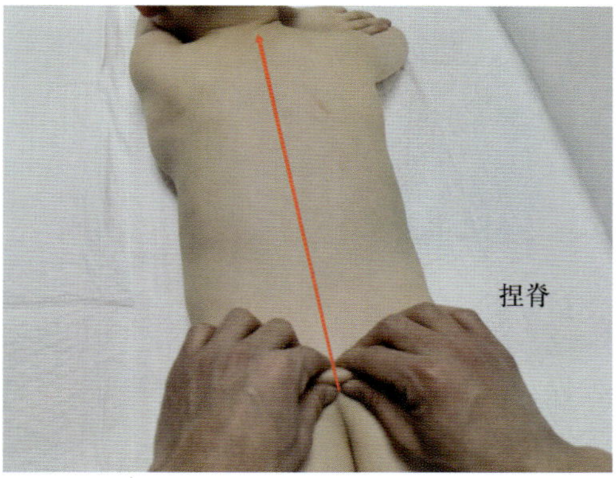

图 3-48 捏脊

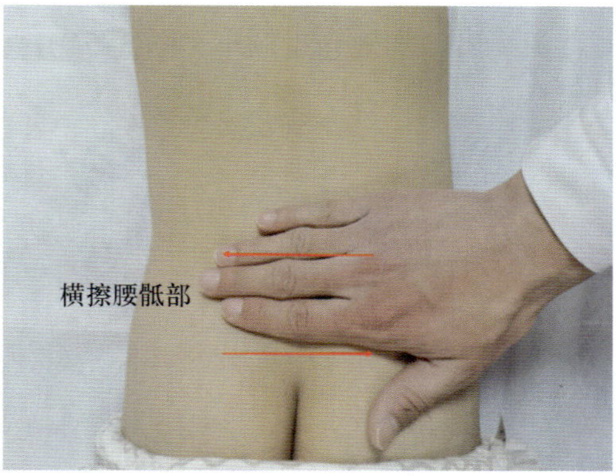

图 3-49 横擦腰骶部

加减

根据患儿异常姿势选取穴位。每穴点按揉 1~2 min。

伴语迟、语言謇涩者，加通里、哑门、廉泉、言语区（图 3-50，图 3-51，图 3-52，图 3-53）。

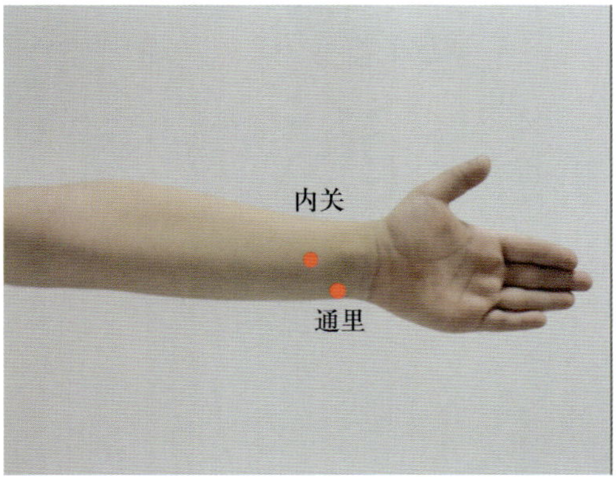

图 3-50 通里

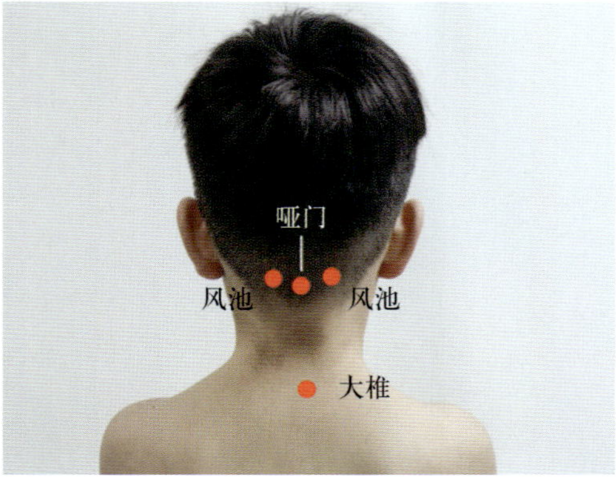

图 3-51 哑门

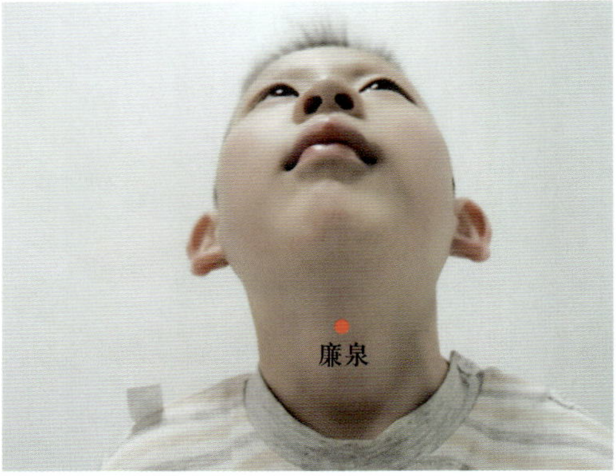

图 3-52 廉泉

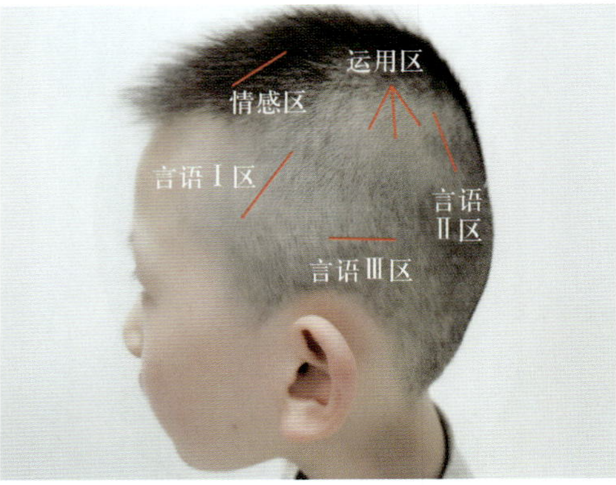

图 3-53 言语区

伴流涎者，加地仓、颊车（图 3-54）。

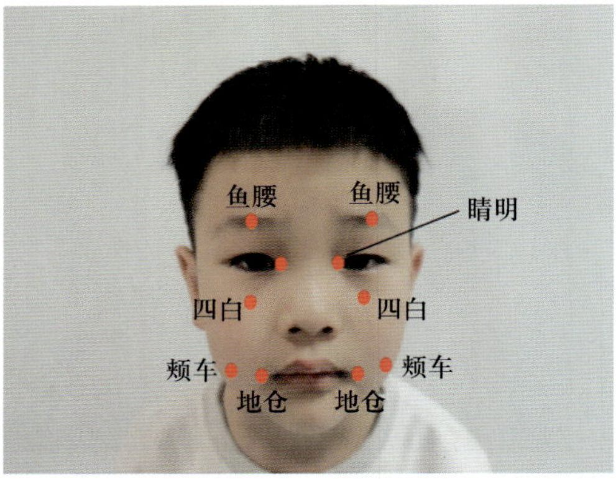

图 3-54 颊车、地仓、睛明、鱼腰、四白

伴视力障碍者，加睛明、鱼腰、四白、太阳。（图 3-54，图 3-55）。

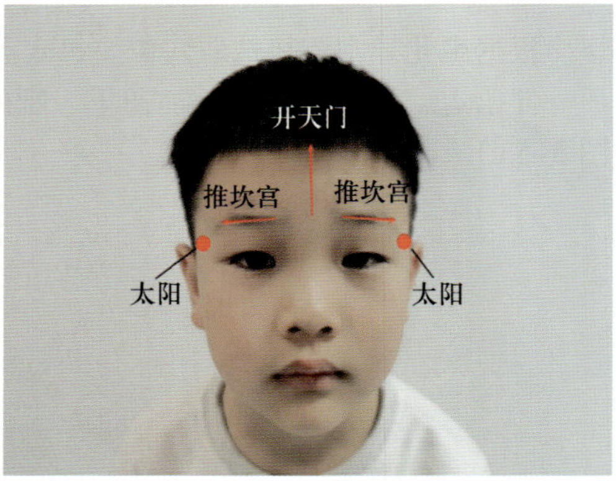

图 3-55 太阳

伴听力障碍者，加耳门、听宫、听会、翳风（图 3–56，图 3–57）。

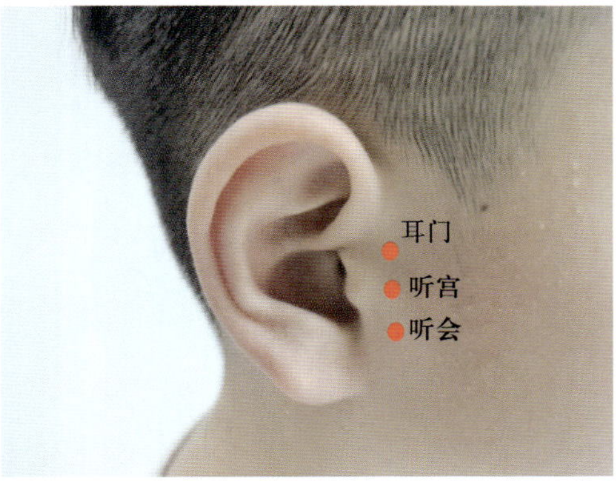

图 3–56 耳门、听宫、听会

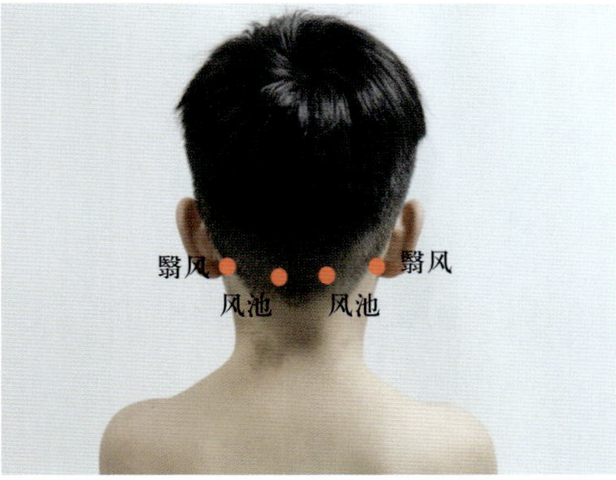

图 3–57 翳风

伴体弱、厌食及营养不良者，加补肺经，揉肾顶、板门、足三里，推四横纹，运内八卦、揉脐、摩腹（图 3–58，图 3–59，图 3–60）。

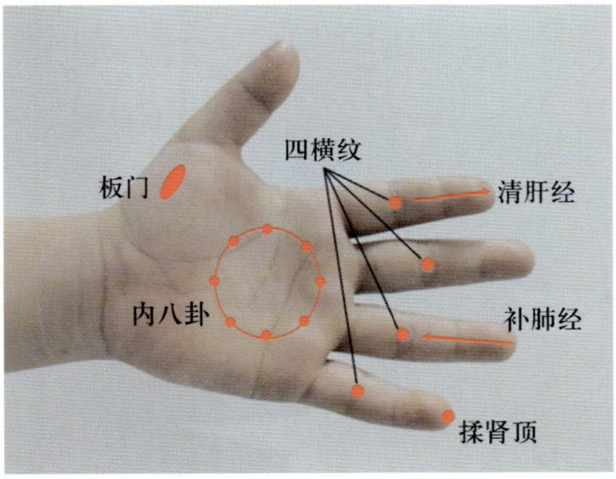

图 3–58 手部穴位推拿

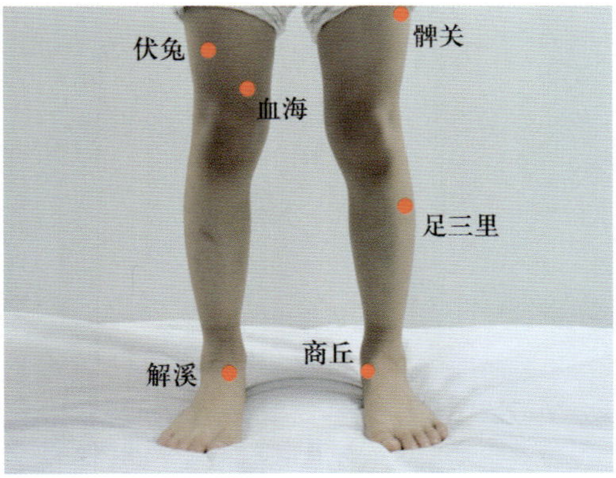

图 3–59 下肢穴位推拿

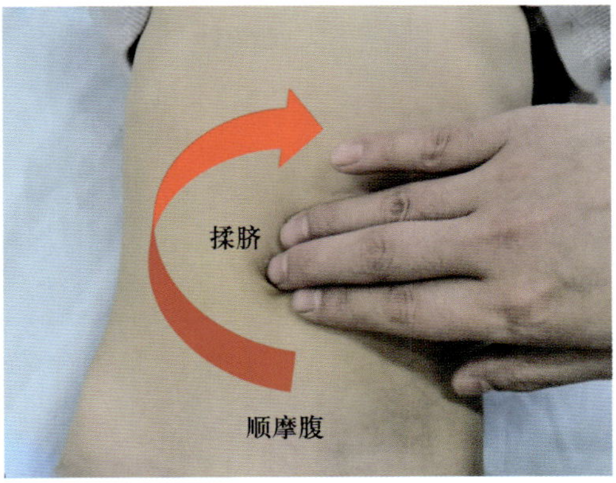

图 3–60 腹部推拿

伴癫痫者，加风池、百会、丰隆、太阳、清肝经（图 3-61，图 3-62，图 3-63，图 3-64，图 3-65）。

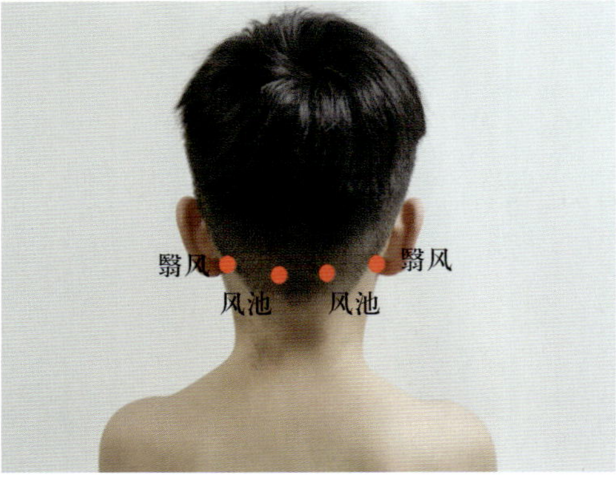

图 3-61 风池

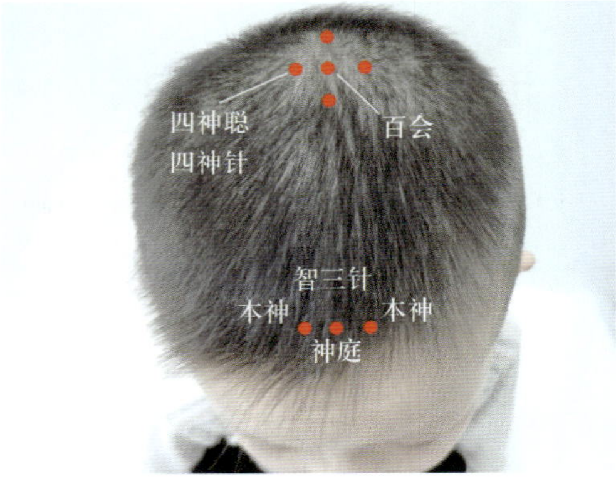

图 3-62 百会

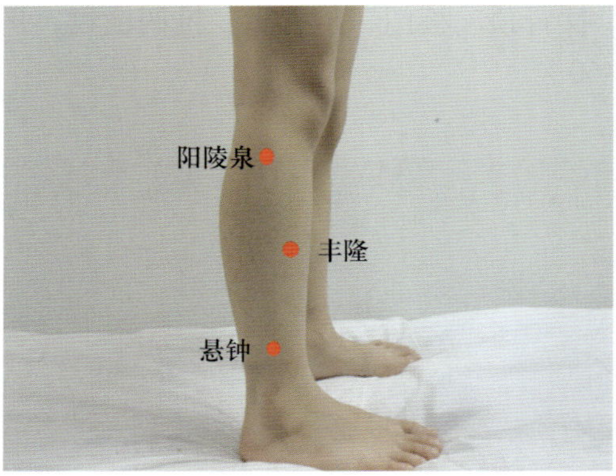

图 3-63 丰隆

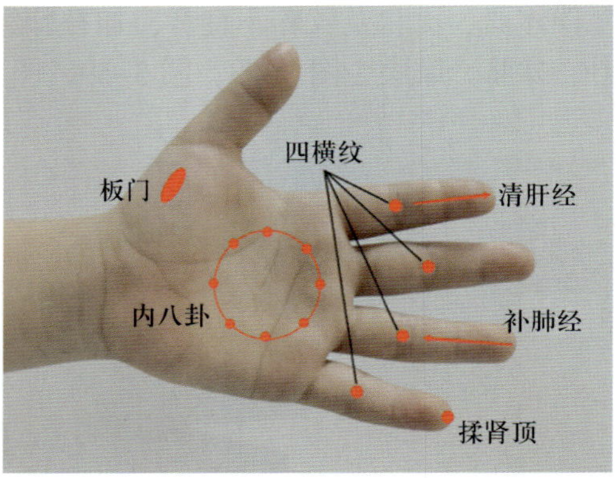

图 3-64 清肝经

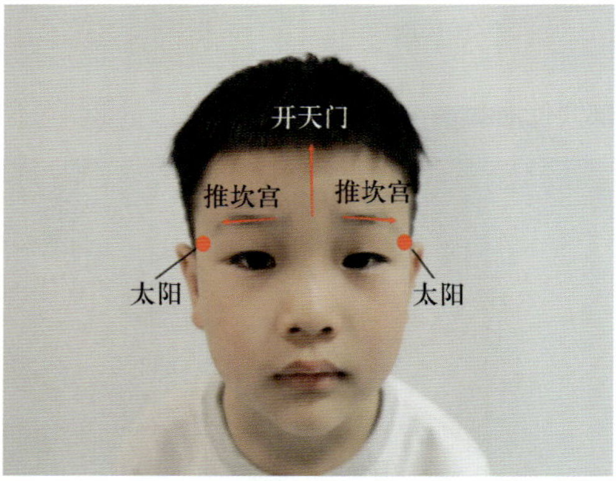

图 3-65 太阳

9. 药浴疗法

处方

当归 20 g、牛膝 20 g、伸筋草 30 g、透骨草 30 g、木瓜 20 g、红花 10 g、黄芪 30 g、川芎 10 g、白芍 20 g、杜仲 20 g、防风 10 g、鸡血藤 30 g、赤芍 20 g。

方法

采用全身药浴的方法，药液温度 37~39℃，每次 20~30 min，每日 1 次或隔日 1 次，4 周为 1 个疗程。

五、饮食调护

脑瘫患儿先天不足，脏腑虚损，脑髓、肌肉、筋骨失养，需注意扶助正气，平时可服用药膳调理（表 3-3）。

表 3-3　脑性瘫痪者的常用药膳

食材	瘦猪肉、猪心、猪肝、莲子、枸杞、猪骨髓、胡桃、芝麻、红枣、鸡内金等
药膳	桂圆猪髓鱼头汤、鳝鱼猪肝汤、莲子粳米粥等

（单海军）

参考文献

[1] 中国康复医学会儿童康复专业委员会. 中国脑性瘫痪康复指南（2015）. 中国康复医学杂志，2015，30（7）：747-754.

[2] 马融. 中医儿科学. 北京：中国中医药出版社，2016：179-183.

[3] 张淑琴，娄彦，王娟. 小儿脑性瘫痪诊疗手册. 北京：人民卫生出版社，2002.

[4] 齐腾澈，王春南. 揿针按压疗法对脑瘫患儿核心肌群稳定性影响的临床对比研究. 中国针灸，2018，38（6）：597-601.

[5] 张静，徐开寿，阮永红. 针刺配合穴位埋线对脑瘫患儿运动功能的影响. 中国针灸，2015，25（9）：901-904.

[6] 辛晶，李华娣，谭睿，等. 舒筋通络拔罐疗法对痉挛型脑瘫患儿肌张力的影响. 临床合理用药，2018，11（4B）：140-141.

第二节　智力障碍

一、概述

智力障碍/智力发育障碍（intellectual developmental disorder，ID/IDD）是指在发育时期内的智力明显低于正常同龄儿童水平，同时伴有社会行为缺陷的发育障碍性疾病，又称精神发育迟滞、精神发育迟缓、精神发育不全、智能缺陷。根据智能水平不同，分为轻度、中度、重度和极重度四级。世界卫生组织（WHO）报道，全球智力障碍患病率为 1%~2%，我国报道总患病率为 1.20%。

中医学把智力障碍归属于“痴呆”“五迟”等范畴。病位主要在心、脑、肾。病性属正虚邪实。正虚即五脏不足，气血虚弱，脑髓不充；邪实为痰瘀阻滞心经脑络，神明失主。常见证型有：肾精亏虚证、心血不足证、心脾两虚证、痰蒙心窍证、瘀血阻窍证。

二、病因

导致智力障碍的原因十分复杂，多种疾病均可导致儿童智力障碍的发生。主要分为两大类：生物医学因素（90%）和社会心理文化因素（10%）。生物医学因素是指大脑在发育过程中受到各种不利因素的影响，导致大脑的发育不能达到应有的水平。社会心理文化因素是指文化剥夺、教养不当、感觉剥夺等因素导致信息输入不当。按照影响因素作用的时间分类，分为产前因素、产时因素、产后因素（表 3–4）。

表 3–4 智力障碍的病因

（1）产前因素

①遗传性因素

染色体异常，如 21– 三体综合征，18– 三体综合征等

单基因遗传疾病，如苯丙酮尿症、半乳糖血症等

多基因遗传疾病，如家族性智力低下、先天性脑积水等

线粒体基因突变，如线粒体肌病脑病伴乳酸中毒及脑卒中样发作综合征等

②孕期因素

接触有毒、有害理化因素，如接受 X 线照射、酗酒、吸烟、吸毒、接触苯和铅等化学物质

药物毒素及致畸药物如类固醇药物、水杨酸类药物、碘化物、麻醉药品等

孕期感染，以 TORCH 感染为主

宫内严重营养不良

母孕期患严重躯体疾病如高血压、心脏病、糖尿病、严重贫血、缺碘等

母孕期情绪因素如长期焦虑、抑郁或遭受急性精神创伤

（2）产时因素

异常分娩，如早产、羊水早破、母亲败血症、胎位不正、第二产程延长、脐带绕颈、产伤

窒息、缺氧缺血性脑病、新生儿低血糖、高胆红素血症

新生儿营养不良，如蛋白质严重缺乏

新生儿颅脑损伤、脑血管意外、中毒性脑病等

新生儿感染性疾病，如败血症、脑膜炎、脑炎等

（3）产后因素

中枢神经系统严重感染如各种致病菌引起的脑炎、脑膜炎

严重颅脑外伤如脑震荡、脑挫伤或裂伤、颅内出血

各种原因引起的脑缺氧

代谢性疾病如甲状腺功能减退

中毒性脑病或重金属、化学药品中毒如铅中毒、汞中毒等

严重营养不良

社会心理因素，如教养不当、受文化教育机会被剥夺，感觉剥夺（如聋、哑、盲或经常被单独关锁等）

三、诊断

智力障碍的诊断主要通过病史询问、体格检查以及儿童发育诊断量表及社会适应行为量表评定（图 3–66），必须符合三个标准（表 3–5）。

表 3-5　智力障碍的诊断标准

（1）智力功能缺陷：诸如推理、问题解决、计划、抽象思维、判断、学校学习、从经验中的学习等，通过临床评估及个体化的标准智力测试得以确认
（2）适应功能缺陷：导致不符合发育和社会文化标准，影响个人的独立性和社会责任性。没有持续的支持，适应缺陷限制日常生活中 1 个或多个活动的功能，如在多个环境，包括家庭、学校、工作单位和社区等的交流、社会参与、独立生活方面的影响
（3）智力和适应功能缺陷的发生是在发育时期

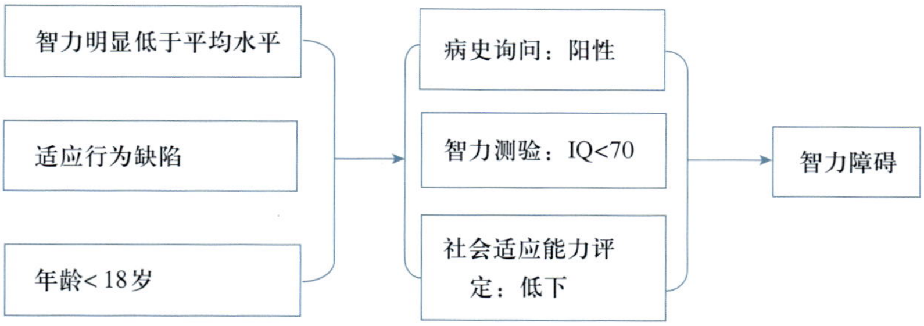

图 3-66　智力障碍诊断流程

四、中医外治疗法

1. 头针疗法

主穴

百会、四神聪、智三针（图 3-67）。

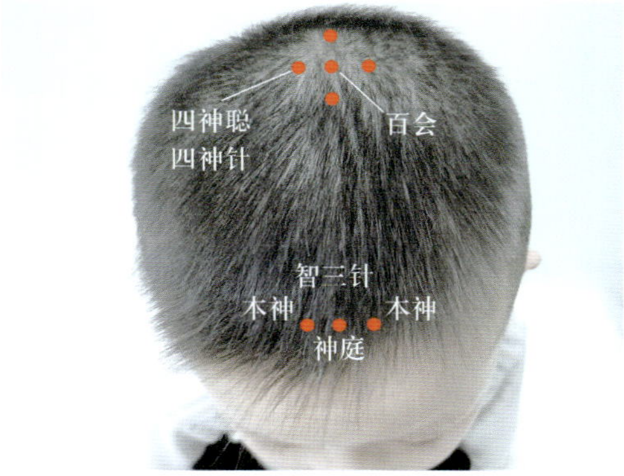

图 3-67　百会、四神聪、智三针

配穴

言语障碍者，加言语Ⅰ、Ⅱ、Ⅲ区（图 3-68）。

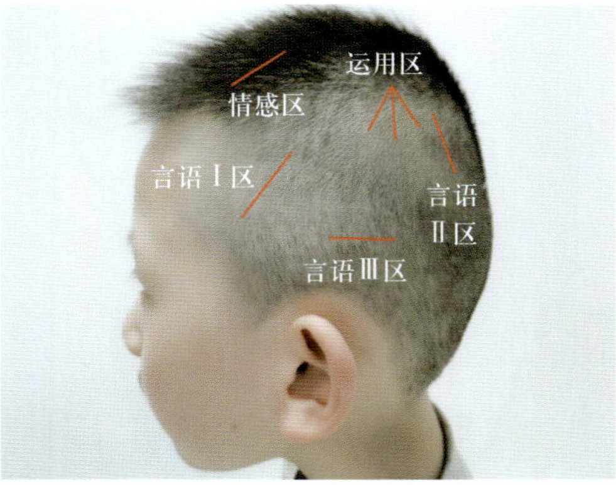

图 3-68　言语区

听力障碍者，加晕听区（图 3–69）。

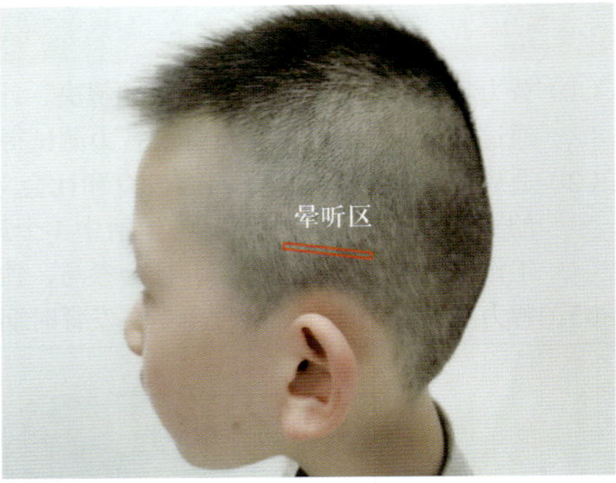

图 3–69 晕听区

视觉障碍者，加视区（图 3–70）。

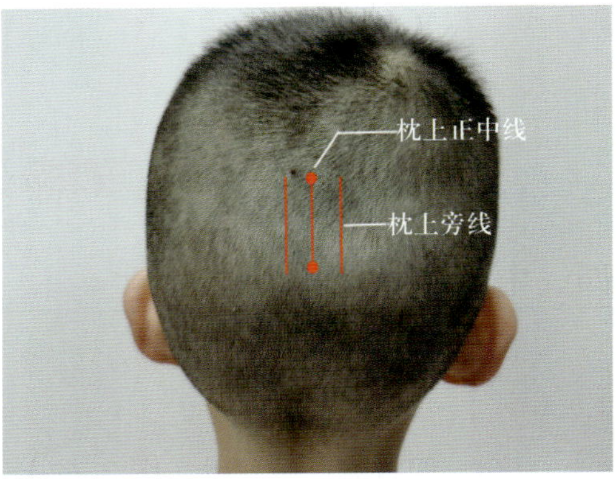

图 3–70 枕上正中线、枕上旁线

精神障碍者，加情感区（图 3–71）。
精细动作差者，加运用区（图 3–71）。

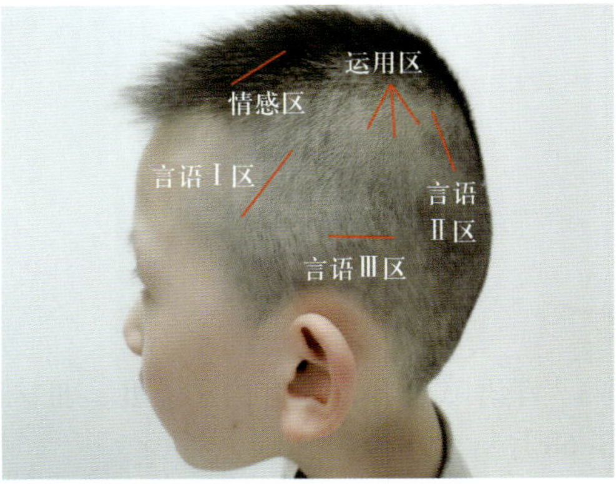

图 3–71 情感区、运用区

平衡协调差者，加脑三针（图 3–72）。

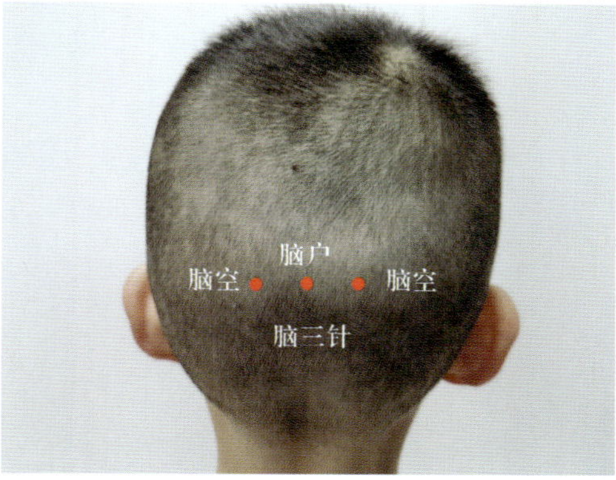

图 3–72 脑三针

表情淡漠、注意力不集中者，加定神针（图 3–73）。

方法

选 0.30 mm × 25 mm 规格毫针，快速进针，与头皮水平线呈 15° 角，快速捻转后留针 40 min。每日 1 次，每周 6 次，4 周为 1 个疗程。

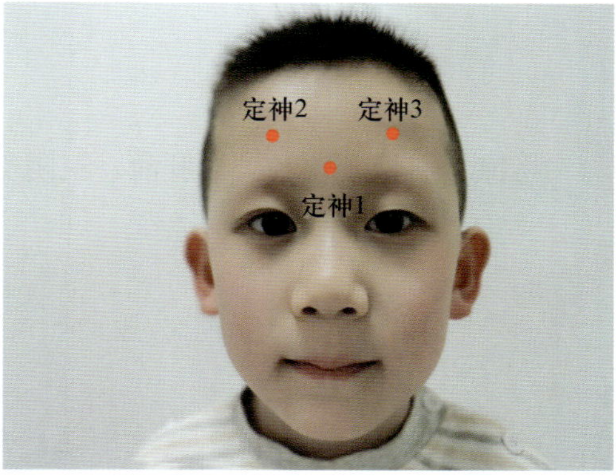

图 3–73 定神针

2. 体针疗法

主穴

心俞、肾俞、神门、足三里（图 3–74，图 3–75，图 3–76）。

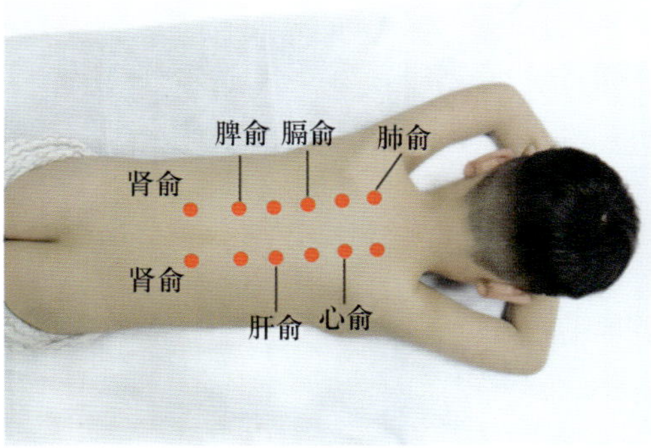

图 3–74 心俞、肾俞

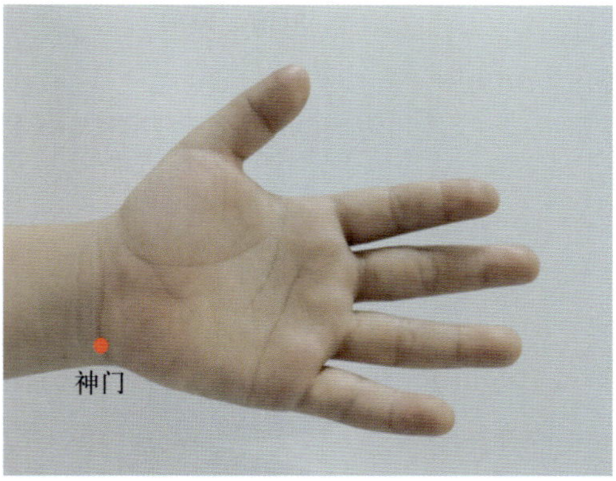

图 3–75 神门

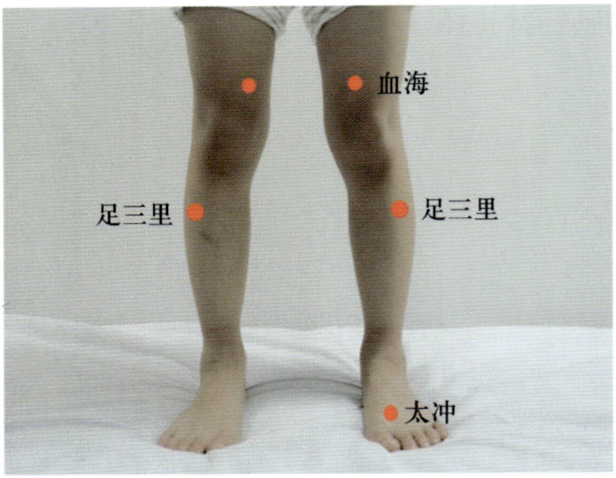

图 3-76　血海

配穴

易惊，筋骨痿软者，加肝俞、三阴交、悬钟（图 3-77，图 3-78，图 3-79）。

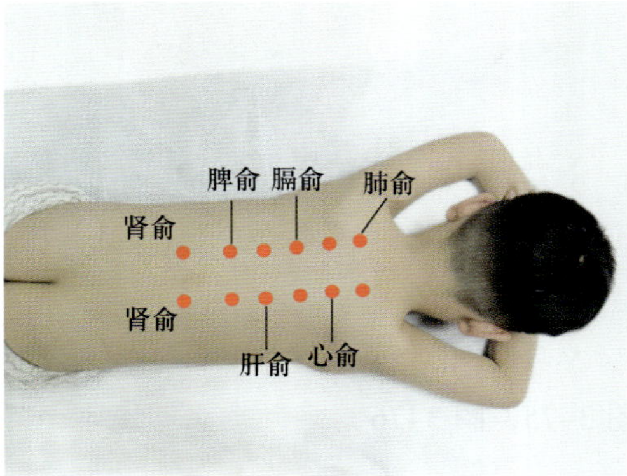

图 3-77　肝俞、肾俞

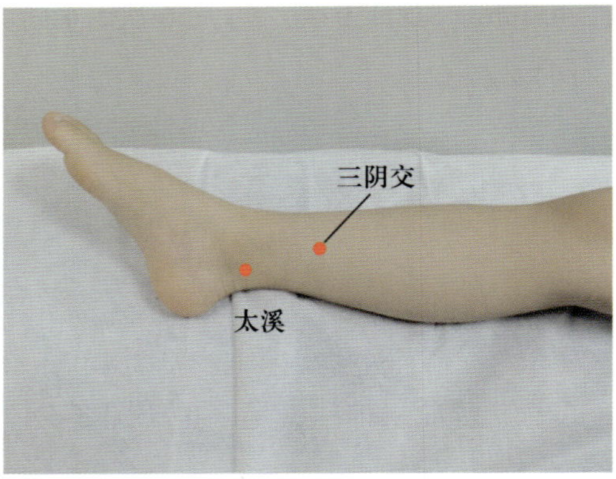

图 3-78　三阴交

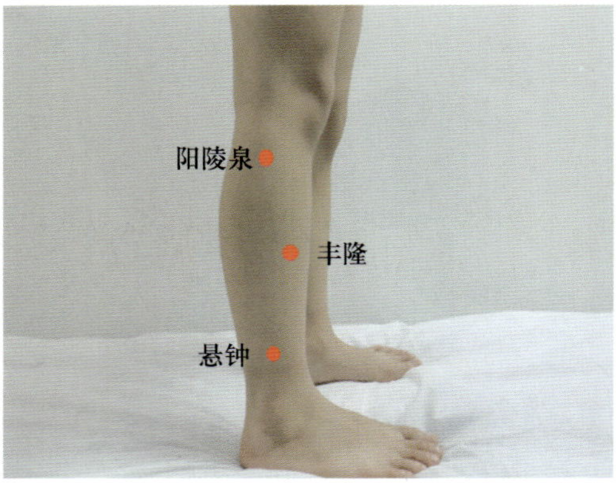

图 3-79　悬钟

口角流涎，吸吮、咀嚼无力，纳食欠佳者，加心俞、脾俞、神门、足三里（图 3–80）。

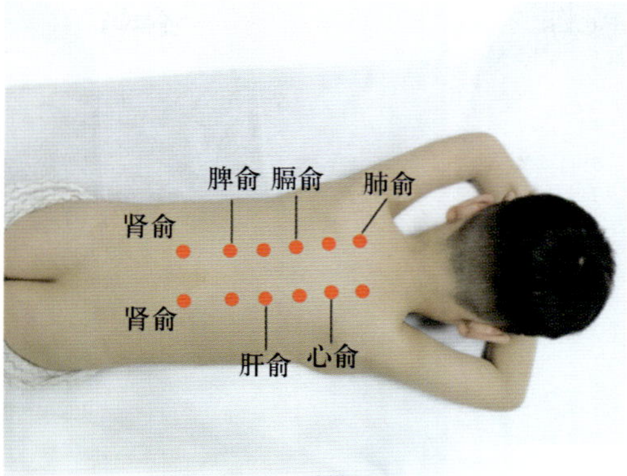

图 3–80　脾俞

口角流涎，喉间痰鸣，或有癫痫发作，舌体胖有瘀斑瘀点者，加膈俞、脾俞、丰隆、血海（图 3–81，图 3–82，图 3–83）。

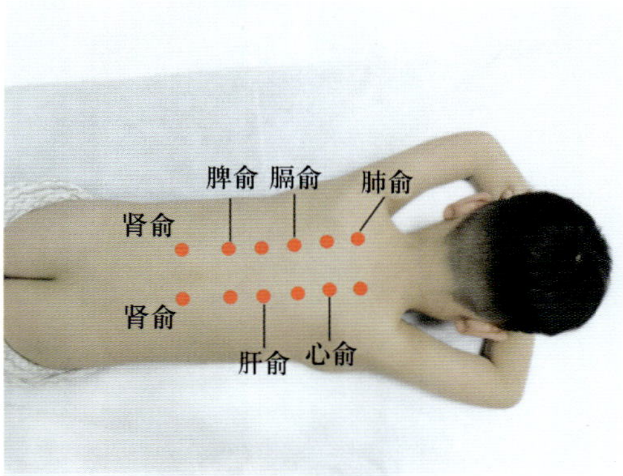

图 3–81　膈俞、脾俞

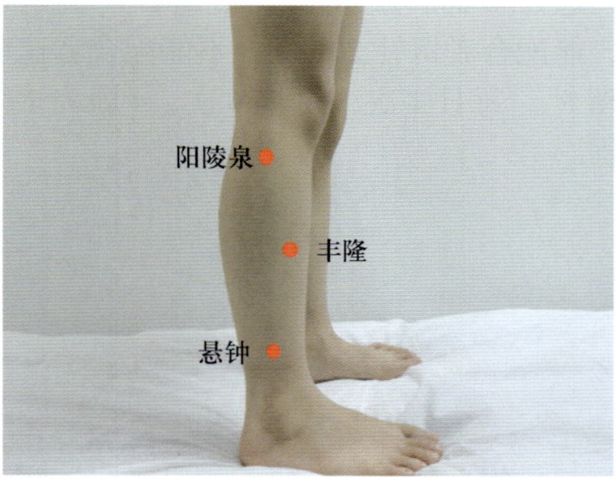

图 3–82　丰隆

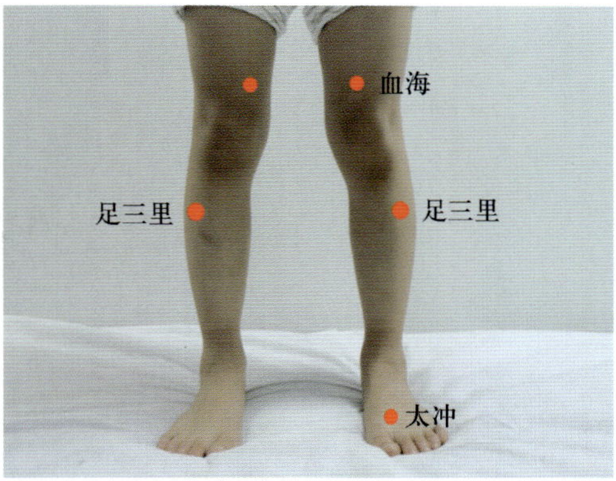

图 3–83　足三里、血海

咀嚼无力、流涎者，加颊车、地仓（图 3–84，图 3–85）。

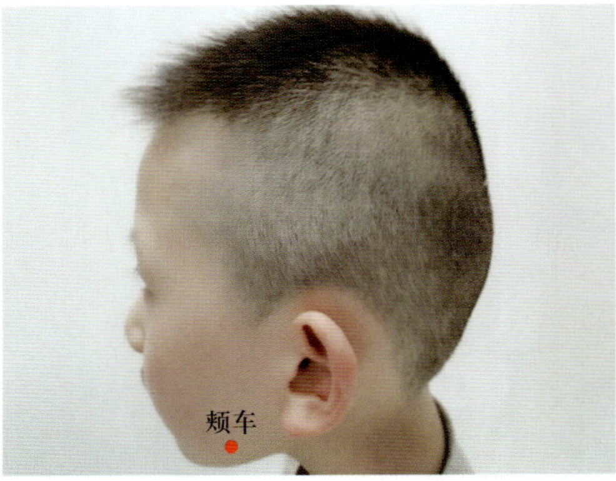

图 3–84 颊车

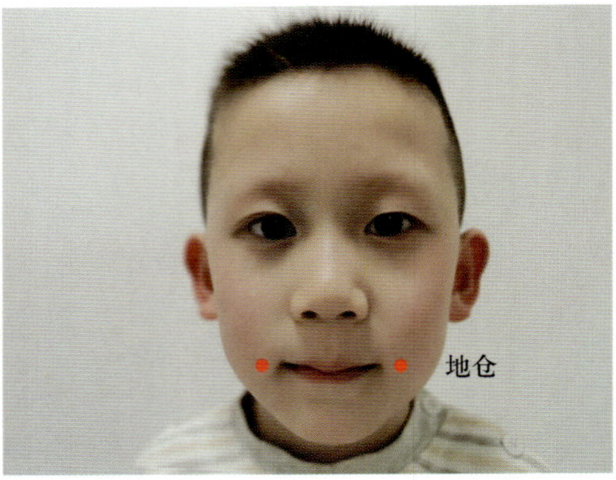

图 3–85 地仓

语言迟滞者，加廉泉、哑门（图 3–86，图 3–87）。

方法

选 0.30 mm × 25 mm 规格毫针，快速进针，能配合者留针 20 min，不能配合者速刺不留针，每日 1 次，每周 6 次，4 周为 1 个疗程。

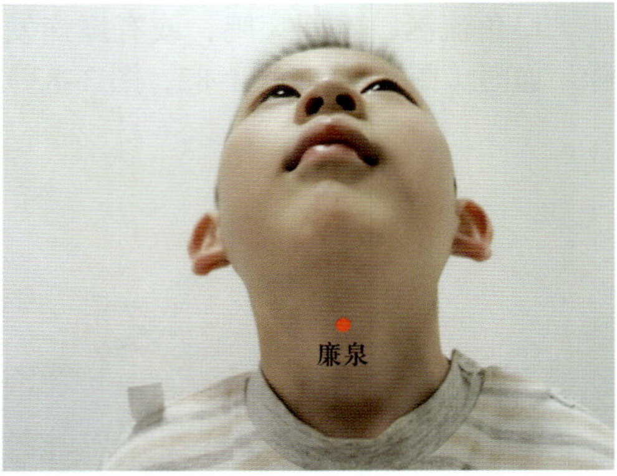

图 3–86 廉泉

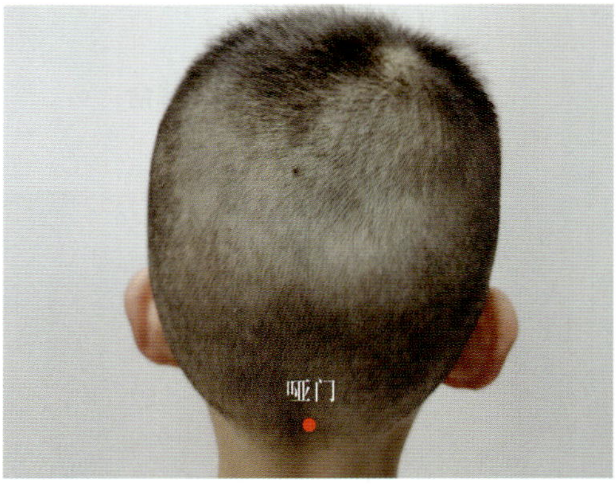

图 3–87 哑门

3. 耳穴贴压疗法

取穴

皮质下、脑干、心、肝、脾、肾（图3–88）。

方法

用王不留行籽贴压穴位，两耳交替，每次3~5穴，隔日换贴1次，10次为1个疗程。

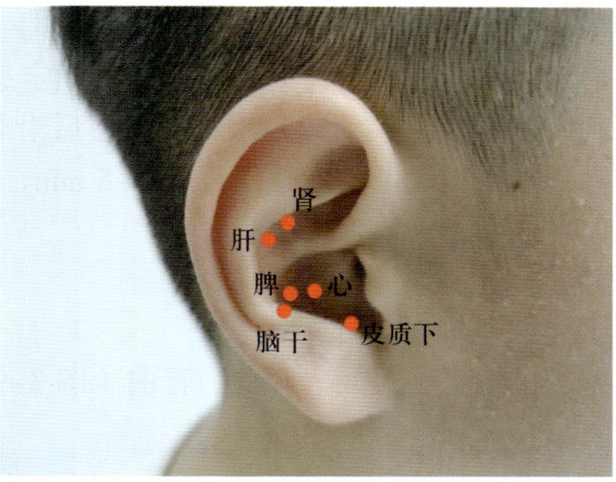

图3–88　耳穴

4. 穴位注射疗法

取穴

百会、四神聪、智三针（图3–89）。

药物

鼠神经生长因子。

方法

每穴注射药物0.5 ml，隔一日1次，10天1个疗程。间隔7~10天进行下一个疗程，连续3~4个疗程。

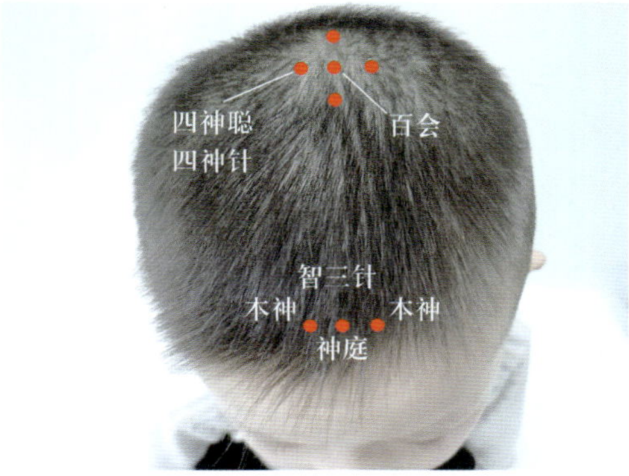

图3–89　百会、四神聪、智三针、神庭

5. 穴位埋线疗法

取穴

百会、四神聪、神庭、言语Ⅰ区、言语Ⅱ区、言语Ⅲ区（图3–89，图3–90）。

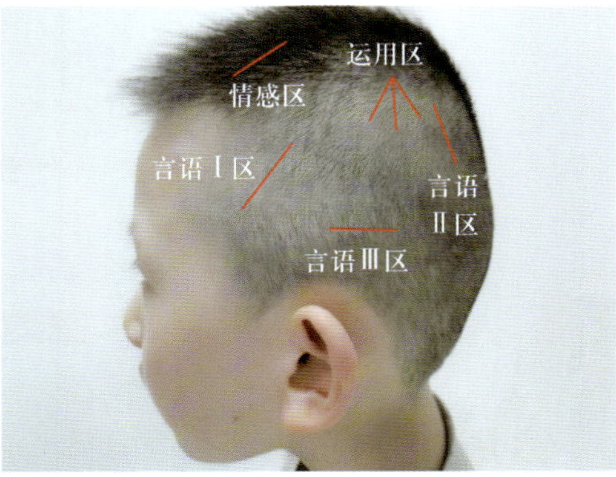

图3–90　言语Ⅰ区、言语Ⅱ区、言语Ⅲ区

方法

每次取穴 4~6 个，植入线体选取多股编织结构聚乙醇酸（PGA）缝线（4–0，长 1.5 cm）。将 PGA 缝线穿入一次性注射针头（7 号），1/3 线体留在针尖外。患者取坐位，常规皮肤消毒，医者右手持注射针头，左手固定患者头部，针尖楔形面与头皮呈 60° 夹角，快速刺入皮下，针尖到达帽状腱膜下层后沿刺激区快速推进到相应的深度后边旋转针体边退针，然后用无菌棉球按压针孔 3~5 min，预防出血。每周 1 次，3 周为 1 个疗程，疗程间休息 2 周，共治疗 3 个疗程。

6. 灸法

取穴

足三里、关元、脾俞、肾俞（图 3–91，图 3–92，图 3–93）。

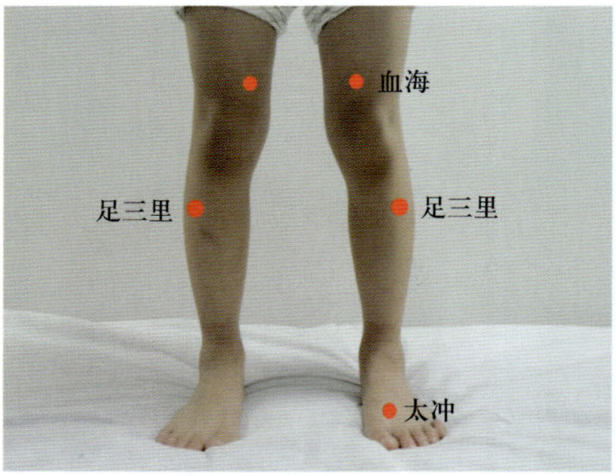

图 3–91 足三里

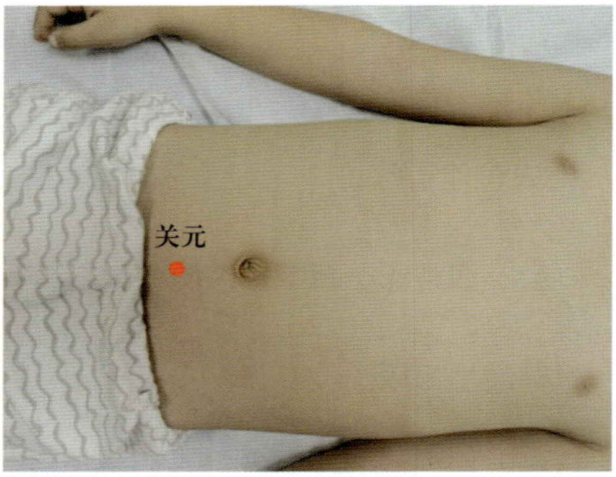

图 3–92 关元

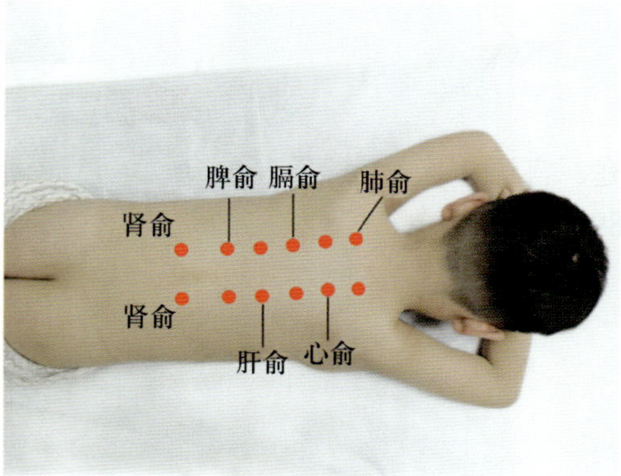

图 3–93 肾俞、脾俞

方法

每次选穴 2~4 个，每次 20 min，每日 1 次，3~4 周为 1 个疗程。

7. 推拿疗法

主穴

百会、四神聪、肝俞、肾俞、心俞、脾俞（图 3-94，图 3-95）。

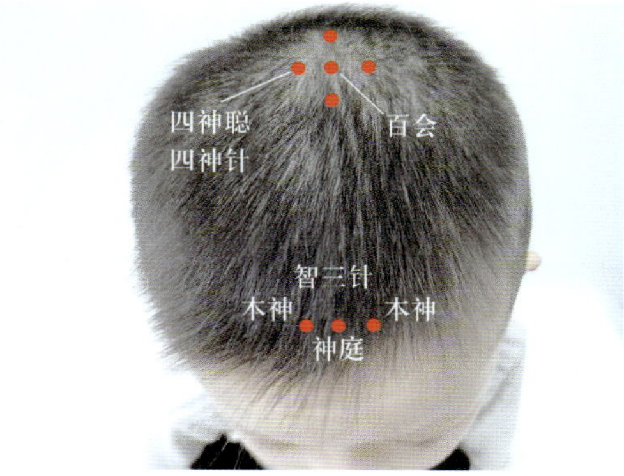

图 3-94 百会、四神聪

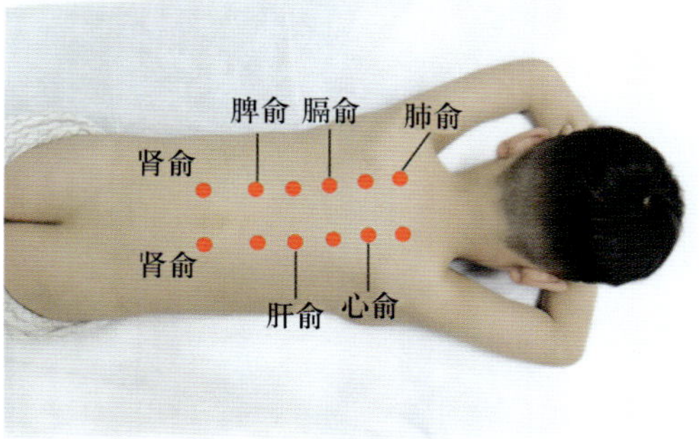

图 3-95 肝俞、肾俞、心俞、脾俞

配穴

易惊，筋骨痿软者，加穴位点按阳陵泉、悬钟、太溪、太冲（图 3-96，图 3-97，图 3-98）。

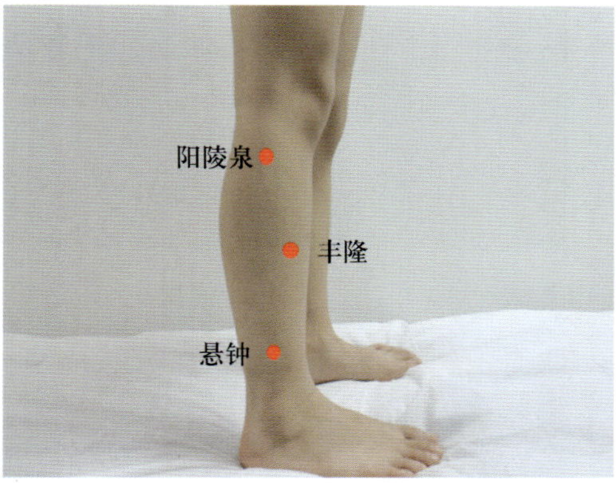

图 3-96 阳陵泉、悬钟

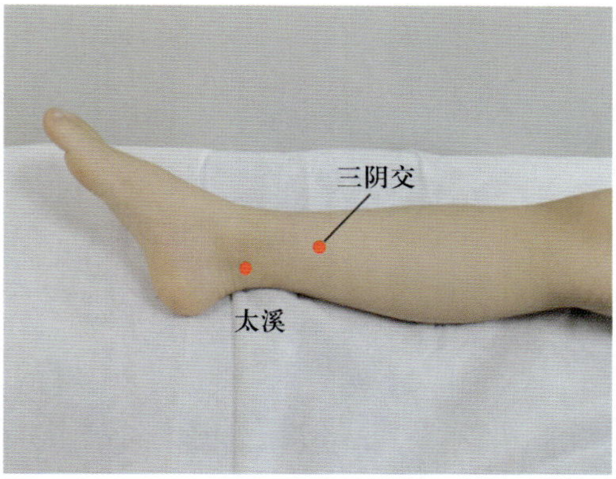

图 3-97 太溪

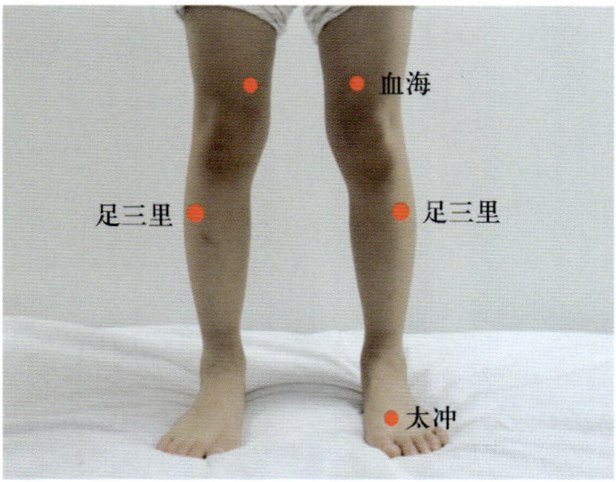

图 3-98 太冲

语言发育落后者，加哑门、通里、廉泉（图 3–99，图 3–100，图 3–101）。

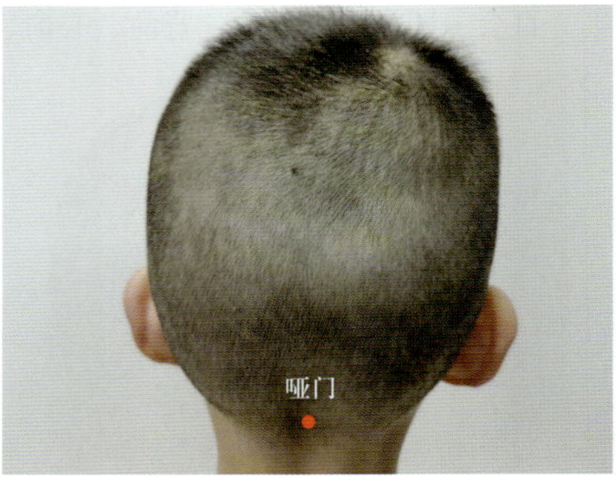

图 3–99 哑门

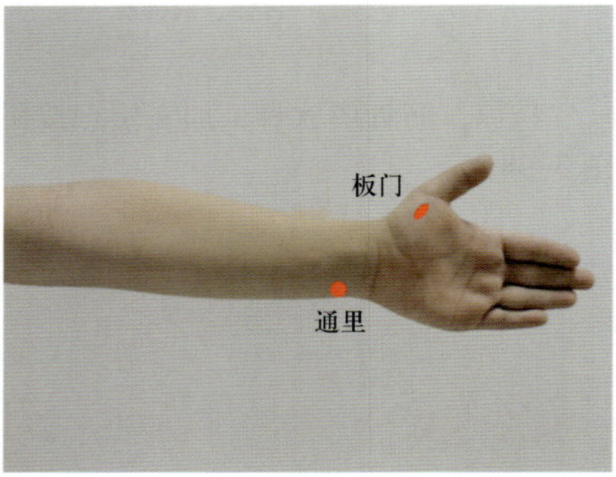

图 3–100 通里

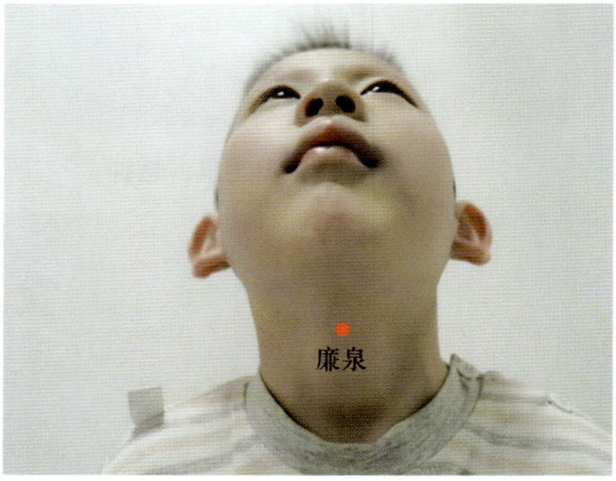

图 3–101 廉泉

流涎者，加地仓、颊车（图 3-102，图 3-103）。循经推按：足太阳膀胱经（承扶至昆仑）（图 3-104），足少阳胆经（环跳至悬钟）（图 3-105）。

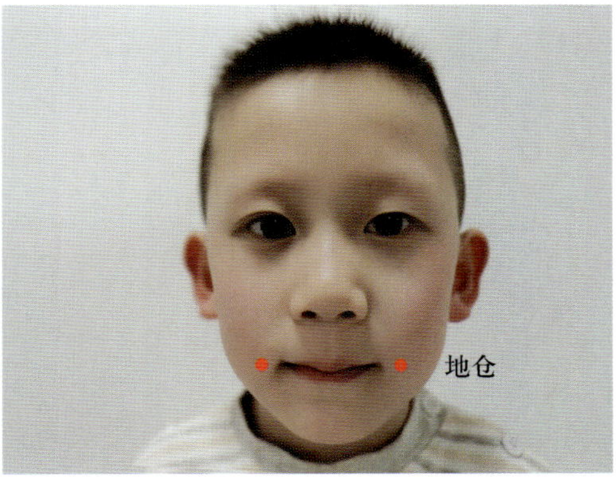

图 3-102　地仓

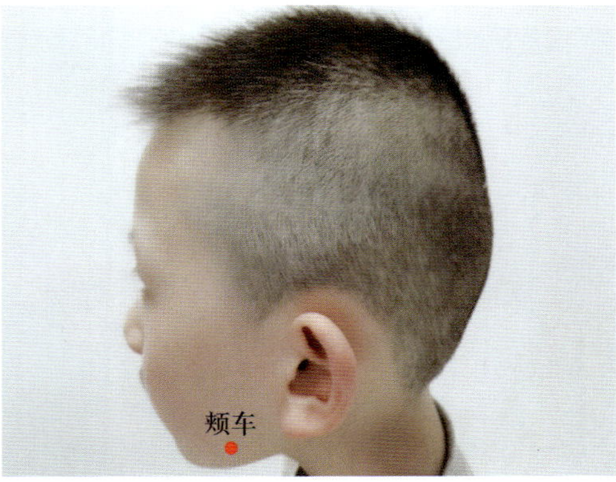

图 3-103　颊车

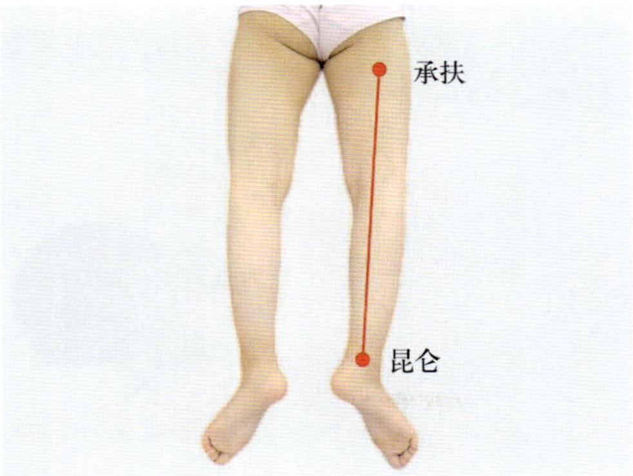

图 3-104　足太阳膀胱经

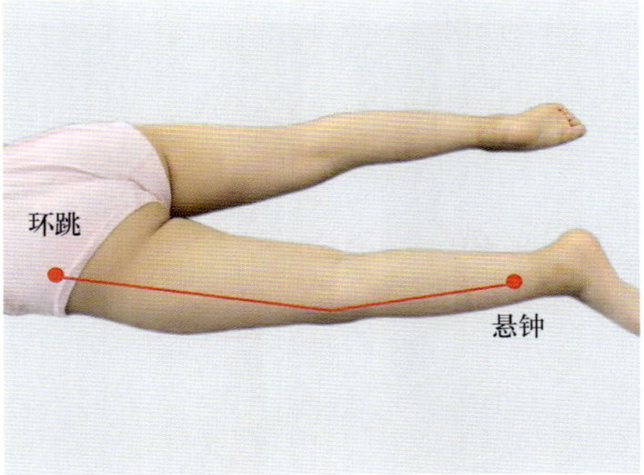

图 3-105　足少阳胆经

口角流涎，吸吮、咀嚼无力，纳食欠佳者，穴位点按板门、三阴交、足三里（图3-106，图3-107，图3-108）。循经推按：督脉（大椎至长强）（图3-109），足阳明胃经（髀关至解溪）（图3-110）。

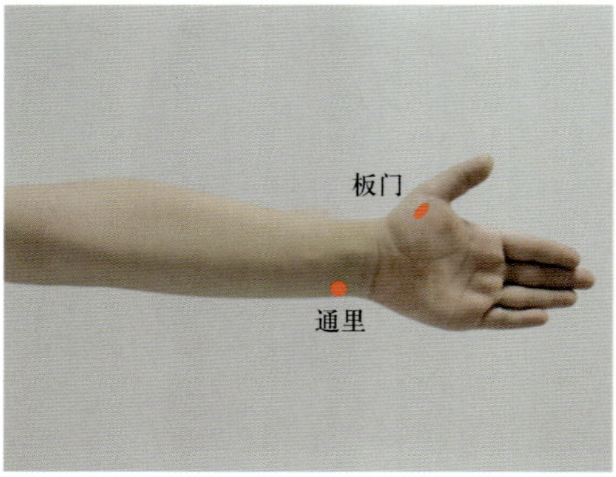

图3-106 板门

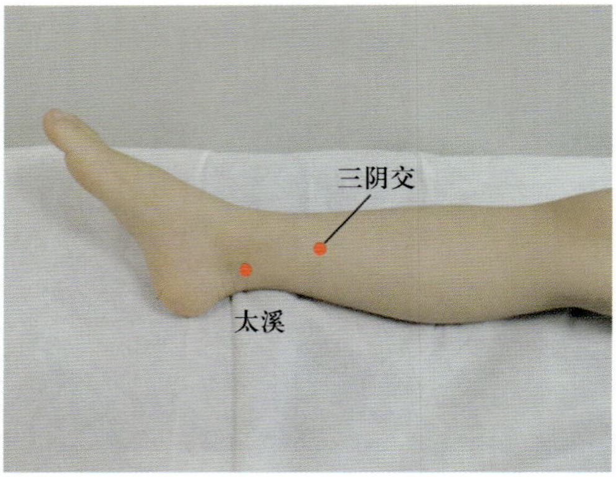

图3-107 三阴交

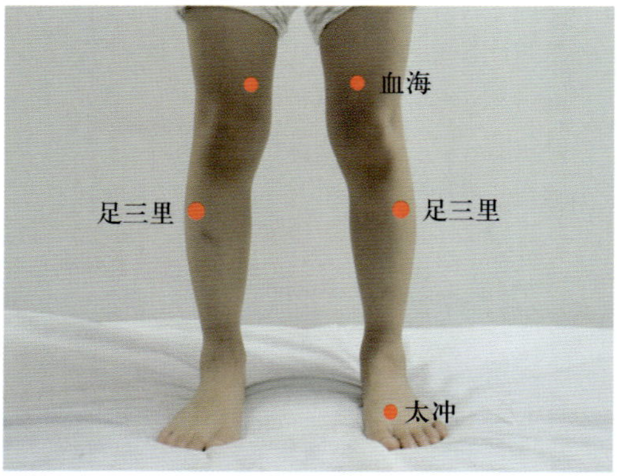

图3-108 足三里

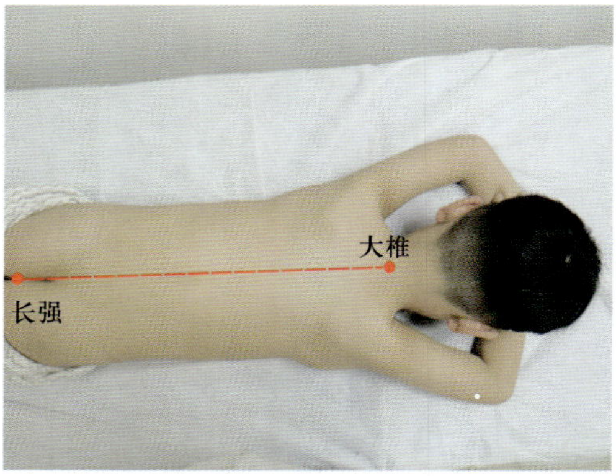

图3-109 督脉（大椎至长强）

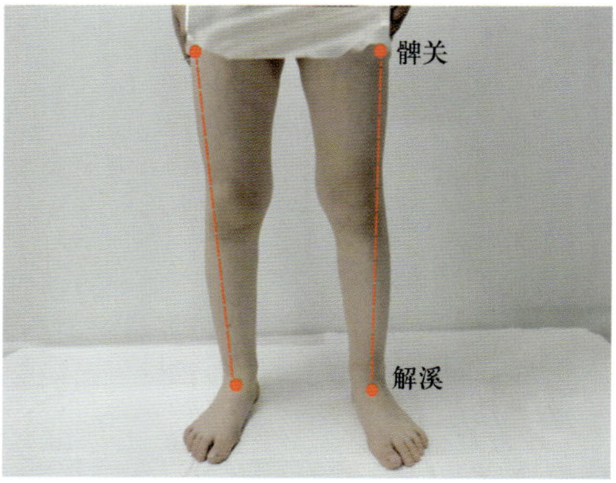

图3-110 足阳明胃经（髀关至解溪）

口角流涎，喉间痰鸣，或有癫痫发作，舌体胖有瘀斑瘀点者，穴位点按足三里、血海、阴陵泉、丰隆、膈俞、肺俞（图 3-111，图 3-112，图 3-113，图 3-114）。

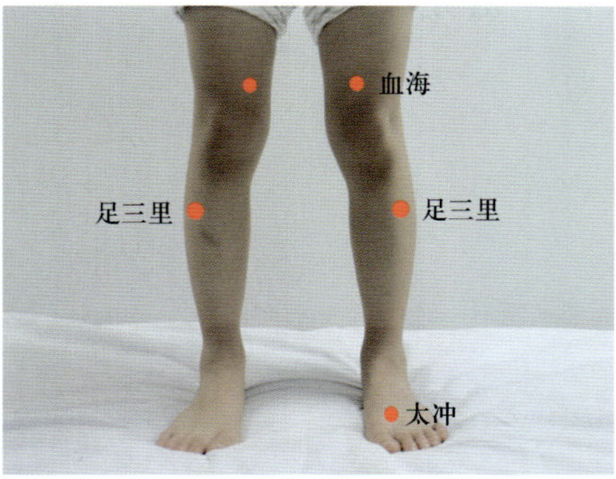

图 3-111　足三里、血海

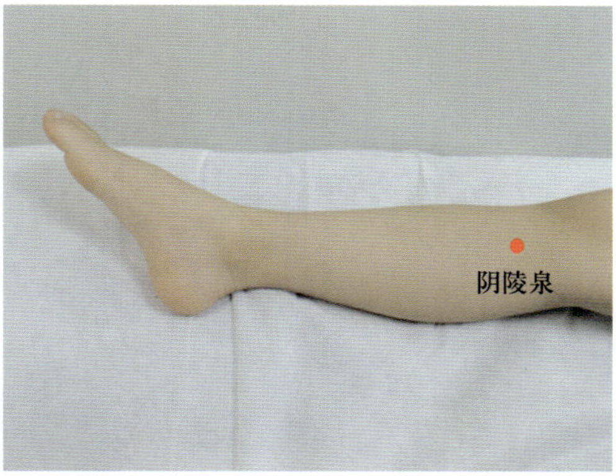

图 3-112　阴陵泉

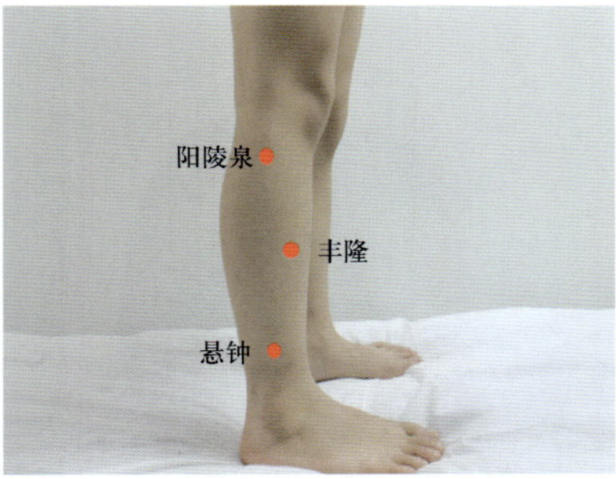

图 3-113　丰隆

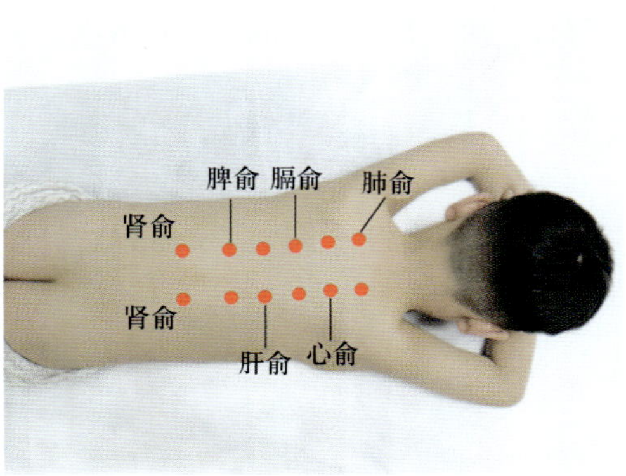

图 3-114　膈俞、肺俞

听力障碍者，加听宫、听会（图 3-115）。

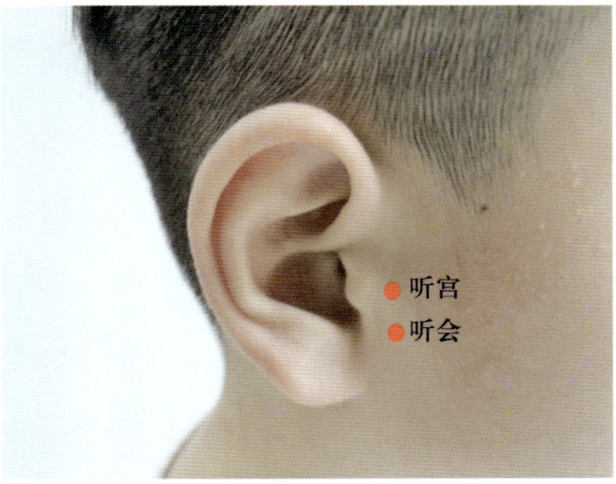

图 3-115　听宫、听会

语言謇涩者，加廉泉（图 3–116）。

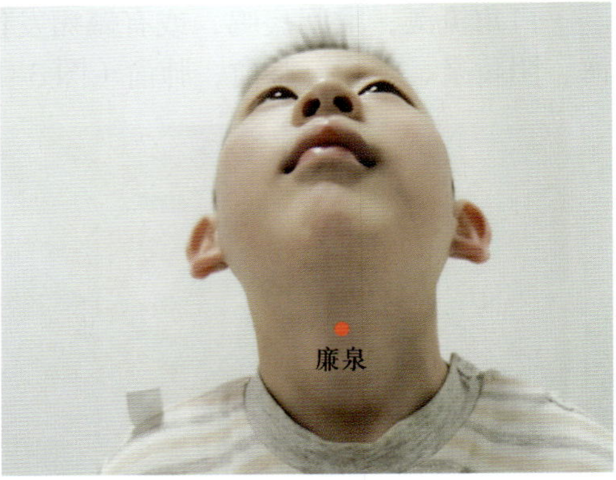

图 3–116　廉泉

口角流涎者，加地仓、颊车（图 3–117，图 3–118）；循经推按：足阳明胃经（髀关至解溪）（图 3–119），手太阴肺经（云门至鱼际）（图 3–120）。

每日 1 次，每次 40 min，每周 6 次。

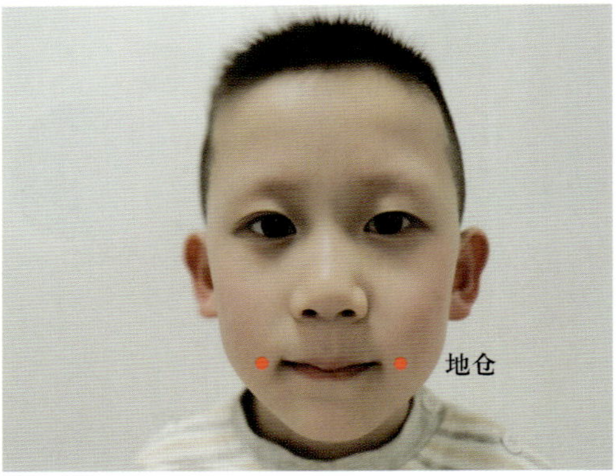

图 3–117　地仓

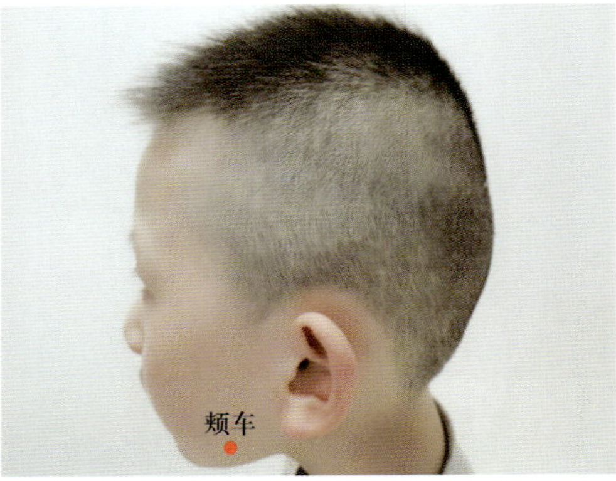

图 3–118　颊车

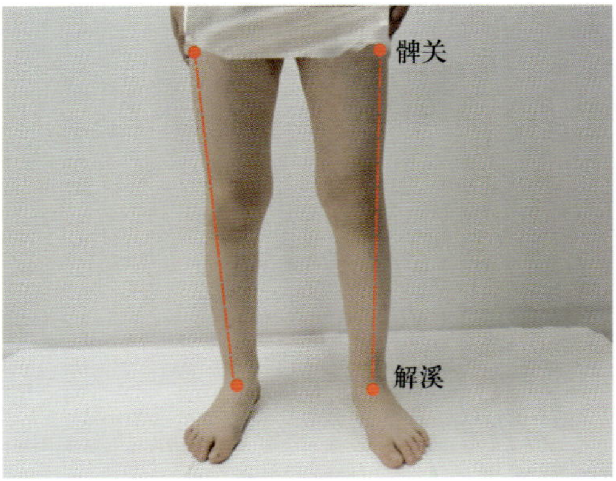

图 3–119　足阳明胃经

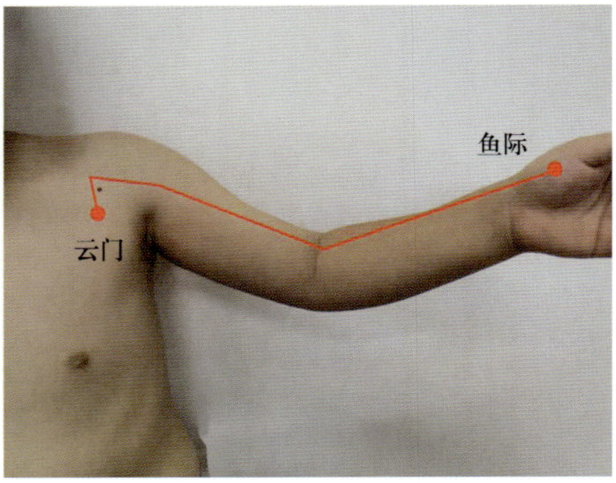

图 3–120　手太阴肺经

五、饮食调护

智力障碍儿童先天不足，脏腑虚损，脑髓失养，平素可服用具有健脑益智作用的药膳调理（表 3-6）。

表 3-6 智力障碍患者的常用药膳

食材	枸杞、猪骨髓、猪心、芝麻、红枣、龙眼、茯神、益智仁、山药、芡实、远志、紫河车等
药膳	猪骨髓甲鱼汤、胡桃首乌炖猪脑、桂圆莲枣粥等

（李恩耀）

参考文献

[1] 陈秀洁．儿童运动障碍和精神障碍的诊断与治疗．北京：人民卫生出版社，2009：636-664.
[2] 王华，杜元灏．针灸学．北京：中国中医药出版社，2012：314-315.
[3] 汪受传，虞坚尔．中医儿科学．北京：中国中医药出版社，2012：212-217.
[4] 林栋，刘小毅，王淑芝，等．基于辨经选穴论治对针灸治疗精神发育迟滞的古今文献比较分析．中国针灸学会针灸文献专业委员会 2014 年学术研讨会，2014-11-01：142-149.
[5] 马延菊，刘振寰．针灸治疗儿童精神发育迟滞的研究进展．中华中医药学会儿科分会第三十次学术大会，2013-10-25：429-430.
[6] 周陶成，童光磊，梁栋，等．靳三针联合“通督调神”针刺治疗儿童智力障碍临床及机制研究．中国针灸，2021，41（07）：751-755.

第三节 语言障碍

一、概述

语言障碍（language disorder）指在理解与（或）使用口语、书面语言或其他符号系统时有困难，语言发育偏离了正常的顺序，主要表现为理解性语言障碍、表达性语言障碍及交流性语言障碍。语言障碍可单独发生，也可伴随其他障碍，如孤独症谱系障碍、脑瘫、听力及智力障碍。2~5 岁儿童语言障碍患病率为 5%~12%。语言障碍对儿童认知功能、社交、心理发育及情绪行为等各方面均有影响，进入学龄期后，严重影响儿童的学业和升学率。

中医学把语言障碍归属于“语迟”范畴。病位主要在心、脑，与脾、肾关系密切。病性属虚证。先天不足，后天失养，心气、心血不足，肾精亏虚，心肾失养，髓海不充，发为语迟。常见证型有：心血不足证、心气不足证、肾精亏虚证、脾胃虚弱证。

二、病因

西医学认为语言发育障碍是一个复杂的问题，可能由发音器官、听力、智力或者大脑功能障碍所致，同时也与环境因素密切相关，神经心理因素也是引起语言障碍的诱因之一（表 3–7）。

表 3–7　语言障碍的病因

（1）神经系统疾病

智力障碍、脑性瘫痪、脑发育不良、后天脑外伤如脑炎等所致语言发育延迟以及发育性语言困难

（2）听力损伤

听觉是语言感知的重要途径，先天性听觉障碍或由于病变、中毒等因素损伤听觉器官，使患儿只能发声而不会讲话

（3）精神类疾病

孤独症谱系障碍、焦虑症等

（4）长期营养缺乏或患有消耗性疾病

患儿喂养失当、发育迟缓，或因中枢发育迟缓，使患儿出现失语，或者语言功能差于同龄健康儿童

（5）环境因素

发育早期脱离语言环境如家长缺乏与孩子的语言交流、语言环境剥夺、遭受虐待或忽视。因缺乏语言刺激，无法学习和发展语言

三、诊断

美国《精神障碍诊断与统计手册》第 5 版（DSM–5）中关于语言障碍的诊断标准见表 3–8。

表 3–8　语言障碍的诊断标准

1. 症状始于发育早期
2. 因理解或表达缺陷而在说、写、肢体语言及其他形式上出现语言获得和使用持续困难
   ①词汇量少（词语理解和使用方面）
   ②句子结构受限（根据语法和形态学，将词语组成句子）
   ③叙述缺陷（使用词汇和句子解释或描述一系列事件或对话能力）
3. 语言能力实质上低于年龄所期望水平，导致沟通、社会参与、学业成就或职业工作出现上述单一或多方面功能限制
4. 非听力或其他感觉损伤、运动障碍、其他医学或神经疾病；也非智力障碍（智力发育障碍）或全面发育迟缓导致的上述缺陷

语言障碍诊断流程见图 3–121。

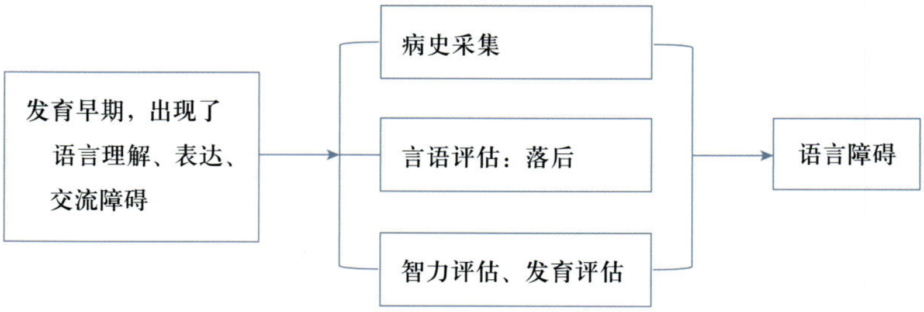

图 3–121　**语言障碍诊断流程**

四、中医外治疗法

1. 头针疗法

主穴

神庭、四神针、脑户（图 3–122，图 3–123）。

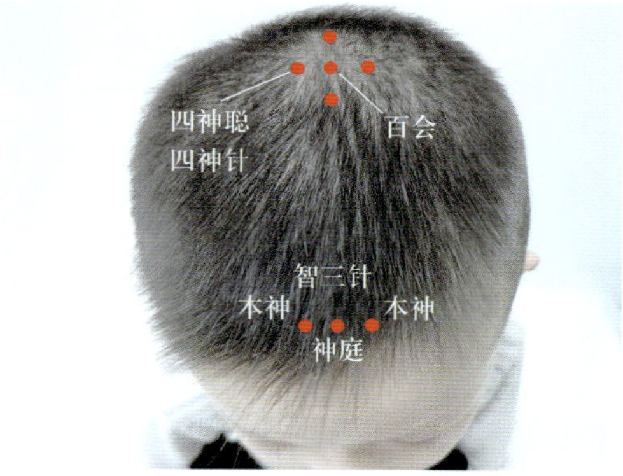

图 3–122　神庭、四神针

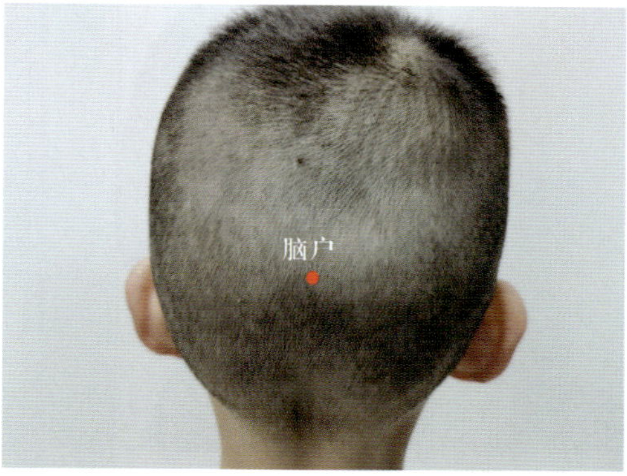

图 3–123　脑户

配穴

伴智力障碍者，加智三针（图 3–124）。

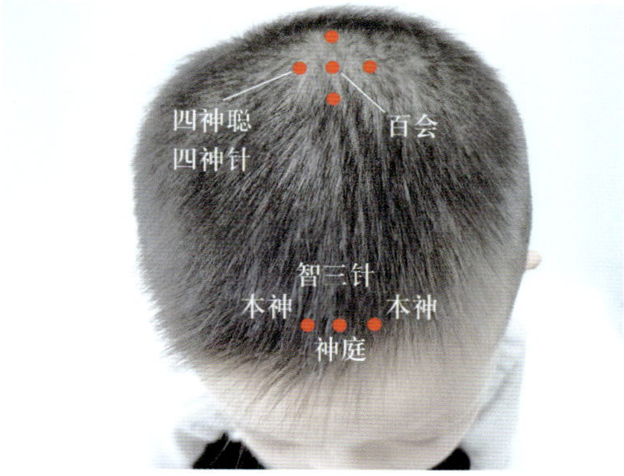

图 3–124　智三针

伴听力障碍者，加听宫（图 3–125）。

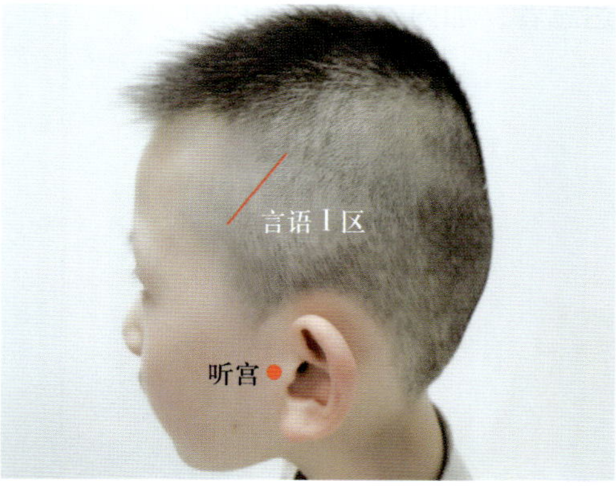

图 3–125　听宫

伴构音障碍者，加言语Ⅰ区、廉泉、颊车（图 3–126，图 3–127，图 3–128）。

方法

选 0.30 mm × 30 mm 规格毫针，平刺，快速进针，留针 30 min。每日 1 次，每周 6 次，4 周为 1 个疗程。

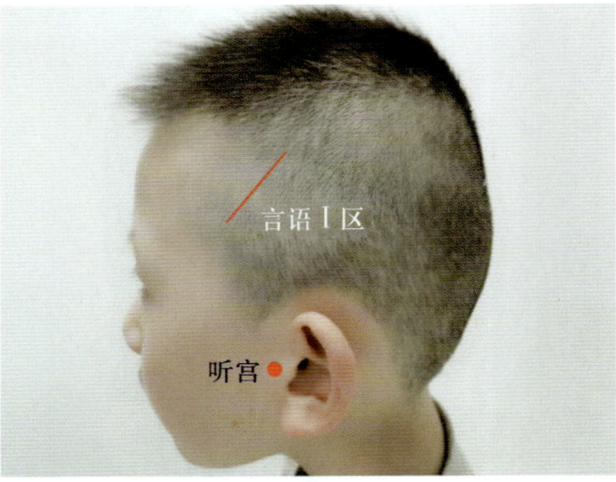

图 3–126 言语Ⅰ区

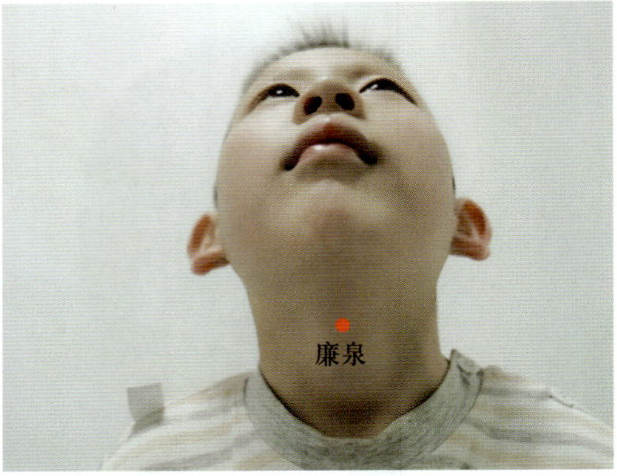

图 3–127 廉泉

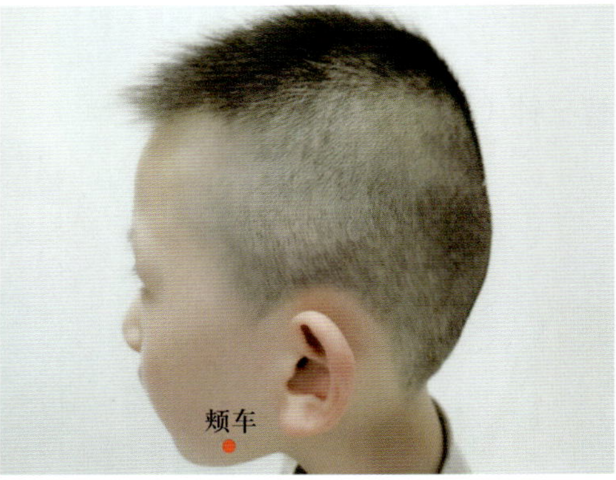

图 3–128 颊车

2. 体针疗法

伴言语迟缓或语音不清晰，漏词，词不达意者，加内关（图 3–129）。

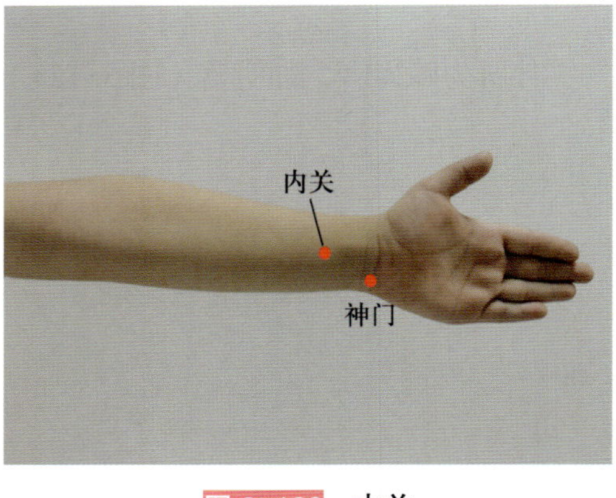

图 3–129 内关

伴吐舌、弄舌、流口水、面色黄者，加脾俞、胃俞、中脘、天枢（图 3–130，图 3–131）。

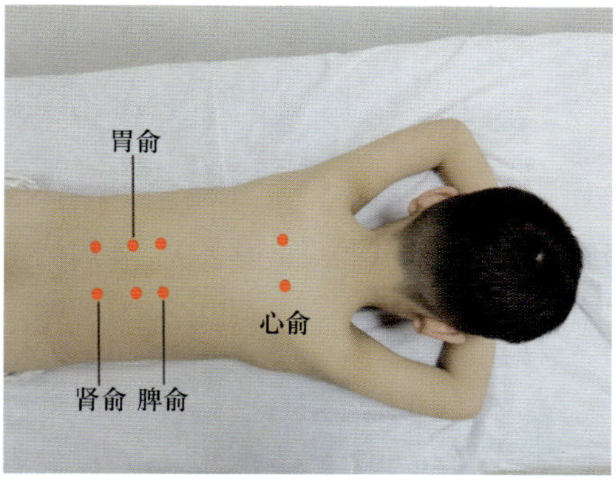

图 3–130　胃俞、脾俞

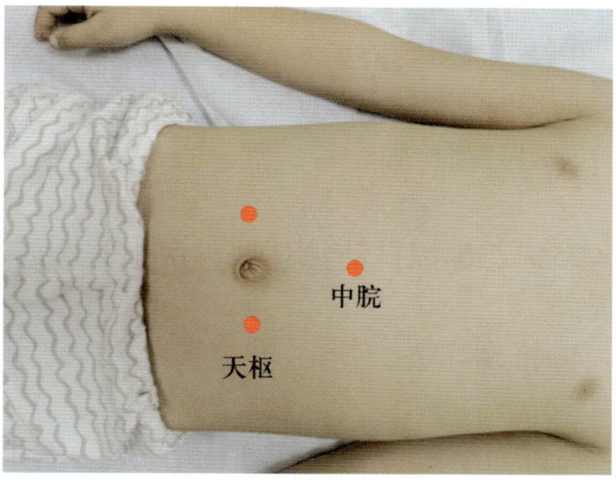

图 3–131　中脘、天枢

伴理解障碍者，加太溪（图 3–132）。

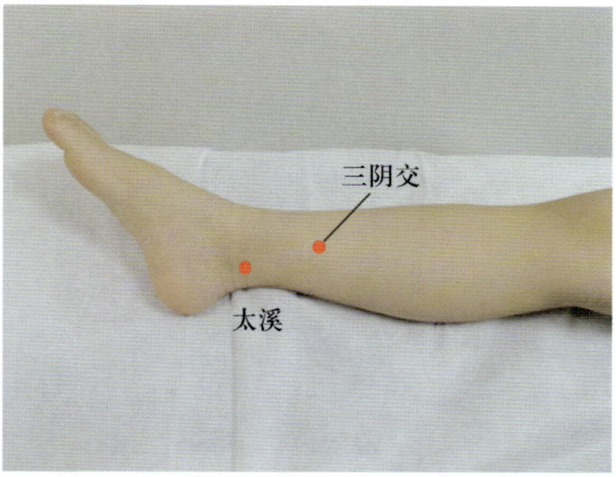

图 3–132　太溪

伴语调异常者，自言自语者，加内劳宫（图 3–133）。

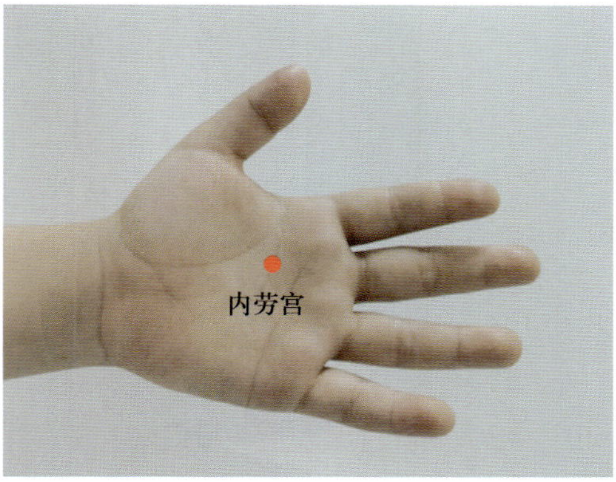

图 3–133　内劳宫

方法

选 0.30 mm × 30 mm 规格毫针，直刺，快速进针，留针 30 min。每日 1 次，每周 6 次，4 周为 1 个疗程。

3. 耳穴贴压疗法

取穴

神门、额、脾、胃、肾、心、舌。

方法

75% 乙醇擦拭清洁耳部，用小磁珠或王不留行籽贴压穴位，1 周 2 次，4 周为 1 个疗程。

4. 推拿疗法

基本处方

摩振百会、摩四神聪 3 min，点揉廉泉穴、哑门穴 2 min，鸣天鼓 48 次，捣小天心 120 次，揉通里穴 1~3 min，掐揉人中与承浆 120 次（图 3–134，图 3–135，图 3–136，图 3–137，图 3–138）。

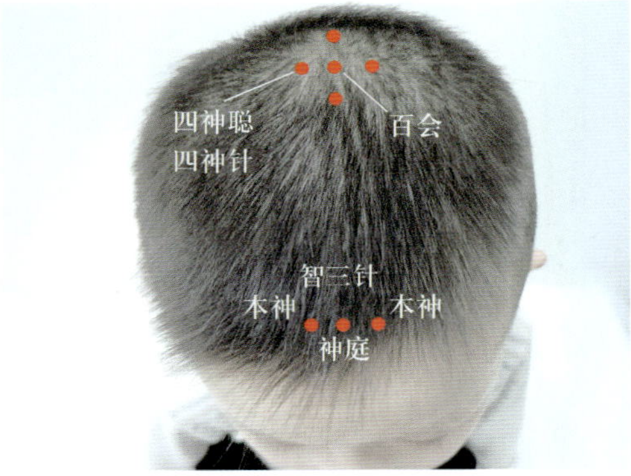

图 3–134 百会、四神聪

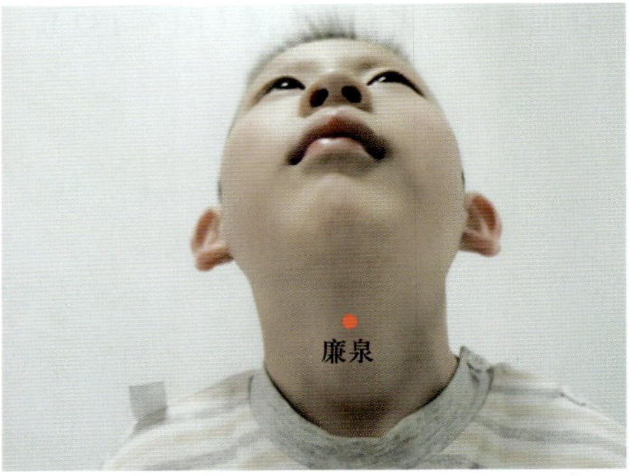

图 3–135 廉泉

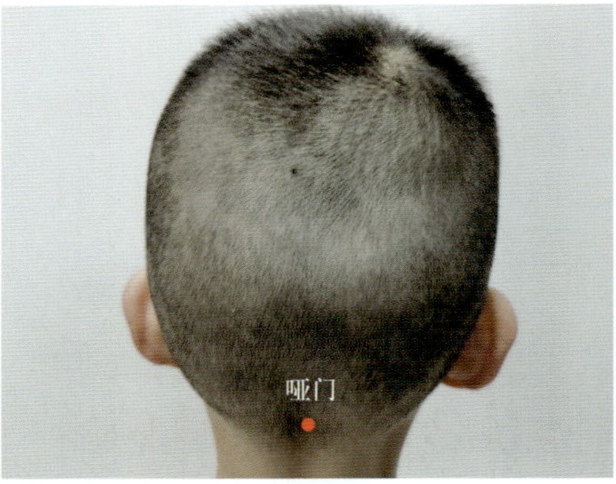

图 3–136 哑门

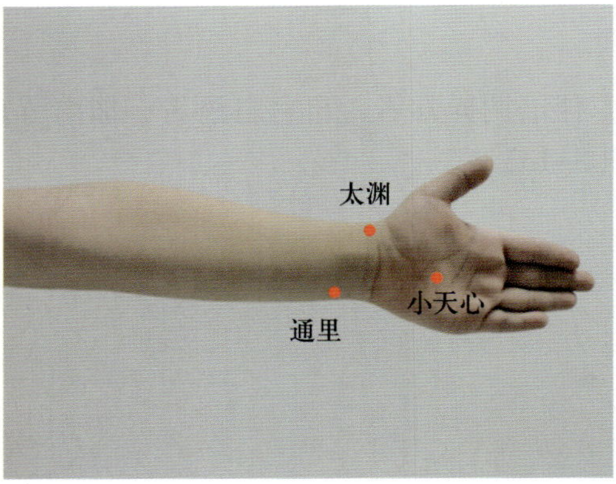

图 3–137 小天心、通里

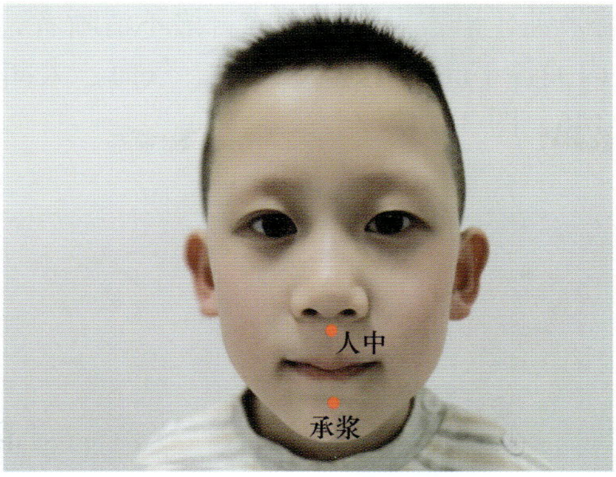

图 3-138　人中、承浆

随证加减

伴有面白少华，语言迟钝，精神呆滞，智力障碍者，基本方加按揉心俞、脾俞各 1~3 min，揉足三里 1~3 min，揉膻中 1~3 min，捏脊 5~7 遍（图 3-139，图 3-140，图 3-141，图 3-142）。

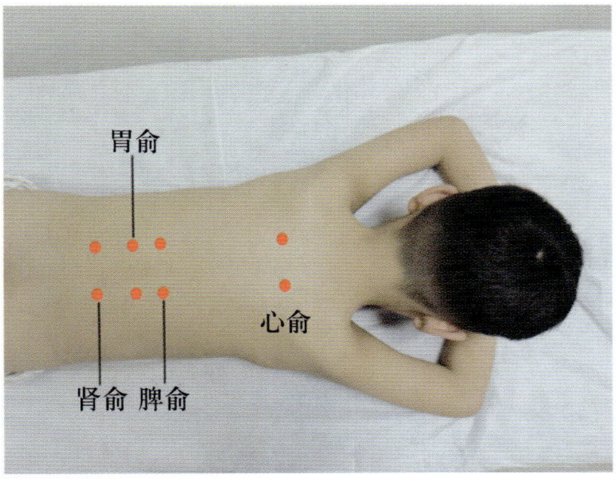

图 3-139　心俞、脾俞

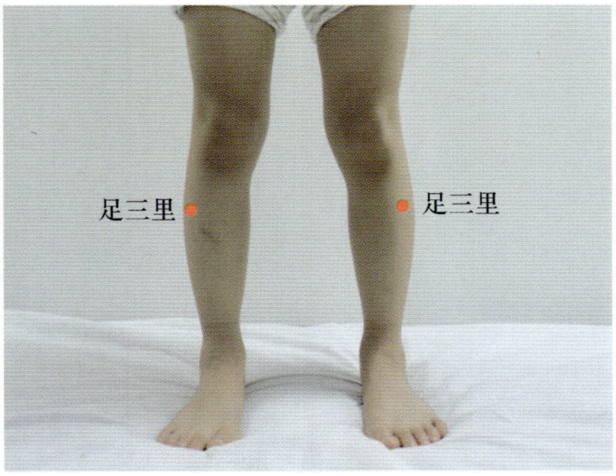

图 3-140　足三里

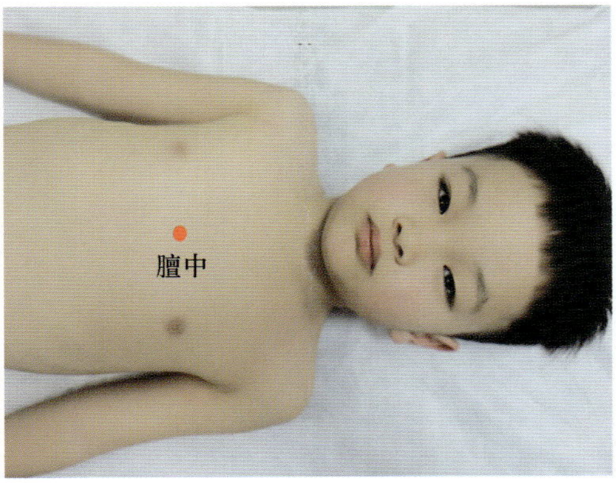

图 3-141　膻中

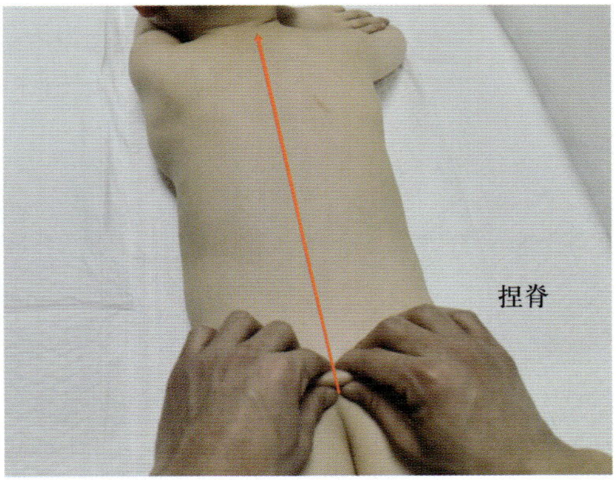

图 3-142　捏脊

伴有少气无力，神情呆钝，语言发育迟缓或言语不清晰者，基本方加按揉心俞、脾俞各 1 min，点按神门、内关各 1 min，按揉足三里、气海、太渊各 1 min（图 3–143，图 3–144，图 3–145，图 3–146，图 3–147）。

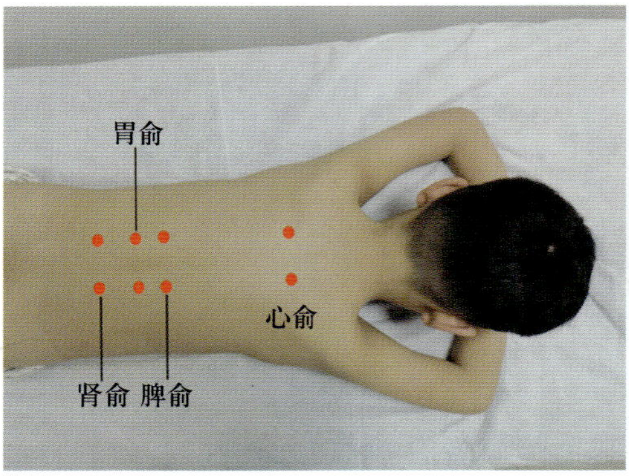

图 3–143 脾俞、心俞

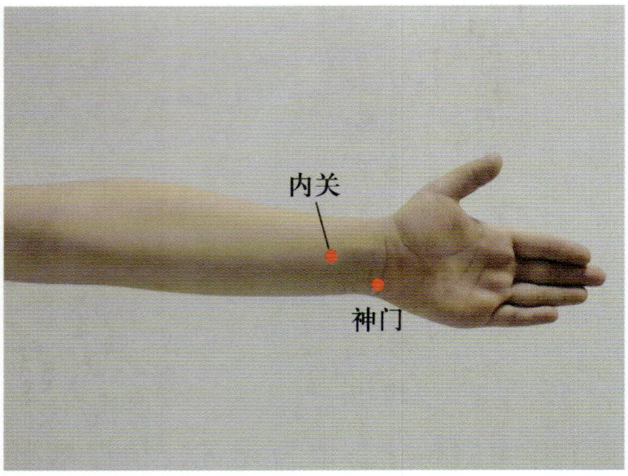

图 3–144 神门、内关

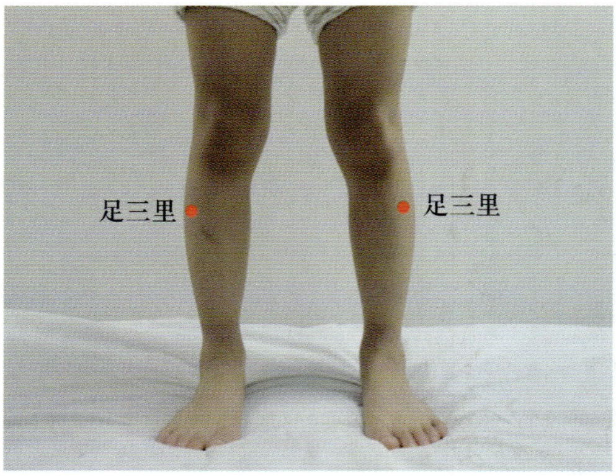

图 3–145 足三里

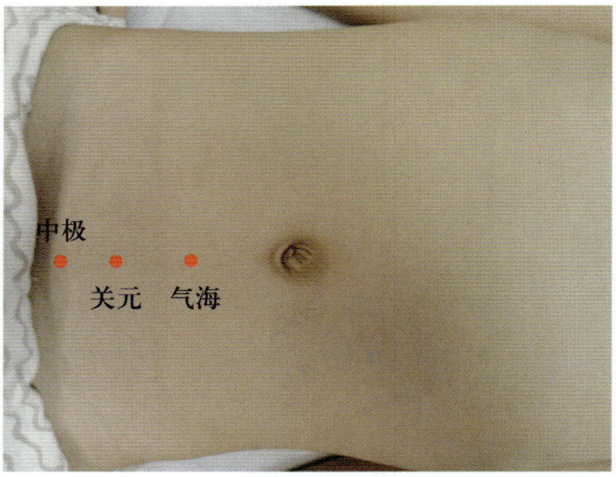

图 3–146 气海

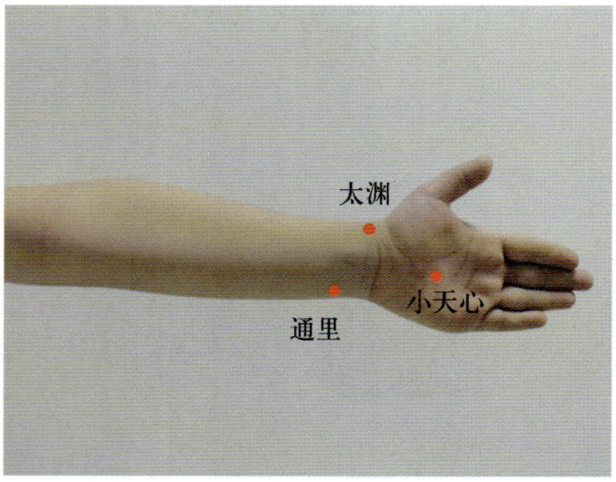

图 3–147 太渊

伴有生长发育缓慢，失语或言语含混不清，反应迟钝者，基本方加点揉肾俞、太溪、关元、中极各 2 min，揉三阴交、涌泉各 2 min（图 3-148，图 3-149，图 3-150，图 3-151）。

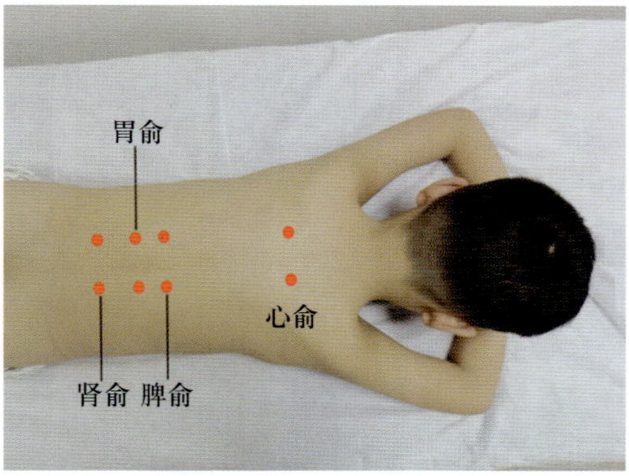

图 3-148　肾俞、脾俞、胃俞

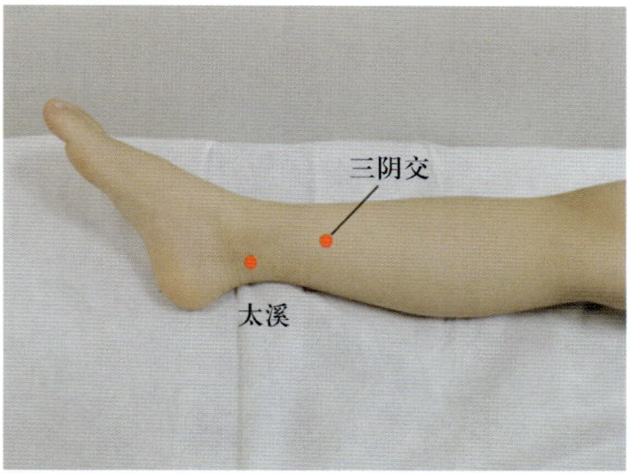

图 3-149　太溪、三阴交

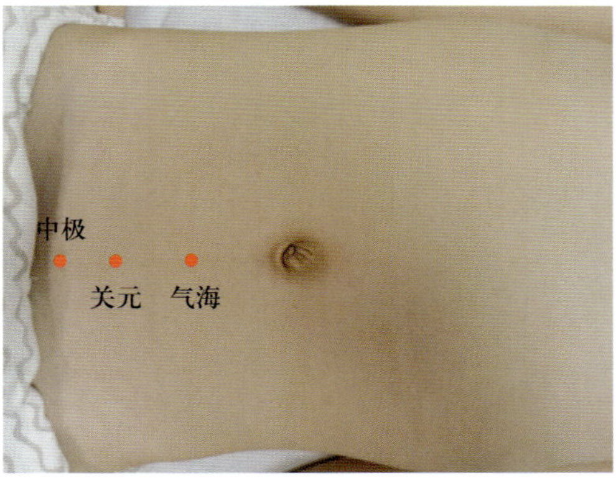

图 3-150　关元、中极

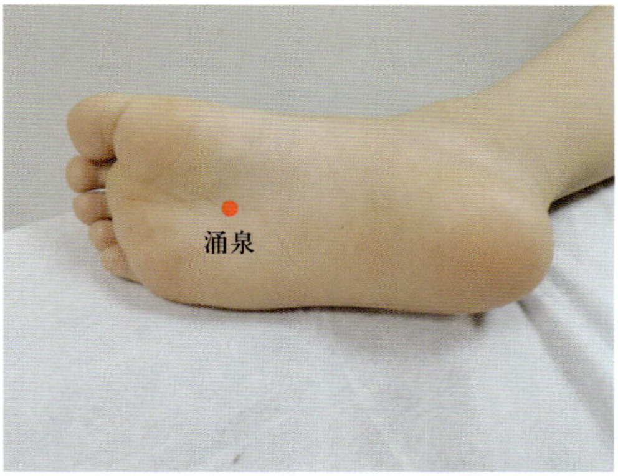

图 3-151　涌泉

伴有发声困难或言语含混不清，精神倦怠，少气懒言，面色萎黄，肌肉消瘦，纳差便溏者，基本方加按脾俞、胃俞、肾俞、中脘、足三里各 1 min，顺摩腹 480 次，捏脊 5~7 遍（图 3-148，图 3-152，图 3-153，图 3-154，图 3-155）。

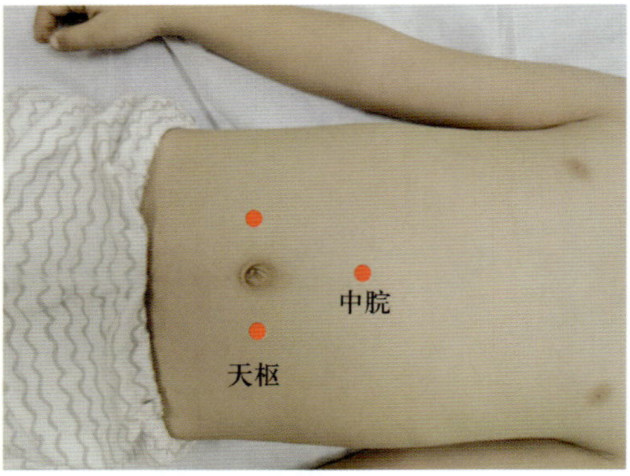

图 3-152 中脘

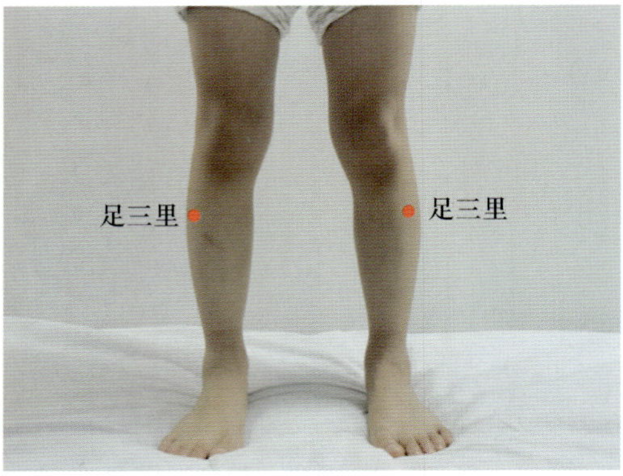

图 3-153 足三里

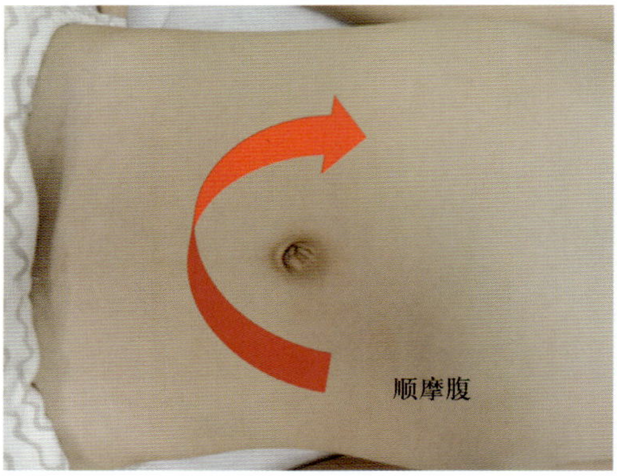

图 3-154 顺摩腹

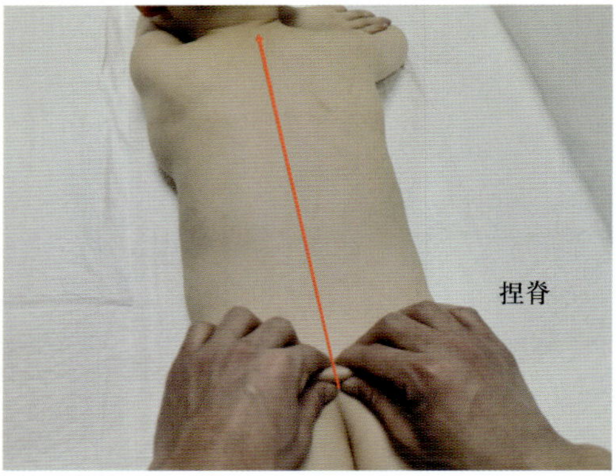

图 3-155 捏脊

五、饮食调护

语言障碍儿童平素可服用具有健脾养心、开窍益智作用的药膳调理（表 3-9）。

表 3-9　语言障碍患者常用药膳

食材	芡实、山药、黑芝麻、小米等
药膳	芡实山药小米粥、黑芝麻山药小米粥等

（李恩耀）

参考文献

［1］张莹，简芳芳，张金宝，等．神经及语言刺激疗法联合心理干预在语言障碍儿童康复中的应用效果．中国听力语言康复科学杂志，2021，19（04）：281-284.

［2］金星明．发育与行为儿科学．北京：人民卫生出版社，2014：407-414.

［3］周达君．新头皮针疗法．北京：人民卫生出版社，2018：69-85.

［4］孙德仁．少儿心理行为异常推拿调理．北京：中国中医药出版社，2019：269-270.

第四节　口　吃

一、概述

流利障碍（fluency disorder），又称口吃，俗称磕巴、结巴，是一种语言障碍，表现为语言频繁地与正常语言流利的人在频率和强度上不同、且非自愿的重复（语音，音节，单词或短语）、停顿、拖长打断。年幼儿童的说话不流利较多见，说话不流利可能发展为流利障碍。

中医学把口吃归属于“重言”范畴。病位主要在心，可累及肺脾肾。病性属正虚邪实。正虚指心气血不足，肾精亏虚，邪实为痰浊上扰心肝，神魂紊乱。临床常见证型有心气不足证、心脾两虚证、肾精亏虚证、心肝火旺证。

二、病因

儿童说话不流利有多种原因，如当对儿童表达上的要求超出了儿童的认知、语言、运动或情感能力时，不流利的现象就出现了。促使儿童说话不流利的环境因素有父母或成人过度的语言刺激和较快的语速，儿童需要组织复杂的句子、兴奋和焦虑（表 3-10）。

表 3-10　说话不流利可能发展为口吃的高危因素

- 家族遗传史
- 3 岁半后发生口吃
- 男孩
- 口吃持续 6~12 个月以上
- 伴有其他语言障碍，如发音错误、说话不清、听从指令困难等

三、诊断

美国《精神障碍诊断与统计手册》第五版（DSM-5）对儿童时期发生的流利障碍（口吃）的诊断标准见表 3-11。

表 3-11　口吃诊断标准

1. 与个体年龄和语言技能不相符的语言流利性、语音时间范式上的障碍，症状持续一段时间，在频度和明显表现上有下述 1 个或多个特征

A. 声音和音节重复

B. 辅音和元音的拖长音

C. 词语不连贯（如词语中间的停顿）

D. 可听到或静息的阻塞（言语中有内容的或无内容的停顿）

E. 迂回地说（用词语代替停顿，避免说不流利的词语）

F. 词语表达伴有过度身体紧张

G. 单音节的重复（如：“我 – 我 – 我看见他了”）

表 3-11　口吃诊断标准（续表）

2. 该障碍引起说话焦虑，或在有效沟通、社会参与或学习、职业工作上单一或多方面的限制
3. 症状始于儿童早期发育时期（注意：迟发症状则诊断为成人发生的流利障碍）
4. 流利障碍非言语、运动或感觉障碍，及伴随神经损害的流利障碍（如脑卒中、肿痛、外伤）或其他疾病所致，也非其他精神障碍所能解释

口吃诊断流程见图 3-156。

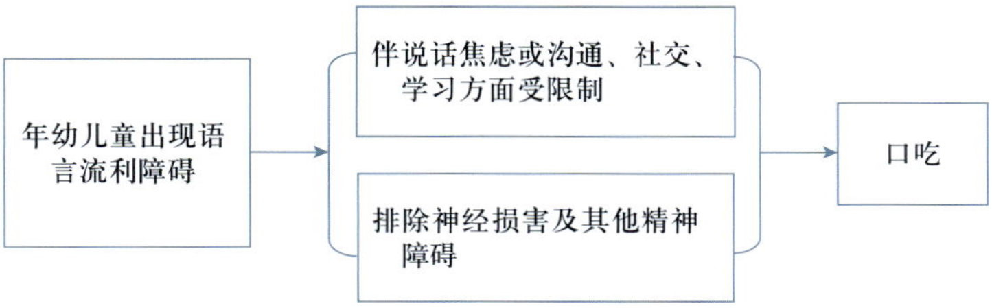

图 3-156　口吃诊断流程

四、中医外治疗法

1. 头针疗法

主穴

印堂、四神针、脑户（图 3-157，图 3-158，图 3-159）。

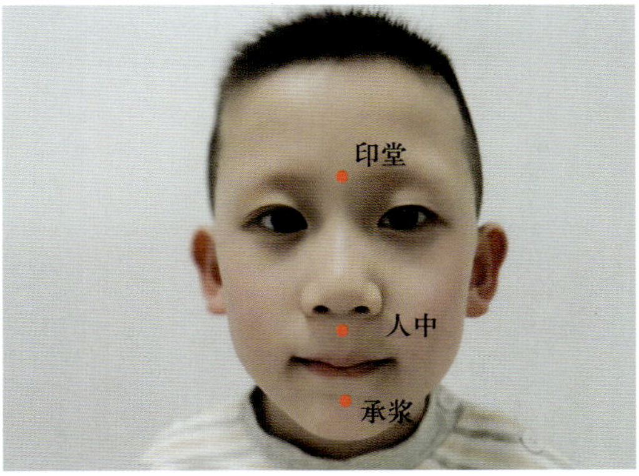

图 3-157　印堂

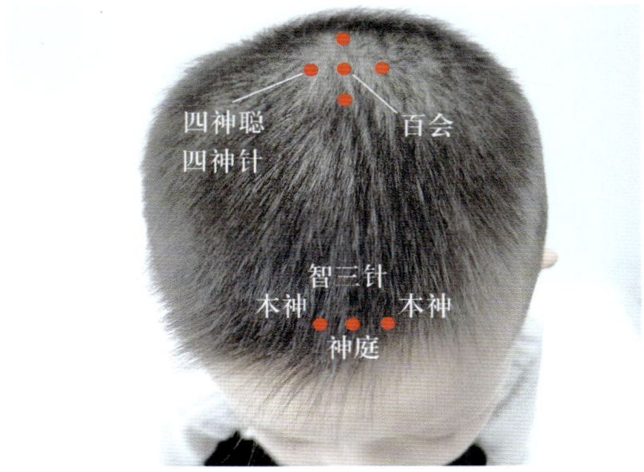

图 3-158　四神针

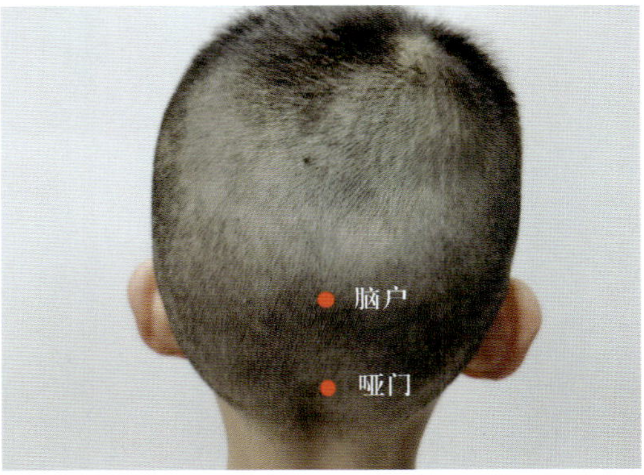

图 3-159　脑户

配穴

伴认知障碍者，加智三针（图 3-160）。

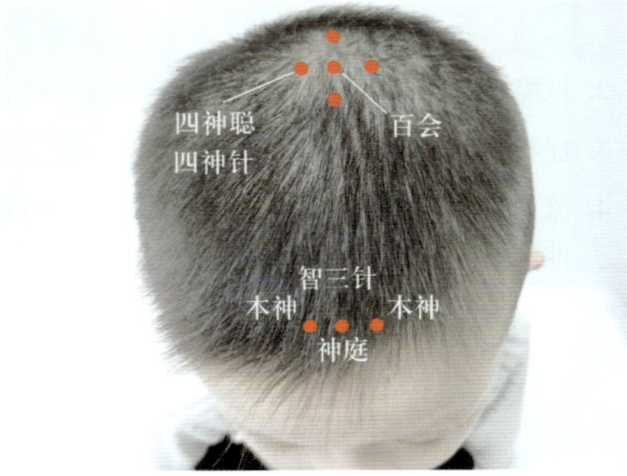

图 3-160 智三针

伴构音障碍者，加言语Ⅰ区、廉泉（图 3-161，图 3-162）。

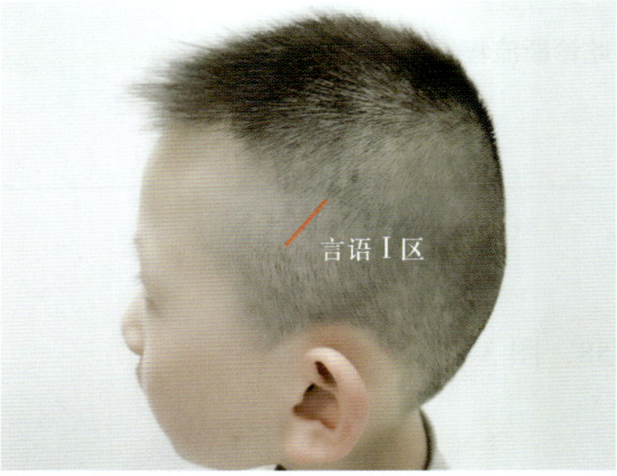

图 3-161 言语Ⅰ区

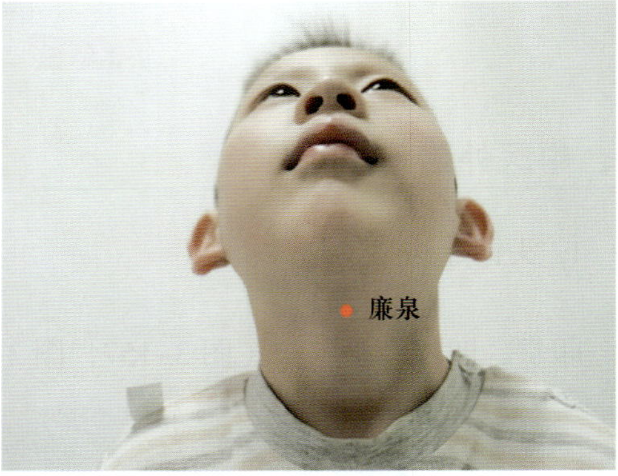

图 3-162 廉泉

2. 体针疗法

伴心理因素者，加内关（图 3-163）。

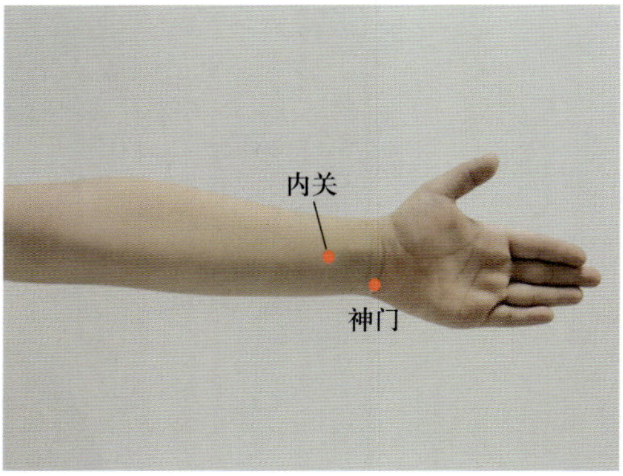

图 3-163 内关

伴情绪因素者，加太冲（图 3–164）。

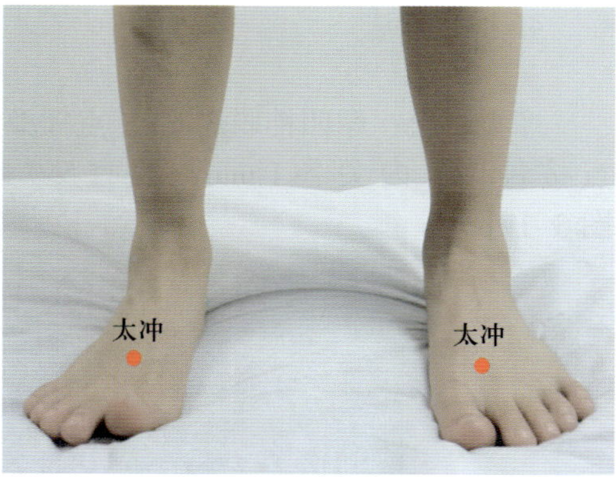

图 3–164　太冲

伴认知因素者，加太溪（图 3–165）。

方法

选 0.30 mm × 30 mm 规格毫针，快速进针，留针 30 min。每日 1 次，每周 6 次，4 周为 1 个疗程。

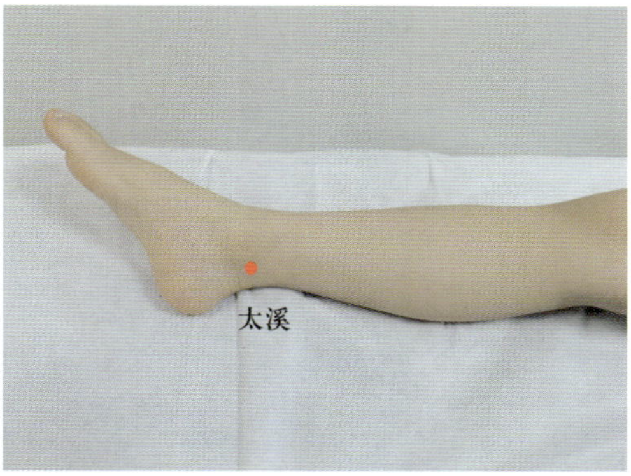

图 3–165　太溪

3. **耳穴贴压疗法**

取穴

神门、脾、胃、额、肝、肾、心、舌（图 3–166）。

方法

用 75% 乙醇擦拭清洁耳部，小磁珠或王不留行籽贴压穴位，1 周 2 次，4 周为 1 个疗程。

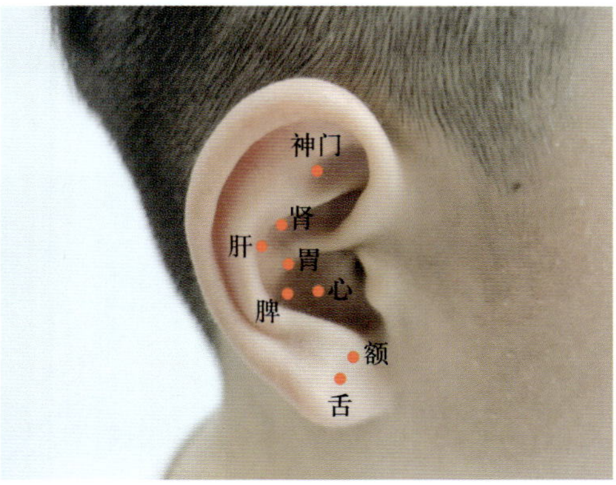

图 3–166　耳穴

4. 推拿疗法

处方

摩振百会、摩四神聪 3 min，点揉廉泉穴、哑门穴 2 min，掐揉人中与承浆各 120 次。点按神门、内关各 1 min，捏脊 5~7 遍（图 3–167，图 3–168，图 3–169，图 3–170，图 3–171）。

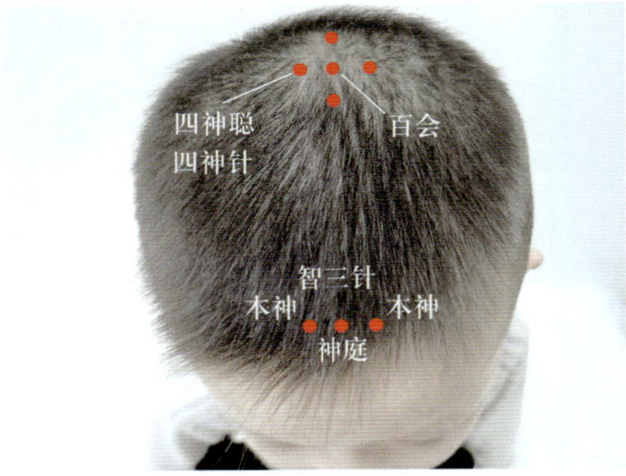

图 3–167 百会、四神聪

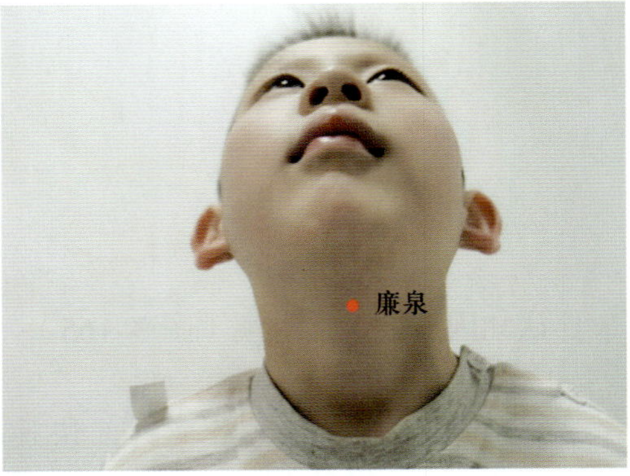

图 3–168 廉泉

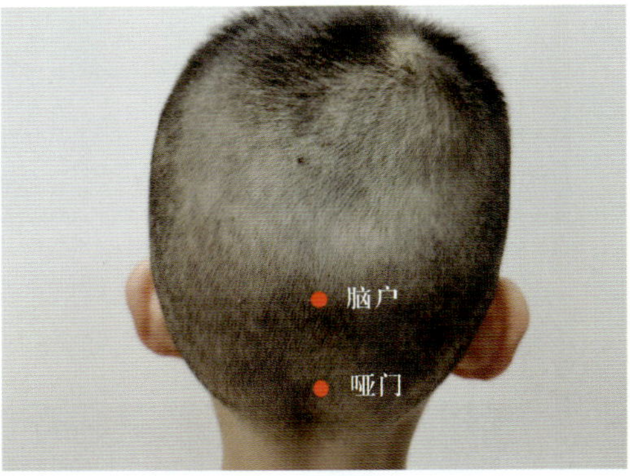

图 3–169 哑门

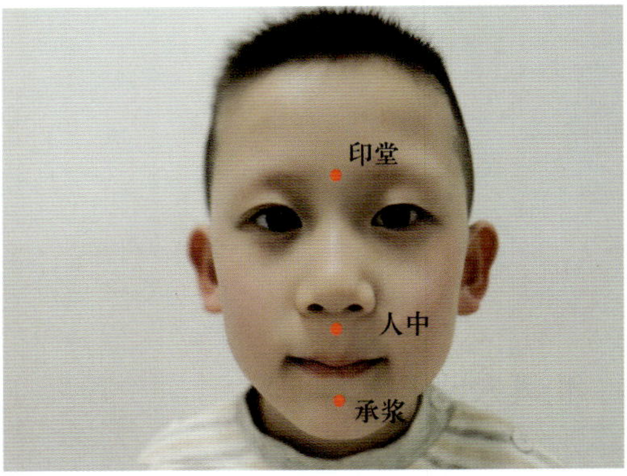

图 3–170 承浆

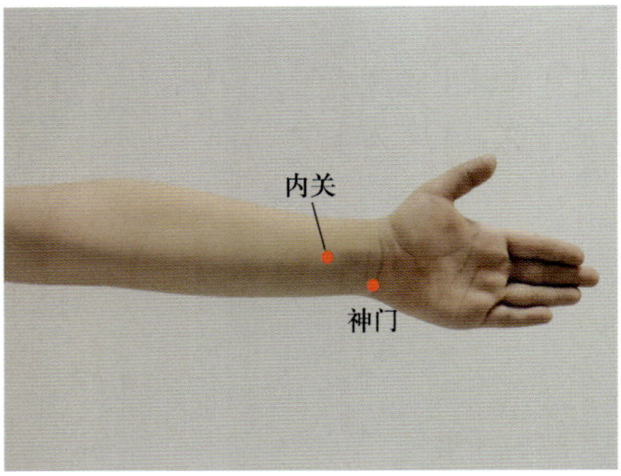

图 3–171 内关、神门

五、饮食调护

口吃儿童平素可服用具有健脾祛痰、养心补肾作用的药膳调理（表 3–12）。

表 3–12　口吃患者常用药膳

食材	芡实、山药、莲子、黑芝麻、小米等
药膳	芡实山药小米粥、山药莲子小米粥、黑芝麻山药小米粥等

（李恩耀）

第五节　听力障碍

一、概述

听力障碍（dysaudia）是指听觉系统中的传音、感音以及对声音的综合分析的各级神经中枢发生器质性或功能性异常，而导致听力出现不同程度的减退。只有听力严重减退才称之为聋，其表现为患者双耳均不能听到任何声音。而听力损失未达到此严重程度者，则称为听力减退（hearing loss）。主要临床表现有耳鸣、听觉过敏、耳聋、幻听及听觉失认。

中医学把儿童听力障碍归属于“耳鸣”“耳聋”范畴。病位在耳，与肝、胆、肾密切相关。病性属正虚邪实。正虚即肾精亏虚，耳窍失养；邪实为外感风邪或肝胆郁火循经上扰清窍。基本病机是邪扰清窍或耳窍失养。常见证型有：风邪外袭证、肝胆火旺证、痰火郁结证、肾精亏损证、脾胃虚弱证。

二、病因

听力障碍的病因见表 3–13。

表 3–13　听力障碍的病因

（1）遗传因素
由遗传因素导致的感音神经性耳聋多为重度或极重度耳聋
（2）环境因素
包括母亲孕期、儿童出生时或出生后受到的各种病毒或细菌感染、耳毒性药物、头部外伤和放射线等致聋因素。如胎儿期的风疹病毒和巨细胞病毒感染、围生期的窒息、低氧血症、胆红素脑病、脑脊髓膜炎、脑炎等
（3）药物和化学制剂致聋
药物致聋：氨基糖苷类抗生素致聋是我国听力障碍儿童中的主要病因之一
化学制剂：一些工业化制剂如铅、汞等损伤听觉器官，一氧化碳中毒导致血红蛋白携氧障碍，神经缺氧会累及听觉系统，对儿童尤为明显
（4）噪声性耳聋
儿童少见。呈双侧或单侧高频听力下降
（5）外伤
儿童活泼好动，危险意识淡薄，容易导致外伤，并发耳聋

三、诊断

听力障碍的诊断主要通过主、客观检查，了解听力损失的程度、性质及病变的部位，进而进行诊断（图 3–172，表 3–14）。

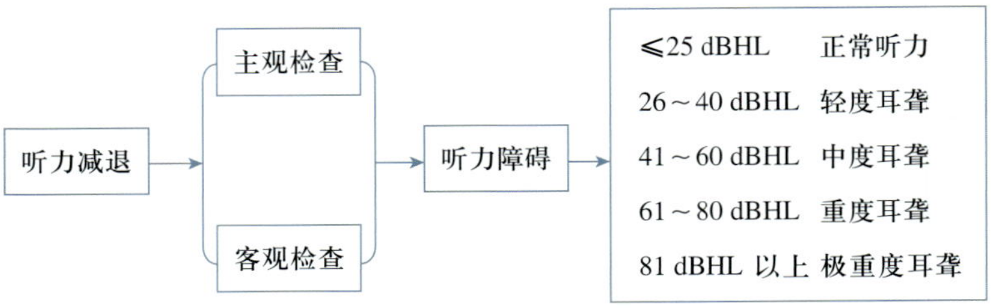

图 3–172 听力障碍的诊断流程

表 3–14 听力障碍的检查方法

主观检查	客观检查
耳语检查、秒表检查、音叉检查、听力计检查、纯音测听、定向条件反射测定和言语识别率测试等。主观检查方法方便快捷，但可因年龄过小、精神心理状态失常等多方面因素而影响正确的测听结论	听性脑干诱发反应阈值、听性脑干诱发反应潜伏期、稳态诱发反应、声导抗测试、畸变耳声发射、耳蜗电图。客观检查方法不受年龄、精神心理状态的影响，其结果较精确可靠

四、中医外治疗法

1. 头针疗法

取穴

晕听区。

方法

平刺，间歇运针，留针 20 mim，每日 1 次（图 3–173）。

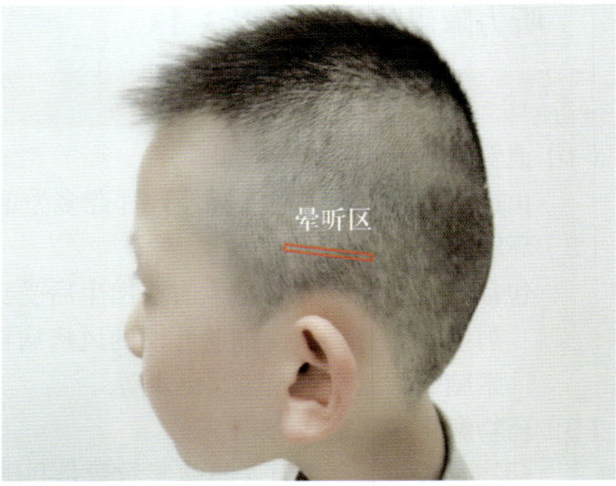

图 3–173 晕听区

2. 体针疗法

主穴

听会、听宫、翳风（图 3–174，图 3–175）。

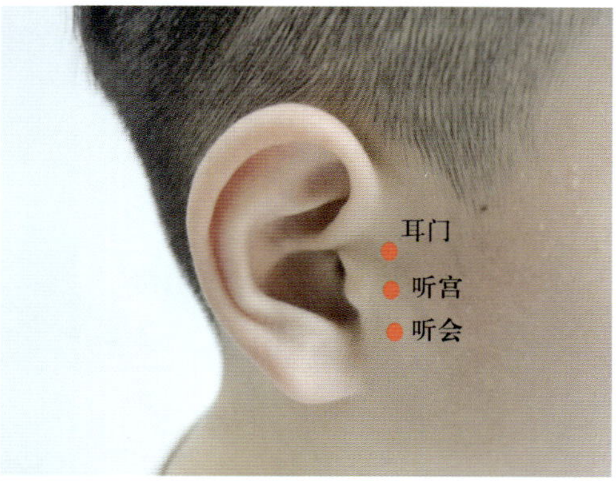

图 3–174 听会、听宫

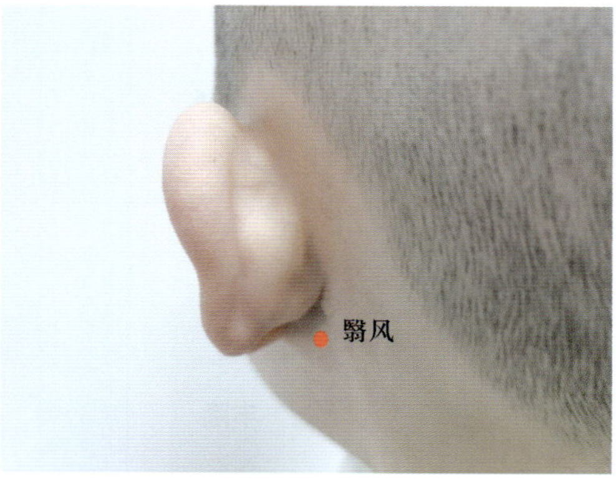

图 3–175 翳风

配穴

伴头疼、鼻塞、恶寒怕风者，配风池、外关（图 3–176，图 3–177）。

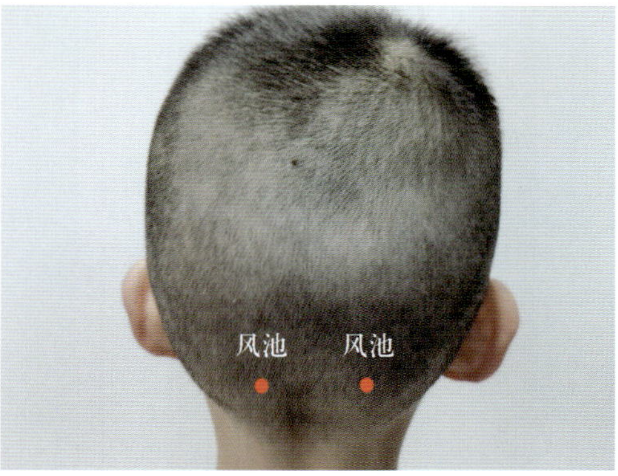

图 3–176 风池

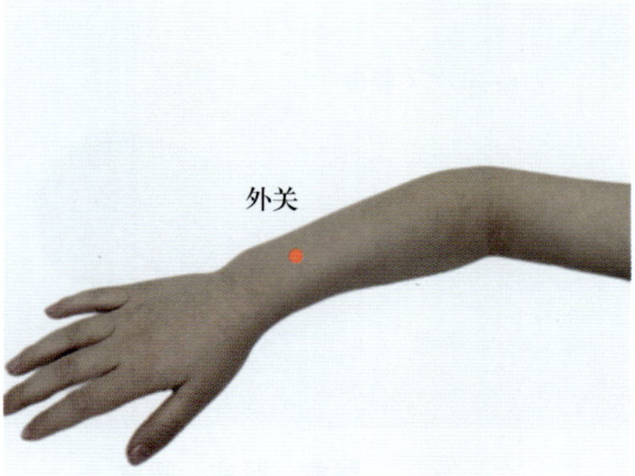

图 3–177 外关

伴口苦心烦、急躁易怒者，配行间、丘墟（图 3–178，图 3–179）。

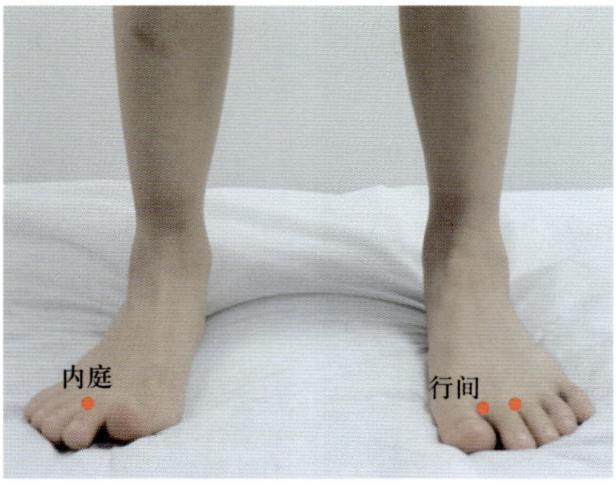

图 3–178 行间

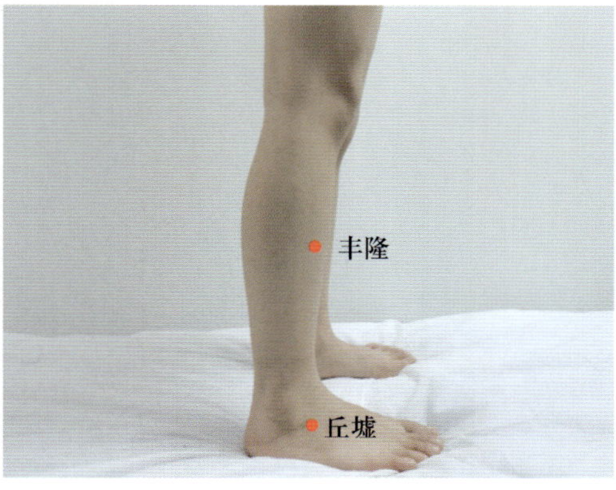

图 3–179 丘墟

伴耳中闷胀，头重头昏、舌苔黄腻者，配丰隆、内庭（图 3–180，图 3–181）。

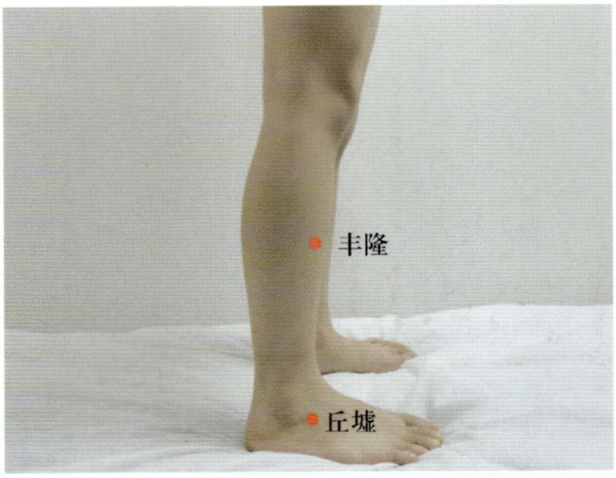

图 3–180 丰隆

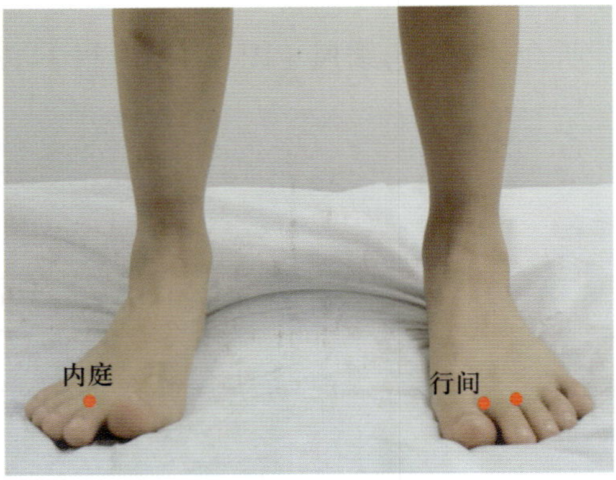

图 3–181 内庭

伴胁肋胀闷、刺痛、急躁易怒、舌暗有瘀点瘀斑者，配膈俞、血海（图 3–182，图 3–183）。

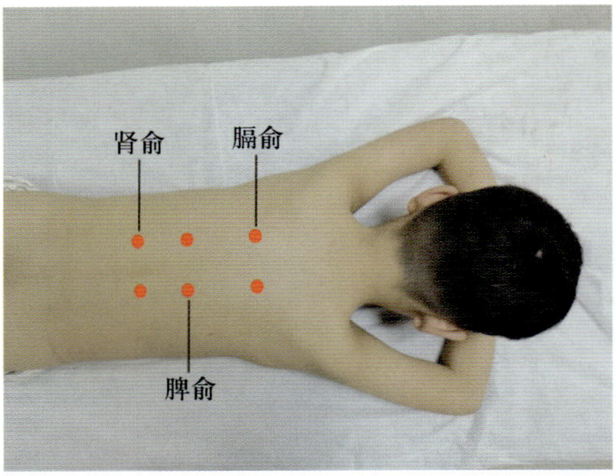

图 3–182 膈俞、肾俞、脾俞

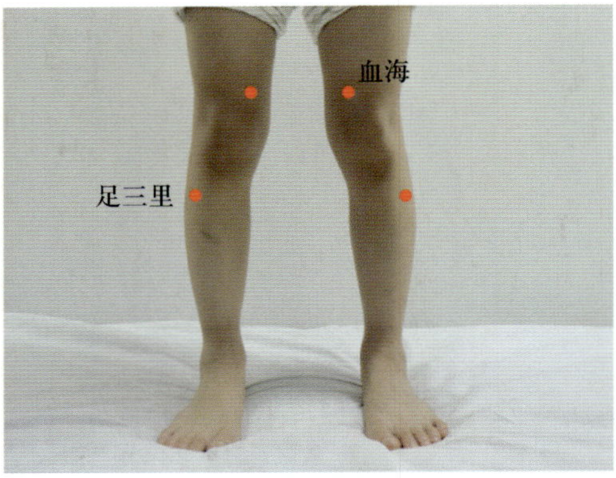

图 3–183 血海

伴生长缓慢、头晕耳鸣、健忘、腰膝酸软者，配肾俞、太溪（图 3–182，图 3–184）。

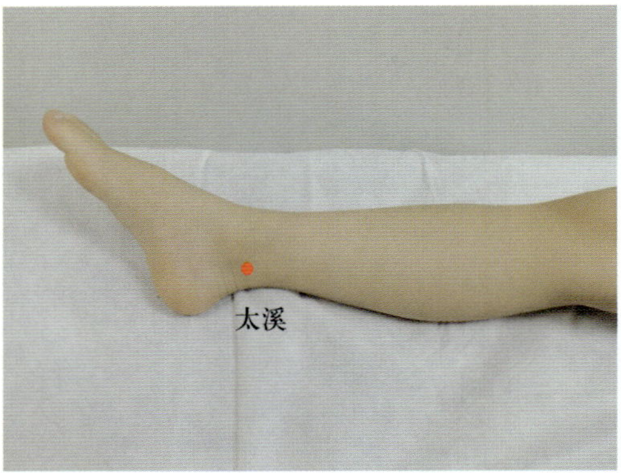

图 3–184 太溪

伴胃脘胀满、食欲不振、便溏、乏力者，配脾俞、足三里（图 3–182，图 3–185）。

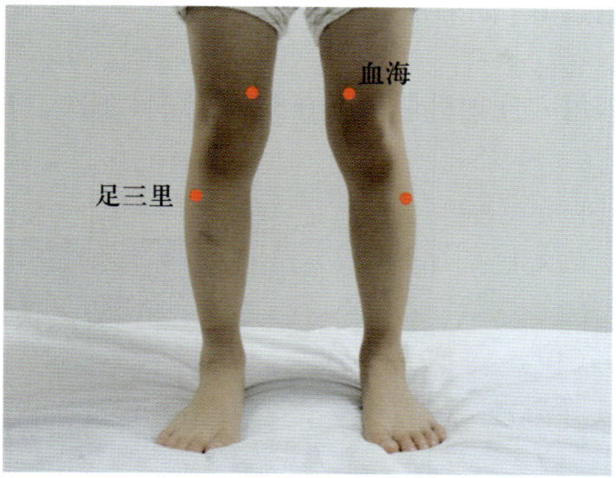

图 3–185　足三里

方法

听会、听宫、翳风的针感以向耳内或耳周传导为佳，余穴常规针刺，风池、外关、行间、丘墟、丰隆、内庭用泻法，太溪、肾俞、足三里、脾俞用补法。每日 1 次，每周 6 次。

3. 穴位注射疗法

取穴

听宫、翳风、完骨（图 3–186，图 3–187，图 3–188）。

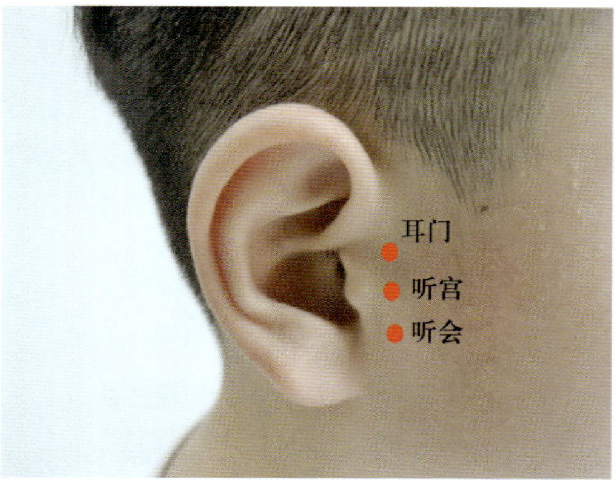

图 3–186　听宫

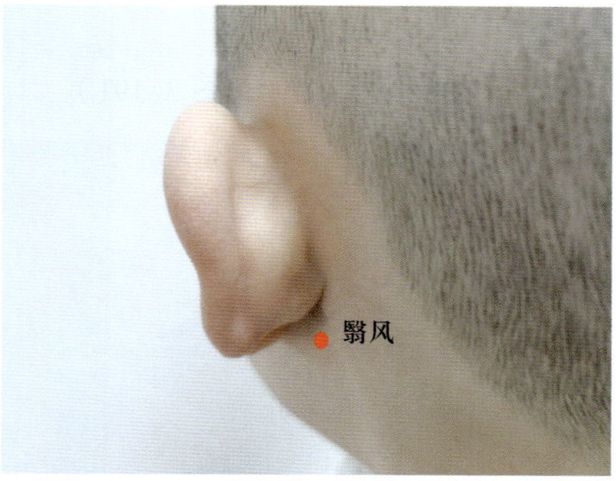

图 3–187　翳风

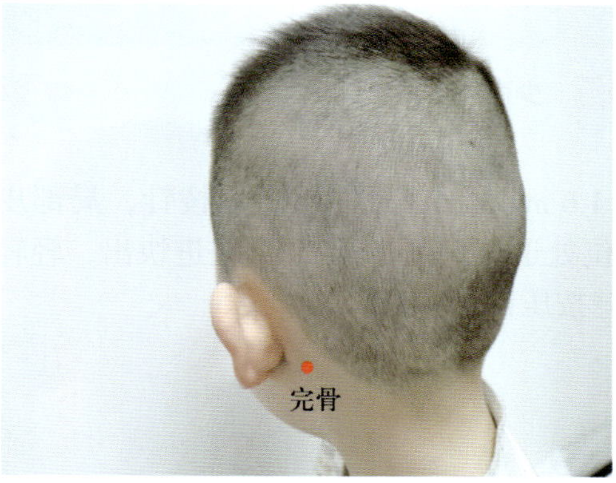

图 3–188　完骨

药物

川芎嗪注射液或维生素 B_{12} 注射液。

方法

每次两侧各选 1 穴，每穴注射药物 0.2~0.5 ml，隔日 1 次，10 次为 1 个疗程。

4. 耳贴贴压疗法

取穴

心、肝、肾、内耳、皮质下（图 3–189）。

方法

用王不留行籽贴压穴位，每次 3~5 穴，隔日换贴 1 次，10 次为 1 个疗程。

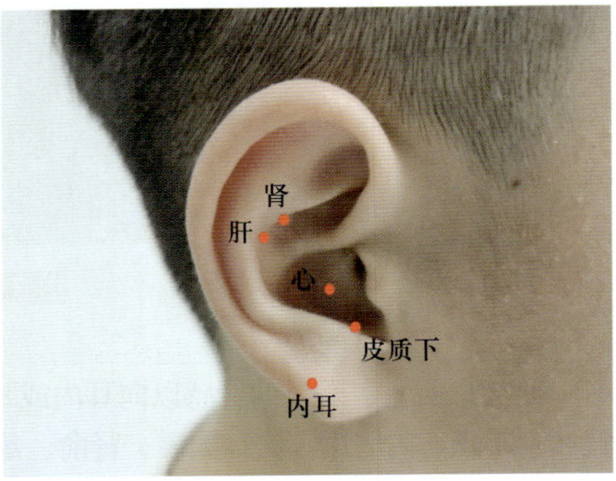

图 3–189 耳穴

5. 刺血疗法

取穴

少商、关冲（图 3–190，图 3–191）。

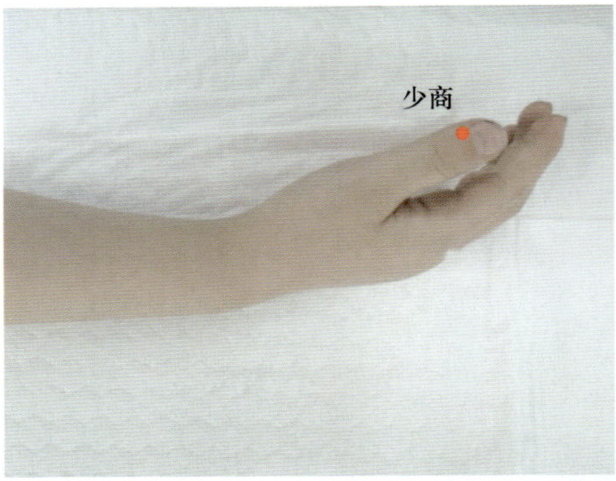

图 3–190 少商

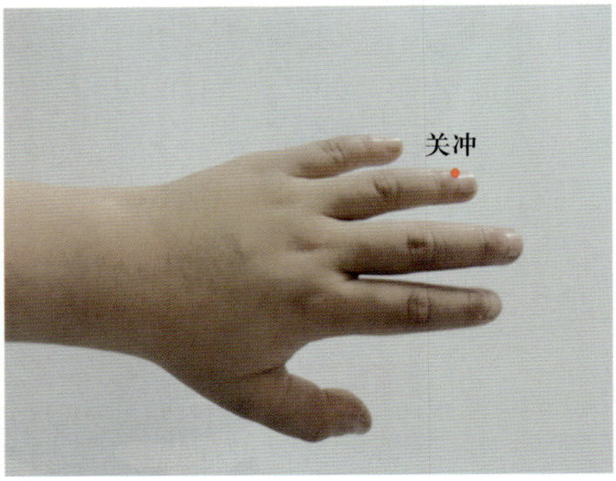

图 3–191 关冲

方法

点刺出血。使用 1.6 mm × 65 mm 一次性三棱针，局部皮肤用 2% 碘酊消毒，再用 75% 乙醇脱碘，于穴位处迅速点刺 2~3 mm，快进快出，轻轻挤压针孔周围，使出血数滴，然后用消毒干棉球按压针孔。每周 1~2 次。

6. 灸法

取穴

听会、翳风、肾俞（图 3-192，图 3-193，图 3-194）。

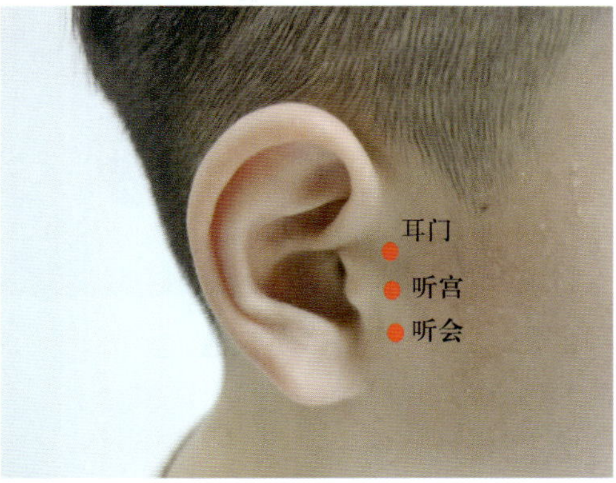

图 3-192 听会

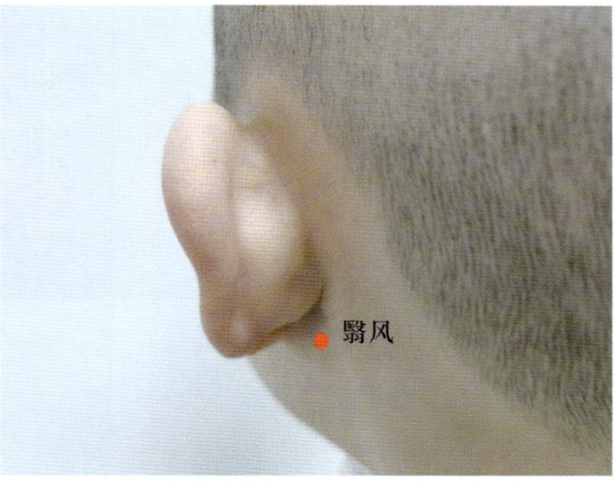

图 3-193 翳风

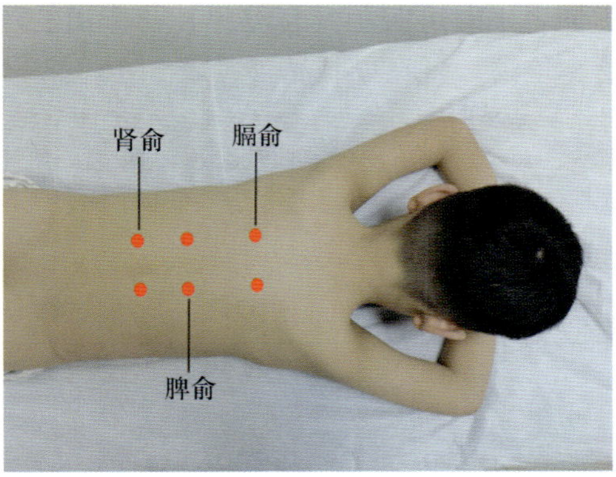

图 3-194 肾俞

方法

每次 20 min，每日 1 次，3~4 周为 1 个疗程。

7. 推拿疗法

取穴

两侧耳门、听宫、听会、翳风、风池（图 3-195，图 3-196，图 3-197）。

方法

用两手拇指端分别按揉两侧耳门、听宫、听会、翳风穴，力度以感觉酸胀为佳。按揉时注意张开嘴，每穴 1 min。用拇指按揉双侧风池，以酸胀为度。每日 1 次。

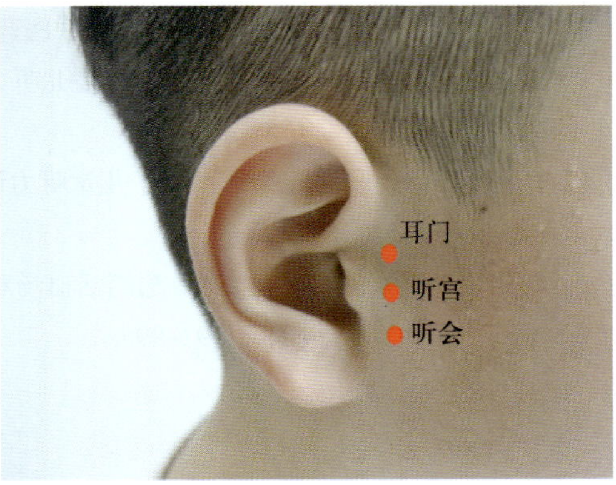

图 3-195 耳门、听宫、听会

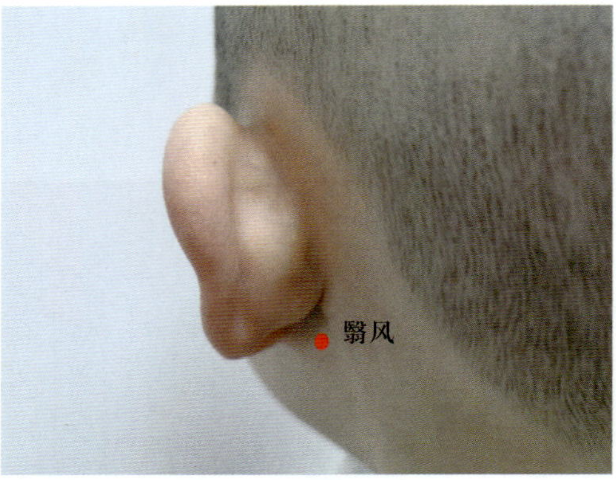

图 3-196 翳风

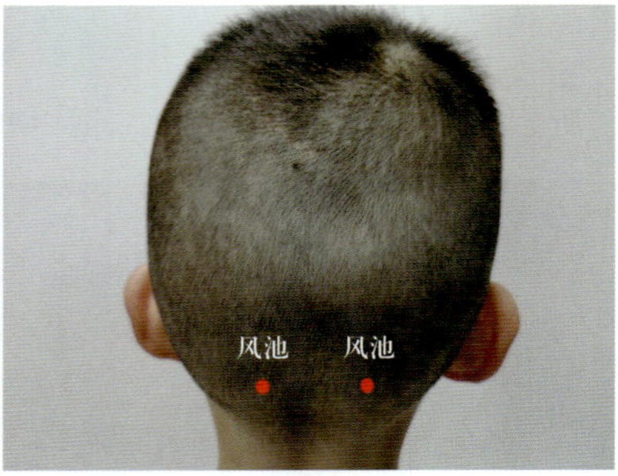

图 3-197 风池

五、饮食调护

听力障碍儿童属于虚证者平时可服用具有健脾补肾作用的药膳调理。同时注意钙的补充，多喝鲜奶、排骨汤、鱼汤，多吃豆制品等（表 3-15）。

表 3-15 儿童听力障碍患者常用药茶、药膳

药茶	枸杞、桂圆、红枣等，泡茶常服
食材	动物肝、血，瘦肉，蛋黄，菠菜等
药膳	羊肝海带大枣汤、荸荠海蜇汤等

（李恩耀）

参考文献

[1] 陈秀洁．儿童运动障碍和精神障碍的诊断与治疗．北京：人民卫生出版社，2009：185-189.

[2] 王华，杜元灏．针灸学．北京：中国中医药出版社，2012：314-315.

[3] 张康，曹务莲，高建平．针刺治疗婴儿听力障碍临床观察．上海针灸杂志，2014，33（02）：126-128.

[4] 郑月华．针刺联合药物干预用于儿童听力语言障碍的临床效果观察．中国妇幼卫生杂志，2014，5（05）：53-54.

[5] 江娟娟，肖永涛，王钰，等．通窍活血汤对听力障碍儿童听力及脑干诱发电位的影响．中华中医药学刊，2019，37（04）：992-995.

第六节　视知觉障碍

一、概述

视知觉（visual perception）是从眼球接收器官接收到视觉刺激后，传导到大脑的接收和辨识的过程。视知觉障碍（visual perception disorder）是指由于先天或后天原因，导致视觉器官（眼球视觉神经、大脑视觉中心）的构造或功能发生部分或全部障碍，对外界事物无法（或甚难）做出视觉辨识。视知觉障碍会影响儿童的认知发展，从而在概念形成、行为学习、生活和社会交往技能发展等方面造成不同程度的阻碍。据统计，目前全球平均每年新增 50 万盲童，低视力儿童人数多于 12 倍的盲童人数。绝大多数弱视儿童，如果在视觉发育可塑期内能够经过系统规范的治疗，有希望达到正常同龄儿童的视力发育水平。

中医学把视知觉障碍归属于“近视”“青盲”范畴。病位在眼，与心、肝、脾、肾密切相关。病性属正虚邪实。正虚即肝血亏虚，目失所养；邪实为目络瘀阻。常见证型有：肝肾亏虚证、脾气虚弱证、心阳不足证。

二、病因

视知觉障碍见表 3–16。

表 3–16　视知觉障碍的高危因素

（1）全身循环障碍和代谢障碍以及遗传性疾病
高血压性视网膜病变，糖尿病性视网膜病变，肾炎性视网膜病变，妊娠高血压综合征性视网膜病变，血液病性视网膜病变，视网膜色素变性，黄斑变性，缺血性视神经病变，Leber 病等各种眼底病变，白内障
（2）环境因素
包括母亲孕期、儿童出生时或出生后受到的各种病毒或细菌感染、神经毒性药物等因素。如围生期窒息、低氧血症等脑软化致皮质盲，脑脊髓膜炎、脑炎等
（3）眼科疾病或其他疾病
角膜炎、角膜溃疡、虹膜睫状体炎、脉络膜炎、眼内炎、全眼球炎、眼眶蜂窝织炎，泡性角膜基质炎、葡萄膜炎（包括虹膜睫状体炎、脉络膜炎）、交感性眼炎、原田病等；各种眼病所致之后遗症，如角膜瘢痕、瞳孔膜闭、瞳孔闭锁、玻璃体混浊等；视网膜血管病和视网膜脱离等；颅内肿瘤占位压迫，如垂体瘤压迫视交叉
（4）眼、脑外伤
穿孔伤、钝挫伤、爆炸伤、化学烧伤、辐射伤等
（5）眼睛疲劳
不卫生、不科学或眼部营养不良等

三、诊断

根据视力损伤的程度不同，视知觉障碍可分为视觉损伤和盲两类。诊断主要通过主客观检查，了解视知觉损失的程度、性质及病变的部位，进而进行诊断（表 3–17，图 3–198）。

表 3–17　视知觉障碍的检查方法

主观检查	客观检查
眼部健康状态与视觉活动	选择观看法（PL）
日常活动视力量表（activities of daily vision scale，ADVS）	视动性眼震（OKN）
国家眼科研究所视功能调查量表（national eye institute visual function questionnaire，NEI–VFQ）	视觉诱发电位（VEP）
视功能 –14（visiual function–14，VF–14）	
视力依赖的日常生活工作量表（daily living tasks dependent on vision，DLTV）	
儿童视功能调查问卷（the children visual function questionnaire，CVFQ）	
E 视力表	

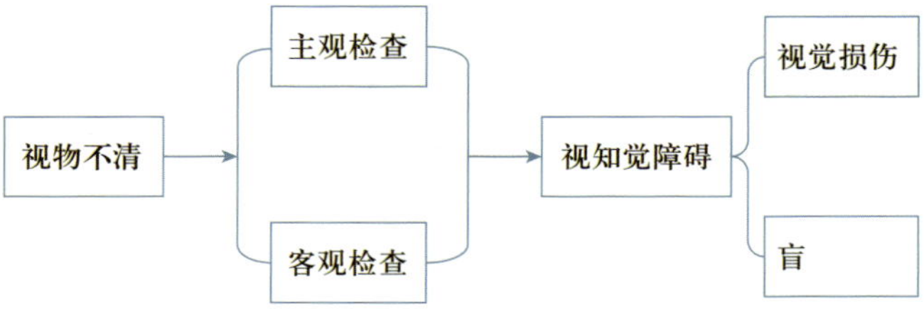

图 3–198　视知觉障碍诊断流程

四、中医外治疗法

1. 头针疗法

主穴

枕上旁线、枕上正中线（图 3–199）。

操作

平刺，间歇运针，留针 20 min，每日 1 次。

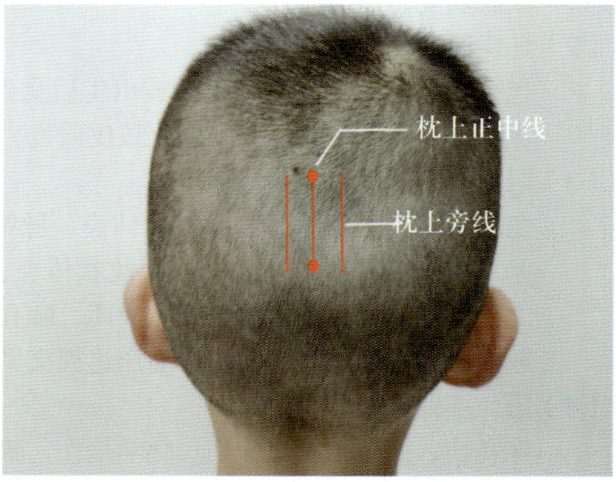

图 3–199　枕上旁线、枕上正中线

2. 体针疗法

主穴

承泣、睛明、太阳、光明、养老、风池（图 3-200，图 3-201，图 3-202）。

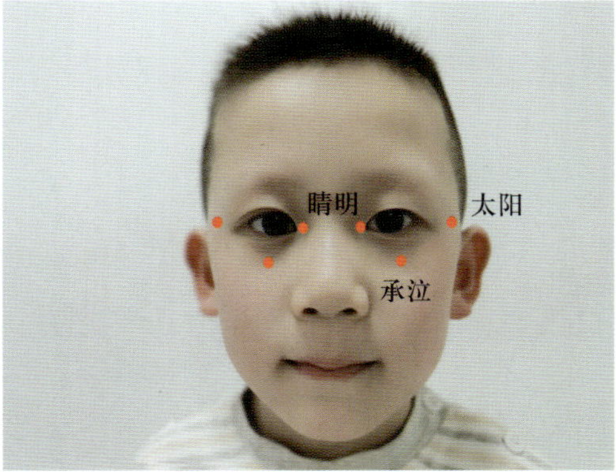

图 3-200 承泣、睛明、太阳

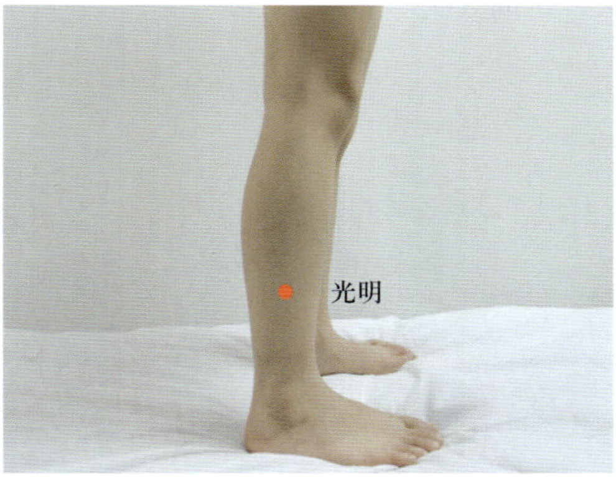

图 3-201 光明

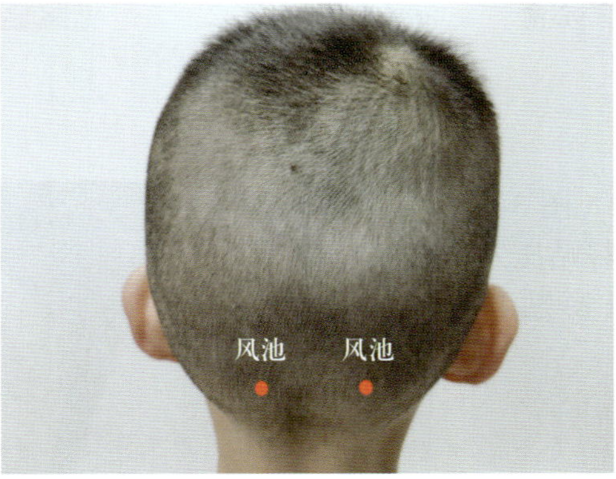

图 3-202 风池

配穴

视物昏暗，头晕耳鸣，眠差者，配肾俞、肝俞（图 3-203）。

视物易疲劳，食欲不振，腹泻乏力者，配脾俞、足三里（图 3-203，图 3-204）。

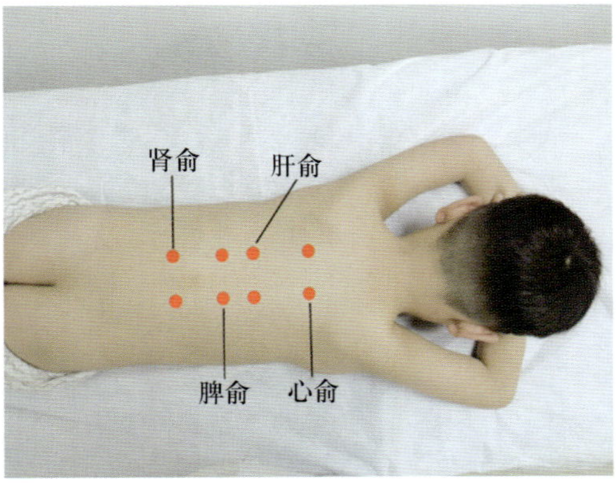

图 3-203 肾俞、肝俞

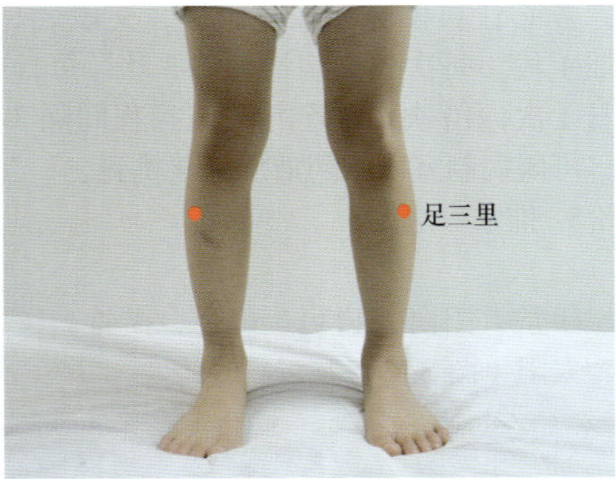

图 3-204 足三里

神疲乏力，畏寒肢冷，健忘者，配心俞、内关（图 3-205，图 3-206）。

操作方法：承泣、睛明选 30 号细针，固定眼球，轻缓刺入，忌提插捻转，出针时迅速长时间按压以防出血；风池、光明平补平泻，养老用补法，余配穴用泻法。每日 1 次，每周 6 次。

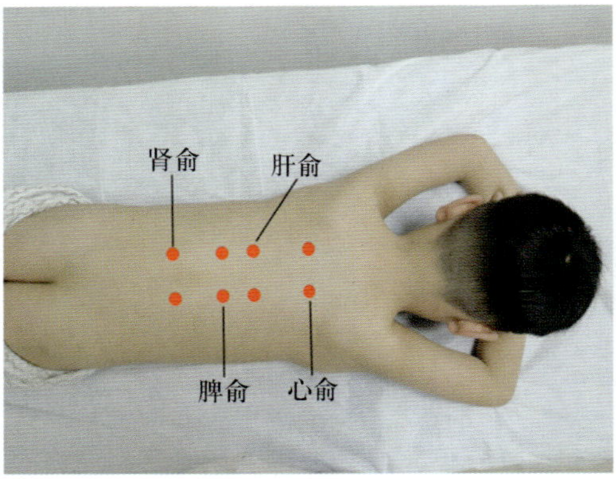

图 3-205 心俞

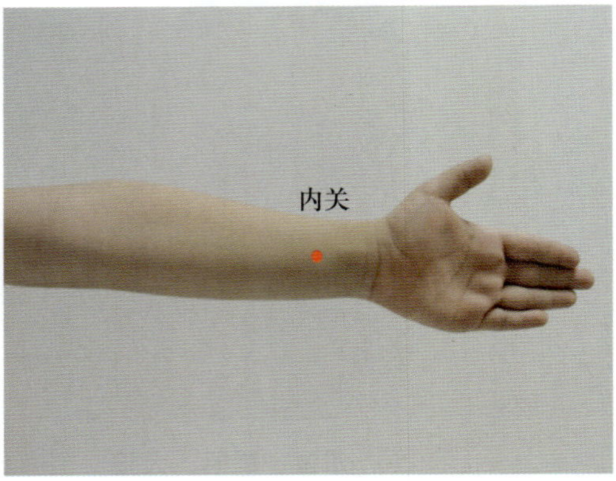

图 3-206 内关

3. 耳穴贴压疗法

取穴

眼、肝、目 1、目 2（图 3-207）。

方法：用王不留行籽贴压穴位，双耳交替，每次 2~3 穴，隔日换贴 1 次，10 次为 1 个疗程。

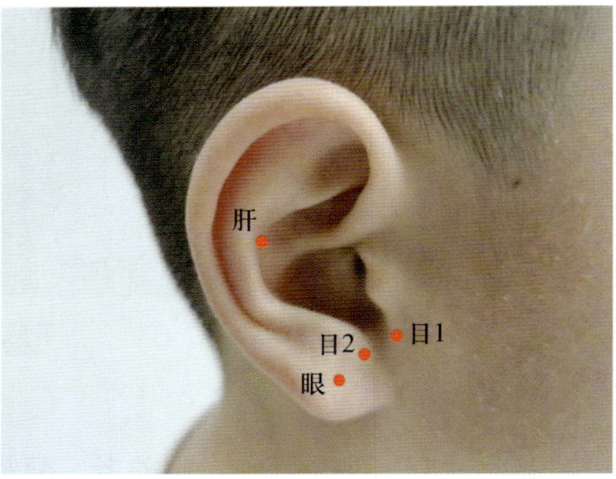

图 3-207 目 1、目 2、眼、肝

4. 灸法

采用核桃灸。

方法

根据病眼只数，取 2~3 cm 长艾条 1~2 段，插入镜框前铁丝上，再取 1~2 具完整的半个核桃壳，镶入镜框上，要求扣在眼上不漏气。先从内侧点燃艾条，将镜架戴到双眼上，务必让核桃壳扣在病眼上，艾段燃尽，再插 1 段。每次根据病情灸 1~3 壮。每日或隔日 1 次，10 次为一个疗程。疗程间隔 3~5 日。可因病制宜用中药液浸泡核桃壳。

5. 推拿疗法

取穴

印堂、阳白、睛明、鱼腰、攒竹、丝竹空、太阳（图 3-208）。

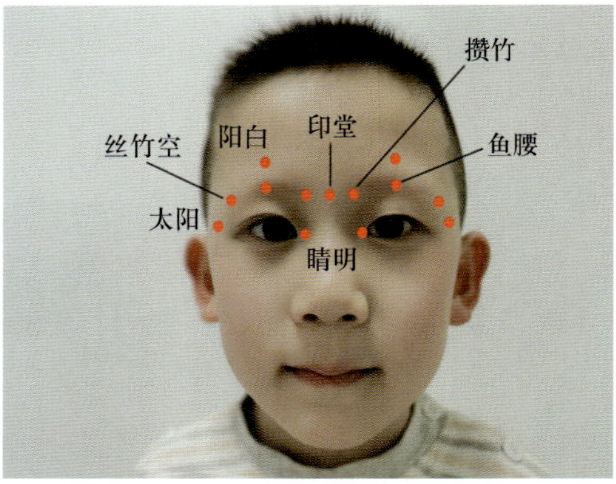

图 3-208 印堂、阳白

方法

用拇指或中指分别按压阳白、睛明、鱼腰、攒竹、丝竹空、太阳等穴位，按至有酸胀感；用拇指的指腹，沿着眼眶周围呈横“八字形”按摩，往返5到6次；两手的拇指从患者双眉中间印堂穴开始向两侧分推，从下往上依次反推整个前额部，约5 min。每日1次。

五、饮食调护

儿童视知觉障碍平素可服用具有养肝明目作用的药茶、药膳进行调理（表3-18）。

表3-18　儿童视知觉障碍常用药茶、药膳

药茶	菊花、枸杞子、决明子、青葙子、红枣、党参等，泡茶常服
食材	猪肝、桑葚、枸杞子、山药、红枣、粳米、胡萝卜等
药膳	枸杞猪肝汤、枸杞桑葚粥等

（李恩耀）

参考文献

[1] 陈秀洁. 儿童运动障碍和精神障碍的诊断与治疗. 北京：人民卫生出版社，2009：175-185.
[2] 王华，杜元灏. 针灸学. 北京：中国中医药出版社，2012：313.
[3] 汪受传，虞坚尔. 中医儿科学. 北京：中国中医药出版社，2012：212-217.
[4] 刘锋伟，孙攀，马德友，等. 穴位注射治疗脑损伤合并视力障碍临床研究. 中医学报，2017，32（05）：895-898.
[5] 马贤智，赵家良，Leon B.Ellwein. 我国九省眼病调查中新疆维吾尔自治区昌吉市50岁及以上人群盲和中、重度视力损伤患病率及致病原因调查. 中华眼科杂志，2013，49（09）：795-800.

第七节　假性近视

一、概述

近视（myopia）是屈光不正的一种。当眼在调节放松状态下，平行光线进入眼内，其聚焦在视网膜之前，导致视网膜上不能形成清晰影像，称为近视眼。假性近视（pseudomyopia）也称为调节性近视，是一种暂时的、可逆的近视，特点是当看近物体时间持续较长时，看远处物体不清楚，视力逐渐下降。如果能早期发现，及时应用药物或休息一段时间，视力可恢复正常。全国中小学生近视眼防治抽样监测结果显示，我国小学生近视率为45.71%，初中生为74.36%，高中生则超过83.28%，大学生为86.36%，发病率居世界第二位，人数居世界之首。

中医学把假性近视归属于“能近怯远”症。病位在肝、脾。肝开窍于目，肝藏血，脾主四肢肌肉，脾胃为气血生化之源，肝受血而目能视物，肝脾失调，气血亏虚，筋失

所养，肝气不能通达于目则远视不清楚。气血瘀滞，经络不畅，精微物质不能上注于目，目失濡养，目光不能发越于远处亦可至近视。常见证型有：肝肾不足证、心阳虚弱证、气血两虚证。

二、病因

假性近视的病因见表 3–19。

表 3–19 假性近视的病因

遗传因素
高度近视眼有明显的家族遗传史，双亲近视是单亲近视发病率的 6 倍多
环境因素
过度近距用眼，照明不足、姿势不正、字体过小等
其他因素
过早接触电子设备

三、临床诊断

临床诊断见表 3–20，图 3–209。

表 3–20 假性近视的诊断与鉴别诊断

诱因	多发生于青少年，发生时间较短，视力变化常有明显的诱因，如用眼过度等
症状	在常态调节下，患者远视力低于正常，近视力正常，且视力不稳定，波动性较大，且屈光与视力变化是可逆的，闭目养神后视力可恢复正常
辅助检查	使用睫状肌麻痹剂后电脑验光或检影验光屈光度消失，呈现正视或轻度远视
鉴别诊断	眼底检查无异常

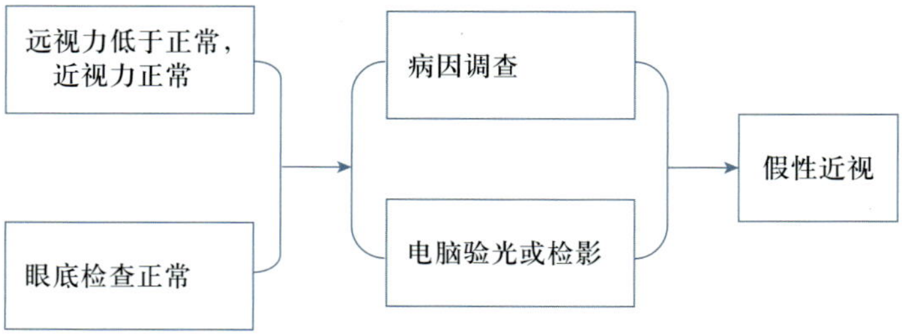

图 3–209 假性近视诊断流程

四、中医外治疗法

1. 头针疗法

取穴

枕上正中线（强间—脑户）、枕上旁线（脑户穴旁开 0.5 寸，向上引一条长 1.5 寸的线)(图 3–210)。

方法

选取 0.22 × 40 mm 规格的一次性无菌针灸针，上述穴位常规消毒，强间穴平刺进针约 35 mm，在 2 条枕上旁线上以相同的方法操作，进针后行捻转平补平泻法，每穴操作 1 min，留针 30 min，在留针过程中每 15 min 行针 1 次，每次行针 1 min。每日或隔日 1 次，10 次为 1 个疗程。

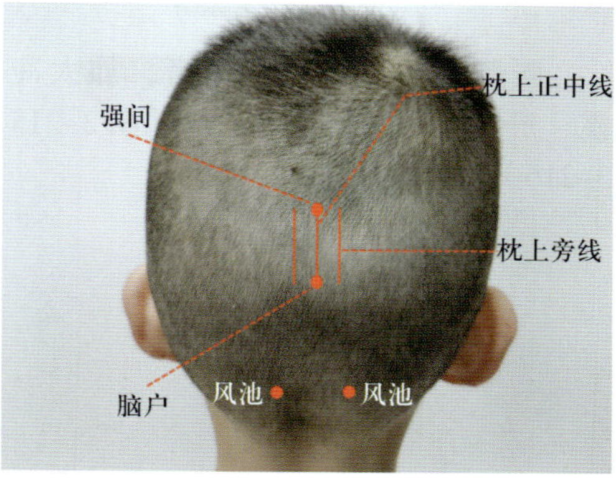

图 3–210　枕上旁线

2. 体针疗法

主穴

睛明、攒竹、太阳、承泣、风池、球后、光明(图 3–211，图 3–212，图 3–213)。

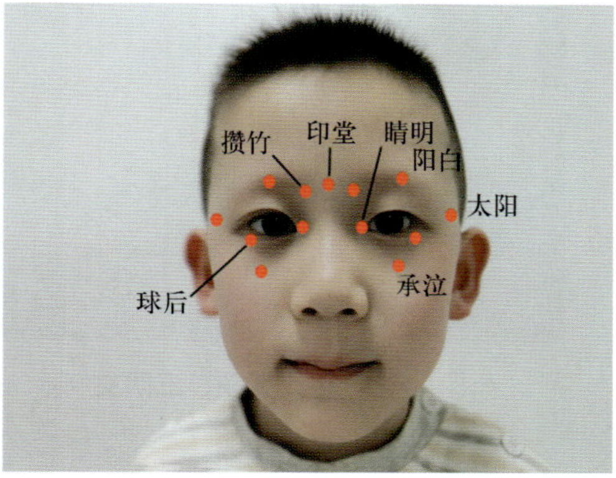

图 3–211　睛明、攒竹、太阳

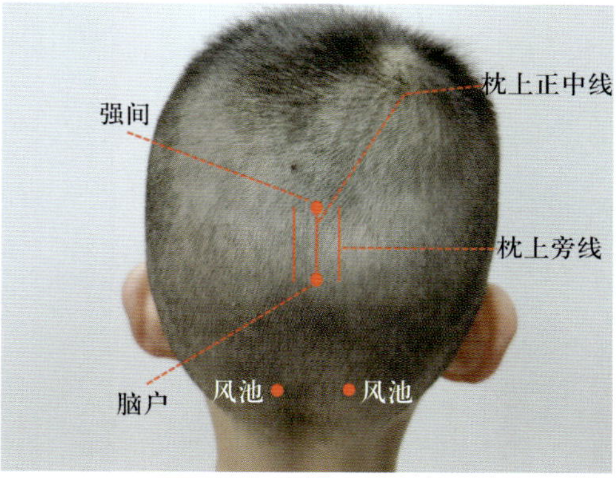

图 3–212　风池

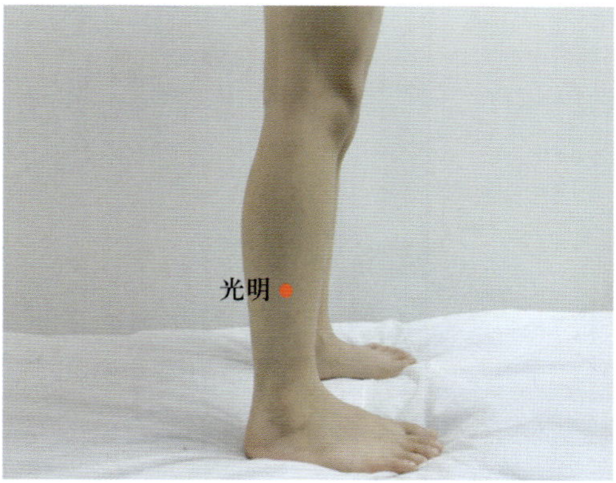

图 3–213　光明

配穴

腰膝酸软，盗汗遗尿者，加太冲、太溪、肝俞、肾俞（图 3–214，图 3–215，图 3–216）。

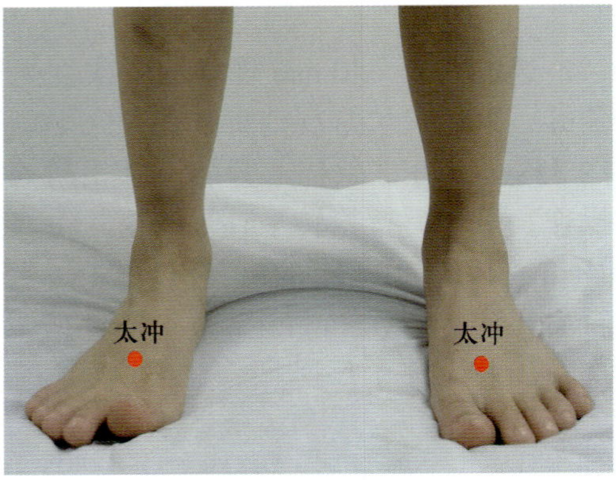

图 3–214 太冲

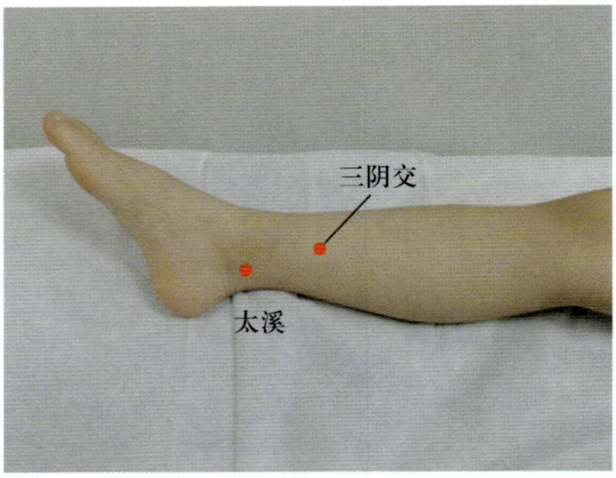

图 3–215 太溪、三阴交

心悸头晕，面色苍白，四肢不温者，加心俞、关元（图 3–216，图 3–217）。

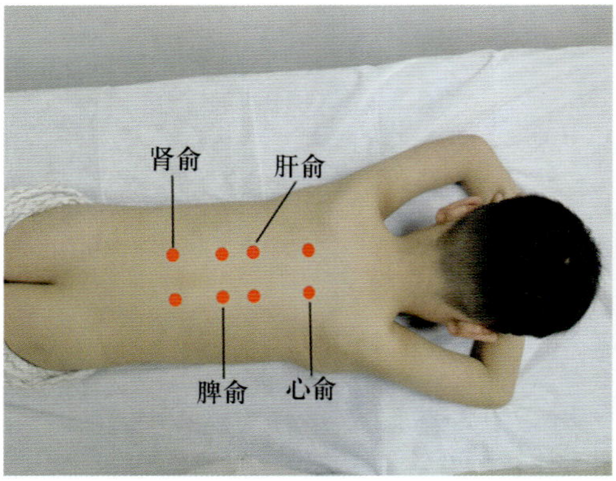

图 3–216 心俞、肝俞、肾俞

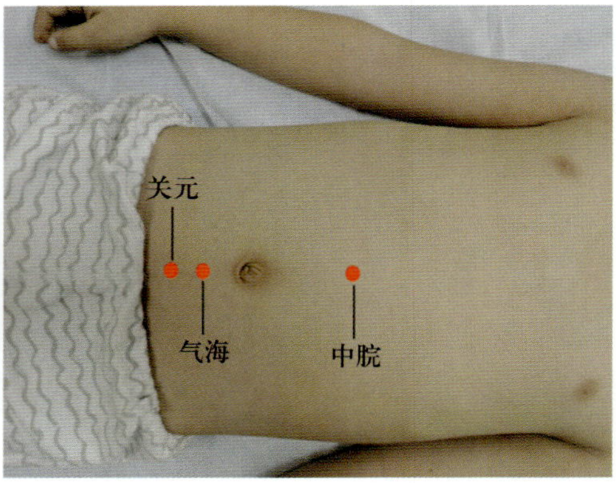

图 3–217 关元

神疲乏力，面白自汗者，加脾俞、气海、三阴交（图 3–218，图 3–219，图 3–220）。

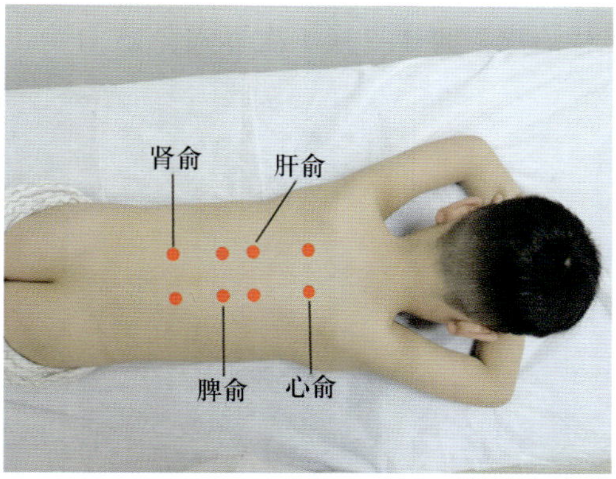

图 3–218 脾俞

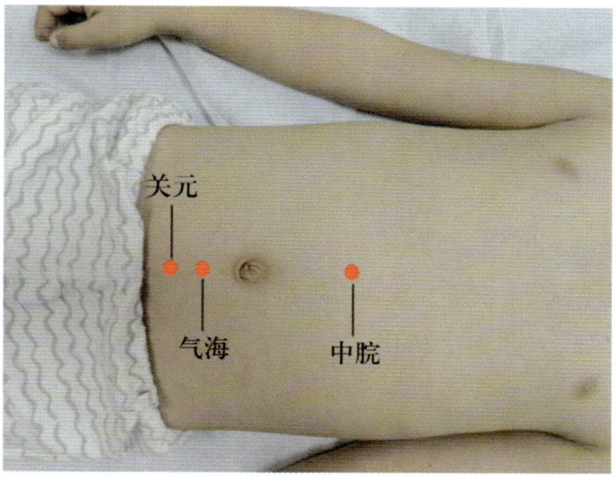

图 3–219 气海

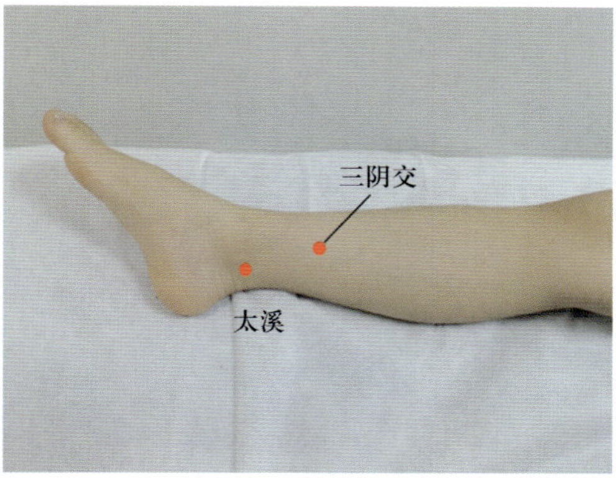

图 3–220 三阴交

方法

选取 0.22 mm × 30 mm 规格的一次性无菌针灸针，眼周穴位需注意进针方向与深度，睛明穴直刺进针，刺入 15 mm 左右，手法要轻柔，不提插捻转；球后穴可向目内眦斜刺 10 mm 左右，不提插捻转，风池穴向鼻尖斜刺约 10 mm；攒竹穴向鱼腰穴平刺进针约 10 mm，余穴毫针直刺进针，采用平补平泻法，留针 20 min。注意眼周穴位取针时要轻缓，出针后要用干棉球压迫针孔 2~3 min，防止出血。每日或隔日 1 次，10 次为 1 个疗程。

3. 耳针治疗

取穴

目、屏间前、屏间后、内分泌、肝、肾、心、神门（图 3–221）。

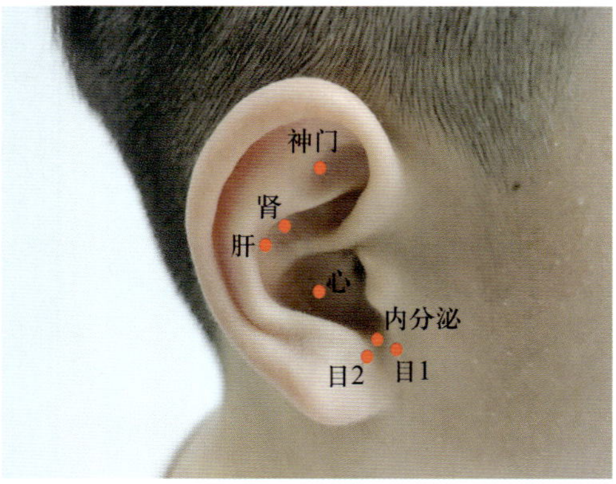

图 3–221 耳针穴位

方法

双手及耳廓常规消毒，选取一侧耳上述

穴位中 5~6 个，用揿针、王不留行籽或莱菔子耳穴贴，贴于穴位处，若某穴区内有色泽暗淡或者红点的位置，则优先贴压，用手使穴贴与皮肤粘贴牢固，并按压耳穴，在该穴位上向不同方向用力，寻找疼痛及酸胀感最明显的方位，捏压 1 min，每个耳穴依次按压一遍记为 1 次，每日共按压 4~5 次。双耳交替治疗，每 4 日换 1 次耳穴，15 日为 1 个疗程。

4. 推拿疗法

取穴

头面部：睛明穴、印堂穴、承泣穴、阳白穴、百会穴、风池穴（图 3-222，图 3-223，图 3-224）。

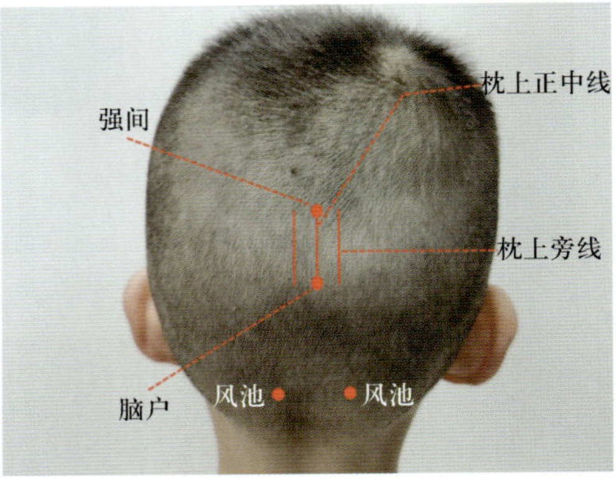

图 3-222 风池

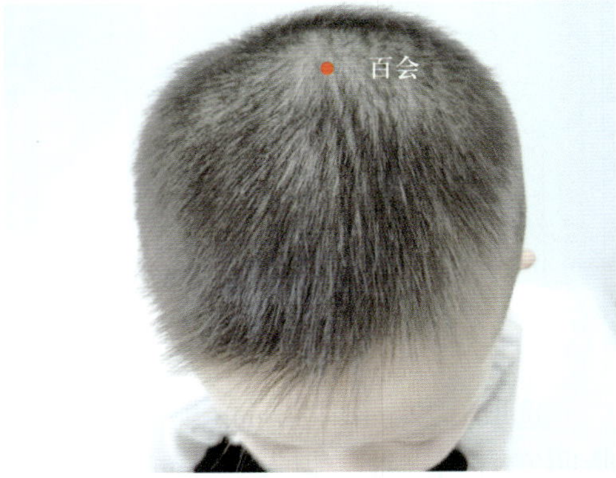

图 3-223 百会

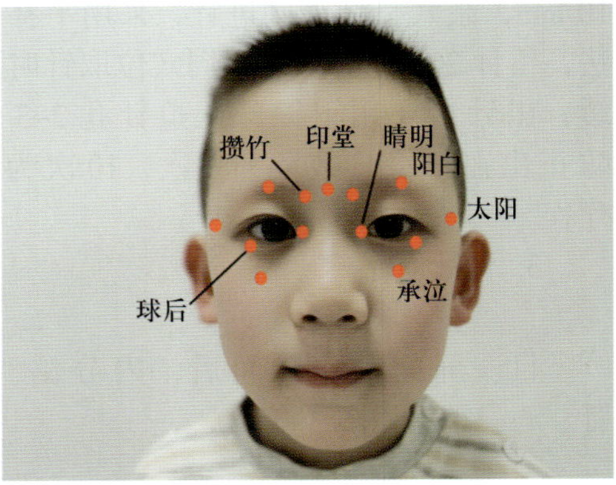

图 3-224 睛明、印堂、阳白

四肢部：脾经、肝经、肾经、外关、曲池、合谷、太冲、光明、三阴交（图 3-225，图 3-226，图 3-227，图 3-228，图 3-229）。

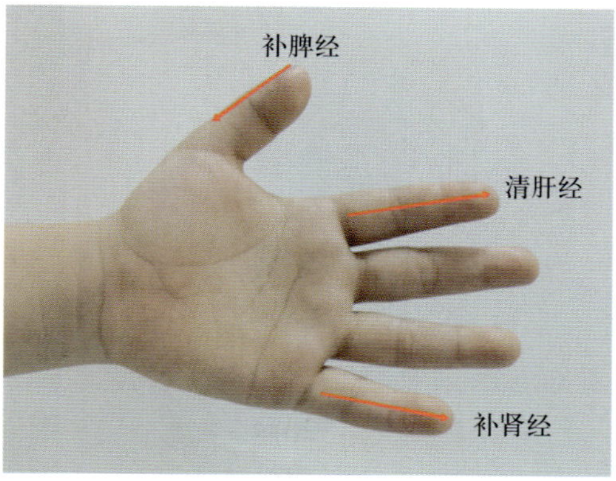

图 3-225　脾经、肝经、肾经

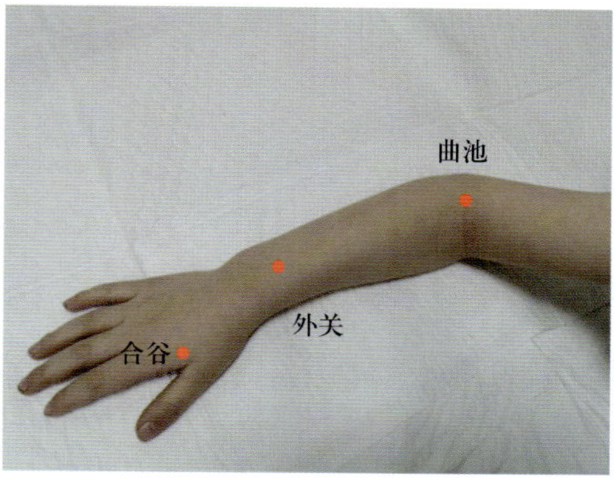

图 3-226　曲池、合谷

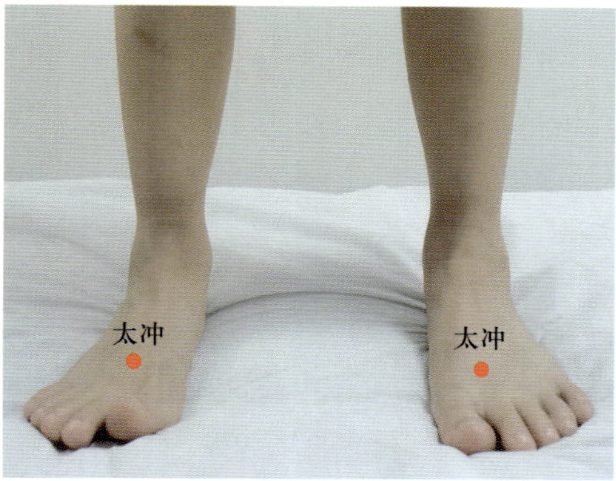

图 3-227　太冲

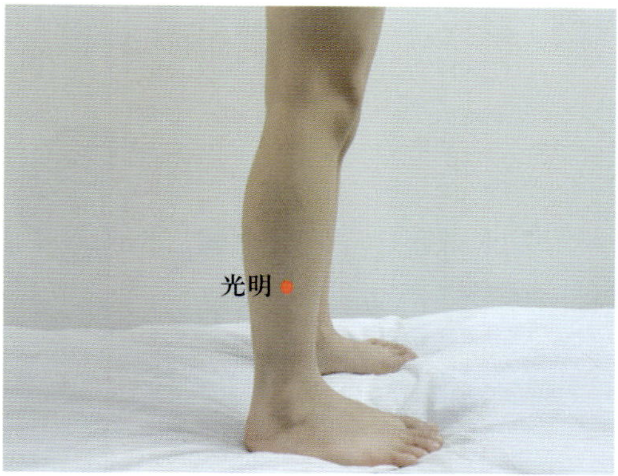

图 3-228　光明

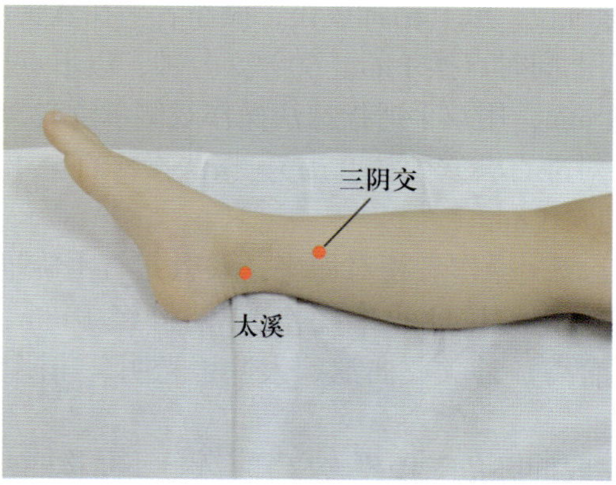

图 3-229　三阴交

躯干部：腹、中脘、气海、脊柱、捏脊（图 3–230，图 3–231，图 3–232，图 3–233）。

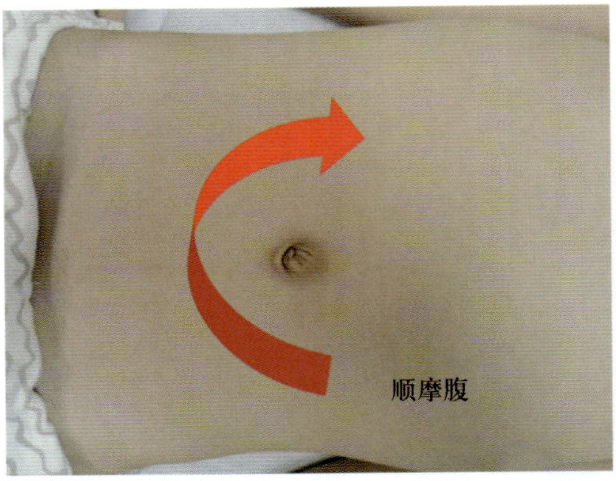

图 3–230 摩腹

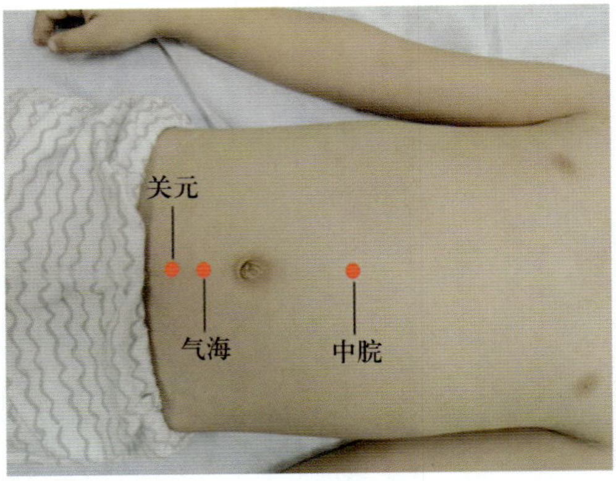

图 3–231 中脘、气海

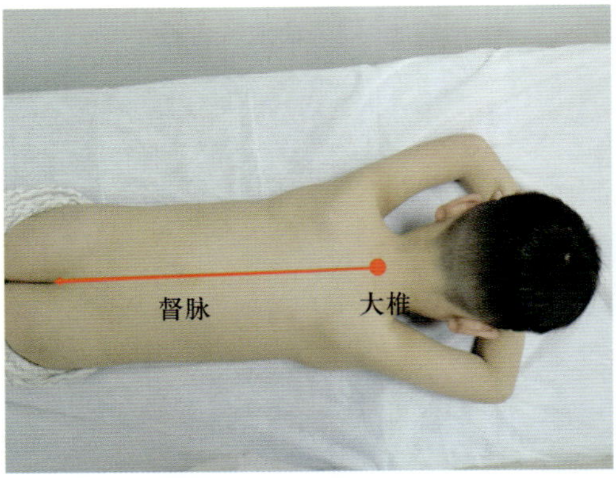

图 3–232 脊柱

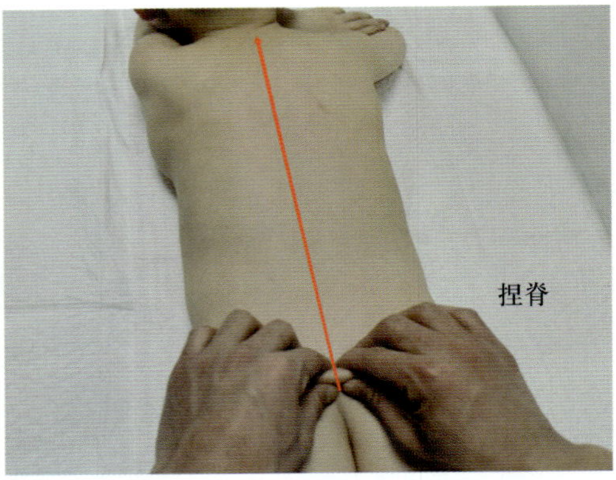

图 3–233 捏脊

方法

头面部操作：患儿仰卧位，嘱其精神放松，操作者坐在其头部正前方，用示指和中指指腹分别放在两个睛明穴上同时点揉 1 min（60 次 / 分钟，以下点揉手法均按此频率操作），用中指指腹点揉印堂穴 1 min，用双手拇指抹法操作双侧承泣穴 30 次，用双拇指指腹点揉双阳白穴 2 min，用掌心对准百会穴摩揉 2 min，振法操作百会 1 min，双手掌心向上用双手中指指腹勾点双侧风池穴 1 min。

四肢部操作：患儿坐位，操作者相对而坐，取患儿右手旋推法补脾经 2 min（120 次 / 分钟，以下手部五经穴操作均按此频率操作），清肝经 1 min，补肝经 1 min，补肾经 1 min，用拇指点揉双侧合谷、外关、曲池、太冲、光明、三阴交各 30 次（频率均为 60 次 / 分钟）。

躯干部操作：患儿先取仰卧位，操作者坐其右侧，顺时针摩腹 1 min（30 次 / 分钟），点揉中脘、气海各 1 min（60 次 / 分钟），再让患儿取仰卧位，用滚法操作后背督脉中线（从颈椎到腰骶部）2 min（60 次 / 分钟），最后从下向上捏脊 9 遍。

5. 中药热湿敷疗法

处方

菊花 10 g、决明子 30 g、薄荷 9 g、荆芥 10 g、白芷 10 g、枸杞子 12 g、生地

10 g、石菖蒲 15 g、丹参 20 g、陈皮 12 g。

方法

上药先用清水浸泡 30 min，然后常规中药煎煮法煎煮 30 min，用毛巾浸蘸，待温度适中时热敷双眼 30 min，一日热敷 2 次。

五、饮食调护

假性近视多为虚证，多责之于肝，药茶、药膳宜养肝、清肝明目为主（表 3–21）。

表 3–21　假性近视常用药茶、药膳

药茶	蔓荆子、枸杞子、决明子、桑叶、菊花、薄荷、夏枯草等，泡茶常服
食材	菊花、鸡肝、猪肝、瘦肉、莲子、枸杞子、鸡蛋黄、番茄、黑豆、核桃、牛奶、胡萝卜、南瓜等
药膳	番茄牛腩汤、胡萝卜猪肝汤、菊花莲子粳米粥、枸杞桑葚粥等

（典迎彬）

参考文献

［1］路连香．头针治疗小儿假性近视 45 例临床观察．中医儿科杂志，2015，11（3）：75–78.

［2］郭康杰，李建超．中医外治法防治青少年近视的研究进展．湖南中医杂志，2021，37（07）：171–173.

第八节　孤独症谱系障碍

一、概述

孤独症谱系障碍（autism spectrum disorder，ASD）是一类起病于 3 岁前，以社会交往障碍、沟通障碍和局限性、刻板性、重复性行为为主要特征的神经发育障碍性疾病，是广泛性发育障碍中最有代表性的疾病。近年来，孤独症患者数量与日俱增，美国疾病预防控制中心 2020 年 3 月的报告显示，每 54 名儿童中就有 1 名被诊断出患有孤独症谱系障碍。男女发病率约（4~5）：1。我国孤独症发病率约 1% 以上，孤独症患者约 1000 万，并且以每年近 20 万的速度增长。孤独症自然病程十分漫长，一旦患病会严重影响患儿成年后的独立生活能力，约 2/3 的孤独症患儿在成年后几乎不可能融入社会，过上正常的生活。

中医学把孤独症谱系障碍归属于“五迟”“童昏”“无慧”等疾病范畴。病位在脑，与肾、心、肝、脾相关。病性属正虚邪实。病机为先天不足，肾精亏虚；神失所养，心神不通；肝失调达，升发不利。常见证型有：心肝火旺证、痰蒙心窍证、心脾两虚证、肾精亏虚证。

二、病因

目前，孤独症的确切病因不明。越来越多的证据表明，生物学因素（主要是遗传因素）在孤独症的发病中起着重要的作用。环境因素，特别是在胎儿大脑发育关键期接触的环境因素也会导致发病的可能性增加（表 3–22）。

表 3–22　孤独症的高危因素

遗传因素
同卵双生子中一个患 ASD，另一个同病率为 60%，而异卵双生子的同病率为 5%，提示遗传因素对孤独症的发病有显著影响；且 ASD 患者的兄弟姐妹间罹患 ASD 的患病率为 3%，患病风险相较于一般群体约增加 30 至 100 倍
母孕期及围生期因素
孕期疾病史、孕周异常、孕期情绪不良、孕期有毒化学物接触、出生时缺氧或窒息、孕期主动或被动吸烟、高龄产妇等
神经因素
神经生理因素：相较于正常儿童，ASD 患者的大脑总体积增大，部分患儿的脑室扩大，但部分大脑边缘系统体积缩小，利用功能性磁共振成像（fMRI）技术，发现 ASD 患儿的脑功能异于正常儿童，包括额叶、颞叶、杏仁核和海马回等部位。从病理解剖中，已知部分 ASD 患者存在杏仁核、小脑、海马的细胞结构发生变化，颞中回出现局限性的病理改变和浦肯野细胞减少，而海马、杏仁核、嗅觉皮质及乳头体致密神经元数量增多
神经生化因素：5–HT 水平升高、多巴胺水平升高，兴奋性和抑制性神经递质系统失衡
免疫因素
孤独症患儿的自身免疫缺陷性疾病发生率较高，部分孤独症患儿与正常人相比其免疫功能降低
环境因素
物理环境因素：异常的温度、湿度、光照、噪声、振动、大气压、电磁波、各种射线等
化学环境因素：杀虫剂、氯化物、苯等有机溶剂，药物、食品添加剂、防腐剂、不耐受或过敏食物，重金属等
生物社会环境因素：感染、父母生育年龄、胃肠道问题、线粒体和氧化压力问题、围生期因素、社会心理因素等

三、诊断

诊断主要通过病史询问、体格检查以及儿童行为观察和量表评定（图 3–234，表 3–23）。

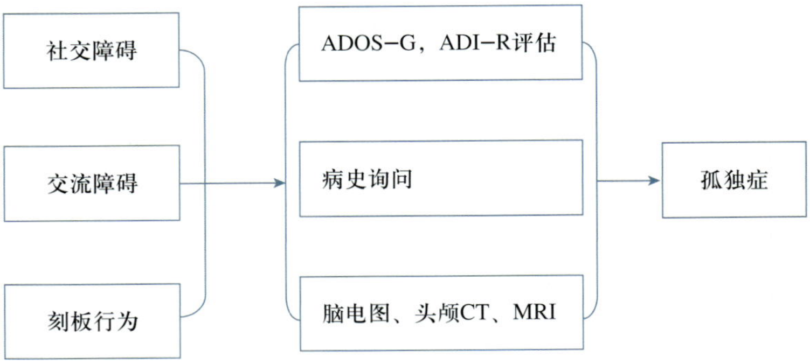

图 3–234　孤独症谱系障碍诊断流程

表 3-23 孤独症的诊断标准

金标准	参考条件
①孤独症诊断观察量表（Autism Diagnostic Observation Schedule-generic，ADOS-G） ②孤独症诊断访谈量表修订版（Autism Diagnostic Interview-revised，ADI-R）	①引起孤独症的病因学依据 ②病史及临床症状 ③脑电图及头颅 CT、MRI 等影像学异常 ④量表筛查

四、中医外治疗法

1. 头针疗法

主穴

百会、四神针、神庭、本神、颞三针（图 3-235，图 3-236）。

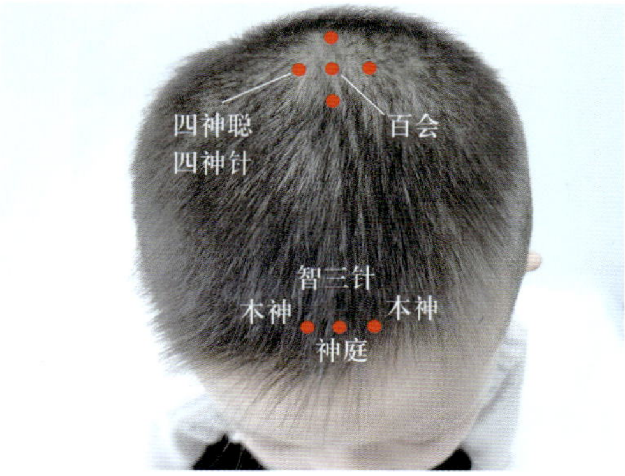

图 3-235 百会、四神针、本神

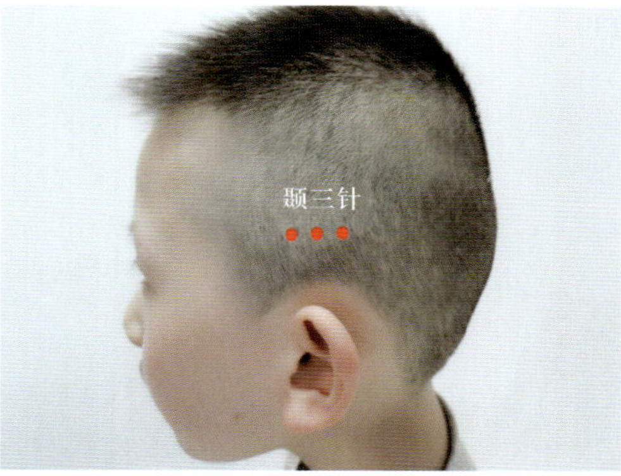

图 3-236 颞三针

配穴

失语者，加言语区（图 3-237）。

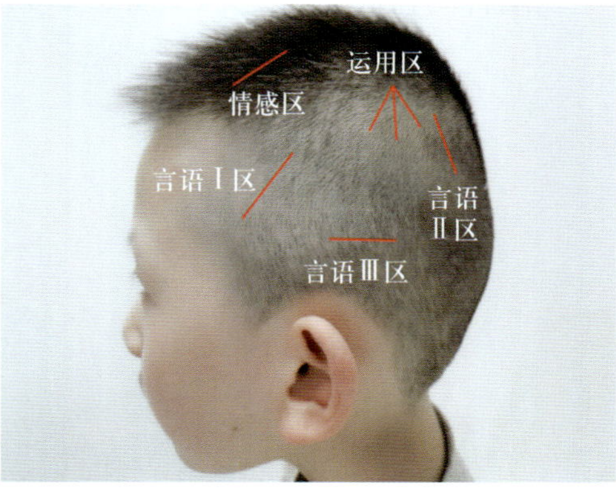

图 3-237 言语区

听力障碍者，加晕听区（图 3–238）。

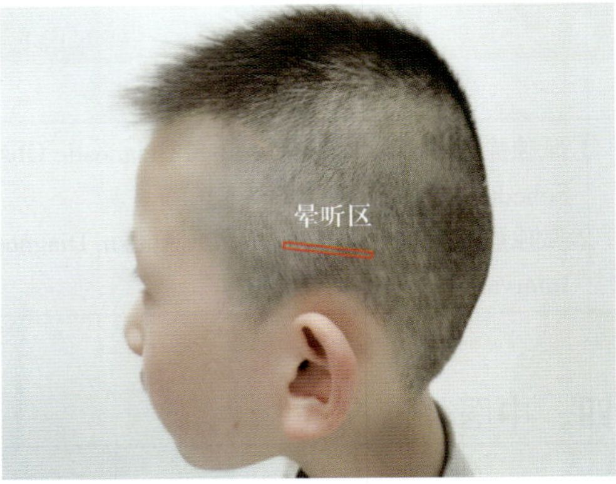

图 3–238 晕听区

视觉障碍者，加视区（枕上旁线）（图 3–239）。

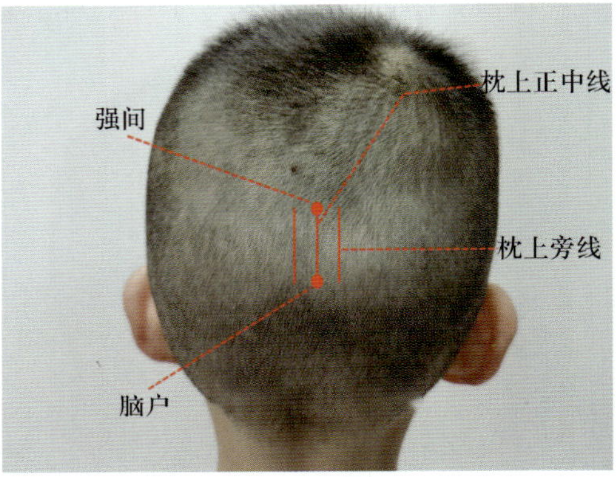

图 3–239 视区

精神障碍者，加情感区（图 3–240）。

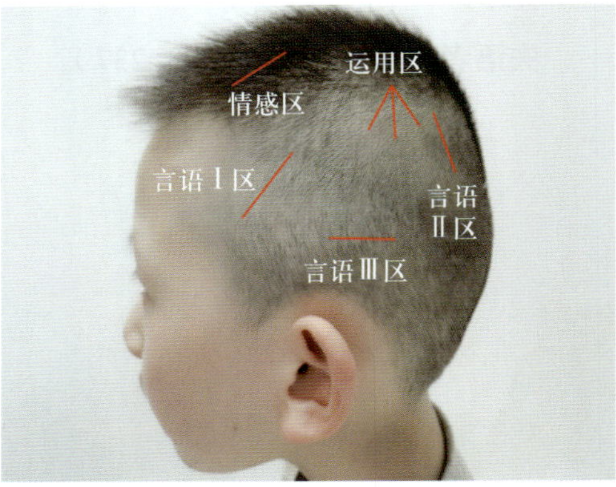

图 3–240 情感区

精细动作差者，加运用区（图 3–241）。

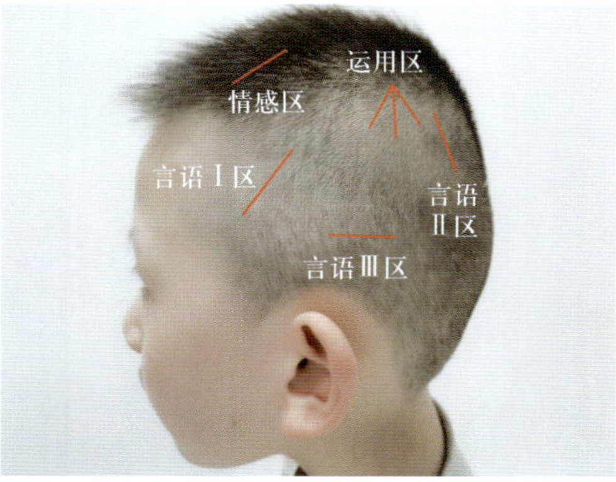

图 3–241　运用区

表情淡漠、注意力不集中者，加定神针（图 3–242）。

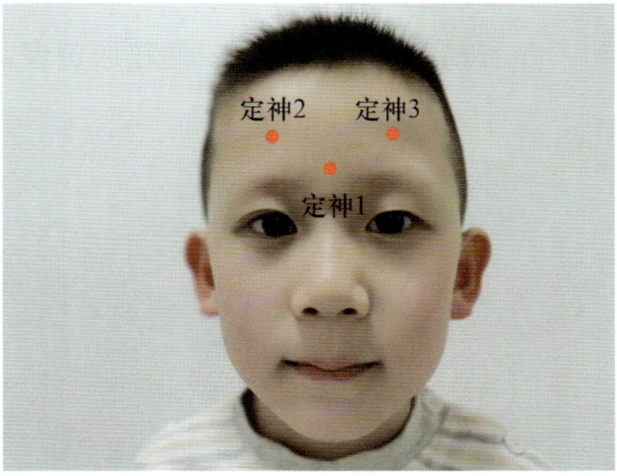

图 3–242　定神

方法

选 0.30 mm × 25 mm 规格毫针，快速进针，与头皮水平线呈 15° 角，快速捻转后留针 40 min。每日 1 次，每周 6 次，4 周为 1 个疗程。

2. 体针疗法

取穴

脾俞、肾俞、神门、三阴交（图 3–243，图 3–244，图 3–245）。

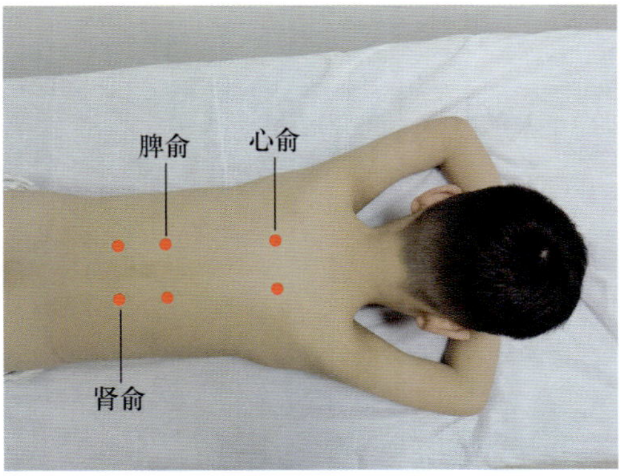

图 3–243　脾俞、肾俞

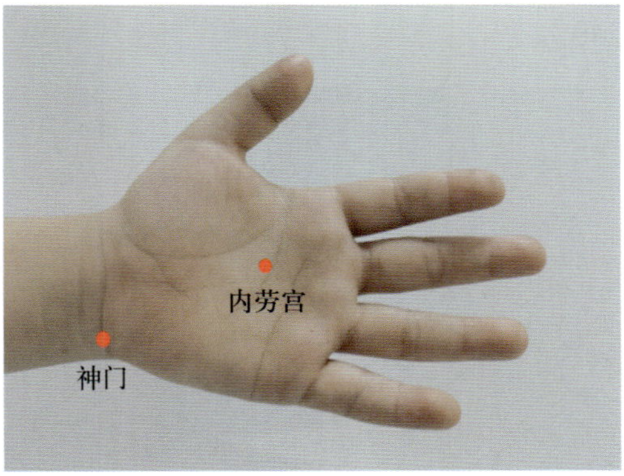

图 3–244　神门

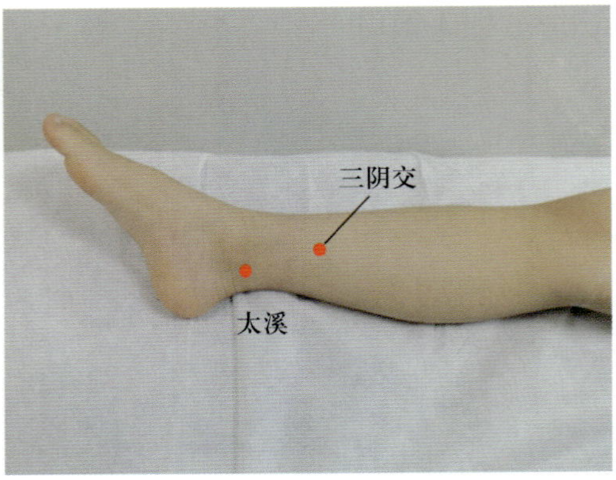

图 3-245 三阴交

配穴

急躁易怒，打人毁物，便秘尿黄者，加内劳宫、行间（图 3-246，图 3-247）。

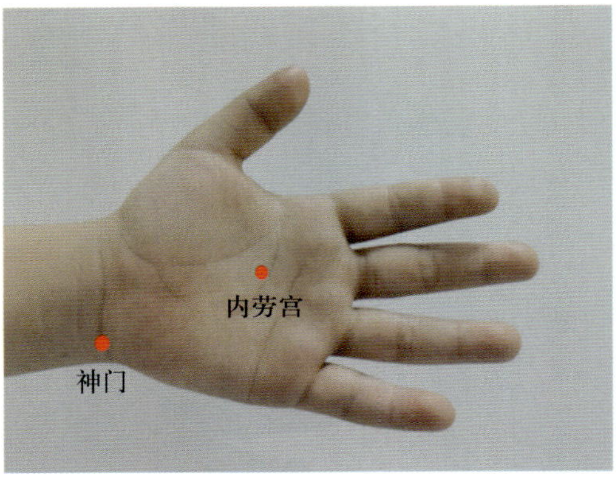

图 3-246 内劳宫

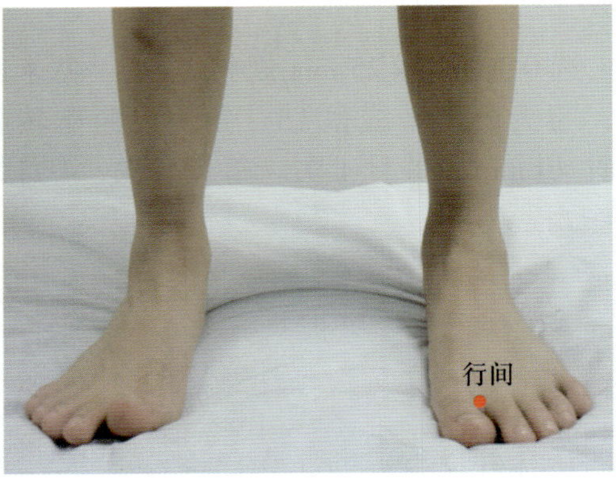

图 3-247 行间

表情淡漠，喃喃自语，口角流涎，舌体胖大者，加丰隆、内关（图 3-248，图 3-249）。

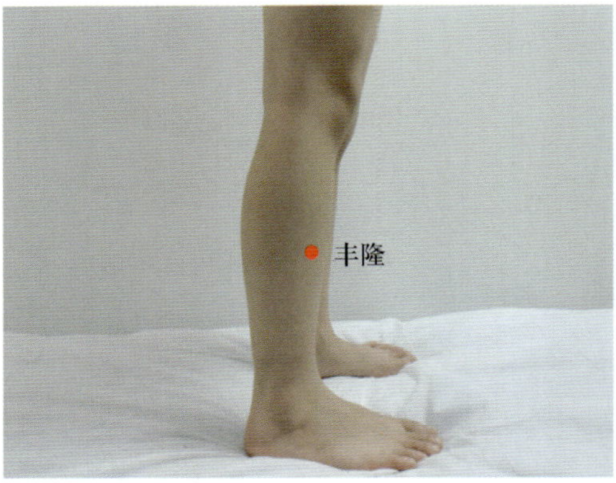

图 3-248 丰隆

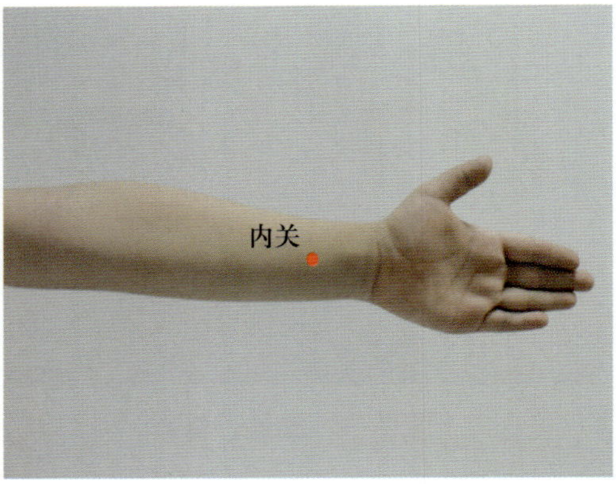

图 3-249 内关

身材矮小，骨骼肌肉痿软者，加肾俞、太溪（图 3–250，图 3–251）。

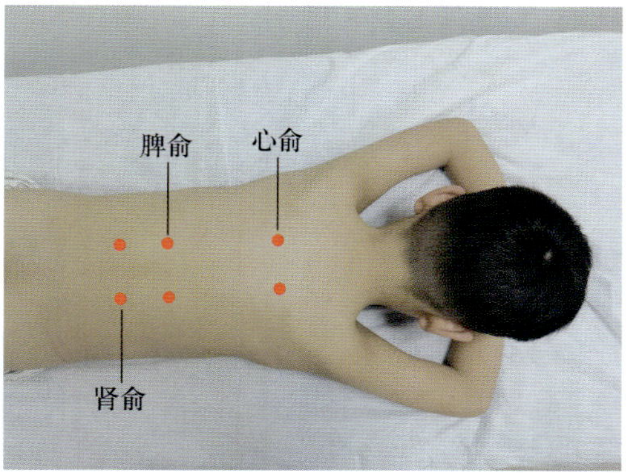

图 3–250　肾俞

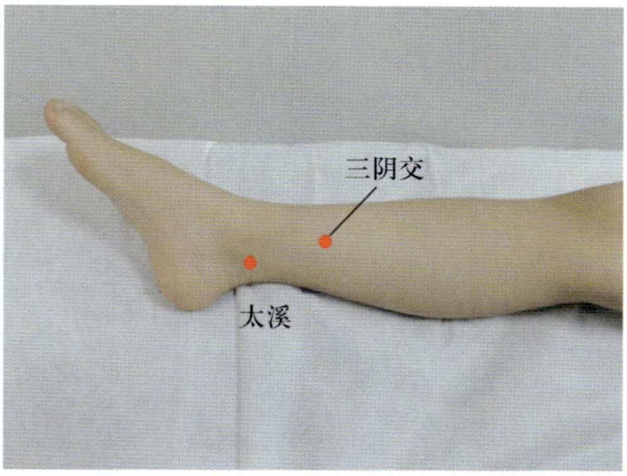

图 3–251　太溪

反应迟钝，精神萎靡者，加心俞、脾俞（图 3–258）。

操作方法：选 0.30 mm × 25 mm 规格毫针，快速进针，能配合者留针 20 min，不能配合者速刺不留针，每日 1 次，每周 6 次，4 周为 1 个疗程。

3. 耳穴贴压疗法

取穴

皮质下、神门、心、肝、脾、肾（图 3–252）。

方法

用王不留行籽贴压穴位，两耳交替，每次 3~5 穴，隔日换贴 1 次，10 次为 1 个疗程。

4. 灸法

主穴

神阙、关元、脾俞、肾俞（图 3–250，图 3–253）。

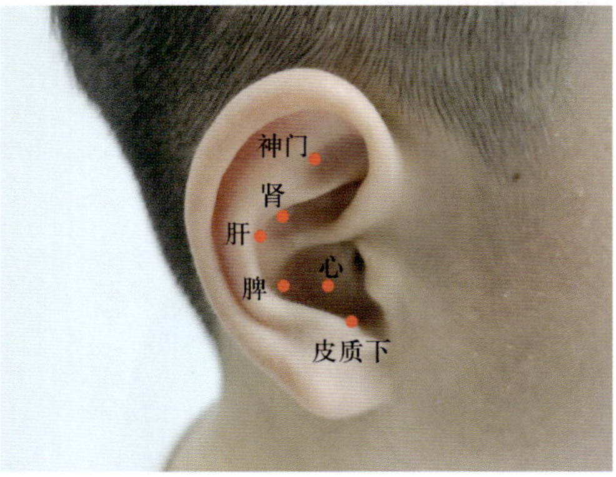

图 3–252　皮质下、神门、心、肝、脾、肾

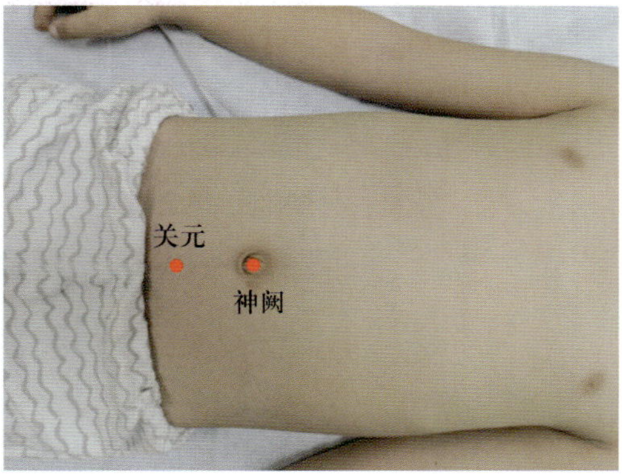

图 3–253　关元、神阙

方法

每次选穴 2~4 个，每次 20 min，每日 1 次，3~4 周为 1 个疗程。

5. 梅花针疗法

取穴

督脉（长强 – 大椎）（图 3-254）。

方法

以皮肤针叩打至皮肤潮红为度，隔日 1 次，10 次 1 个疗程。疗程间隔 1 周。

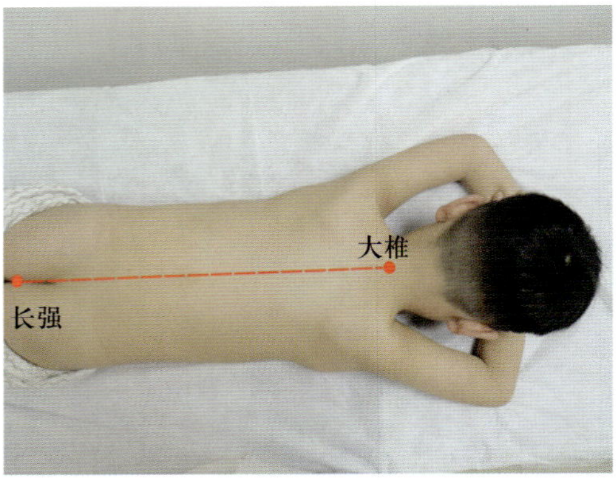

图 3-254 督脉

6. 推拿疗法

头面部

施开天门手法、分推额阴阳、叩击言语Ⅰ区、Ⅱ区、Ⅲ区各 1 min，对口周和头面部穴位水沟、地仓、下关、翳风、颊车、承浆、印堂、脑户、哑门、大椎进行顺时针方向按揉，每穴 1 min（图 3-255，图 3-256，图 3-257，图 3-258，图 3-259，图 3-260）。

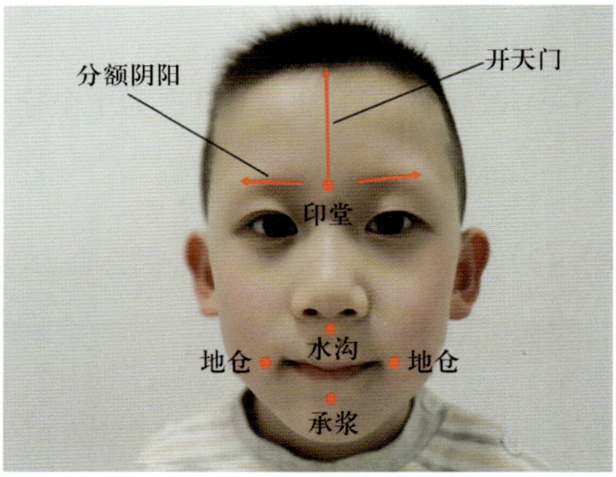

图 3-255 水沟、地仓

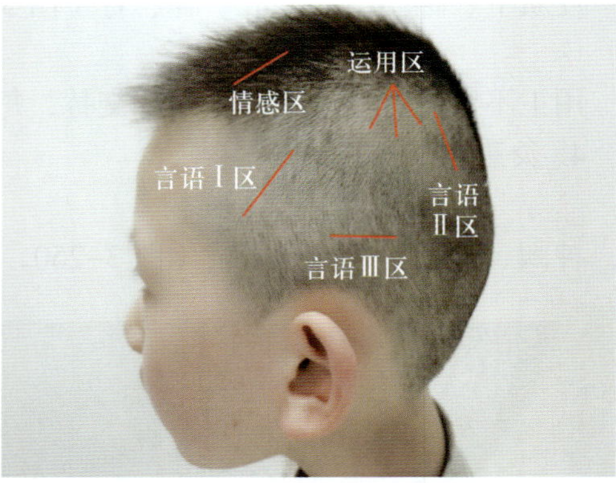

图 3-256 言语区

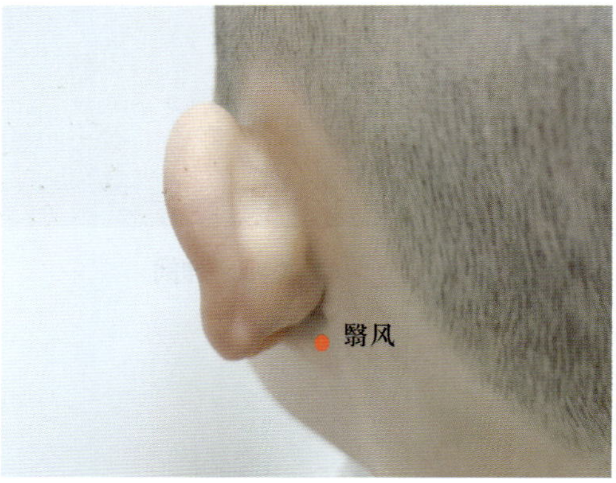

图 3-257 翳风

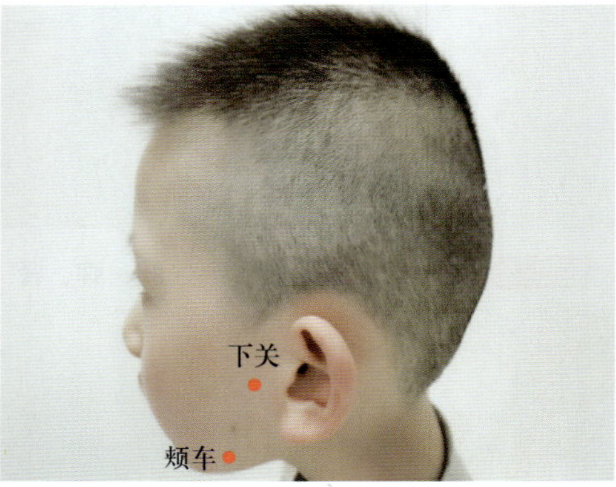

图 3-258 下关、颊车

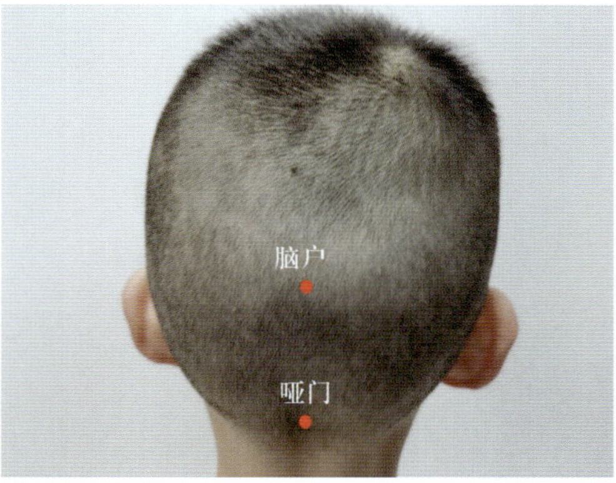

图 3-259　哑门、脑户

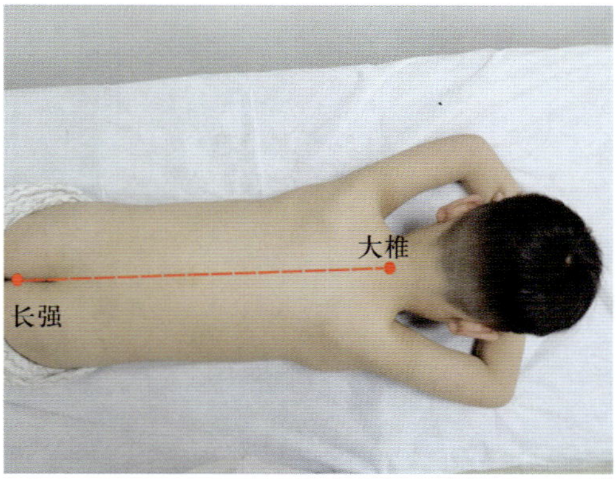

图 3-260　大椎

四肢部

施以清肝经、清心经、补脾经、补肾经、清天河水各 1 min，按揉少海、血海、足三里、丰隆穴各 1 min，揉双合谷、双太冲各 1 min（图 3-261，图 3-262，图 3-263，图 3-264，图 3-265，图 3-266）。

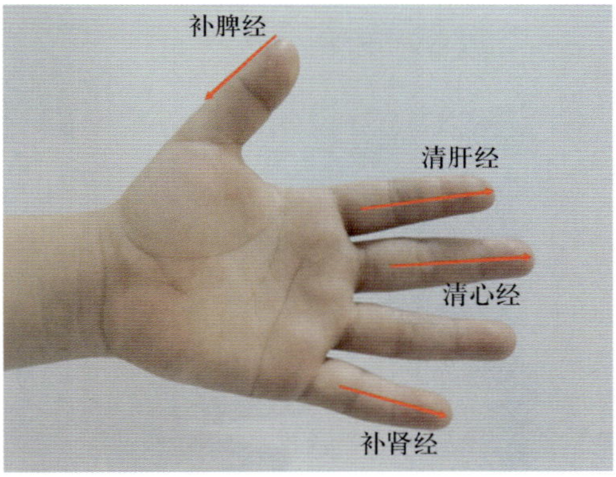

图 3-261　补脾经、补肾经、清心经、清肝经

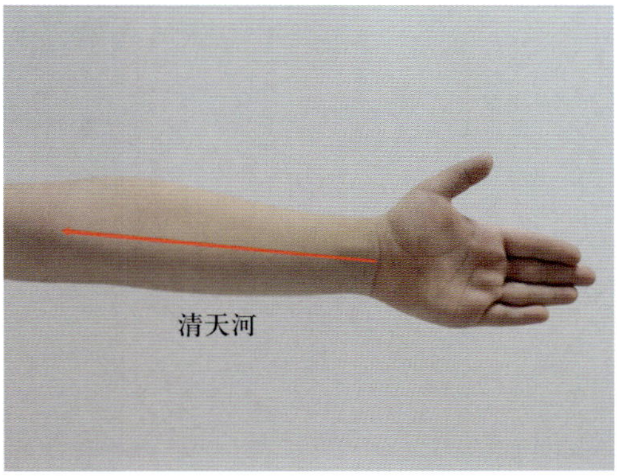

图 3-262　清天河

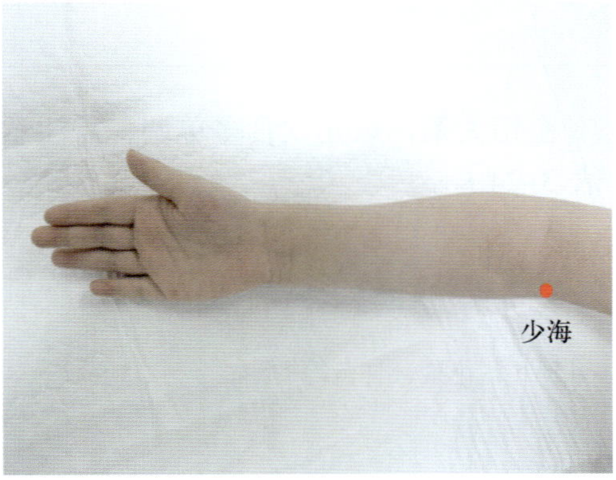

图 3-263　少海

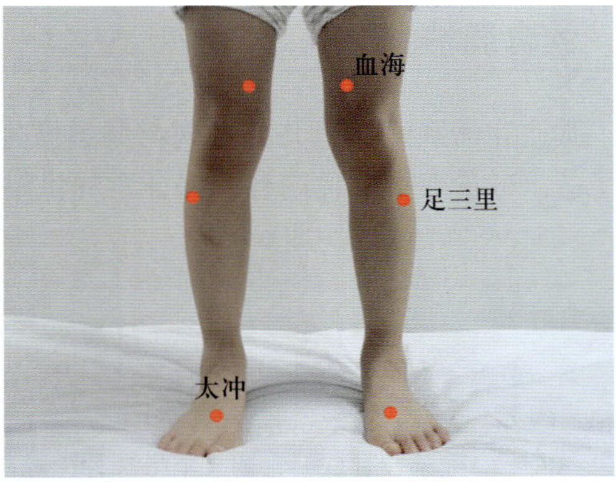

图 3-264　血海、足三里

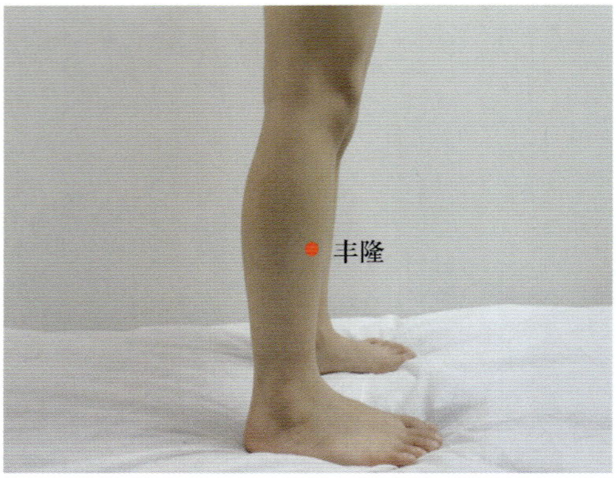

图 3-265　丰隆

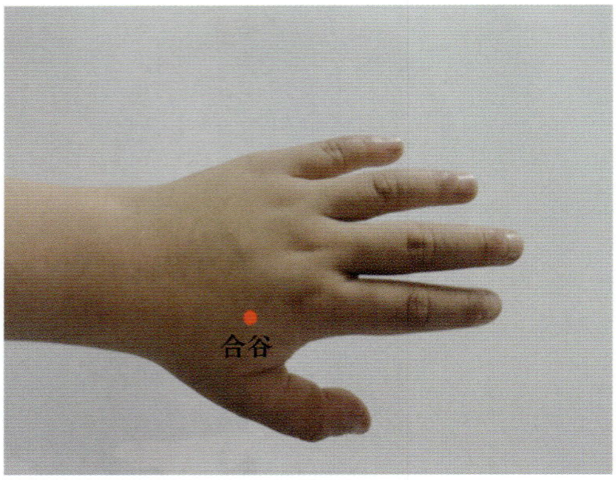

图 3-266　合谷

背部

顺经推膀胱经第一线、第二线各 5 次，顺经推督脉 5 次，叩击华佗夹脊 5 次，捏脊 5 次，从第 2 次开始，术者根据患儿出现的不同症状，采用提捏的手法，有针对性地刺激相关背俞穴。捏脊结束后，医者用双手拇指按揉肾俞穴 5 min（图 3-267，图 3-268）。

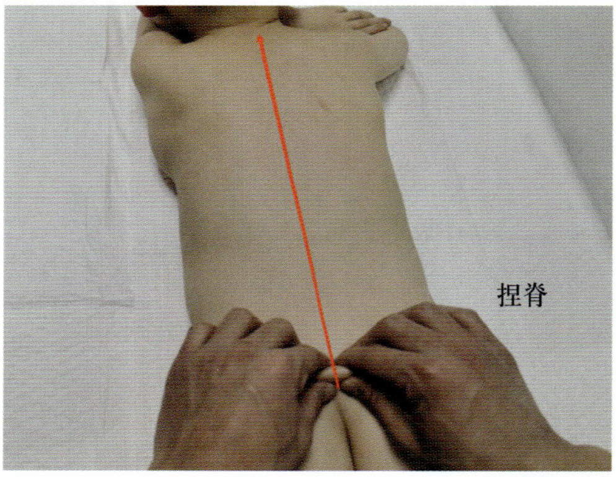

图 3-267　捏脊

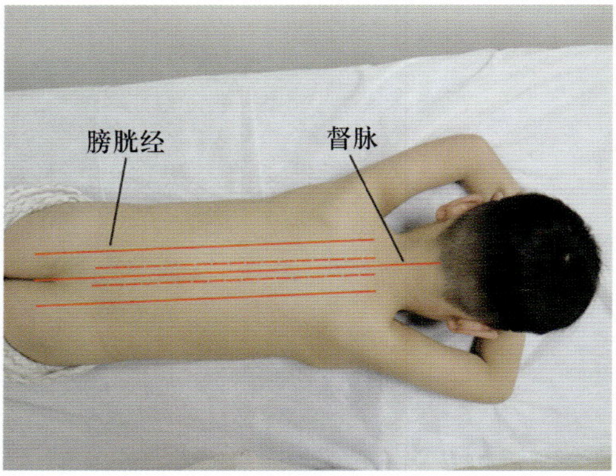

图 3-268　膀胱经、督脉

五、饮食调护

孤独症谱系障碍患儿的发病与肠道微生态有密切关系，患儿饮食多单调，需注意饮食宜忌，尽量丰富饮食内容，保证营养供给（表 3-24）。

表 3-24　孤独症谱系障碍食疗方案

推荐食材
绿叶菜：萝卜、青菜、油菜、菠菜、芥蓝、大白菜、胡萝卜、花菜、甘蓝等
粗粮：红薯、土豆、玉米、荞麦等
水果：橘子、柚子、甘蔗、青梅、苹果、香蕉等
绿菜：海带、紫菜、黑木耳、豆鼓（含 B 族维生素多）等
富含必需脂肪酸食物：籽类、坚果、大马哈鱼、凤尾鱼、鲱鱼、鲑鱼和沙丁鱼等

表 3-24　孤独症谱系障碍食疗方案（续表）

不宜食材
谷类：黑面包、燕麦片、面食类
含酪蛋白的食物：鸡蛋、鲜奶蛋糕、奶酪、冰激凌、酸奶等
含色素的食物：巧克力、彩虹糖等
含水杨酸盐的食物：橘子、橙子、胡柚、柠檬、番茄等

（李恩耀）

参考文献

[1] 陈秀洁．儿童运动障碍和精神障碍的诊断与治疗．北京：人民卫生出版社，2009：664-679.

[2] 王华，杜元灏．针灸学．北京：中国中医药出版社，2012：291-292.

[3] 汪受传，虞坚尔．中医儿科学．北京：中国中医药出版社，2012：212-217.

[4] 郝汇睿，李恩耀，李立国．儿童孤独症核心症状针灸经络辨证浅析．亚太传统医药，2021，17（08）：199-202.

[5] 耿亮亮，郭亚雄，马艳芳．中医药治疗孤独症谱系障碍概况．中医药导报．2020，26（16）：137-141.

[6] 李炜，李钰萍，张凯文，等．中医古籍对孤独症谱系障碍的相关论述浅探．内蒙古中医药，2020，39（01）：151-153.

第九节　分心多动症

一、概述

儿童分心多动症又称为儿童多动症、注意缺陷多动障碍（attention deficit hyperactivity disorder，ADHD），是儿科一种常见的神经发育障碍性疾病。以注意力不集中和不分场合的过度活动、情绪冲动两大核心症状为主要临床表现，并常伴有认知障碍和学习困难，但智力正常或接近正常。本病通常发病于学龄前期，在小学阶段其症状表现较严重，其患病率在学龄儿童中为3%~5%，男童发病率明显高于女童。如果得不到及时的治疗，会影响儿童的心理健康，引发抑郁症、焦虑症，严重者影响患儿的认知、学习、情感、社交和职业功能，更严重者会出现反社会人格甚至违法、犯罪等严重后果，对个人、家庭乃至社会产生极大的负面影响。

中医学把分心多动症归属于“脏躁”“躁动”“健忘”“失聪”等疾病的范畴。病位主要责之于心、肝、脾、肾，病机主要在于脏腑功能不足，阴阳平衡失调，阴静不足，阳亢有余。常见证型有：肝肾阴虚证、心脾两虚证、心肝火旺证、痰火扰心证。

二、病因

儿童多动症病因复杂，目前确切的致病因素尚未完全研究清楚。一般认为与遗传、孕期分娩因素、颅脑外伤、行为心理因素、营养因素、家庭－社会环境因素等有关（表 3–25）。

表 3–25　儿童多动症的病因

遗传及孕期分娩因素
母亲年龄过小（<17 岁）或过大（>35 岁），妊娠期吸烟、酗酒及不合理用药史，剖宫产、早产、宫内窘迫、宫内发育迟缓等
颅脑外伤
产伤或者其他原因所致的颅脑外伤
家庭－社会环境因素
不良家庭环境或家庭居住环境污染，如父母离异，对孩子溺爱、粗暴、言语冷淡，经济贫困、住房拥挤、父亲酗酒等均可能导致患儿心理障碍
营养因素
锌缺乏、铁缺乏、维生素缺乏、常食用含铅量高食品、过量食用糖类和饮料、过多摄入人工色素、防腐剂等食品添加剂
行为心理因素
长时间玩电子游戏、过度观看电视节目

三、诊断

见图 3–269，表 3–26。

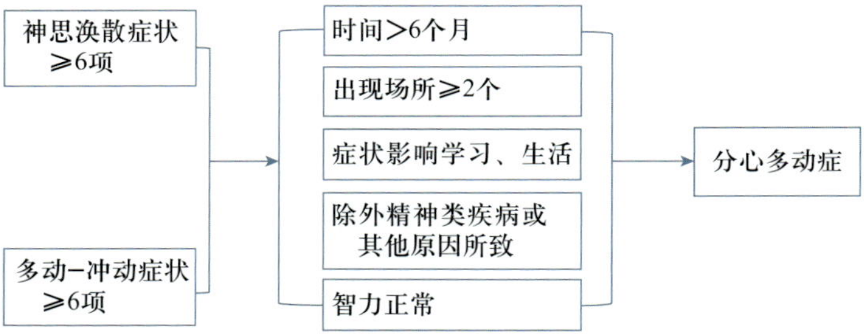

图 3–269　儿童分心多动症诊断流程

表 3–26　儿童多动症诊断标准

神思涣散	多动—冲动
1. 粗心大意，做事马虎；不重细节，时常出错	1. 多动难静，不能自控
2. 神思涣散，难以集中	2. 坐立不安，常离座位
3. 心不在焉，似听非听	3. 不分场合，跑来跑去
4. 兴趣多变，难按要求完成任务	4. 玩耍时过于兴奋，无法安静
5. 工作凌乱，没有条理，做事拖拉	5. 经常忙个不停
6. 懒散懈怠，缺乏恒力	6. 多言多语，自说自话
7. 丢三落四，有头无尾	7. 问话未完，抢着回答
8. 不耐干扰，易于分神	8. 很难按序排队
9. 记忆力差，容易忘事	9. 干扰别人，擅拿他人物品

对于儿童多动症的诊断目前主要以家长和老师提供的病史及临床表现为依据。参照美国《精神障碍诊断与统计手册》第五版（DSM-5）中儿童多动症的诊断标准制定，具体诊断标准如下：

1. 神思涣散

注意力不集中症状方面，时间需持续 6 个月上，且至少有 6 项符合标准，见表 3-25。

2. 多动 – 冲动

儿童多动 / 冲动症状方面，时间需持续 6 个月上，至少有 6 项符合标准，见表 3-25。

3. 神思涣散及多动 / 冲动的症状与同龄儿童发育水平不相称，且存在于 2 种或 2 种以上的场合。

4. 多动及注意力涣散等症状损害了患儿的学习、生活及社交功能。

5. 这些症状不是发生在精神分裂症或其他精神障碍的病程中，也不能用其他精神障碍来解释。

四、中医外治疗法

1. 头针疗法

取穴

双侧顶中线、顶旁 1 线、额中线、额旁 1 线（图 3-270，图 3-271）。

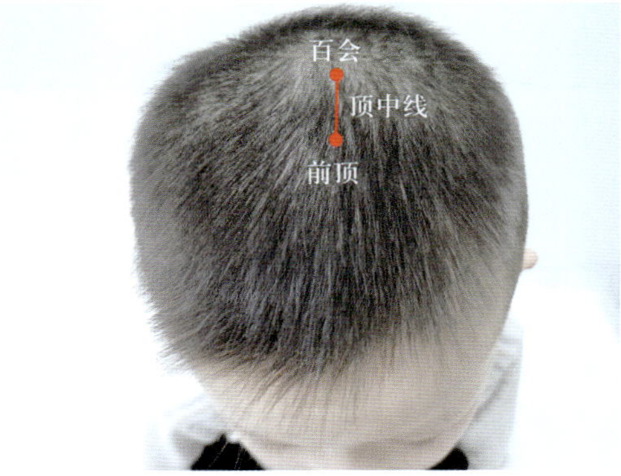

图 3-270 百会、顶中线

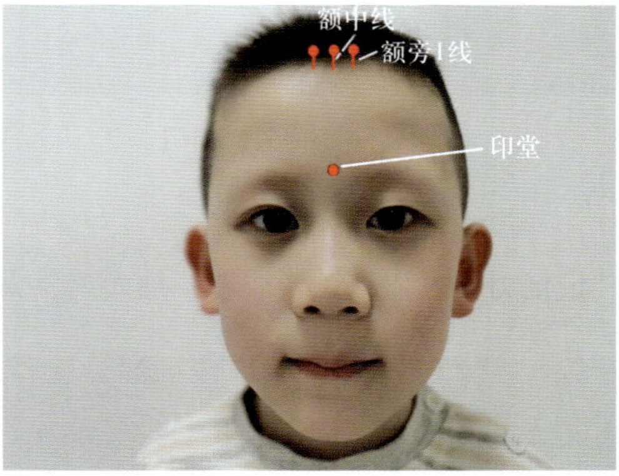

图 3-271 额中线、额旁 1 线

方法

取 0.25 mm × 40 mm 一次性无菌针灸针，上述穴位常规消毒，平刺进针约 30 mm，进针后行捻转平补平泻法，每穴操作 1 min，留针 30 min，在留针过程中每 15 min 行针 1 次，每次行针 1 min。隔日治疗 1 次，15 次为 1 个疗程。

2. 体针疗法

主穴

百会、四神聪、印堂、本神、内关、神门、合谷（图 3-272，图 3-273，图 3-274，图 3-275）。

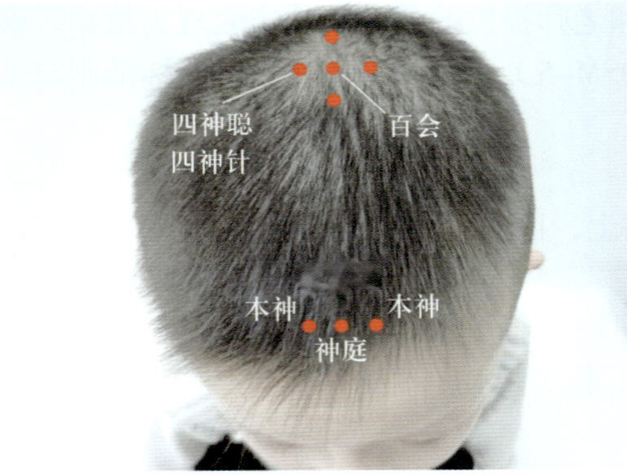

图 3-272 百会、四神聪、本神

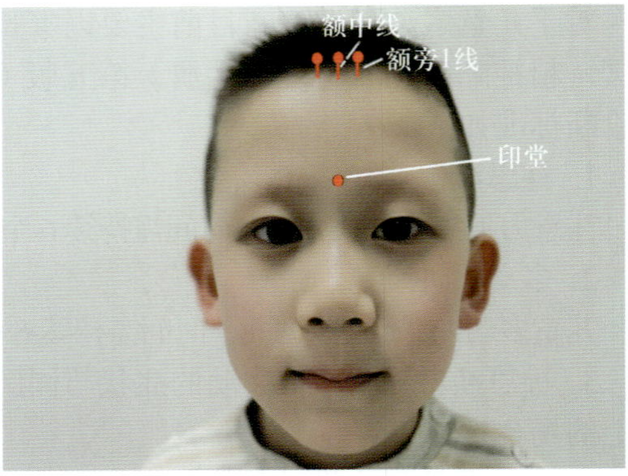

图 3-273 印堂

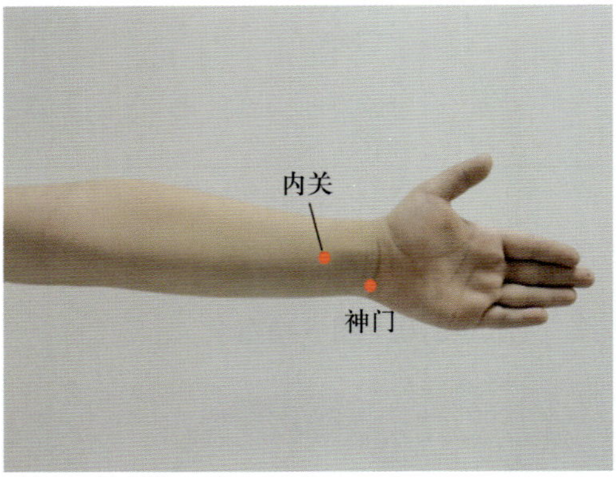

图 3-274 内关、神门

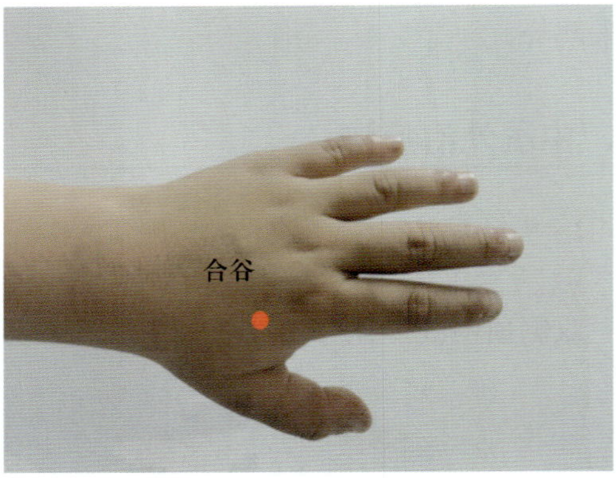

图 3-275 合谷

配穴

记忆力差，盗汗，遗尿者，加太溪、太冲（图 3-276，图 3-277）。

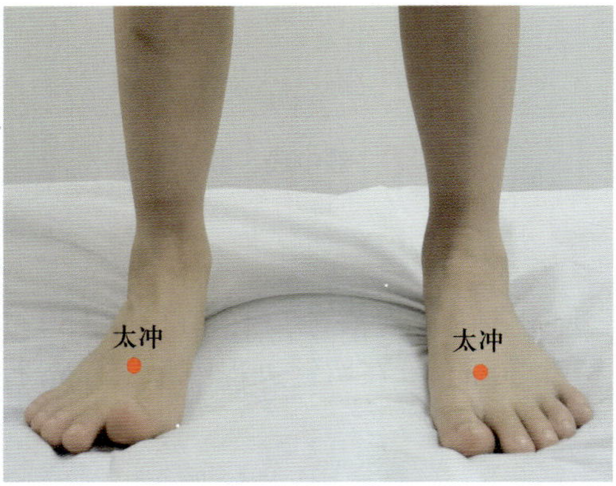

图 3-276 太冲

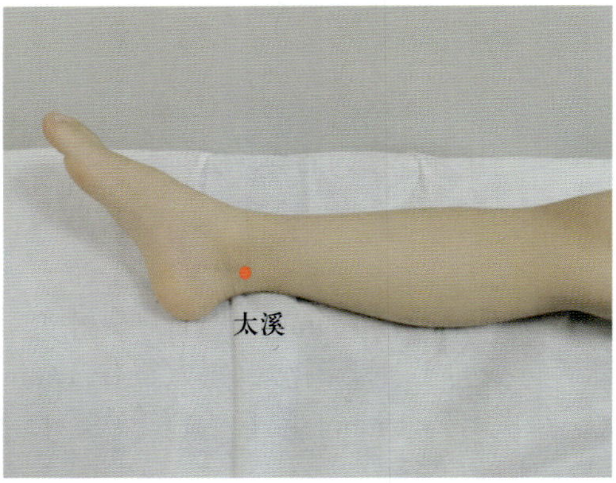

图 3-277 太溪

记忆力差，食欲不振，睡眠不实，大便溏者，加太冲、足三里（图 3–278，图 3–279）。

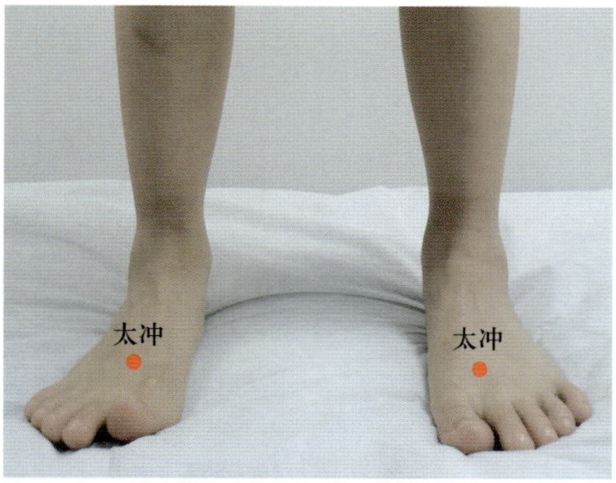

图 3–278 太冲

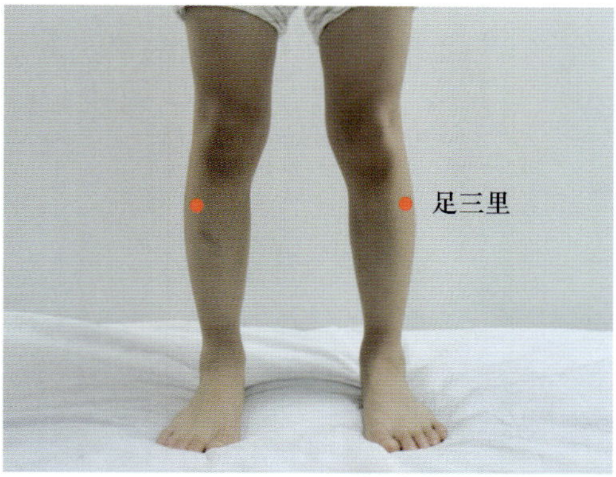

图 3–279 足三里

记忆力差，神疲乏力，面白自汗，食欲不振，睡眠不实者，加心俞、脾俞（图 3–280）。

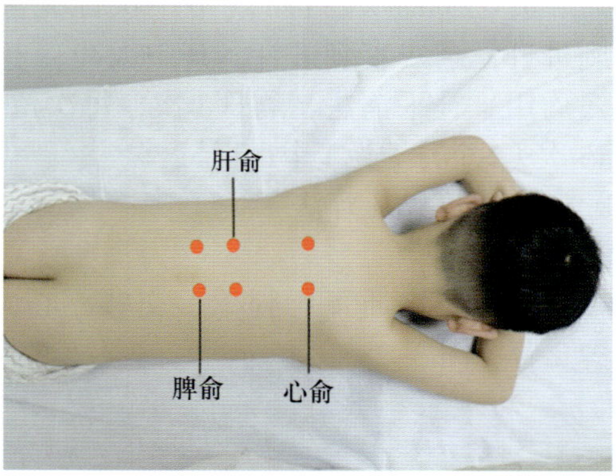

图 3–280 心俞、脾俞

狂躁不宁，胸中烦热，口苦便秘，舌红苔黄腻者，加丰隆、内劳宫（图 3–281，图 3–282）。

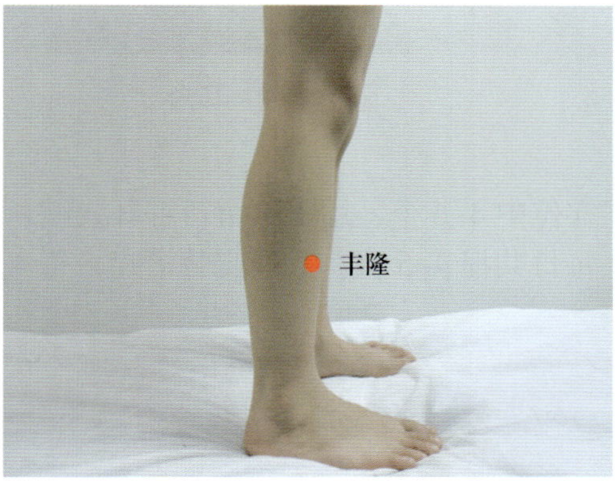

图 3–281 丰隆

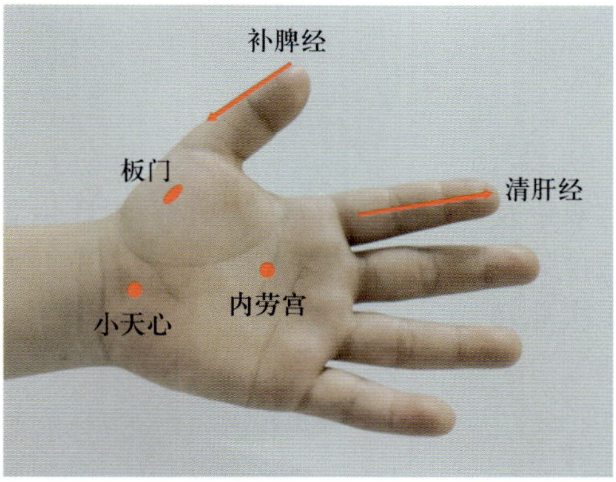

图 3–282 内劳宫

急躁易怒，冲动任性，便秘尿黄者，加太冲、内劳宫（图 3–283，图 3–284）。

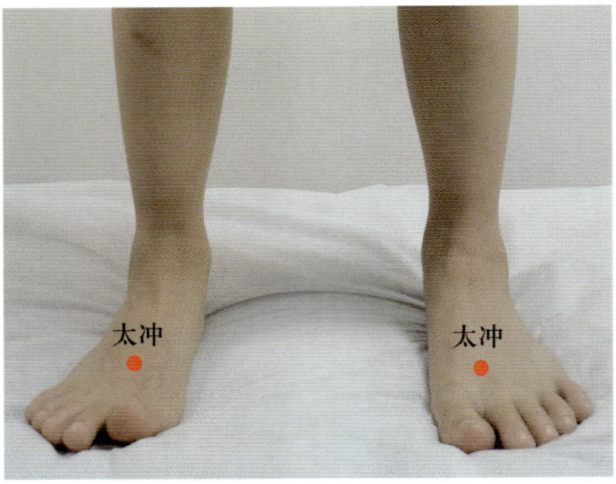

图 3–283 太冲

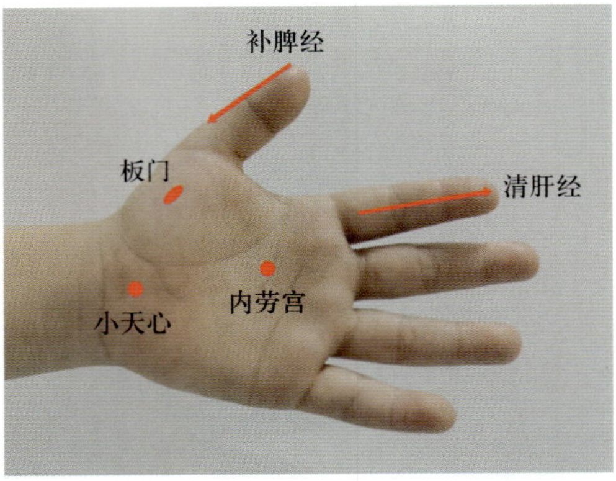

图 3–284 内劳宫

方法

选 0.25 mm × 25 mm 规格一次性无菌针灸针，穴位局部消毒，头面部穴位常规平刺进针，余穴直刺进针，其中太冲、丰隆、内劳宫用泻法，足三里、太溪用补法，余穴均用平补平泻法。隔日 1 次，每次留针 30 min，不配合者也可快速进针得气不留针，15 次（1 个月）为 1 个疗程。

3. 耳穴贴压疗法

处方

神门、皮质下、脑干、交感、心、肝、脾、肾（图 3–285）。

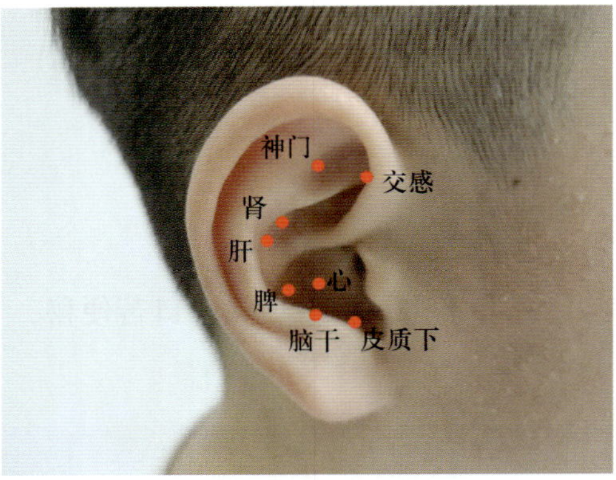

图 3–285 耳穴

方法

双手及耳廓常规消毒，选取一侧耳朵上述穴位中 4~6 个，用王不留行籽耳穴贴，贴于穴位处。每个耳穴依次捏压一遍记为 1 次，每日共捏 4~5 次。双耳交替治疗，每 4 天换 1 次耳穴。

4. 推拿疗法

取穴

头面部

开天门、推坎宫、印堂穴、头临泣穴、百会穴、风池穴（图 3–286，图 3–287，图 3–288）。

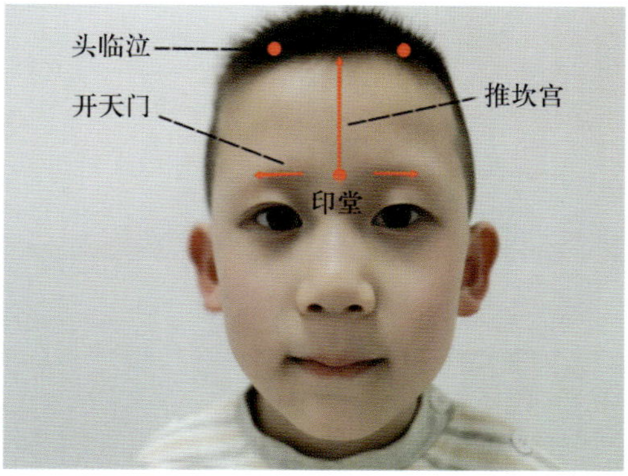

图 3–286　开天门、推坎宫、头临泣

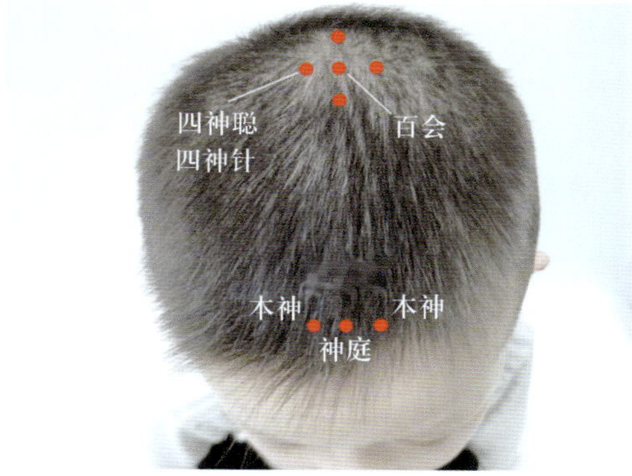

图 3–287　百会

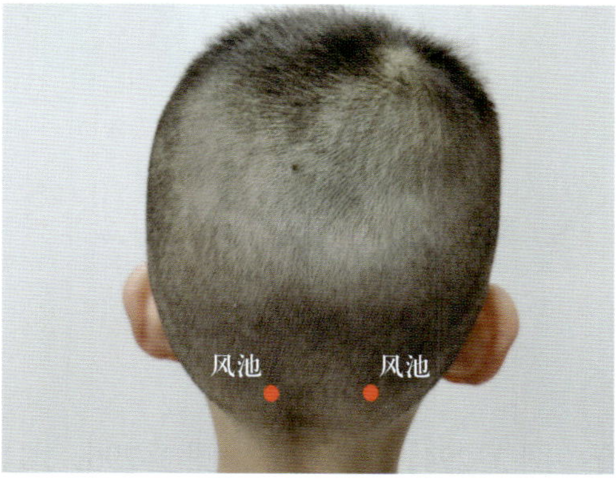

图 3–288　风池

四肢部

脾经、肝经、小天心、板门、外关、曲池、合谷、太冲（图 3–289，图 3–290，图 3–291，图 3–292，图 3–293）。

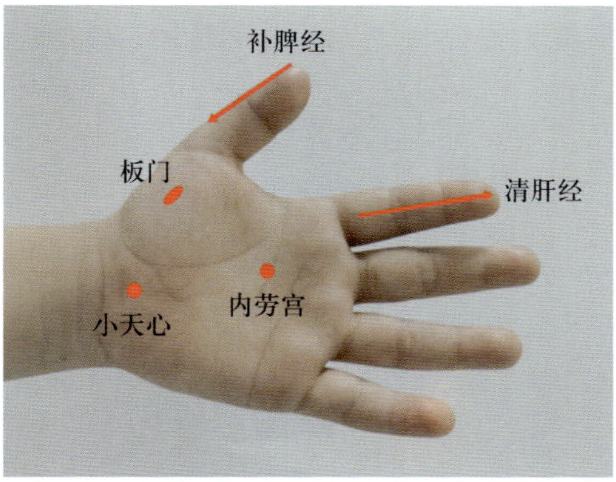

图 3–289　脾经、肝经、板门、小天心、肝经

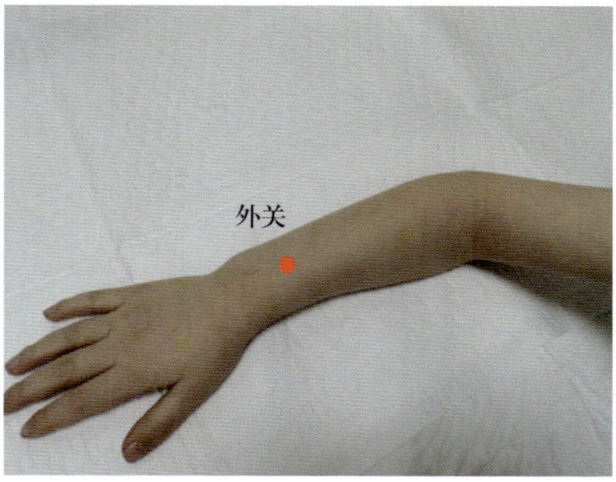

图 3–290　外关

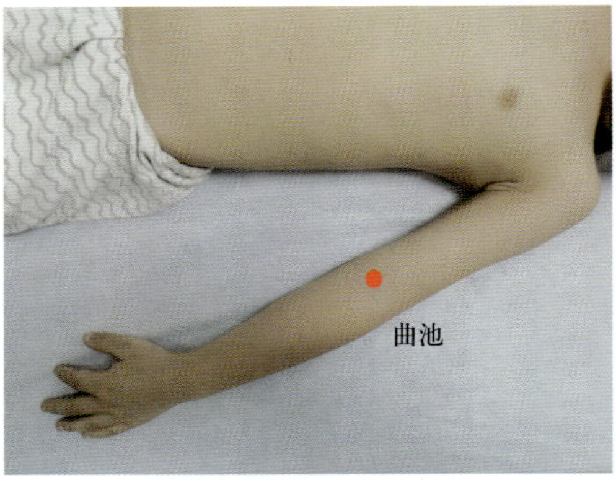

图 3-291 曲池

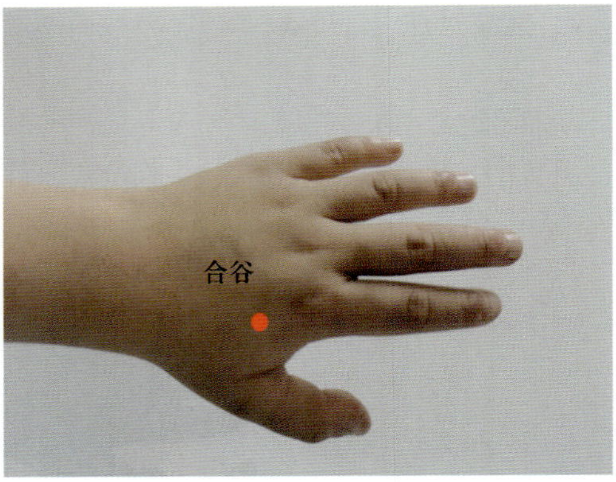

图 3-292 合谷

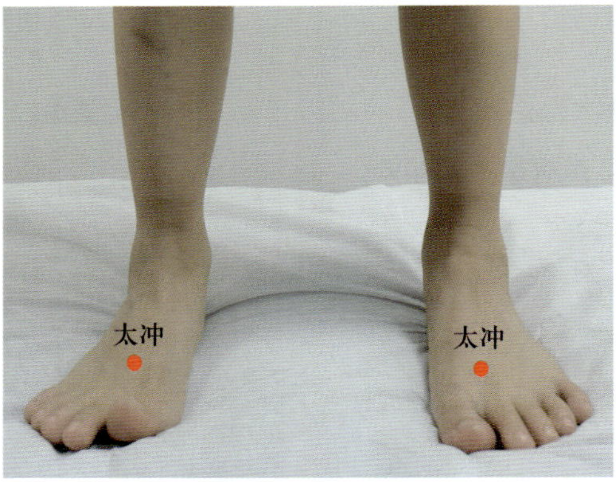

图 3-293 太冲

躯干部

腹、气海、肝俞、脊（图 3-294，图 3-295，图 3-296，图 3-297）。

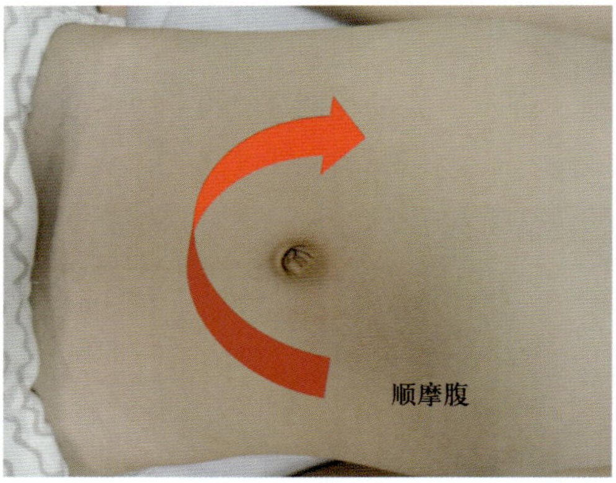

图 3-294 顺摩腹

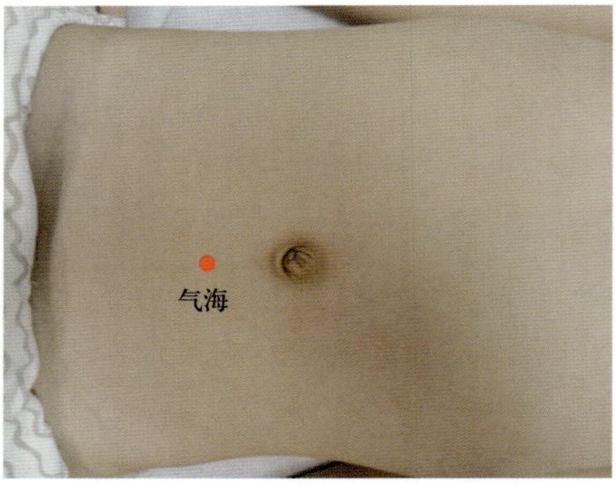

图 3-295 气海

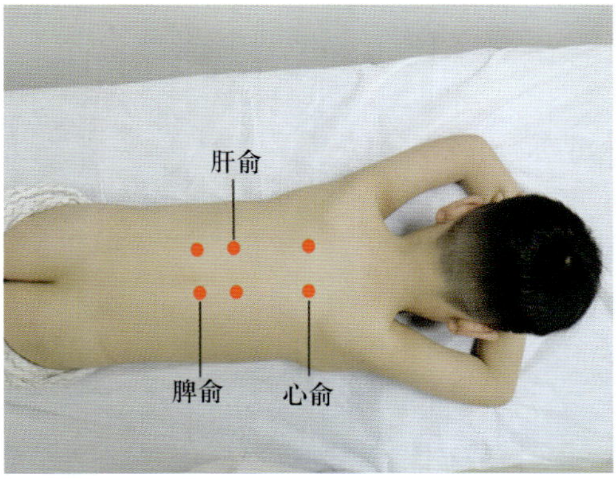

图 3-296 肝俞

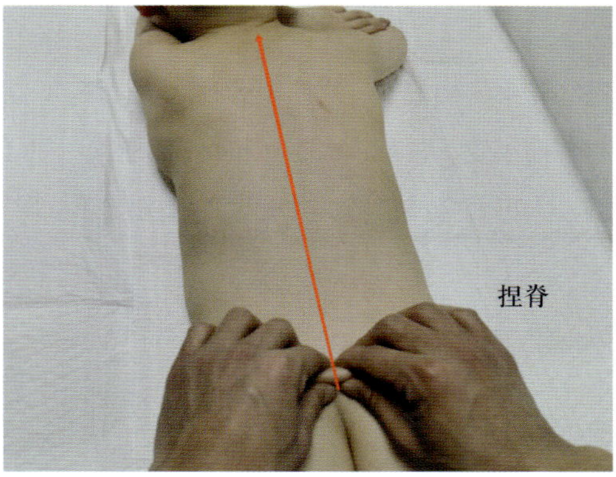

图 3-297 捏脊

方法

头面部

患儿仰卧位，操作者坐在其头部正前方，先开天门，用双手拇指指腹交替从印堂到前发际正中点推抹 1 min（60 次 / 分钟），注意推抹时指腹微微下压力度均匀，再推坎宫，用双手拇指指腹同时从眉头到眉梢推抹 1 min（30 次 / 分钟），再用一手中指指腹点揉印堂穴 1 min（60 次 / 分钟，以下点揉手法均按此频率操作），用双手拇指指腹点揉双侧头临泣穴 1 min，双手拇指重叠用指腹点揉百会穴 1 min，然后再点振百会穴 1 min，用双手拇指抹法操作双侧承泣穴 30 次，用双拇指指腹点揉双阳白穴 2 min，用掌心对准百会穴摩揉 2 min，再振法操作百会 1 min，双手掌心向上用双手中指指腹勾点双侧风池穴 1 min。

四肢部

患儿坐位，操作者相对而坐，取患儿右手旋推法补脾经 2 min（120 次 / 分钟，以下手部五经穴操作均按此频率操作），清肝经 1 min 再补肝经 1 min，用捣法捣小天心穴 30 次，用拇指点揉板门 1 min，再点揉双侧外关、曲池、合谷、太冲各 1 min。

躯干部

患儿先取仰卧位，操作者坐其右侧，顺时针摩腹 1 min（30 次 / 分钟），然后用振法振腹，用右手示、中、环、小指四肢自然并拢和拇指分开，掌心对准肚脐，然后高频率小幅度均匀地振动 2 min（200 次 / 分钟），点揉气海 1 min，再用中指指尖点振气海穴 1 min，再让患儿取仰卧位，用双手拇指指腹同时点揉肝俞穴 1 min，最后从下向上捏脊 9 遍。

五、饮食调护

分心多动症儿童日常饮食需清淡，多食富含锌、铁的食物（鸡蛋、动物肝、豆类、花生、瘦肉等），少食富含水杨酸的水果或蔬菜（番茄、苹果、橘子、杏等），少食兴奋性、辛辣刺激性饮食，少食烧烤、煎炸、膨化食品及含糖量高的食物。日常亦可服用药茶或药膳调理（表 3-27）。

表 3-27 分心多动症药茶、药膳	
药茶	党参、枸杞子、决明子等，泡茶常服
食材	浮小麦、甘草、大枣、核桃肉、猪心、百合、黑豆、山药等
药膳	大枣百合炖猪脑、甘麦大枣核桃煲猪心等

（典迎彬）

参考文献

[1] 胡亚美. 诸福棠实用儿科学. 第 8 版. 北京：人民卫生出版社，2015：2070-2073.

[2] 韩新民，马融，雷爽，等. 中医儿科临床诊疗指南·儿童多动症（修订）. 中医儿科杂志，2017，13（5）：1-5.

第十节　抽动障碍

一、概述

抽动障碍（tic disorder，TD），是一种起病于儿童或青少年时期的神经精神障碍性疾病，临床以不自主、反复、突发、快速的、重复、无节律的一个或多个部位运动抽动和（或）发声抽动为主要特征。依据其临床表现和病程，可分为短暂性抽动障碍（provisional tic disorders，PTD）、慢性抽动障碍（chronic motor or vocal tic disorders，CTD）和 Tourette 综合征（Tourette syndrome，TS）。本病好发年龄为 5~10 岁，男女比例为（3~5）：1。约半数患儿共患 1 种及以上的行为障碍，包括注意缺陷多动障碍、强迫障碍、睡眠障碍、学习困难、品行障碍等，其中注意缺陷多动障碍最为多见。

中医学把抽动障碍归属于"慢惊风""瘛疭""肝风"等范畴。抽动障碍的病位主要在肝，亦可涉及心、脾、肺、肾。病机关键为风痰胶结，肝亢风动。常见证型有肝亢风动证、外风引动证、痰火扰神证、气郁化火证、脾虚痰聚证、阴虚风动证。

二、病因

目前，抽动障碍的病因及发病机制尚不明确，一般认为本病的发病与多种因素相关，遗传因素、生物因素、环境因素及心理因素等在儿童的生长发育过程中共同作用引起该病的发生（表 3-28）。

表 3-28 抽动障碍发病的高危因素
遗传因素
大量研究表明，抽动障碍是一种具有明显遗传倾向的疾病。一般认为，抽动障碍的遗传方式为常染色体不完全显性遗传或多基因遗传。但目前抽动障碍的具体遗传方式尚不清楚，也无明确的致病基因

表 3-28 抽动障碍发病的高危因素（续表）

生物因素

神经解剖因素：基底神经节病变；前额皮质发育异常；大脑皮质 - 基底节 - 丘脑 - 皮质神经环路结构及功能出现异常；杏仁核 - 纹状体通路障碍；扣带回、基底节及脑干不规律放电等

神经生化因素：中枢多巴胺（DA）能、去甲肾上腺素（NE）能、五羟色胺（5-HT）能、γ - 氨基丁酸（GABA）能、阿片系统中某个或某些环节出现异常导致神经递质分泌异常，引起功能障碍

神经免疫因素：A 组 β 溶血性链球菌（GABHS）感染可引起相关性儿科自身免疫性神经精神疾病（PANDAS），被认为是抽动障碍的一种亚型。细菌、病毒感染及免疫功能紊乱可能引起相应神经结构受损，导致抽动障碍的发病

环境因素

围生期因素：早产、出生时低体重、双胎、妊娠前 3 个月反应严重、孕母因素（情绪不良、吸烟、饮酒、喝咖啡、滥用药物、吸毒），宫内因素（宫内窒息、宫内感染、脐带绕颈），产伤（新生儿窒息、新生儿缺氧缺血性脑病、颅内出血）等，均会增加患抽动障碍的风险

饮食因素：食用含有咖啡因、精制糖、甜味剂成分的食品会加重抽动障碍的风险；经常进食西式快餐、膨化食品及其他含铅高的食品会加重抽动的症状

药物因素：长期、大剂量应用抗精神病药物或中枢兴奋剂可能导致抽动的发病，如氯氮平、左旋多巴、兴奋剂（哌甲酯、苯丙胺、匹莫林）、抗癫痫药（卡马西平、苯妥英、拉莫三嗪）等；此外，使用雄性激素、氨茶碱、可卡因、吗啡等也可引起抽动发病。各种中毒（如黄蜂毒、汞中毒、一氧化碳中毒等）也可能引起发病

其他环境因素：高热惊厥、头部外伤、颈椎损伤史、血铅升高、锌或铁缺乏等亦可能导致抽动障碍的发病

心理因素

人格因素：抽动障碍患儿多存在自控性差、易激惹、焦虑、抑郁或心理成熟度偏低等特点，表现为回避型和冲动型人格，对外界环境刺激易反应过度

情绪状态：精神创伤（家庭关系不和、霸凌、体罚、责骂等）、精神压力过大（学习压力、父母期望）、情绪波动、劳累（如剧烈体育活动、长时间劳动）、长时间电脑游戏、长时间看电视或应用手机及平板电脑等电子产品、过度惊吓（影视作品、游乐项目）均可诱发抽动的发生或加重抽动的症状

环境氛围：家庭不良氛围（冲突多、情感交流少、父母离异、亲人去世、管教过严、责骂、过分干涉等），学校环境不良（教师要求过高、不良的同学关系等）

三、临床诊断

TD 临床诊断采用美国《精神障碍诊断与统计手册》第五版（DSM-5）的诊断标准（见表 3-29），诊断流程见图 3-298，具体如下：

表 3-29　不同类型抽动障碍的诊断标准

分类	诊断标准
PTD	（1）1 种或多种运动性抽动和（或）发声性抽动 （2）病程短于 1 年 （3）18 岁以前起病 （4）排除某些药物或内科疾病所致 （5）不符合 CTD 或 TS 的诊断标准
CTD	（1）1 种或多种运动性抽动或发声性抽动，病程中只有 1 种抽动形式出现 （2）首发抽动以来，抽动的频率可以增多或减少，病程在 1 年以上 （3）18 岁以前起病 （4）排除某些药物或内科疾病所致 （5）不符合 TS 的诊断标准
TS	（1）具有多种运动性抽动及 1 种或多种发声性抽动，但二者不一定同时出现 （2）首发抽动后，抽动的频率可以增多或减少，病程在 1 年以上 （3）18 岁以前起病 （4）排除某些药物或内科疾病所致

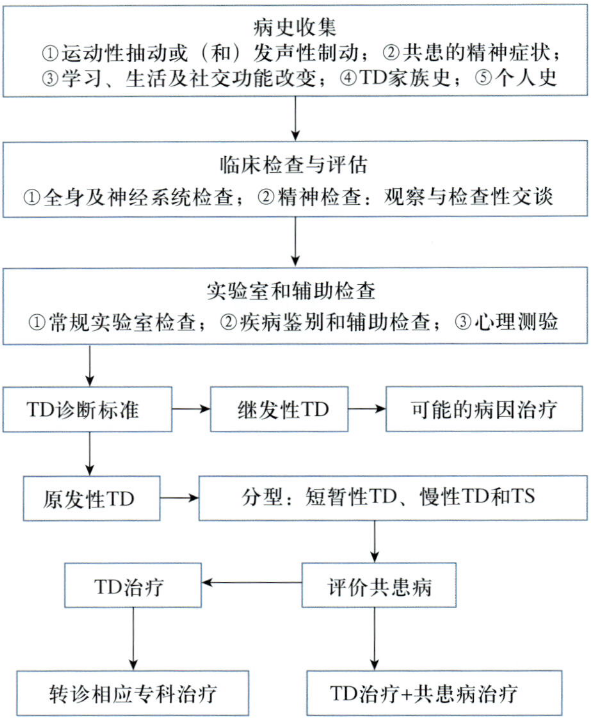

注：TD：抽动障碍；TS：Tourette 综合征

图 3-298　抽动障碍诊断流程

四、中医外治疗法

抽动障碍的中医外治包括对发声性抽动、运动性抽动症状的局部治疗，以及针对病机的整体治疗。可采用针刺疗法、揿针疗法、推拿疗法、耳穴贴压疗法等中医外治疗法进行治疗。

1. 体针疗法

主穴

百会、四神聪、神庭、上星、头维、印堂、曲池、合谷、阳陵泉、三阴交、太冲（图 3-299，图 3-300，图 3-301，图 3-302，图 3-303，图 3-304，图 3-305）。

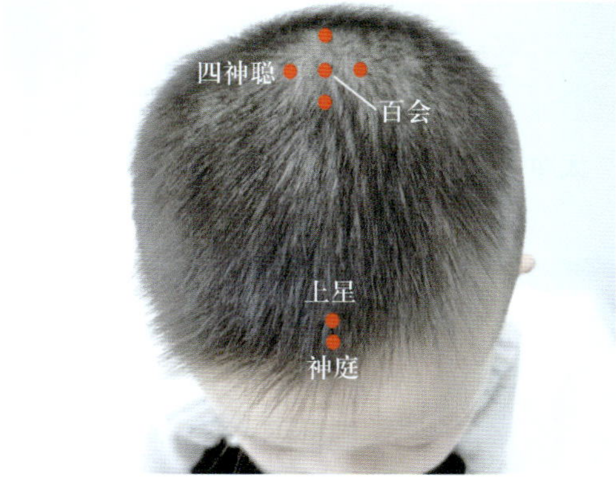

图 3-299　百会、四神聪、上星

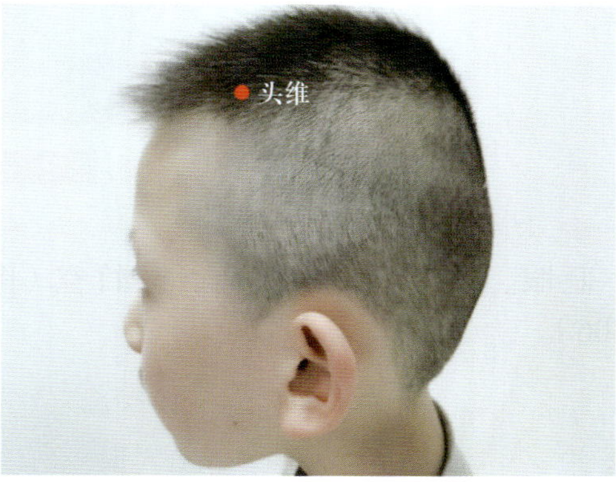

图 3-300　头维

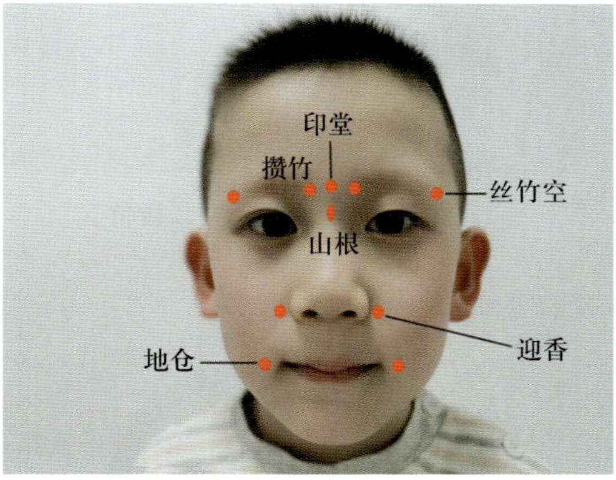

图 3-301　印堂

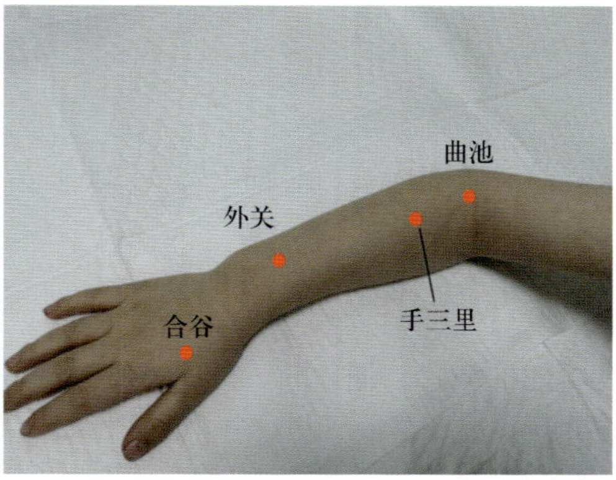

图 3-302　合谷、曲池

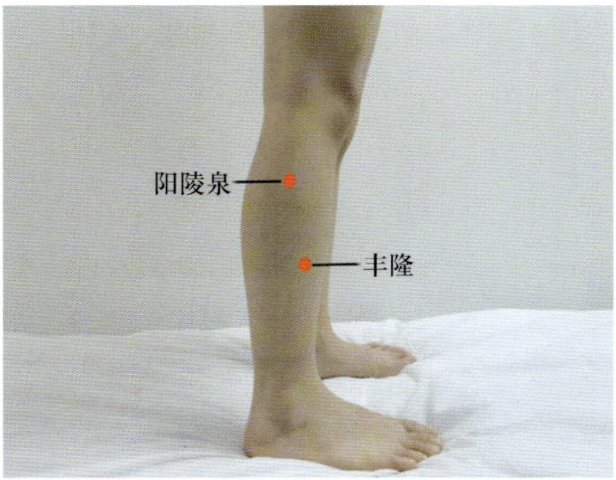

图 3-303　阳陵泉

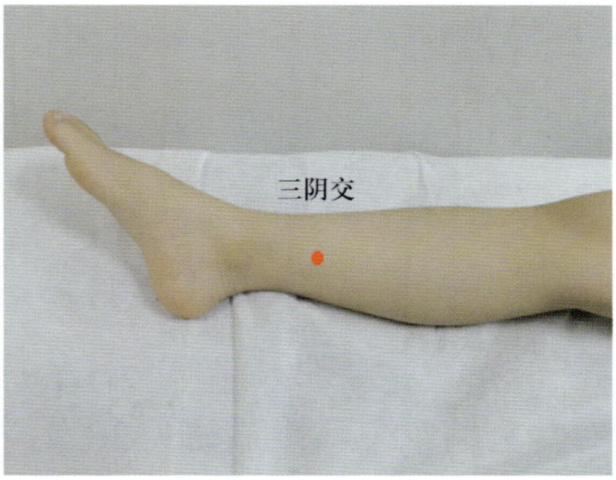

图 3-304　三阴交

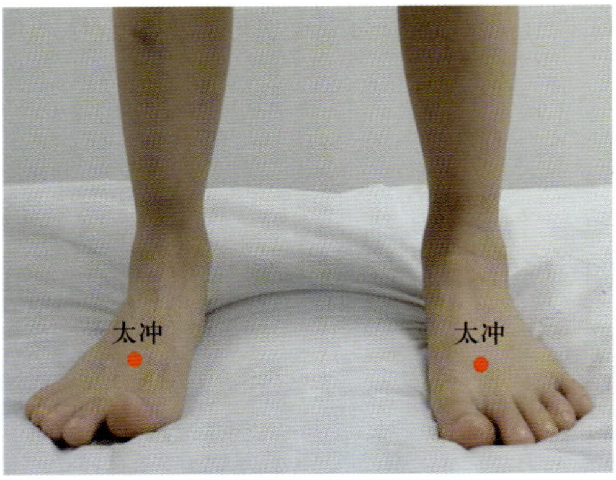

图 3-305 太冲

配穴

眨眼、皱眉者，加攒竹、丝竹空（图 3-306）。

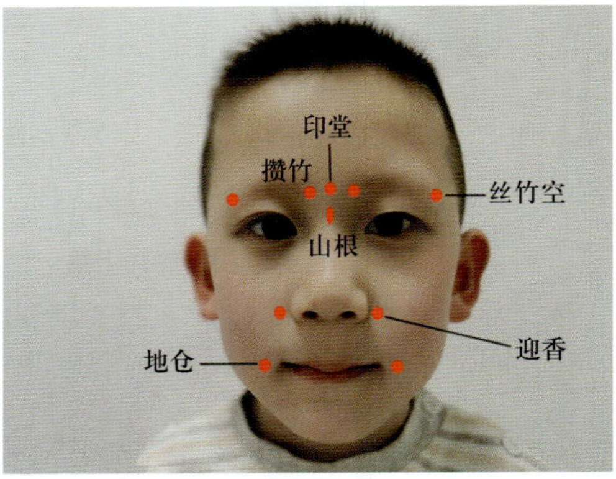

图 3-306 丝竹空、攒竹

耸鼻者，加攒竹、迎香（图 3-306）。

面部抽动者，加地仓、颊车（图 3-306，图 3-307）。

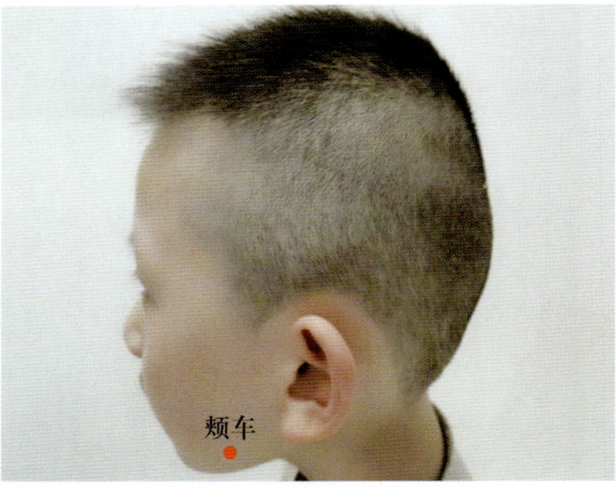

图 3-307 颊车

颈部抽动者，加风池、天柱、大椎（图3-308）。

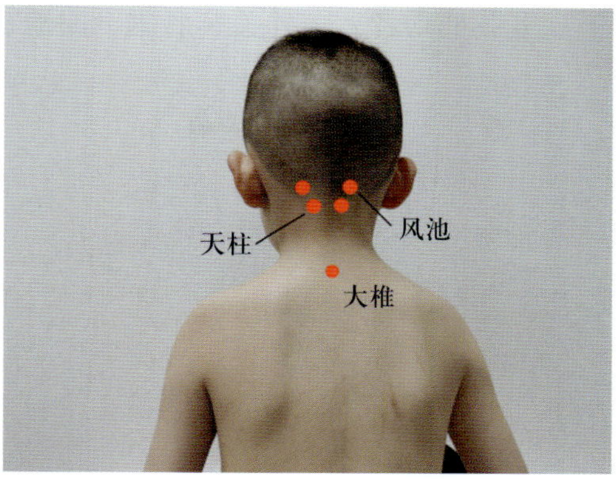

图 3-308　风池、大椎

肩部抽动者，加肩髃、肩髎、肩贞（图3-309，图3-310）。

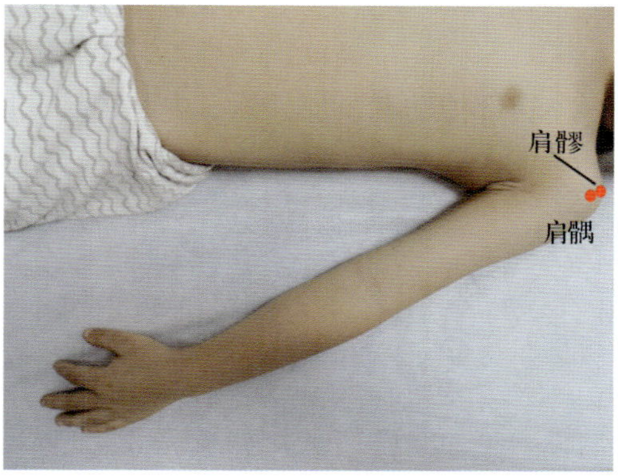

图 3-309　肩髃、肩髎

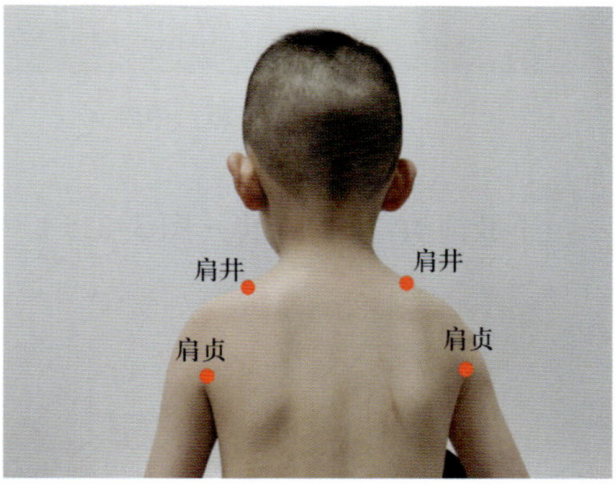

图 3-310　肩贞

上肢抽动者，加外关、肩髃、曲池、手三里（图 3-311，图 3-312）。

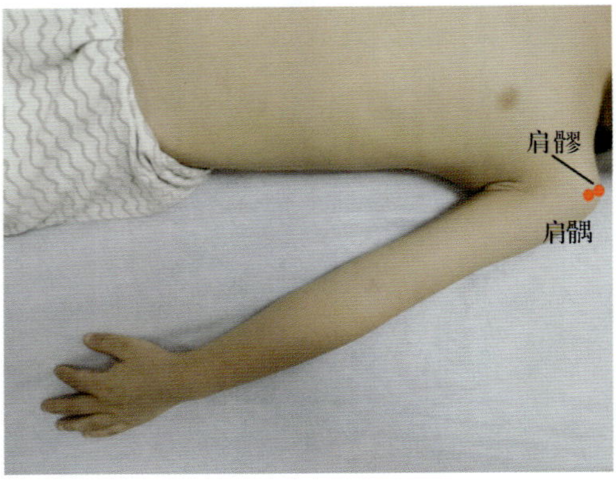

图 3-311 肩髃

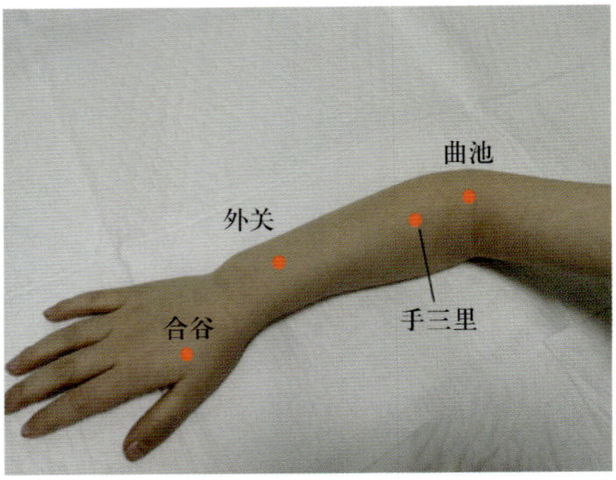

图 3-312 外关、手三里

腹部抽动者，加天枢、中脘、足三里（图 3-313，图 3-314）。

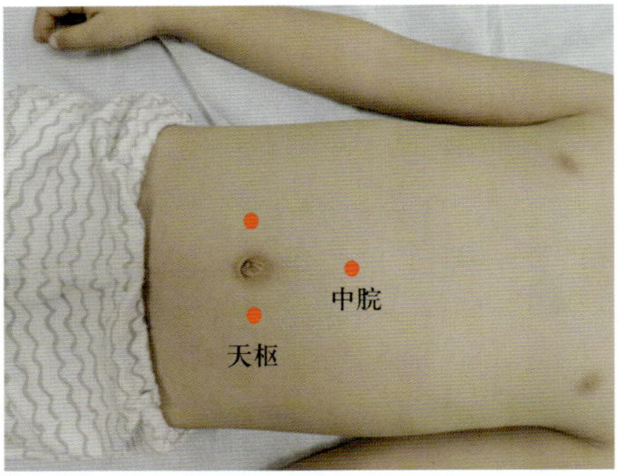

图 3-313 天枢、中脘

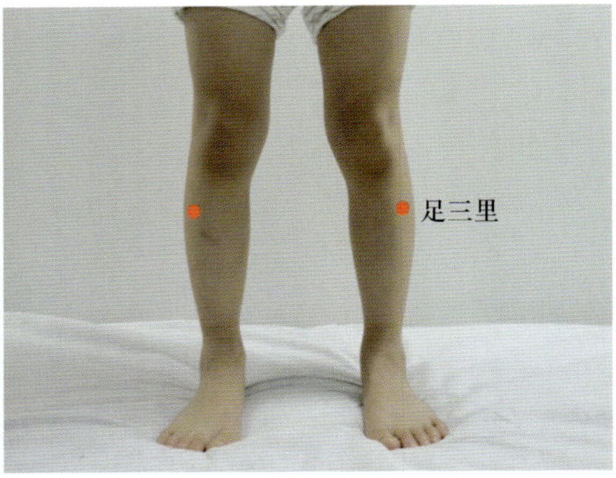

图 3-314 足三里

下肢抽动者，加丰隆（图 3-315）。

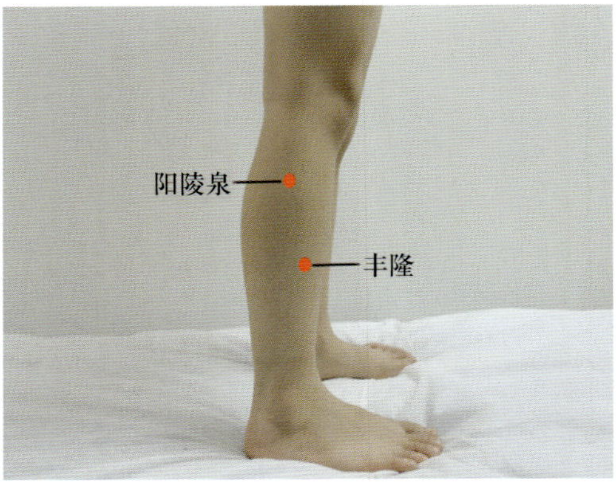

图 3-315 丰隆

喉出怪声者，加天突、膻中（图 3-316）。

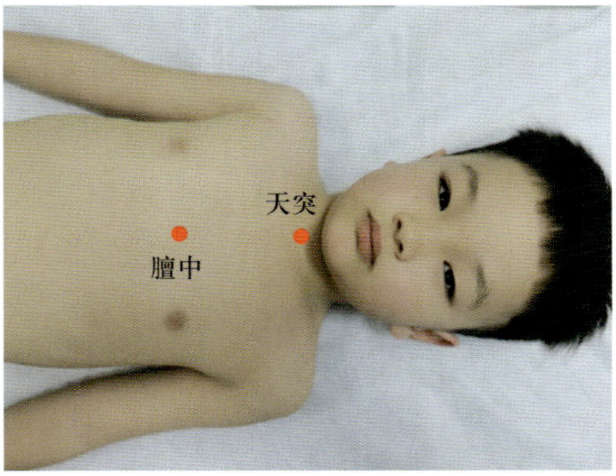

图 3-316　天突、膻中

方法

选 0.30 × 25 mm 规格毫针，快速进针，以提插捻转法施以平补平泻，得气后留针 20 min。隔日 1 次，1 个月为 1 个疗程。

2. 揿针疗法

取穴

肝俞、肺俞、脾俞、肾俞、心俞、抽动点（图 3-317，图 3-318）。

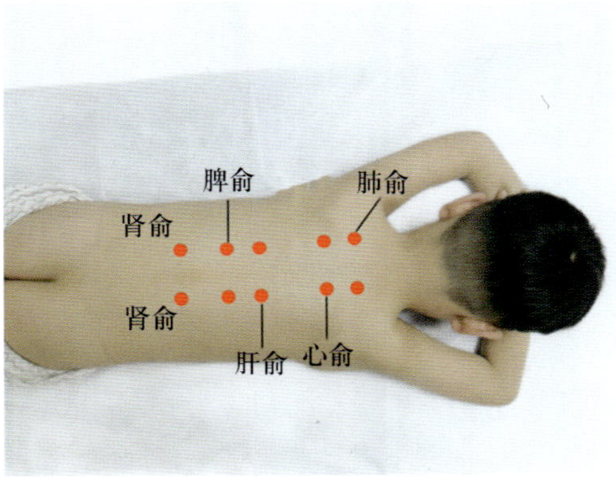

图 3-317　肝俞、肺俞、脾俞、心俞

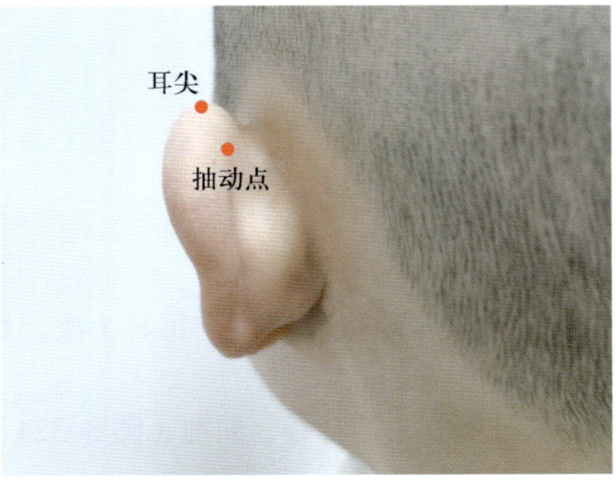

图 3-318　抽动点

方法

腧穴局部酒精消毒，根据腧穴部位及肉质的厚薄程度选取合适大小的揿针埋于皮下，留针 5 天，休息 2 天，1 月为 1 个疗程。

3. 推拿疗法

基本处方

补脾经、捣小天心、揉五指节、运内八卦、分阴阳、推三关各 300 次，揉涌泉、足三里各 3 min；每日 1 次，每次 30~40 min（图 3-319，图 3-320，图 3-321，图 3-322，图 3-323）。

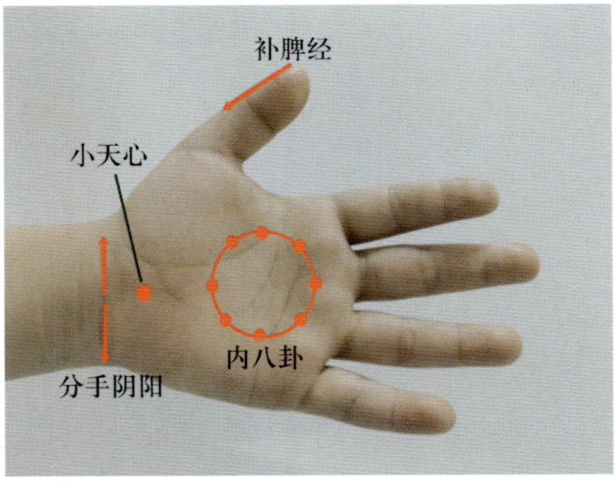

图 3-319　小天心、内八卦、分手阴阳

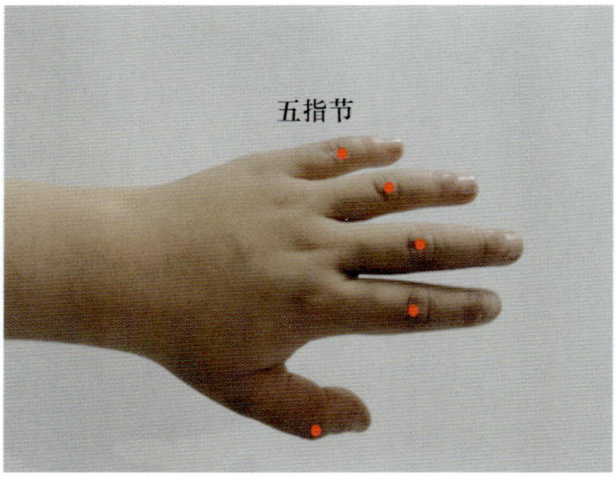

图 3-320　五指节

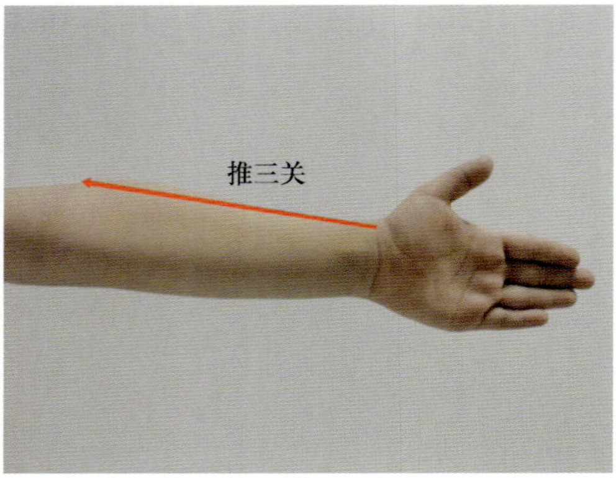

图 3-321　推三关

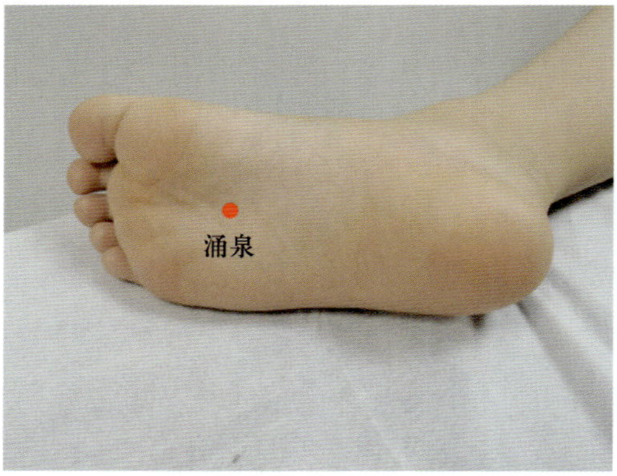

图 3-322　涌泉

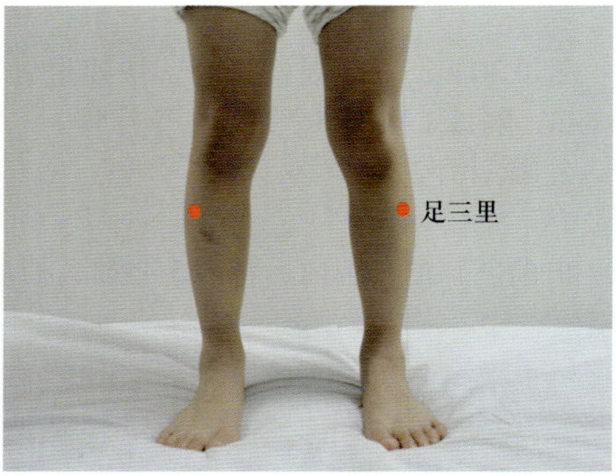

图 3-323　足三里

加减

根据临床表现选取穴位，每日 1 次，每个穴位操作 3~5 min。

上肢抽搐者，掐合谷、曲池（图 3-324）。

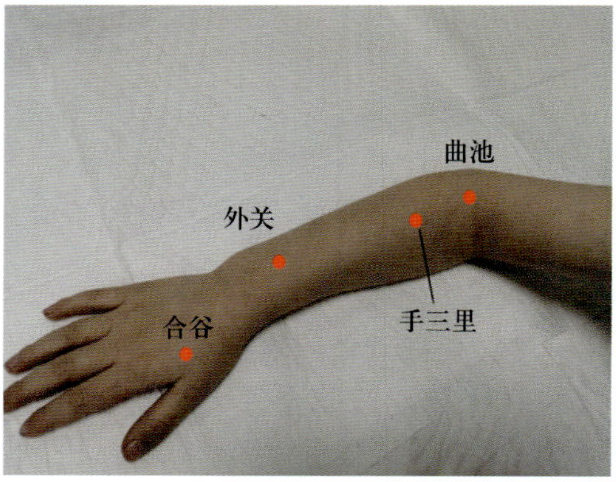

图 3-324　合谷、曲池

下肢抽搐者，揉按承山、委中（图3–325）。

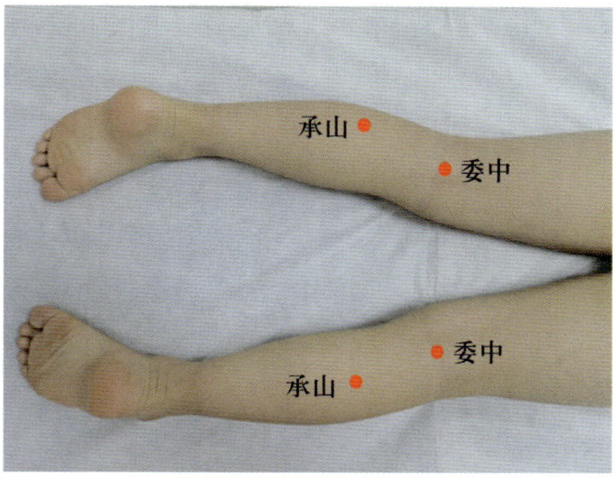

图 3–325　承山、委中

眨眼频繁者，点按攒竹，拿睛明，点按丝竹空（图 3–326）。

鼻部抽搐者，点按迎香，振山根（图3–326）。

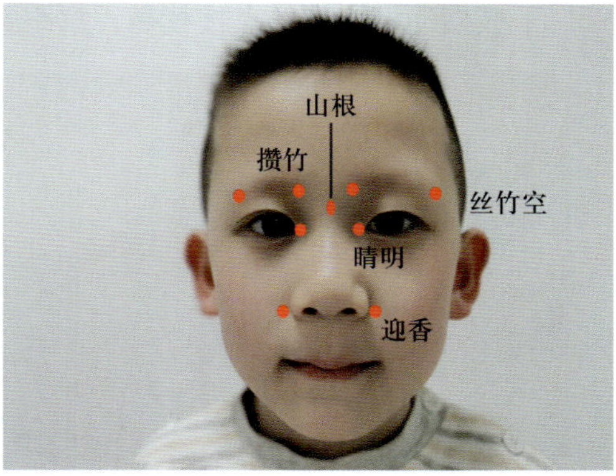

图 3–326　丝竹空

甩手、耸肩者，拿肩井（图 3–327）。

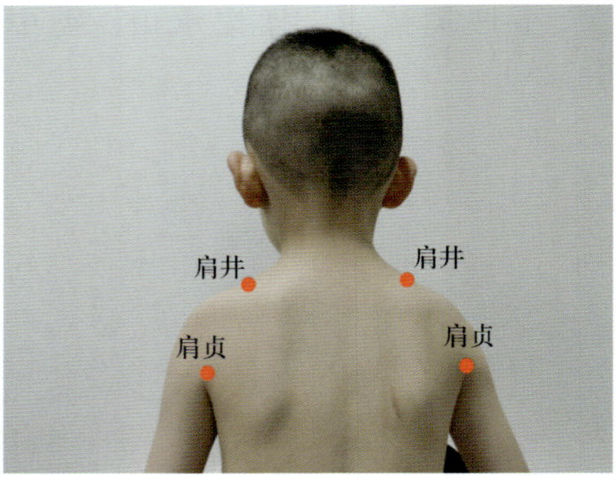

图 3–327 肩井

下肢摆动不止者，点按犊鼻，拿跟腱（图 3–328，图 3–329）。

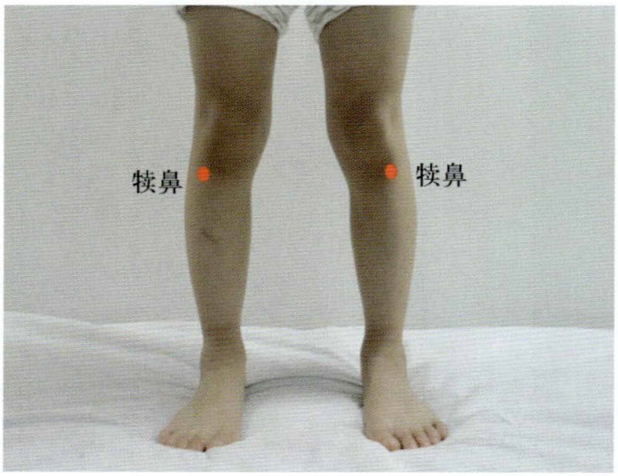

图 3–328 犊鼻

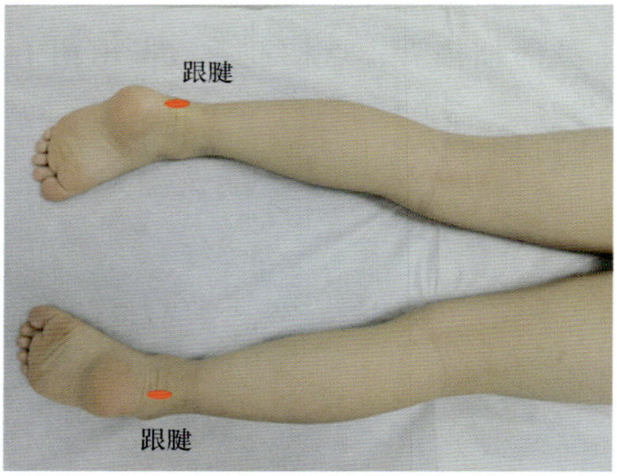

图 3–329 跟腱

4. 耳穴贴压疗法

主穴

脑干、皮质下、神门、心、肝、肾、缘中（图 3–330）。

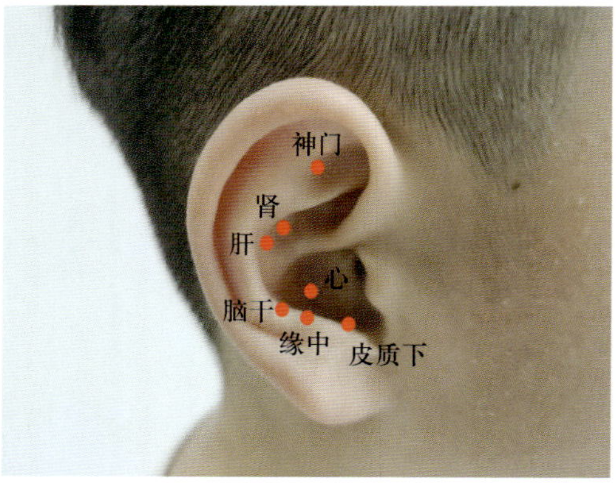

图 3–330 神门、皮质下、脑干

配穴

眨眼、皱眉者，加目 1（图 3–331）。

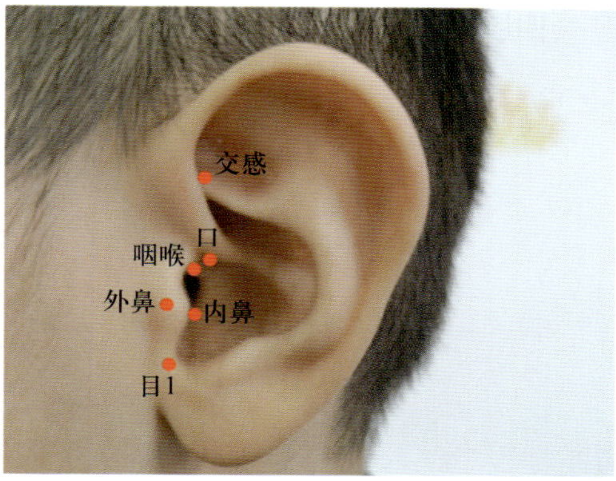

图 3–331 目 1

皱鼻、吸鼻者，加内鼻、外鼻（图 3–332）。

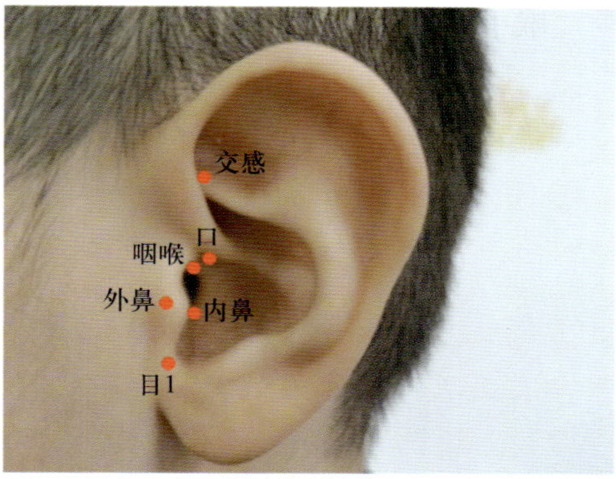

图 3–332 内鼻、外鼻

咧嘴、努嘴者，加口（图 3–333）。

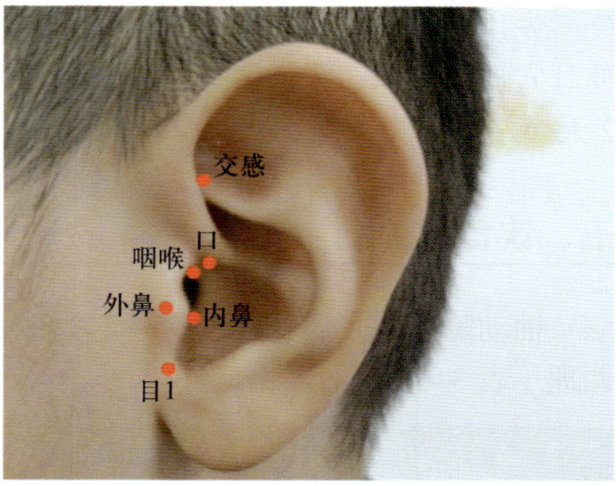

图 3–333 口

四肢抽动者，加交感（图 3-334）。

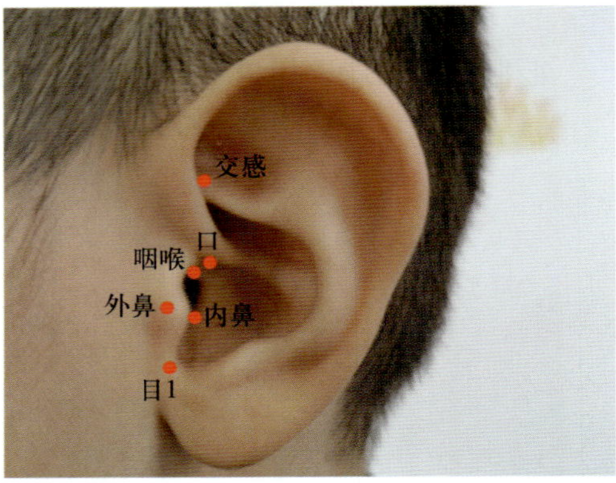

图 3-334 交感

喉中异声者，加咽喉（图 3-335）。

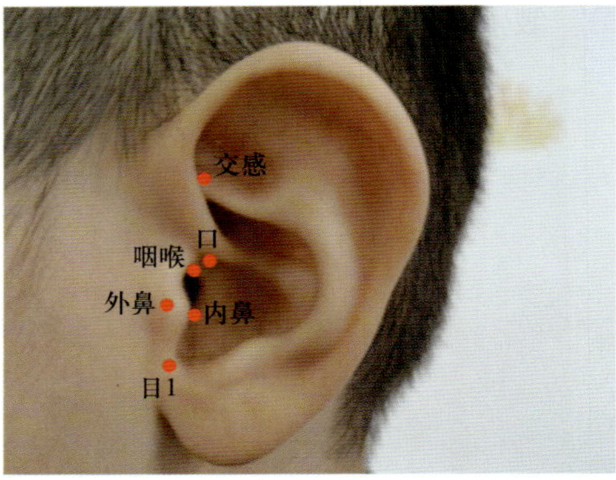

图 3-335 咽喉

方法

先用酒精脱去耳廓皮脂，将王不留行籽或小磁珠用胶布贴于耳穴上，并按压穴位，使耳穴局部有痛、胀、热等感觉，每天按压至少 3 次，每次贴一侧耳朵，留置 5 天，隔 2 天换贴另一侧，1 个月为 1 个疗程。

五、饮食调护

抽动障碍的发病与饮食有一定关系，患儿宜注意饮食宜忌，平时可服用药茶、药膳调理（表 3-30）。

表 3-30 抽动障碍儿童食疗方案

忌食
含碳酸、咖啡因的饮料或食品 含孜然、胡椒类烧烤食物 海参、鱿鱼、鳗鱼、泥鳅、黄鳝
少食
油腻、油炸食物、甜食

表 3-30 抽动障碍儿童食疗方案（续表）

药茶
乌梅、百合、菊花、荷叶，泡茶常服
食材
百合、莲子、鲫鱼、豆腐、牡蛎、党参、山药、黑米、小米、金橘、竹沥汁等
药膳
百合粥、莲子粥、牡蛎鲫鱼汤、党参山药黑米粥、金橘山药小米粥、竹沥粥等

（崔 霞）

参考文献

[1] Liu ZS, Cui YH, Sun D, et al. Current status, diagnosis, and treatment recommendation for tic disorders in China. Front Psychiatry, 2020, 11: 774.

[2] 刘智胜，秦炯，王家勤，等 . 儿童抽动障碍诊断与治疗专家共识（2017 实用版）. 中华实用儿科临床杂志，2017，32（15）：1137-1140.

[3] 戎萍，马融，韩新民，等 . 中医儿科临床诊疗指南・抽动障碍（修订）. 中医儿科杂志，2019，15（06）：1-6.

[4] 翟倩，丰雷，张国富 . 儿童抽动障碍病因及治疗进展 . 中国实用儿科杂志，2020，35（01）：66-72.

[5] 崔霞 . 实用儿科常见病中医外治法 . 北京：中国中医药出版社，2018：210-214.

[6] 王素梅 . 小儿抽动障碍——中西医基础与临床 . 北京：人民卫生出版社，2017：149-151.

第十一节 学习障碍

一、概述

学习障碍（learning disabilities，LD）是指智力正常的儿童在掌握阅读、书写、拼音、表达、计算、推理等方面存在一种或几种以上的特殊性障碍。这类障碍属于隐形缺陷，在上学前很难被发现，多在入学后逐渐表现出阅读、书写、计算等方面的学习困难，可继发或伴发行为或情绪障碍，以男孩多见，其发病率因研究年代和角度不一，存在较大差异，国外报道多在 3%~5% 之间。男性多于女性，比例约为 4 ∶ 1。

中医学把学习障碍归属于“郁证”“失聪”“健忘”等疾病范畴。病位主要在脾、肾，可累及心、肝。病性属正虚邪实。正虚指先天肾精不足，后天气血亏虚，邪实为痰浊上扰心肝，神魂紊乱。常见证型有：肾精亏虚证、心脾两虚证、心肝火旺证、肝阳上亢证。

二、病因

导致儿童学习障碍的原因很复杂，并不是由于教育不力所致，其原因可以是先天性的，也可以是后天获得性的。可能与如下原因有关（表 3–31）。

表 3–31　儿童学习障碍的原因

遗传因素

候选基因为 *DYX1C1*、*ROBO1*、*KIAA0391*、*DCDC2* 基因，1 号和 6 号染色体某些片段与音韵识别功能关联，15 号染色体则与语句认知关联

先天因素

如父母平素身体欠佳，孕期因各种原因导致出生时的缺陷

智力问题

在一般水平

语言障碍

如语音意识薄弱或缺陷、语言理解、表达困难

听力、视觉、感知觉、记忆力障碍

情绪因素

如注意力不集中

心理影响

如亲子依恋不足、忽视、体罚过度、打骂虐待、寄养、父母离异等

其他

如营养不良、环境中铅水平过高、食品添加剂摄入过多等

三、诊断

美国《精神障碍诊断与统计手册》第五版（DSM–5）关于学习障碍的诊断标准如下（表 3–32）：

表 3–32　学习障碍诊断标准

（1）学习和使用学业技能的困难，尽管针对这些困难已提供了干预措施，仍存在至少一项下列所示的症状，且持续至少 6 个月

①阅读不正确或慢，并且读词语费力（例如响亮读单词时不正确或慢，犹豫不决，常猜词语，发词语声音困难）

②对朗读意思理解困难（例如能正确读课文但不理解顺序、关系、推论或朗读内容更深的意思）

③拼音困难（例如可出现增加、省略或元音、辅音的替代）

④书写表达困难（例如句子中出现多种语法或标点符号错误，段落条理性差，想法在书写表达中不清晰）

⑤掌握数字数据或计数困难（例如对数字大小及关系的理解困难，在算术计数上迷失方向，可出现用手指计加法，不能像同伴那样做算术，而是程序的变换）

⑥数字推理困难（例如应用数字概念、数据或程序解答数量问题时有严重困难）

（2）受累学习技能在质和量上均低于个体生理年龄所期望达到的水平，明显影响学业或职业操作，或日常生活中的活动，在个人接受标准化的成就测试和综合性的临床评估中得到证实。年龄大于等于 17 岁时，其受损的学习困难史可代替标准化的评估

（3）学习困难始于学龄时期，但直到学业要求高于个体受影响的能力时，才充分显现出来（如有时间限制的测验，读或写长篇复杂报告并且有严格截止日期，或过重学习负担）

（4）学习困难不能用智力障碍、未予纠正的视力或听力障碍，其他精神或神经障碍、心理社会不良因素、缺乏语言熟悉性的学习辅导或不当教育解释

学习障碍的诊断流程见图 3–336。

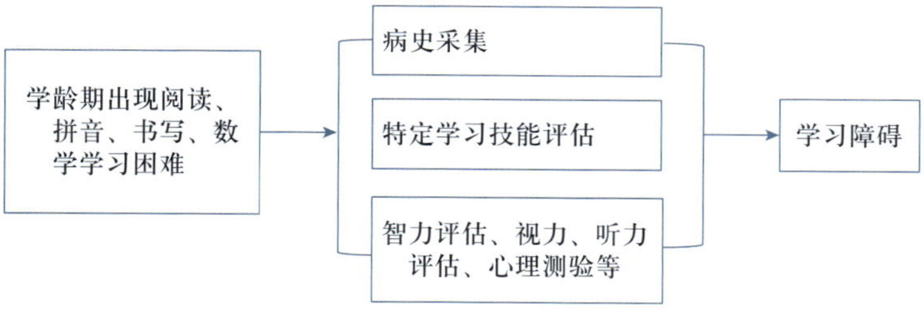

图 3–336　学习障碍的诊断流程

四、中医外治疗法

1. 头针疗法

主穴

印堂、神庭、四神针、脑户（图 3–337，图 3–338，图 3–339）。

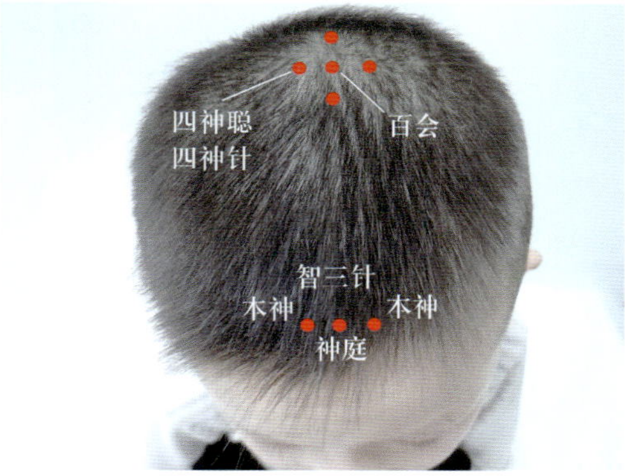

图 3–337　四神针、神庭

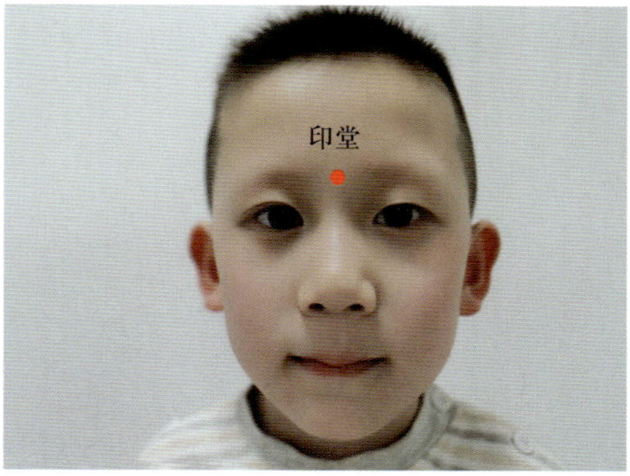

图 3–338　印堂

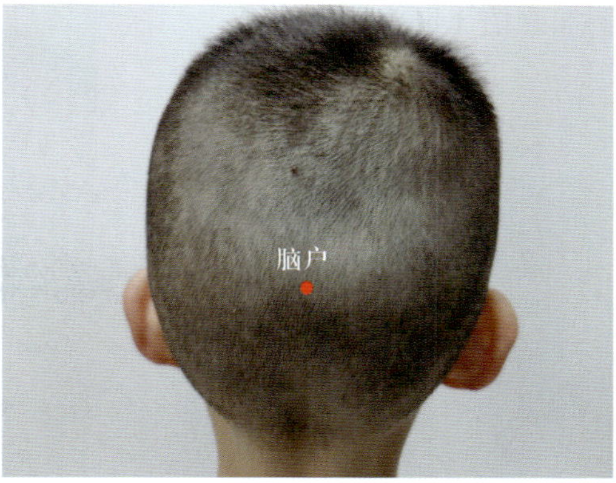

图 3–339　脑户

配穴

伴阅读障碍者，加视觉（图 3-340）；伴视觉空间障碍者，加视觉（图 3-340）；伴书写障碍者，加书写（图 3-340）。

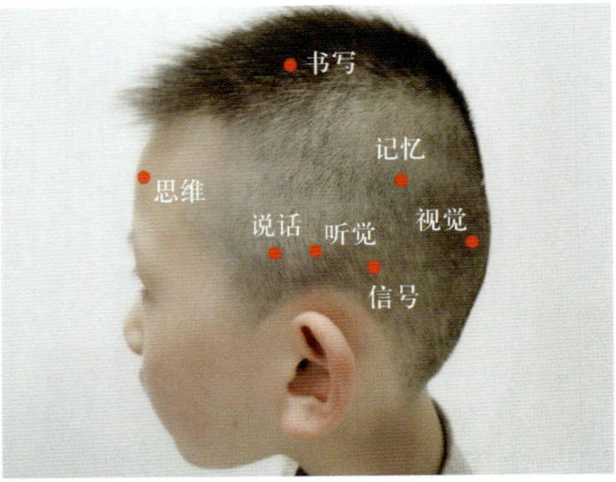

图 3-340 视觉、书写

伴记忆障碍者，加记忆、智三针（图 3-340，图 3-341）。

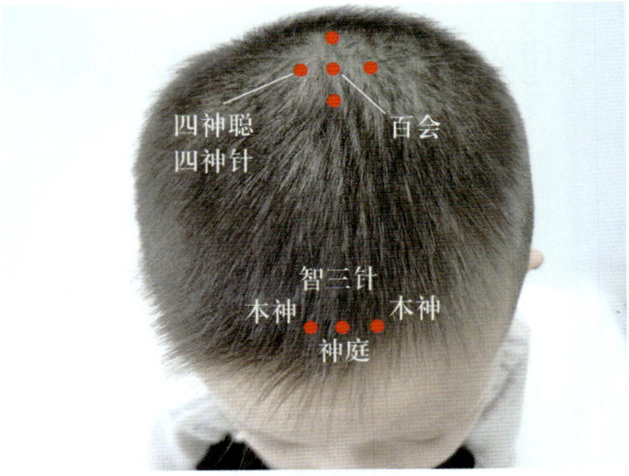

图 3-341 智三针

伴思维、计算障碍者，加思维点（图 3-340）；

伴语言理解困难者，加智三针（图 3-341）；

伴语言表达困难者，加言语 I 区、说话点（图 3-340，图 3-342）。

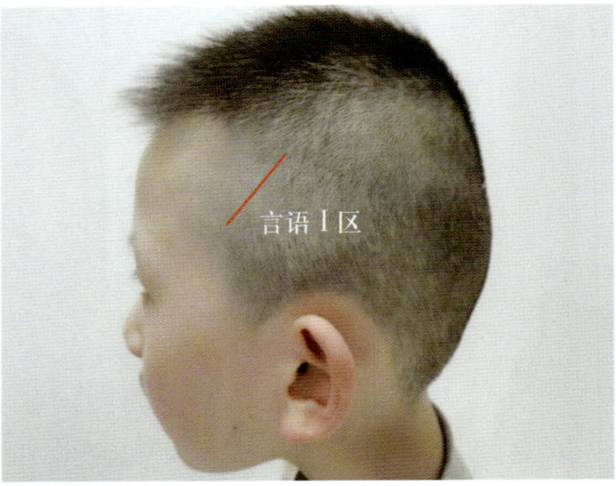

图 3-342 言语 I 区

2. 体针疗法

伴注意力缺陷、多动、冲动者，加太冲、曲池（图 3–343，图 3–344）。

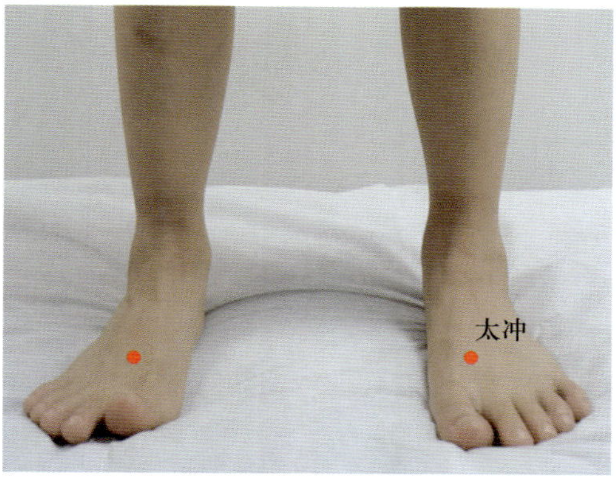

图 3–343　太冲

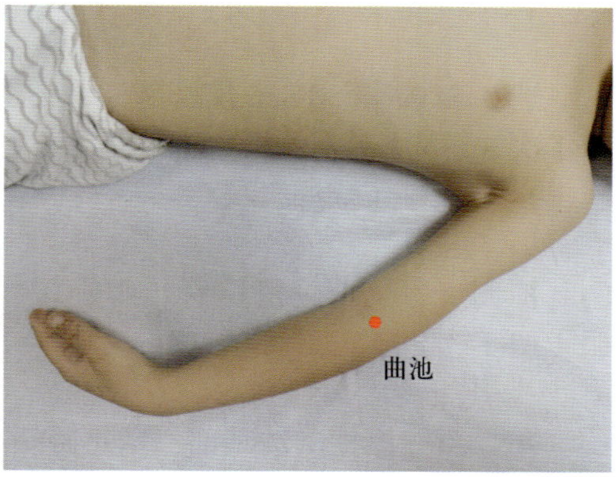

图 3–344　曲池

伴焦虑情绪者；加内劳宫（图 3–345）。

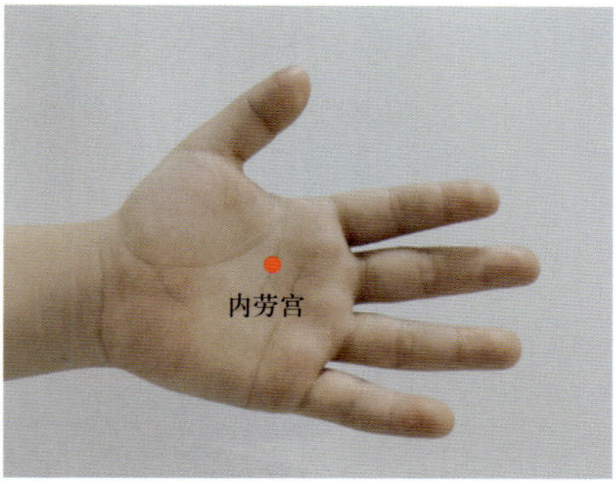

图 3–345　内劳宫

伴理解困难者，加太溪、信号（图 3-346，图 3-347）。

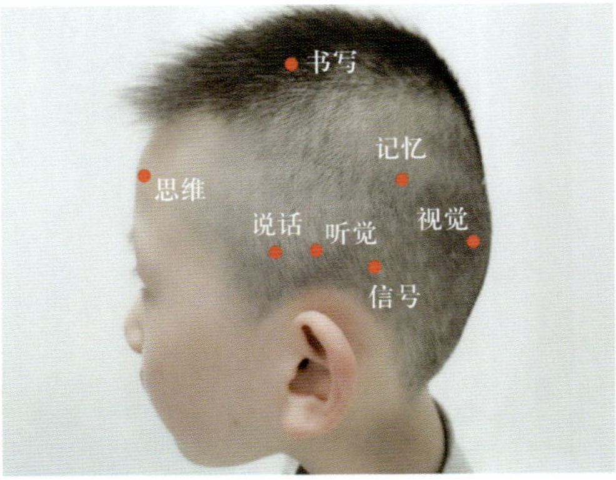

图 3-346 信号

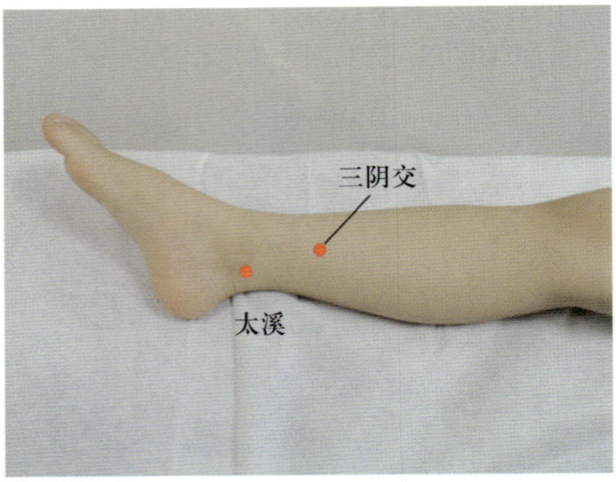

图 3-347 太溪

方法

选 0.30 mm × 30 mm 规格毫针，头针平刺、体针直刺，快速进针，留针 30 min。每日 1 次，每周 6 次，4 周为 1 个疗程。

3. 耳穴贴压疗法

取穴

神门、额、心、肝、肾、脾、胃、指、眼（图 3-348）。

方法

75% 乙醇擦拭清洁耳部，用小磁珠或王不留行籽贴压穴位，1 周 2 次，4 周为 1 个疗程。

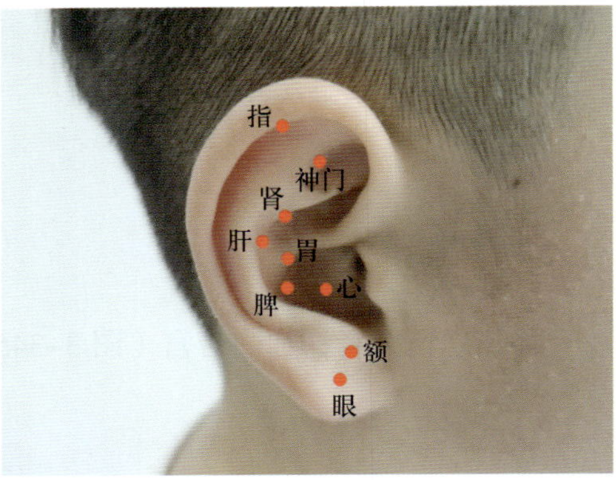

图 3-348 耳穴

4. 推拿疗法

基本处方

开天门、分推坎宫、揉太阳各 240 次，摩振百会、四神聪 3 min，捏脊 10 遍，按揉足三里 2 min（图 3-349，图 3-350，图 3-351，图 3-352）。

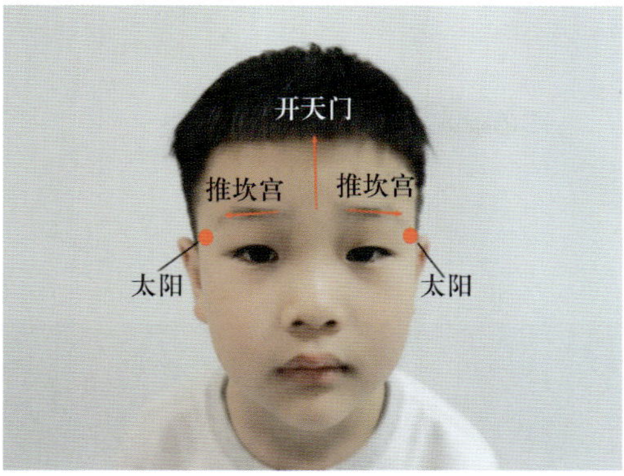

图 3-349 开天门、推坎宫

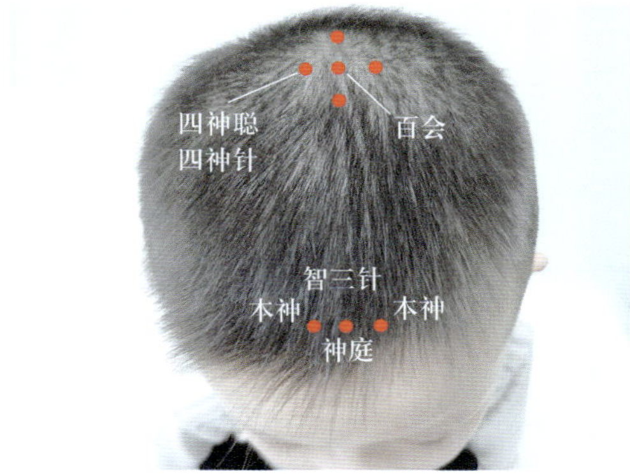

图 3-350 百会

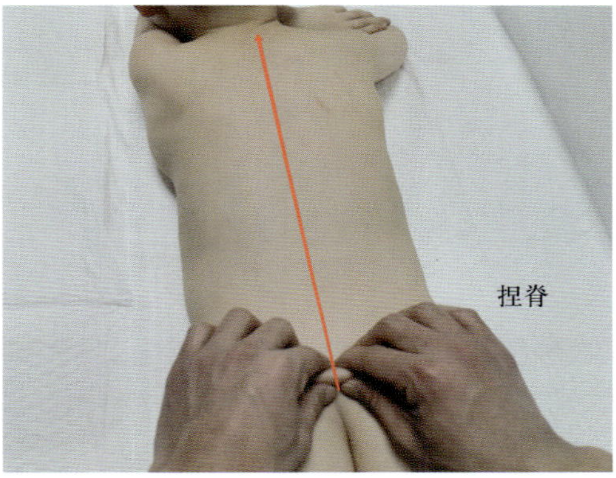

图 3-351 捏脊

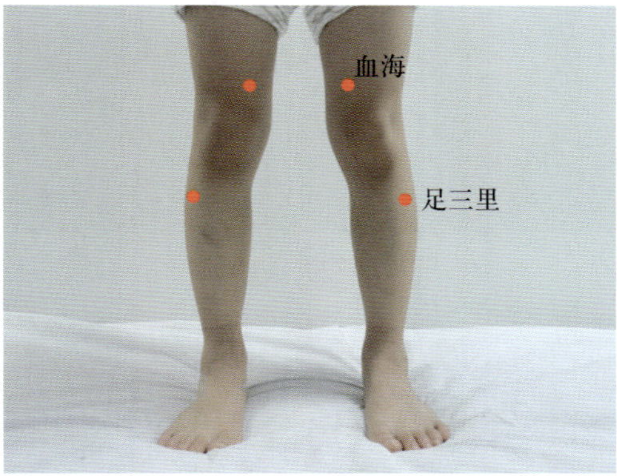

图 3-352 足三里

随证加减

伴有心烦意乱，头脑昏聩，或有头痛、学习吃力等，基本处方加补肾经、补脾经、揉二马、太溪、复溜、悬钟、神门、肾俞各 240 次（图 3-353，图 3-354，图 3-355，图 3-356，图 3-357，图 3-358）。

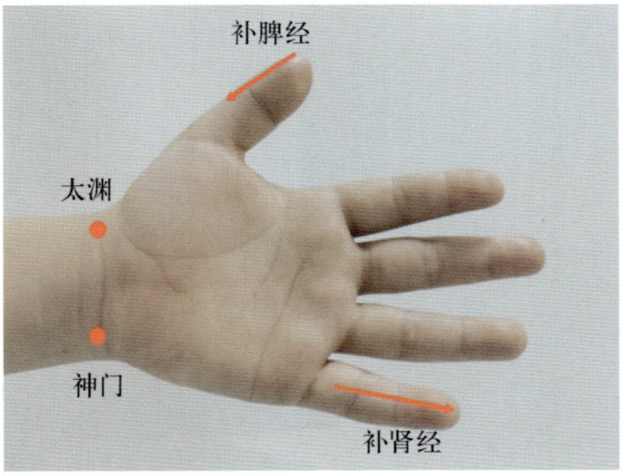

图 3-353 补肾经、补脾经、神门

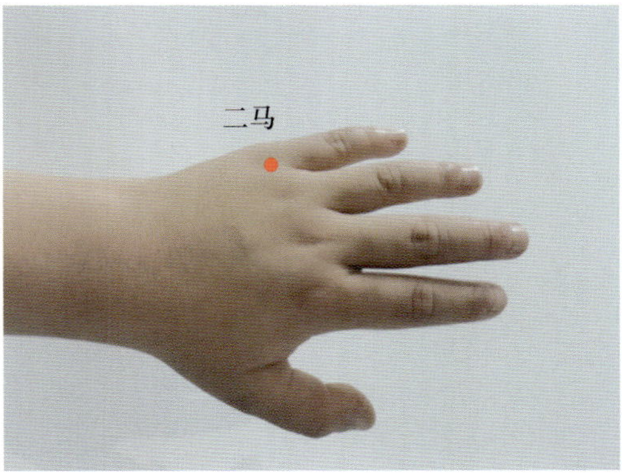

图 3-354 二马

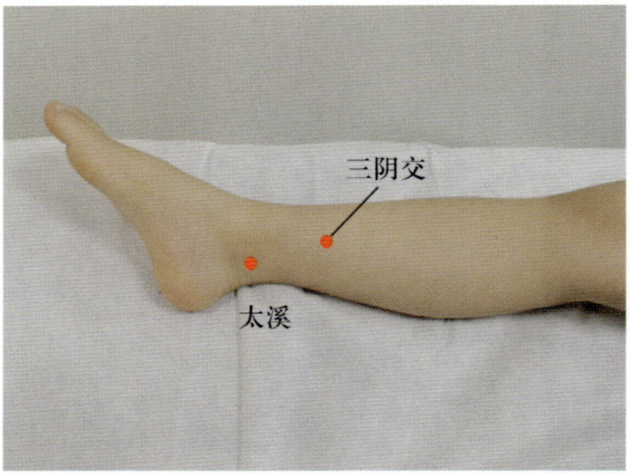

图 3-355 太溪

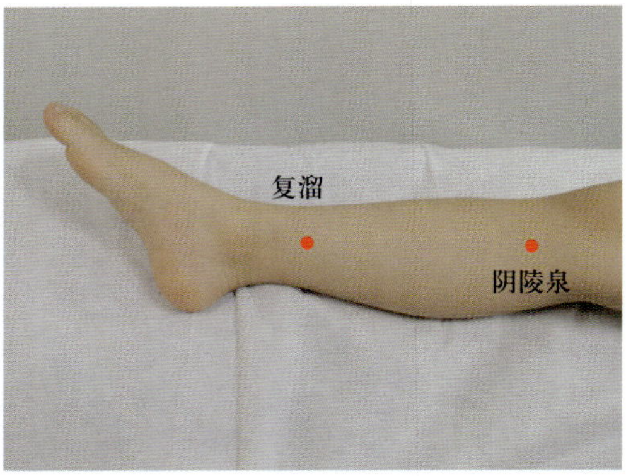

图 3-356 复溜

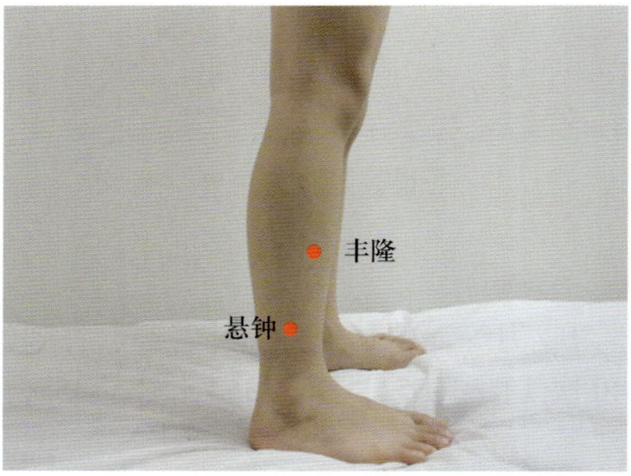

图 3-357 悬钟

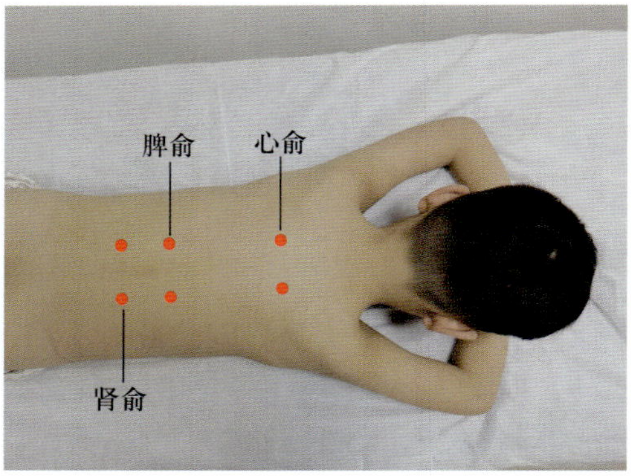

图 3-358 肾俞

伴有精神不振，形体消瘦，记忆力、理解能力差，食欲欠佳，失眠多梦等，基本方加揉太渊、脾俞、心俞各穴 240 次，补脾经、补肾经 240 次，推三关 240 次（图 3–359，图 3–360，图 3–361）。

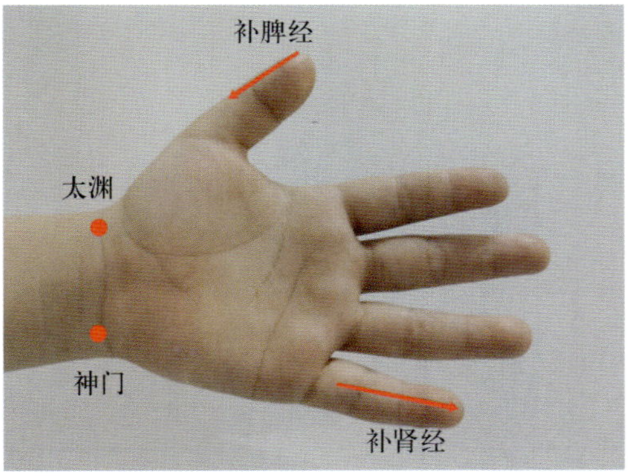

图 3–359　补肾经

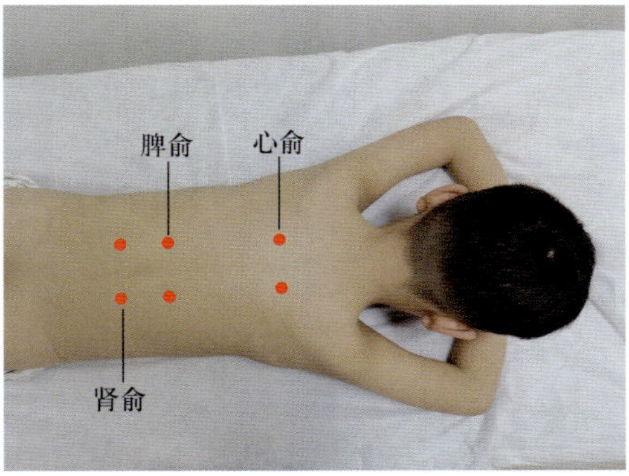

图 3–360　脾俞

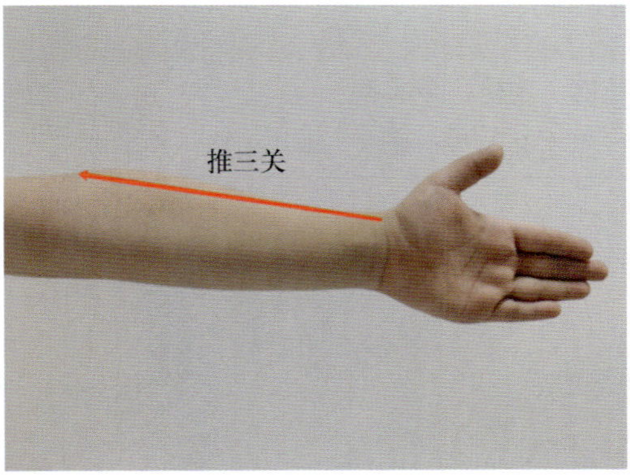

图 3–361　推三关

伴有头晕或头痛，食欲欠佳，口渴不欲饮，痰多易睡者。基本方加揉丰隆、阴陵泉、血海、三阴交各 1~3 分钟（图 3–362，图 3–363，图 3–364，图 3–365）。

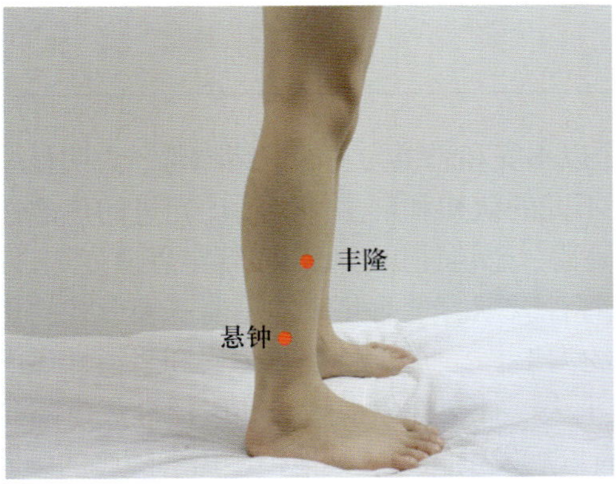

图 3–362　丰隆

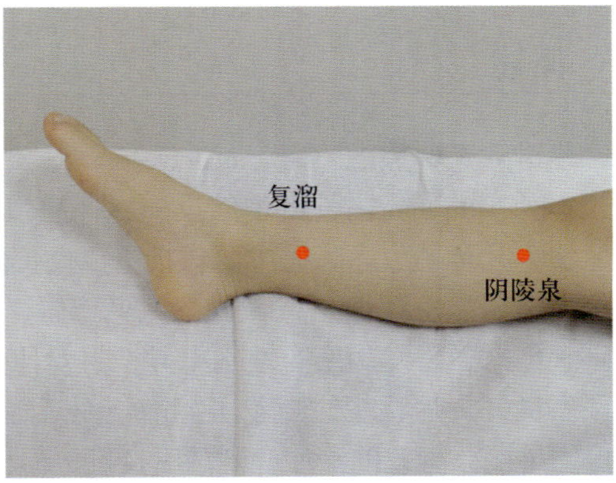

图 3–363　阴陵泉

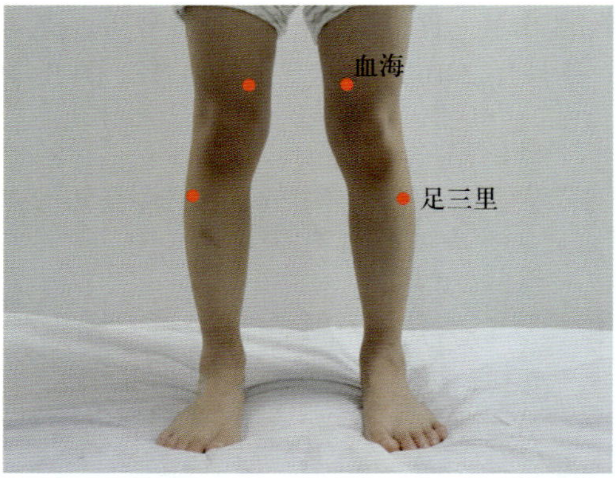

图 3-364 血海

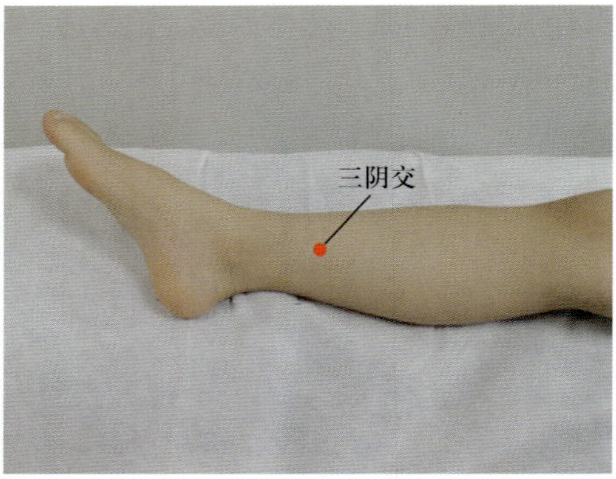

图 3-365 三阴交

五、饮食调护

学习障碍儿童平时可服用具有健脾养胃、健脑益智作用的药膳调理（表 3-33）。

表 3-33 学习障碍儿童常用药膳

食材	芡实、山药、黑芝麻、枸杞、小米等
药膳	芡实山药小米粥、黑芝麻山药小米粥、枸杞山药小米粥等

（党伟利）

参考文献

［1］金星明．发育与行为儿科学．北京：人民卫生出版社，2014：461-470.
［2］周达君．新头皮针疗法．北京：人民卫生出版社，2018：69-85.

第十二节 焦虑障碍

一、概述

焦虑症又称焦虑障碍（anxiety disorders），是以不安和恐惧为主的情绪障碍，无明显原因的或不现实的、先占性的情绪反应，伴恐惧、不安的认知和自主神经活动亢进的焦虑性躯体症状。儿童的焦虑障碍主要包括分离性焦虑障碍、恐惧性焦虑障碍（特定恐惧症）、社交性焦虑障碍、广泛性焦虑障碍、惊恐障碍、选择性缄默。学前儿童常见前三种形式的焦虑障碍。焦虑障碍发病率有性别差异，男女比例约为 1 ∶ 2。分离性焦虑障碍和恐惧性焦虑障碍预后良好，症状往往随着年龄增长而减轻或消失。社交性焦虑障碍和广泛性焦虑障碍如果得到早期、有效的治疗，则预后良好，但仍有以后发生同类或其他类型焦虑障碍的倾向。

中医学把焦虑障碍归属于“郁症”“惊恐”“惊悸”“心悸”“怔忡”“不寐”“脏躁”“百合病”等疾病范畴。该病多由七情过度及脏腑功能失调所致。由于脏腑虚弱，易受不良环境、精神刺激干扰，从而心主神明之职失司；忧思过度，脏腑气机失调，闭塞不行。病变脏腑涉及心、肝、胆、脾、胃、肾，重在肝、心、肾失调。常见证型有：肝气上逆证、心肝火旺证、肝郁脾虚证、肝阴不足证。

二、病因

生物遗传学因素和家庭环境因素对焦虑障碍的发生、发展都很重要（表 3–34）。

表 3–34　儿童焦虑障碍的病因

生物遗传学因素
情绪障碍在双生子中有较高的同病率，单卵双生子尤其明显。并且有家族性高发病率，大约 20% 的焦虑症患儿一级亲属中有焦虑症状。有些患儿自幼具有易患素质，表现为不安、易烦躁、难照看、易受惊吓等，并逐渐演化为相关人格类型
家庭环境因素
儿童早期社会化过程的人格形成与塑造极易受父母影响，尤其受母亲的情绪与教养态度之影响。有些焦虑特质或神经质的母亲，往往将不良的情绪投射给儿童，从而使儿童出现“潜移默化”的焦虑倾向。另外，不恰当的教养方式（溺爱、忽视、虐待）、不安全型依恋、应激生活事件、创伤经历等都可以导致焦虑障碍的发生

三、诊断

焦虑障碍的诊断主要依据美国《精神障碍诊断与统计手册》第五版（DSM–5），见图 3–366，图 3–367，图 3–368，表 3–35，表 3–36，表 3–37。

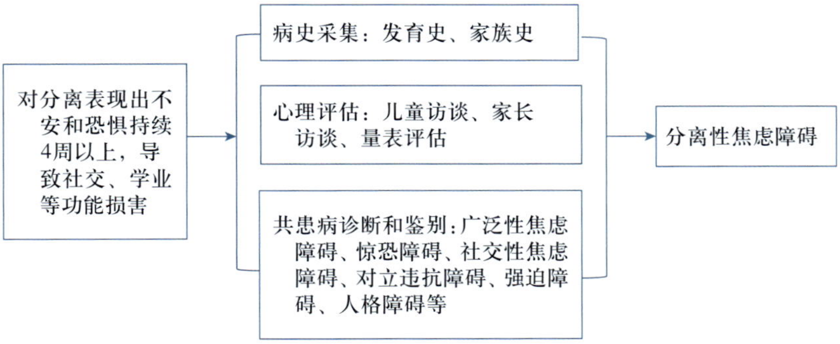

图 3–366　分离性焦虑障碍诊断流程

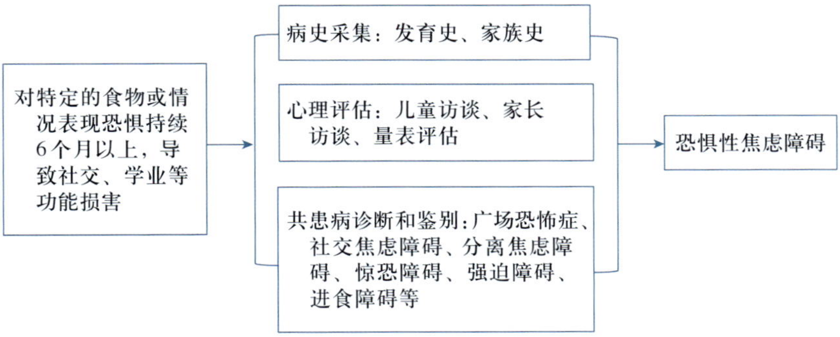

图 3–367　恐惧性焦虑障碍诊断流程

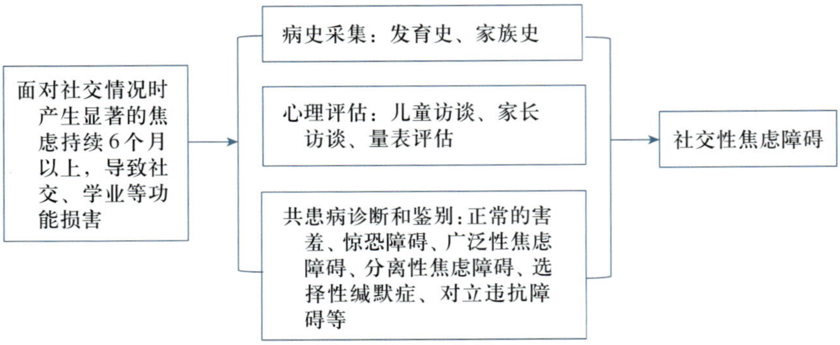

图 3-368 社交性焦虑障碍诊断流程

表 3-35 分离性焦虑障碍的诊断要点

A. 个体与其依恋对象离别时，会产生与其发育阶段不相称的、过度的害怕或焦虑，至少符合以下表现中的三种：

①当预期或经历与家庭或与主要依恋对象离别时，产生反复的、过度的痛苦

②持续和过度地担心会失去主要依恋对象，或担心他们可能受到例如疾病、受伤、灾难或死亡的伤害

③持续和过度地担心会经历导致与主要依恋对象离别的不幸事件（例如，走失、被绑架、事故、生病）

④因害怕离别，持续表现不愿或拒绝出门、离开家、去上学或去其他地方

⑤持续或过度地害怕或不愿独处或不愿在家或其他场所与主要依恋对象不在一起

⑥持续地不愿或拒绝在家以外的地方睡觉或主要依恋对象不在身边时睡觉

⑦反复做内容与离别有关的噩梦

⑧当与主要依恋对象离别或预期离别时，反复地抱怨躯体性症状（例如，头疼、胃疼、恶心、呕吐）

B. 这种害怕、焦虑或回避是持续性的，儿童和青少年至少持续 4 周

C. 这种障碍引起临床意义的痛苦，或导致社交、学业、职业或其他重要功能方面的损害

表 3-36 恐惧性焦虑障碍（特定恐惧症）的诊断要点

①对于特定的事物或情况（例如，飞行、高处、动物、接受注射、看见血液）产生显著的害怕或焦虑，可以表现为哭闹、发脾气、发呆或依恋他人

②恐惧的事物或情况几乎总是能够促发立即的害怕或焦虑

③对恐惧的事物或情况主动地回避，或是带着强烈的害怕或焦虑去忍受

④这种害怕或焦虑与特定事物或情况所引起的实际危险以及所处的社会文化环境不相称

⑤症状通常持续至少 6 个月

⑥这种障碍引起临床意义的痛苦，或导致社交、职业或其他重要功能方面的损害

表 3-37 社交性焦虑障碍（社交恐惧症）的诊断要点

①个体由于面对可能被他人审视的一种或多种社交情况时，产生显著的害怕或焦虑。例如，社交互动（对话、会见陌生人），被观看（吃、喝的时候），以及在他人面前表演（演讲时）。儿童的这种焦虑必须出现在与同伴交往时，而不仅是与成年人互动时

②个体害怕自己的言行或呈现的焦虑症状会导致负性的评价（即被羞辱或尴尬；导致被拒绝或冒犯他人）

③社交情况几乎总是能够促发害怕或焦虑。儿童可表现为哭闹、发脾气、惊呆、依恋他人、畏缩或不敢在社交情况中讲话

表 3-37　社交性焦虑障碍（社交恐惧症）的诊断要点（续表）

④主动回避社交情况，或是带着强烈的害怕或焦虑去忍受
⑤这种害怕、焦虑或回避通常持续至少 6 个月
⑥这种障碍引起临床意义的痛苦，或导致社交、职业或其他重要功能方面的损害

四、中医外治疗法

1. 头针疗法

取穴

百会、神庭、四神聪、印堂（图 3-369，图 3-370）。

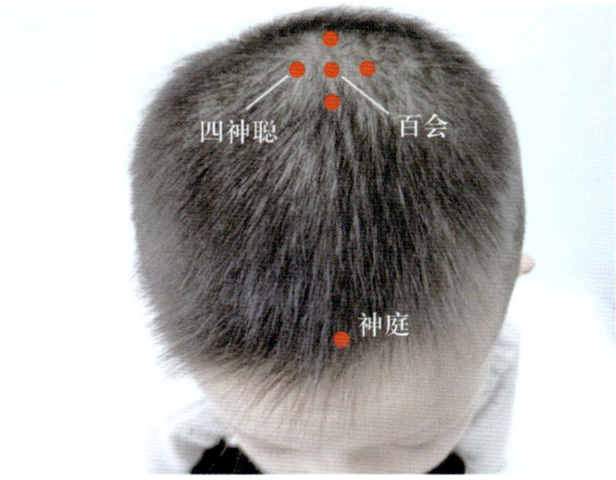

图 3-369　百会、神庭、四神聪

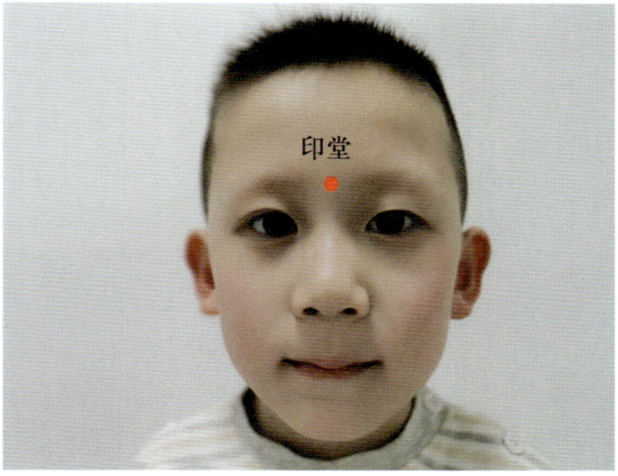

图 3-370　印堂

操作

用平补平泻手法，每日或隔日 1 次，每次留针 20 min，10 次为 1 个疗程。

2. 体针疗法

取穴

内关、合谷、足三里、三阴交、太溪、行间、阳陵泉、风池（图 3-371，图 3-372，图 3-373，图 3-374，图 3-375，图 3-376）。

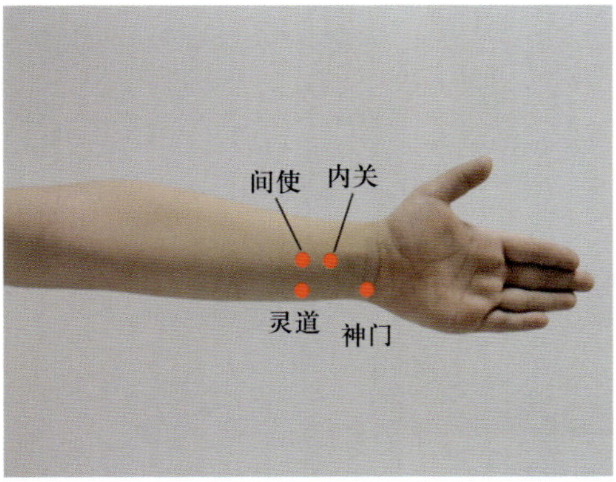

图 3-371　内关

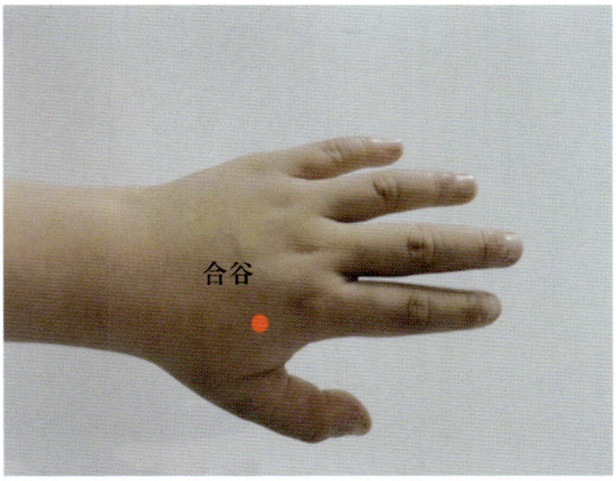

图 3-372　合谷

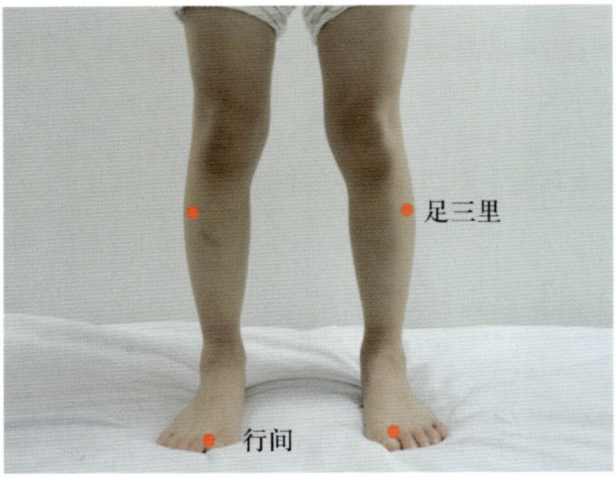

图 3-373 足三里

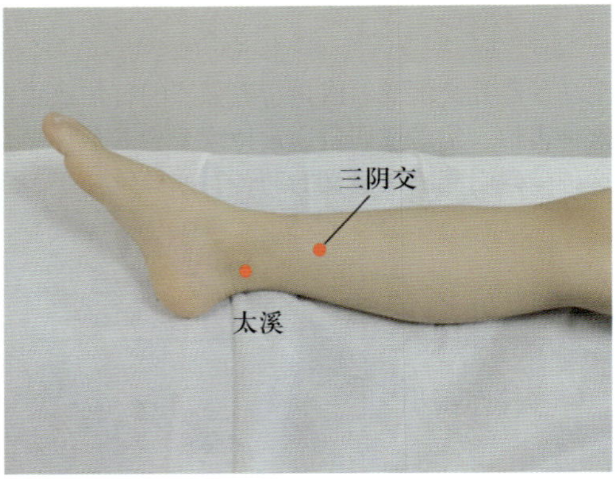

图 3-374 三阴交

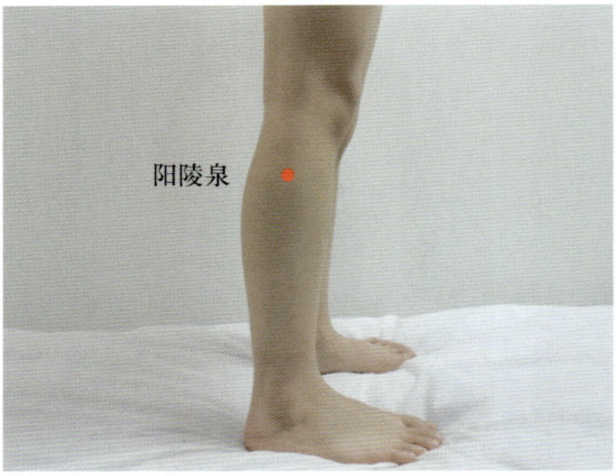

图 3-375 阳陵泉

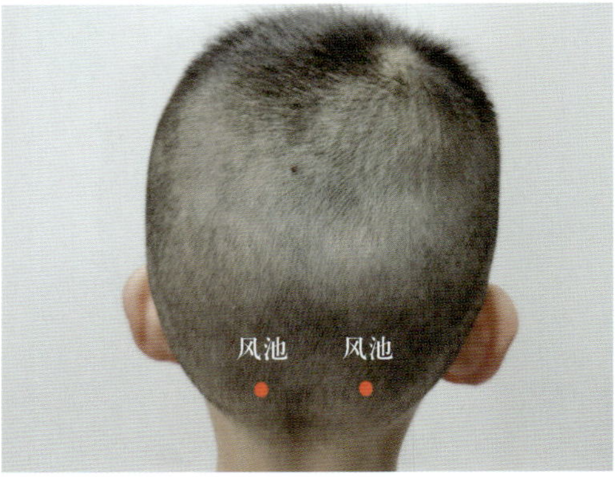

图 3-376 风池

操作

用平补平泻手法，每日或隔日 1 次，每次留针 20 min，10 次为 1 个疗程。

3. 耳穴贴压疗法

取穴

心、肾、神门、皮质下、肝（图 3-377）。

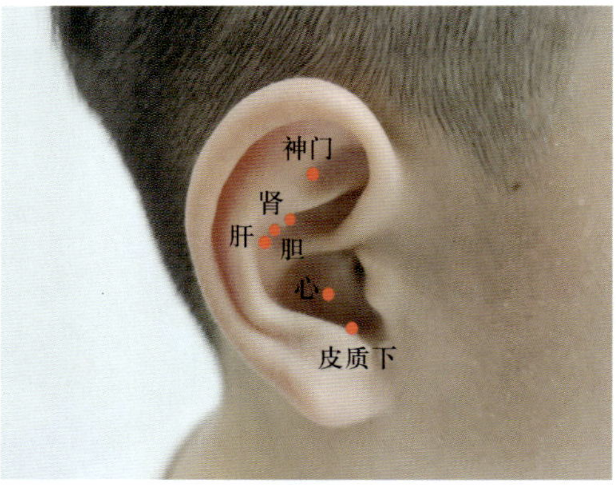

图 3-377 肾、神门、皮质下、肝

配穴

伴有善怒易哭，时时太息，胸胁胀闷者，加内分泌（图 3–378）。

伴有面色苍白无华，神思恍惚，疲倦乏力者，加脾（图 3–378）。

时时易惊者，加胆。

操作

用小磁珠或王不留行籽贴压穴位，两耳交替，隔日换贴 1 次，10 次为 1 个疗程。

4. 穴位埋线

取穴

①肝俞、膻中；②大椎、中脘；③肾俞、章门（图 3–379，图 3–380）。

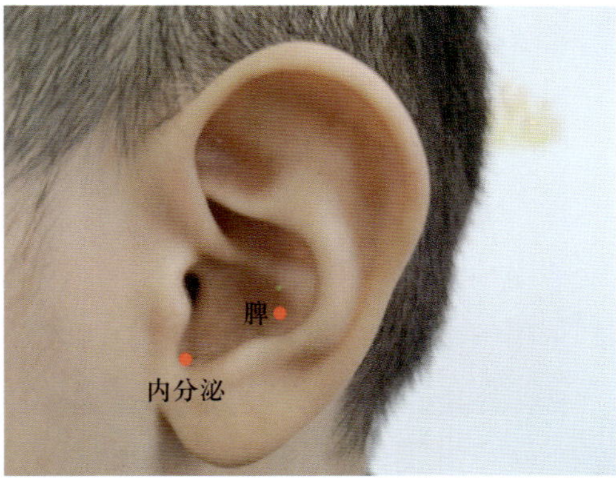

图 3–378　脾、内分泌

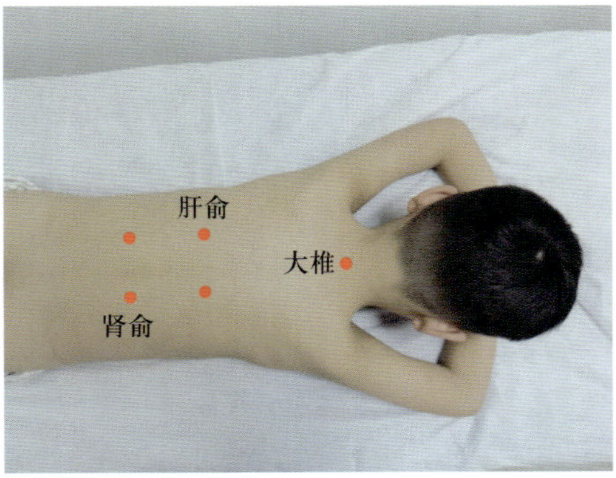

图 3–379　大椎、肾俞、肝俞

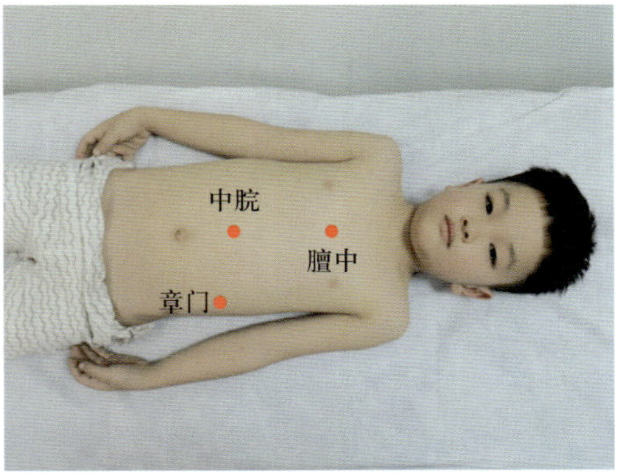

图 3–380　中脘、膻中、肝俞、章门

操作

3 组穴位交替使用，2 周 1 次，3 次为 1 个疗程，共治疗 6 周。操作时先令患儿俯卧位选取肾俞、肝俞或大椎，再仰卧位取膻中或中脘、章门。局部皮肤常规消毒后，带上消毒手套，用 2%利多卡因做穴位局部浸润麻醉。剪取 0–1 号医用羊肠线 1~2 cm，用小镊子将其穿入高压消毒后的 9 号腰椎穿刺针管中前端。垂直快速进针，当针尖达皮下组织及肌肉层时，迅速调整针尖方向，以 15° 角向前速刺。当有针感后，将针芯向前推进，边推针芯，边退针管，将羊肠线植入穴位的肌肉层，退至皮下后出针。用消毒干棉球紧压针孔，查无线头外露，无出血，贴创可贴保护针孔。

5. 推拿疗法

基本处方

开天门、分推坎宫、揉太阳各 48 次，摩振百会、四神聪 13 min，叩击头部 1~3 min，旋推镇静穴 240 次，揉神门、灵道各 240 次，捏脊 5~7 遍（图 3–381，图 3–382，图 3–383，图 3–384）。

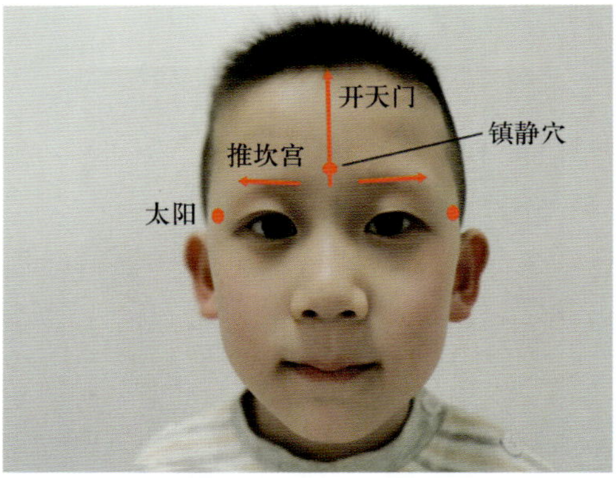

图 3-381　开天门、推坎宫

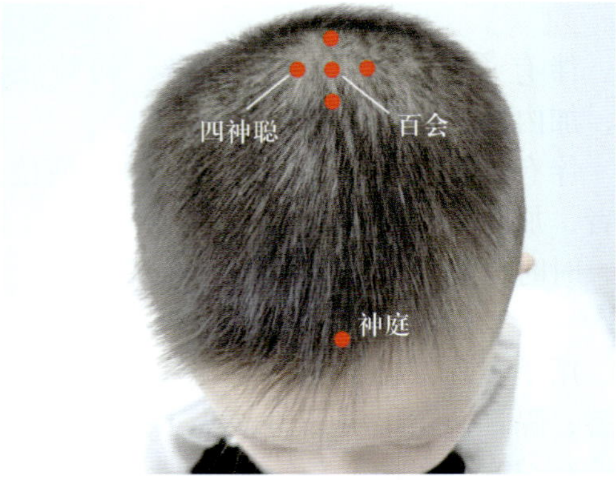

图 3-382　百会

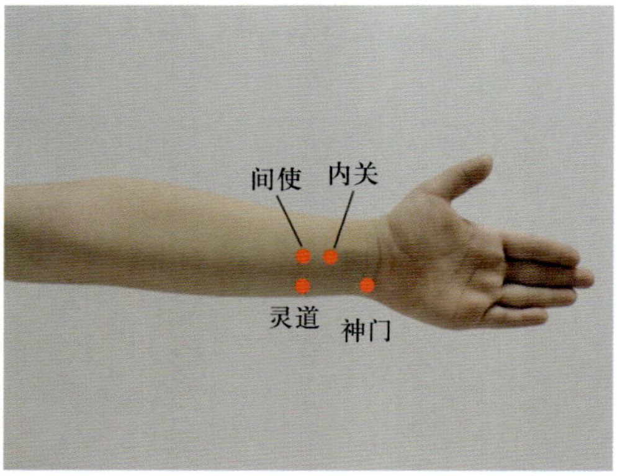

图 3-383　神门、灵道

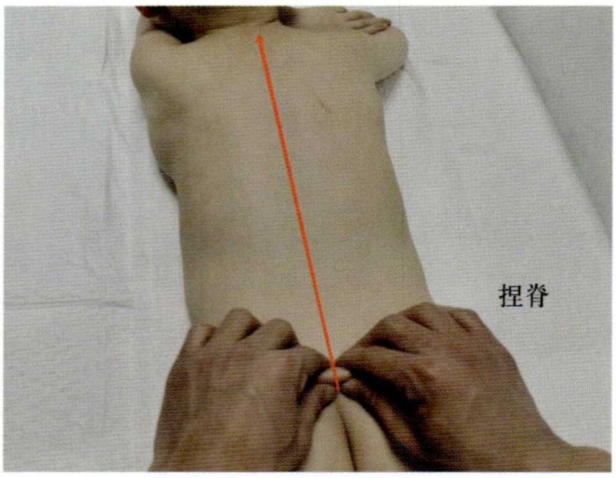

图 3-384　捏脊

随证加减

对焦虑所致的睡眠障碍者，加神门、间使（图 3-383）。

方法

用一手拇指按压，每穴 1 min，然后重复另一只手。

五、饮食调护

儿童焦虑障碍常有情志失调，需注意调畅情志，平素可服用药膳调理，安神定志（表 3-38）。

表 3-38　焦虑障碍常用药膳

食材	酸枣仁、小麦、大枣、百合、夜交藤、粳米等
药膳	枣麦粥、百合养心粥等

（辛　晶）

参考文献

［1］邹小兵，静进.发育行为儿科学.北京：人民卫生出版社，2005：275-277.
［2］金星明，静进.发育与行为儿科学.北京：人民卫生出版社，2020：188-191.
［3］孙德仁.少儿心理行为异常推拿调理.北京：中国中医药出版社，2019：881-917.
［4］段月娥.穴位埋线加西药治疗儿童广泛性焦虑症.中国针灸，2007（05）：341-343.

第十三节　抑郁障碍

一、概述

儿童抑郁障碍（depressive disorder）是指起病于儿童期（指 18 岁之前的未成年人），以情绪低落、愉快感或兴趣丧失为主要表现的一类精神障碍，又称儿童抑郁症。常见的抑郁障碍包括破坏性心境失调障碍、重性抑郁障碍、持续性抑郁障碍（恶劣心境）等。根据国外的流行病学研究，0.3%~1.4% 的学龄前儿童受到抑郁的影响，青春期前儿童的患病率为 1%~2%，青少年的患病率为 3%~8%。相比成年抑郁症患者，儿童抑郁症患者往往不易察觉和识别，误诊率高，常导致不可挽回的后果，严重者导致学业落后甚至自杀等，给家庭和社会带来巨大创伤和负担。

中医学把抑郁症归属于"郁证""百合病""脏躁"等疾病范畴。病位主要在心、肝。病机以肝气郁滞为主，可累及心、脾、肾等，而兼见心火亢盛、脾气亏虚、肾精不足、脑海失充之证。常见证型有：肝郁气滞证、肝郁化火证、肝郁脾虚证、肾精不足证。

二、病因

儿童抑郁障碍的影响因素非常复杂，包括生物学因素、家庭因素、个体易感因素等（表 3-39）。

表 3-39　儿童抑郁障碍的病因

生物学因素
研究表明，抑郁症与大脑中枢神经系统的化学物质失衡有关，这些失衡的化学物质导致大脑对潜在的应激状态反应异常。引起大脑化学物质失衡的神经递质非常复杂，其中促肾上腺释放因子（CRH）和 5- 羟色胺失衡与焦虑和抑郁密切相关

表 3-39 儿童抑郁障碍的病因（续表）

家庭因素
儿童早期生活的稳定性对儿童身体和心理健康具有深刻的影响，不稳定的亲子关系、父母死亡、母爱剥夺、虐待和忽视儿童都是抑郁症的危险因素。这些早期生活的不利因素可导致儿童发展成特有的认知模式，严重干扰了儿童的社会化过程和心理发育过程
个体易感因素
特定的气质类型如神经质是儿童青少年抑郁症的危险因子，易烦躁不安、低自尊、不自信的青少年易患抑郁症。消极的认知模式、情感调节障碍、人际关系不良同样是儿童青少年抑郁症的危险因子

三、诊断

儿童抑郁障碍的诊断主要依据美国《精神障碍诊断与统计手册》第五版（DSM-5）。儿童抑郁障碍的诊断见图 3-385，图 3-386，图 3-487，表 3-40，表 3-41，表 3-42。

表 3-40 破坏性心境障碍的诊断要点

A. 严重的、反复的脾气爆发，表现为言语（例如，言语暴力）和 / 或行为（例如，以肢体攻击他人或物），其强度或持续时间与所处情况或所受的挑衅完全不成比例
B. 脾气暴发与其发育阶段不一致
C. 脾气暴发平均每周发生 3 次或 3 次以上
D. 几乎每天和每天的大部分时间，脾气暴发之间的心境是持续性的易激惹或发怒，且可被他人观察到（例如，父母、老师、同伴）
E. 诊断标准 A~D 的症状已经持续存在 12 个月或更长时间，症状间歇期不超过 3 个月
F. 诊断标准 A 和 D 至少在下列三种（即在家、在学校、与同伴在一起）的两种场景中存在，且至少在其中一种场景中是严重的
G. 首次诊断不能在 6 岁前或 18 岁后。根据病史或观察，诊断标准 A~E 的症状出现的年龄在 10 岁前

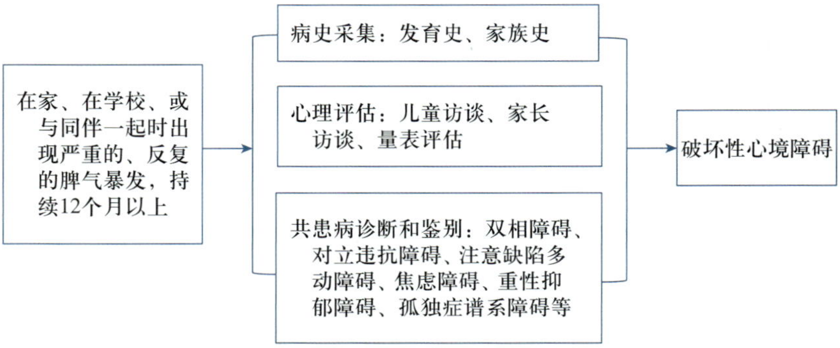

图 3-385 破坏性心境障碍诊断流程

表 3-41　重性抑郁障碍的诊断要点

A. 在同样的 2 周时期内，出现 5 个或以上的下列症状，表现出与先前功能相比不同的变化，其中至少 1 项是①心境抑郁或②丧失兴趣或愉悦感

①几乎每天大部分时间都心境抑郁，既可以是主观的报告（例如，感到悲伤、空虚、无望），也可以是他人的观察（例如，表现流泪）

（注：儿童和青少年，可能表现为心境易激惹）

②几乎每天或每天的大部分时间，对于所有或几乎所有的活动兴趣或乐趣都明显减少（既可以是主观体验，也可以是观察所见）

③在未节食的情况下体重明显减轻，或体重增加，或几乎每天食欲都减退或增加（注：儿童则可表现为未达到应增体重）

④几乎每天都失眠或睡眠过多

⑤几乎每天都精神运动性激越或迟滞（由他人观察所见，而不仅是主观体验到的坐立不安或迟钝）

⑥几乎每天都疲劳或精力不足

⑦几乎每天都感到自己毫无价值，或过分地、不适当地感到内疚

⑧几乎每天都存在思考或注意力集中的能力减退或犹豫不决（既可以是主观的体验，也可以是他人的观察）

⑨反复出现死亡的想法（而不仅是恐惧死亡），反复出现没有特定计划的自杀观念，或有某种自杀企图，或有某种实施自杀的特定计划

B. 这些症状引起有临床意义的痛苦，或导致社交、职业或其他重要功能方面的损害

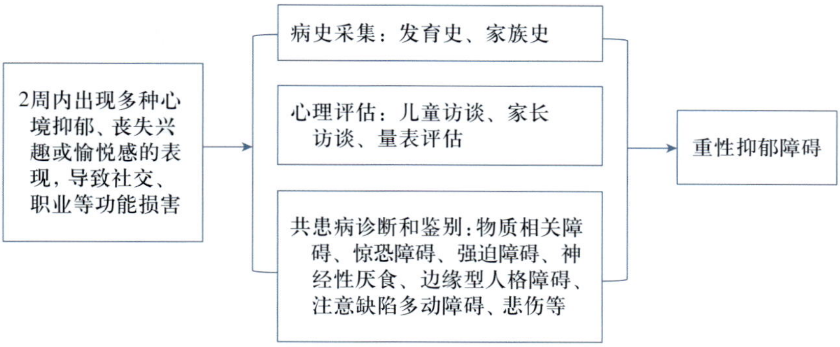

图 3-386　重性抑郁障碍的诊断流程

表 3-42　持续性抑郁障碍（恶劣心境）的诊断要点

A. 至少在 2 年内的多数日子里，一天中的多数时间中出现抑郁心境，既可以是主观的体验，也可以是他人的观察

注：儿童青少年的心境可以表现为易激惹，且持续至少 1 年

B. 抑郁状态时，有下列 2 项（或更多）症状存在

①食欲不振或过度进食

②失眠或睡眠过多

③缺乏精力或疲劳

④自尊心低

⑤注意力不集中或犹豫不决

⑥感到无望

C. 在 1 年的病程中，症状间歇期未超过 2 个月

D. 这些症状引起有临床意义的痛苦，或导致社交、职业或其他重要功能方面的损害

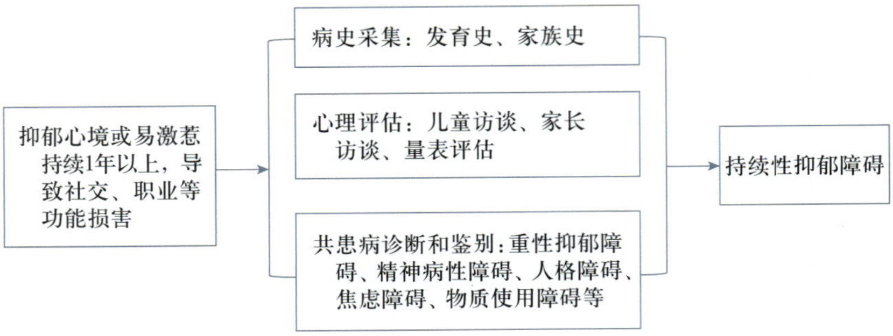

图 3-387 持续性抑郁障碍（恶劣心境）的诊断流程

四、中医外治疗法

1. 头针疗法

选穴

百会、四神聪、神庭、情感区（图 3-388，图 3-389）。

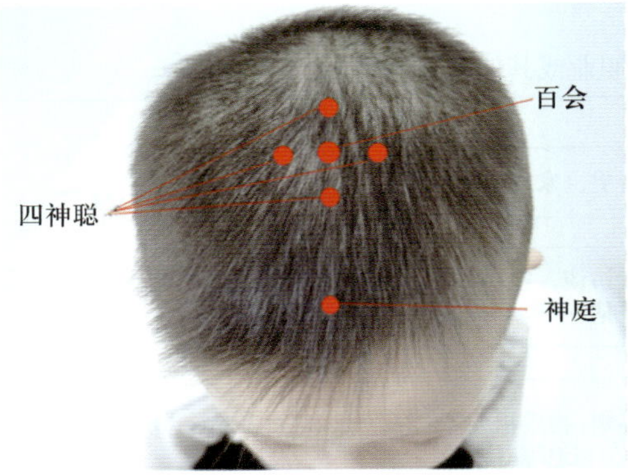

图 3-388 百会、神庭、四神聪

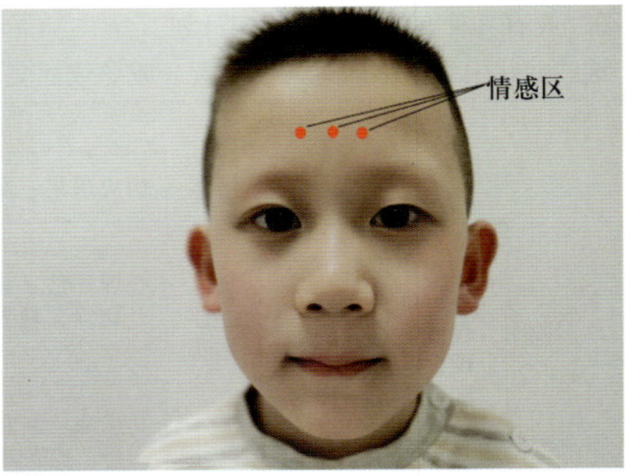

图 3-389 情感区

操作

平刺进针，快速进针后行捻转泻法，行针时可观察或询问患者针刺或其他部位出现特殊体感，留针 25~30 min，5 天为 1 个疗程，针刺 6 个疗程。

2. 体针疗法

选穴

肺俞、心俞、膈俞、肝俞、脾俞、肾俞（图 3-390）。

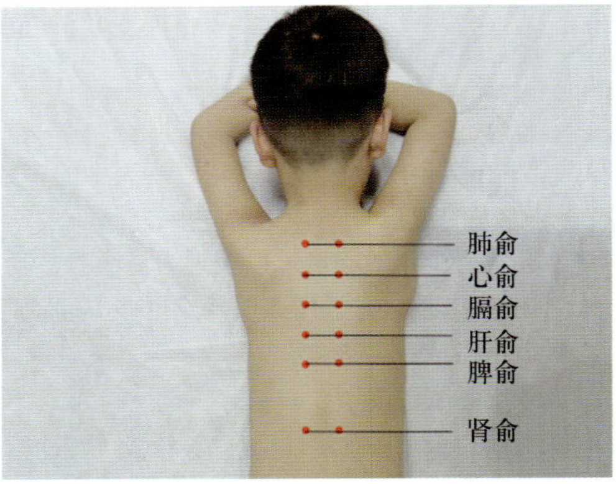

图 3-390 肺俞、心俞、膈俞

操作

缓慢刺入，得气后留针 30 min。每日 1 次，2 周为 1 个疗程。

3. 耳穴贴压疗法

取穴

神门、心、交感、皮质下（图 3-391）。

方法

用小磁珠或王不留行籽贴压穴位，两耳交替，隔日换贴 1 次，10 次为 1 个疗程。

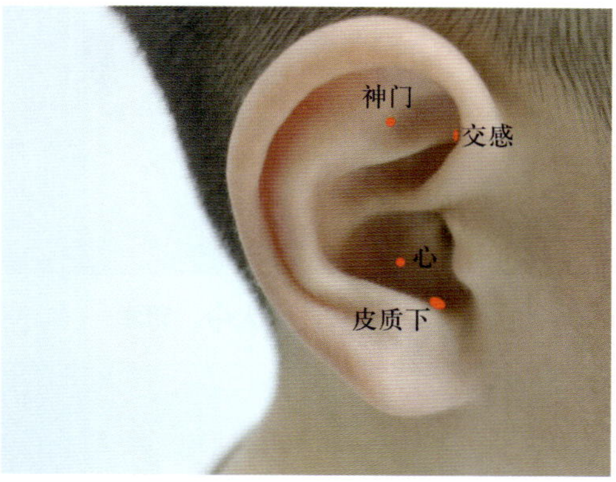

图 3-391　耳穴

4. 灸法

取穴

少商，隐白（图 3-392，图 3-393）。

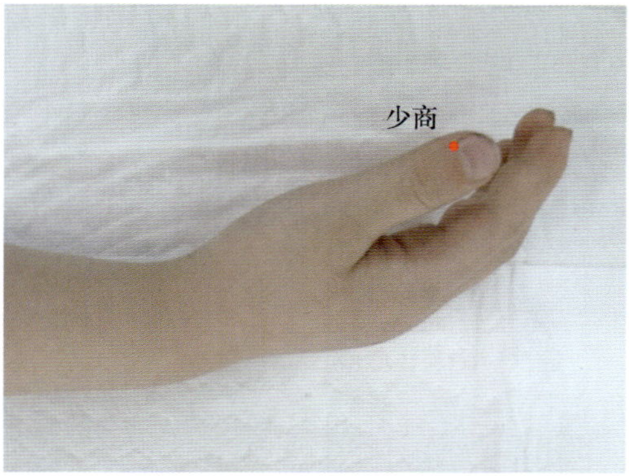

图 3-392　少商

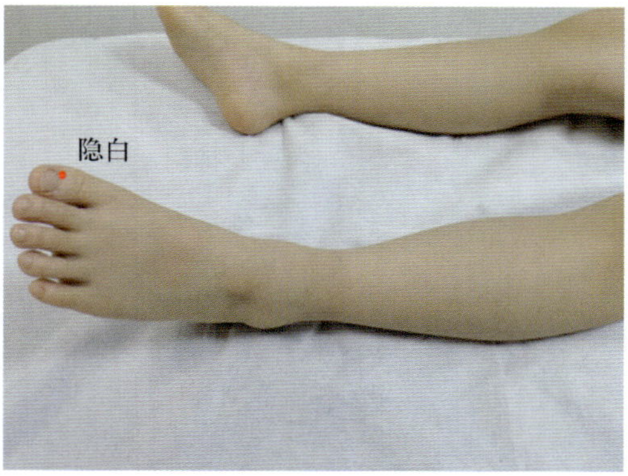

图 3-393　隐白

方法

把艾柱（直径约 5 mm）置于少商、隐白穴上，点燃，以患者难以忍受为度，取下艾柱，是为 1 壮。每日 1 次，每次 3 壮，5 次为 1 个疗程，共 6 个疗程（6 周）。疗程间休息 2 天。

5. 推拿疗法

处方

开天门 24 次，分推坎宫 24 次，拿五经 5 次，按揉足太阳膀胱经侧线穴位 5 次；取内关、神门、膻中、人中、印堂、涌泉穴，每穴用拇指按揉法按揉；在百会穴用拇示指按揉法（图 3-394，图 3-395，图 3-396，图 3-397，图 3-398）。

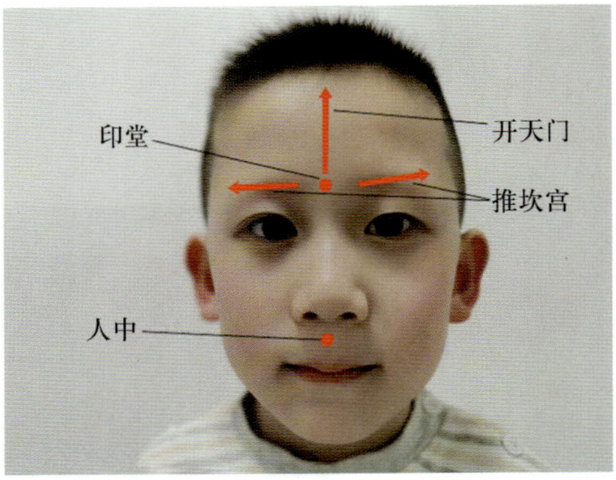

图 3-394 人中、印堂

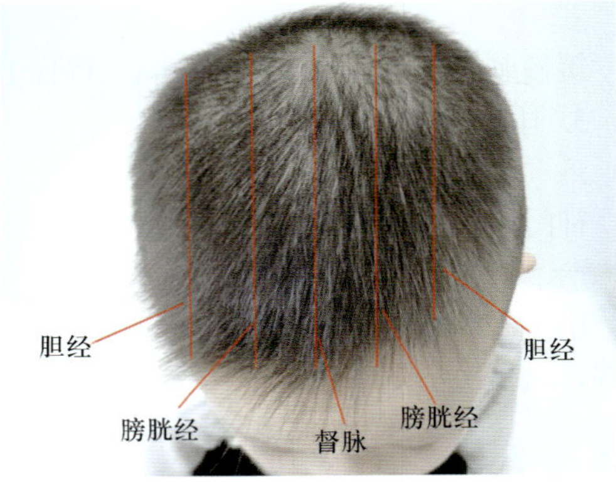

图 3-395 胆经、膀胱经

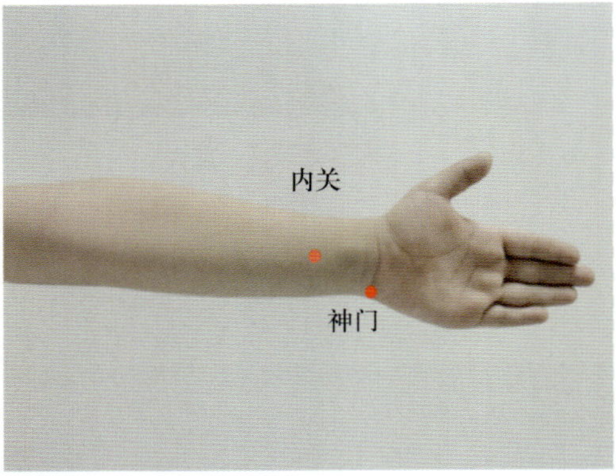

图 3-396 内关、神门

图 3-397 膻中

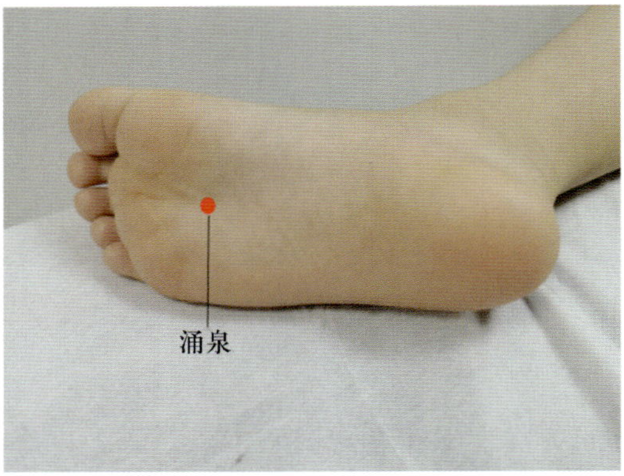

图 3-398 涌泉

五、饮食调护

儿童抑郁症的主要病机为肝气郁滞，因此平时可服用具有疏肝理气作用的药茶或药膳进行调理（表 3-43）。

表 3-43 儿童抑郁症常用药茶、药膳

药茶	玫瑰花、西洋参、薄荷等量，冰糖适量，泡茶，不拘时服
食材	核桃仁、佛手、丹参、炒麦芽、炒山楂、白糖、红糖等
药膳	丹参佛手汤、麦芽山楂饮等

（辛 晶）

参考文献

[1] 孙锦华 . 儿童期抑郁障碍的识别与干预策略 . 教育家，2019，180（24）：56–58.
[2] 陈宝林 . 儿童青少年抑郁症研究现状 . 中国妇幼保健，2010，25（10）：1438–1440.
[3] 刘盼，刘晓萍，金瑄，等 . 从心脾两虚论治儿童抑郁症经验 . 环球中医药，2021，14（3）：488–491.
[4] 陈桃林，王晓刚，杨勋，等 . 儿童大脑认知功能的神经影像技术应用——以抑郁症功能磁共振研究为例 . 中国实用儿科杂志，2017，32（4）：289–293.
[5] 谢东娥 . 疏肝理气推拿法结合头针治疗抑郁症（肝郁气滞型）的临床研究 . 长春：长春中医药大学，2020.
[6] 李团结，姜娴荷，牛曾等 . 马丙祥教授治疗儿童青少年抑郁症经验总结 . 中国民族民间医药，2019，28（06）：53–55.
[7] 刘来贵 . 经穴推拿为主治疗郁病 61 例体会 . 云南中医中药杂志，2002，23（4）：13.
[8] 许琳洁，赵建新，郑瑀，等 . 耳穴压丸配合太极拳治疗大学生抑郁状态的临床研究 . 世界中西医结合杂志，2016，11（02）：231–234.
[9] 侯家琪 . 抑郁症中医辨证施治研究 . 南京：南京中医药大学，2010.
[10] 王凌志 . 儿童抑郁症的中医学探讨 . 中医研究，2012，25（5）：12–12.

第十四节 强迫症

一、概述

强迫症又称强迫障碍（obsessive–compulsive disorder，OCD），以强烈地要反复思考（强迫性思维）或反复做某个动作、仪式（强迫性行为）为主要特征的障碍，这种重复性思维和行为并非患儿本意，但不能控制，对日常生活造成严重影响。我国流行病学调查显示，OCD 群体发病率为 1%~4%。儿童强迫障碍发病年龄多数在 9~12 岁，10% 起病于 7 岁以前。男孩发病比女孩平均早 2 年。早期发病的病例更多见于男孩、有家族史和伴有抽动障碍的患儿。

中医学把强迫障碍归属于“郁病”“卑惵”“百合病”“忧思病”“惊病”“脏躁”等疾病范畴。该病病机与肝、胆、心、脑、脾、肾等脏腑的功能失调密切相关。常见证型有：心虚胆怯证、阴虚火旺证、气血两虚证、心阳不振证、水气凌心证、心血瘀阻证、痰火扰心证。

二、病因

见表 3–44。

表 3–44　儿童强迫障碍的病因

遗传因素

儿童 OCD 具有遗传易感性，Lenane（ 1990 年）发现 OCD 患者的 20% 的一级亲属可以诊断为 OCD

脑损害

脑损害被认为是 OCD 的发病原因之一。引起基底节损伤的各种脑损害都可以引起 OCD。脑炎后帕金森疾病和亨廷顿舞蹈病患者发生 OCD 的概率增加。近年来发现在有小舞蹈病的儿童中 OCD 发生率增加。儿童期起病的 OCD 患者尾状核缩小，正电子发射 X 线体层摄影（PET）检查显示异常的局部葡萄糖代谢方式。许多线索提示 OCD 的发病与额叶、边缘叶、基底节功能失调有关

神经递质异常

OCD 可能存在 5– 羟色胺功能紊乱。多巴胺等神经递质也可能参与 OCD 的发病过程

心理因素

精神分析理论认为儿童强迫症状源于性心理发展固着在肛门期，这一时期正是儿童进行排尿排便训练的时期，家长要求儿童顺从，而儿童坚持不受约束的矛盾在儿童内心引起冲突，导致儿童产生敌意情绪，使性心理的发展固着或部分固着在这一阶段，强迫症状就是此期内心冲突的外在表现

父母性格特征

父母过分十全十美，父母具有循规蹈矩、按部就班、追求完美、不善改变等性格特征

三、诊断

强迫障碍的诊断要点主要参考美国《精神障碍诊断与统计手册》第五版（DSM–5），诊断见表 3–45，图 3–399。

表 3–45　儿童强迫障碍的诊断标准

A. 具有强迫思维、强迫行为，或两者皆有

强迫思维被定义为以下①和②：

①在该障碍的某些时间段内，感受到反复的、持续性的、侵入性的和不必要的想法、冲动或表象，大多数个体会引起显著的焦虑或痛苦

②个体试图忽略或压抑此类想法、冲动或表象，或用其他一些想法或行为来中和它们（例如，通过某种强迫行为）

强迫行为被定义为以下①和②：

①重复行为（例如，洗手、排序、核对）或精神活动（例如，祈祷、计数、反复默诵字词）

②重复行为或精神活动的目的是防止或减少焦虑或痛苦，或防止某些可怕的事件或情况。然而，这些重复行为或精神活动缺乏现实的连接，或者明显是过度的

注：幼儿可能不能明确地表达这些重复行为或精神活动的目的

B. 强迫思维或强迫行为是耗时的（例如，每天消耗 1 h 以上）或这些症状引起具有临床意义的痛苦，或导致社交、职业或其他重要功能方面的损害

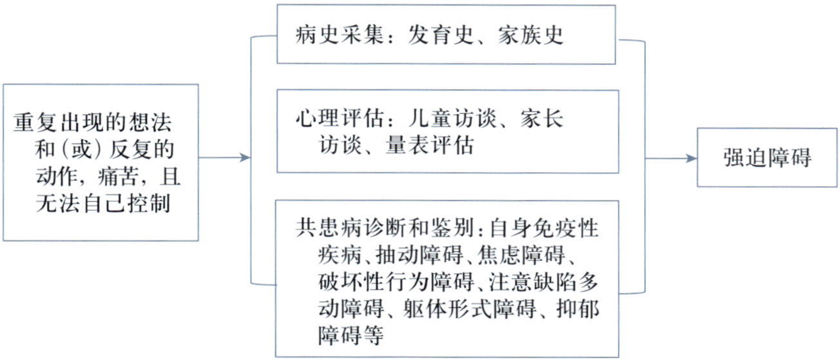

图 3-399　儿童强迫障碍的诊断流程

四、中医外治疗法

1. 体针疗法

取穴

外关（双）、足临泣（双）、百会、印堂（图 3-400，图 3-401，图 3-402）。

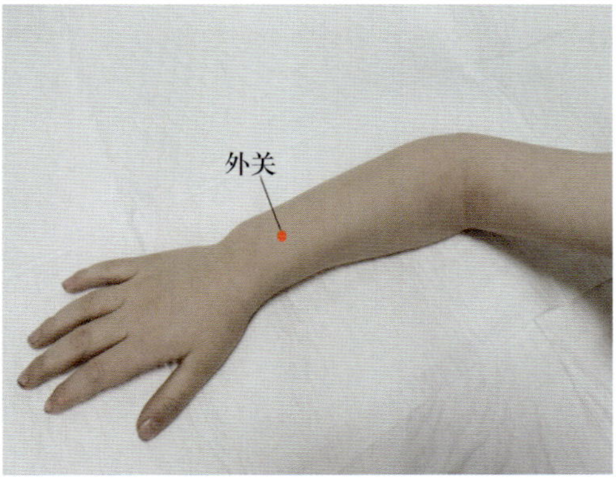

图 3-400　外关

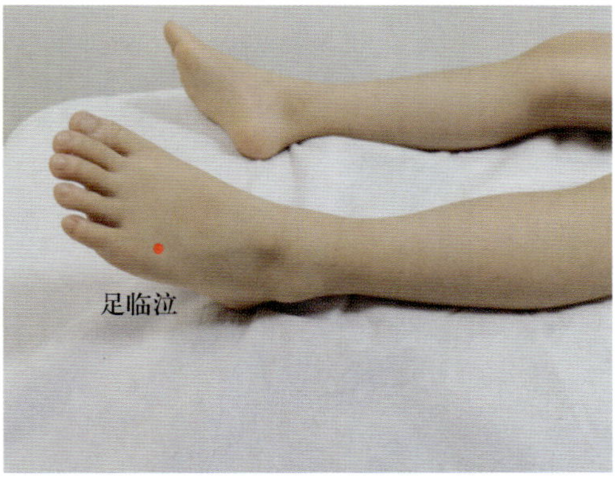

图 3-401　足临泣

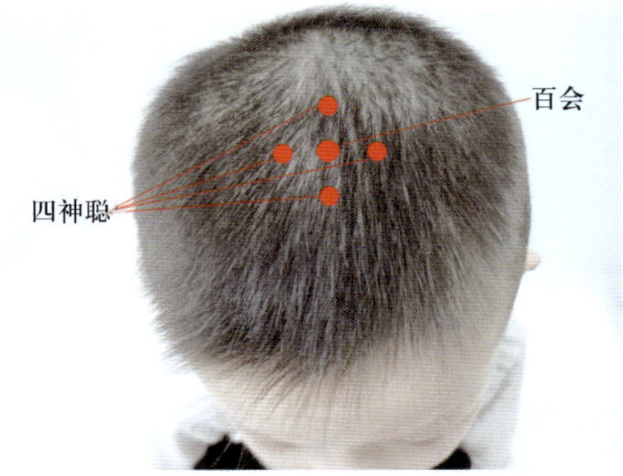

图 3-402　百会

操作

针刺时患者取仰卧位，采用一次性毫针进行针刺，按针刺常规操作，每个穴位均行小幅度捻转提插手法，以得气为度，得气后留针 30 min，留针期间不行针。

2. 穴位埋线疗法

取穴

取 1~5 胸椎、4~5 腰椎埋线，15 天 1 次。

操作

局部皮肤常规消毒后，戴上消毒手套，用 2% 利多卡因做穴位局部浸润麻醉。剪取 0–1 号医用羊肠线 1~2 cm，用小镊子将其穿入高压消毒后的 9 号腰椎穿刺针管中前端。垂直快速进针，当针尖达皮下组织及肌肉层时，迅速调整针尖方向，以 15° 角向前速刺。当有针感后，将针芯向前推进，边推针芯，边退针管，将羊肠线植入穴位的肌肉层，退至皮下后出针。用消毒干棉球紧压针孔，查无线头外露，无出血，贴创可贴保护针孔。

3. 推拿疗法

基本方

摩振百合、四神聪 3 min，叩击头部 1~3 min，揉神门、阴郄、郄门各 240 次，捏脊 10 遍，旋推镇静穴 240 次（图 3–403，图 3–404，图 3–405，图 3–406）。

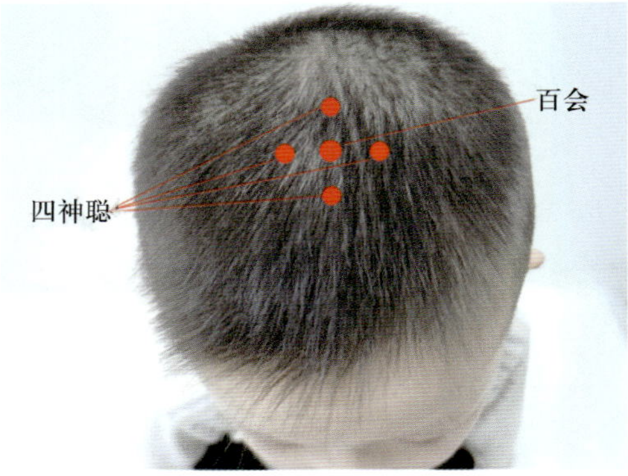

图 3–403 百合、四神聪

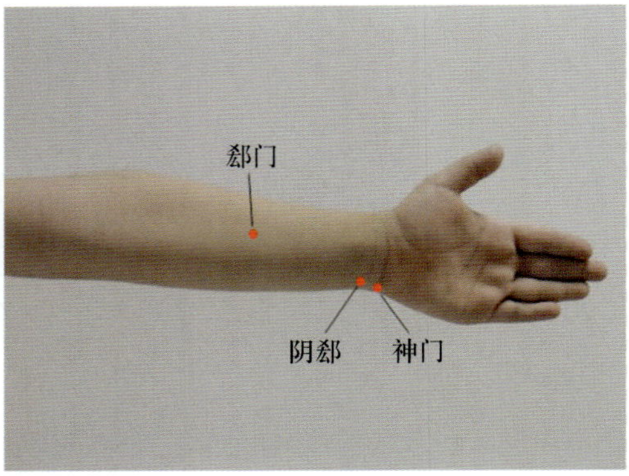

图 3–404 阴郄、郄门、神门

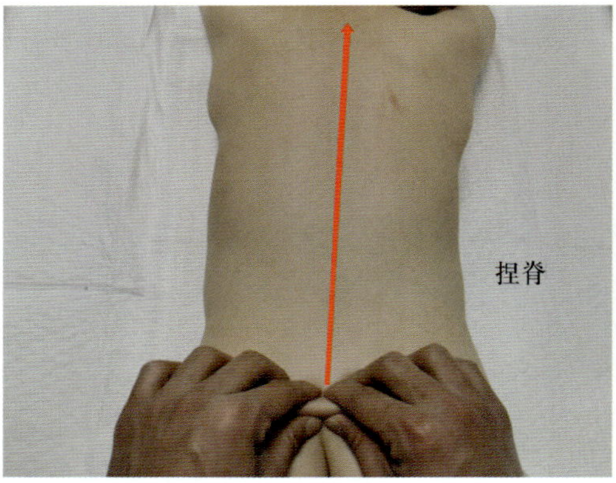

图 3–405 捏脊

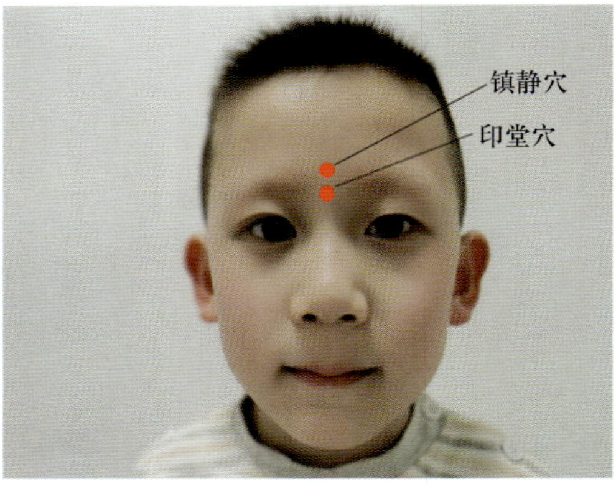

图 3–406 镇静穴

随证加减

伴心悸，惊惕易恐者，加揉心俞、厥阴俞、间使、内关各 1~3 min（图 3–407，图 3–408）。

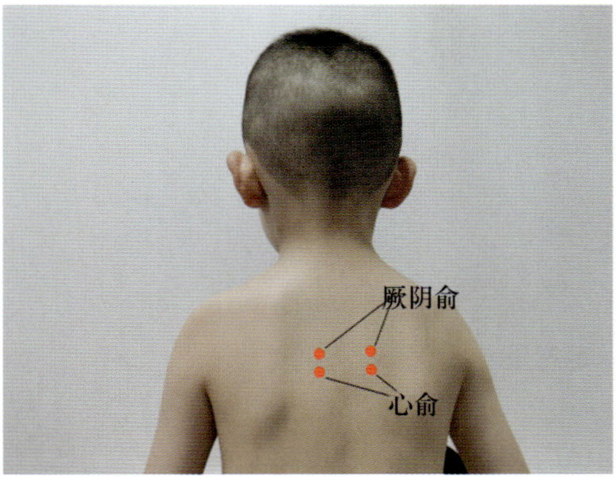

图 3–407　厥阴俞、心俞

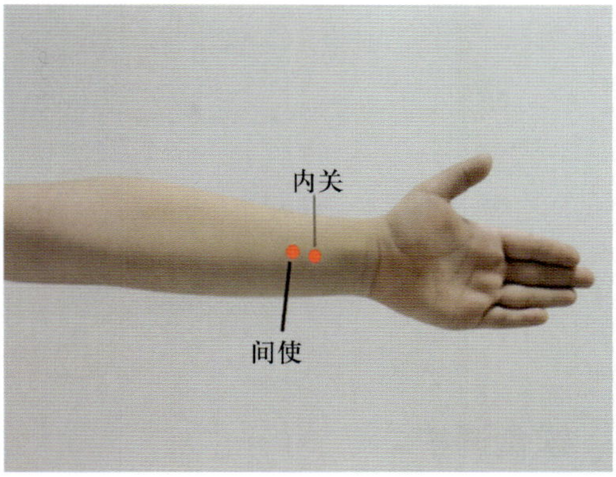

图 3–408　间使、内关

伴头晕目眩，手足心热，潮热盗汗者，加揉涌泉、太溪、三阴交各 500 次（图 3–409，图 3–410）。

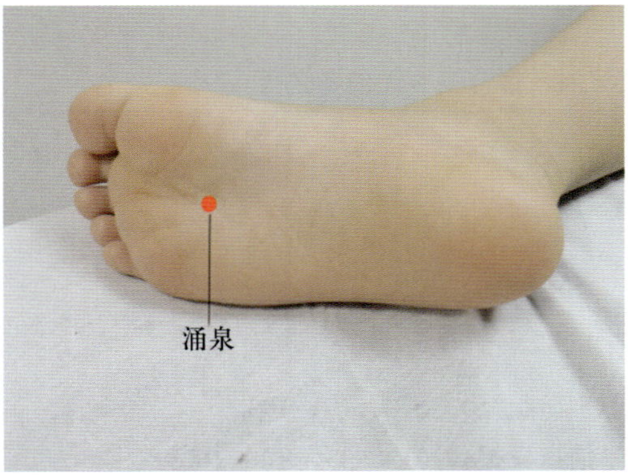

图 3–409　涌泉

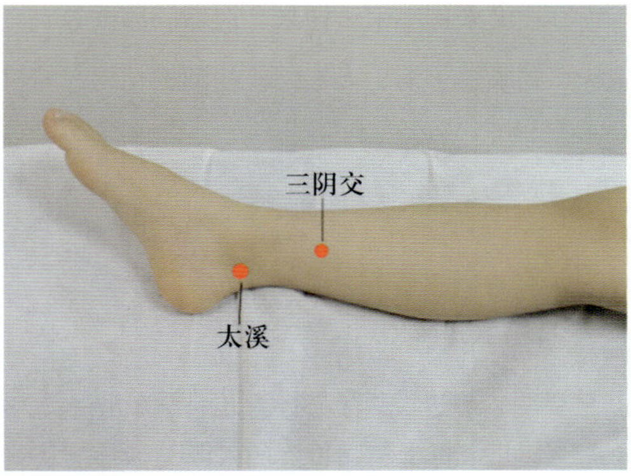

图 3–410　太溪、三阴交

伴体倦乏力，气短声低者，加揉太渊、脾俞、心俞、足三里各 240 次（图 3–411，图 3–412，图 3–413）。

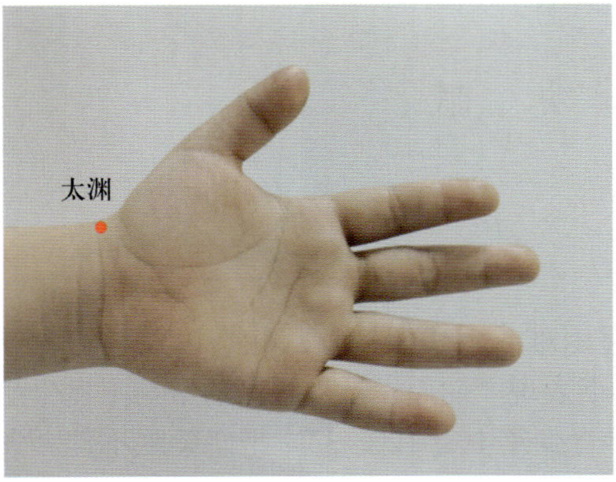

图 3–411　太渊

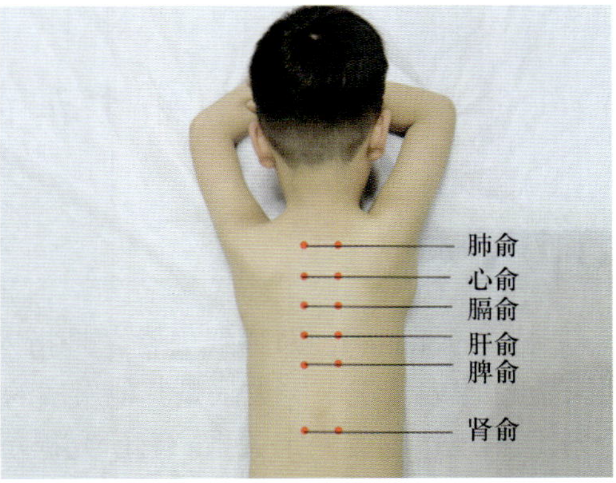

图 3–412　脾俞、心俞

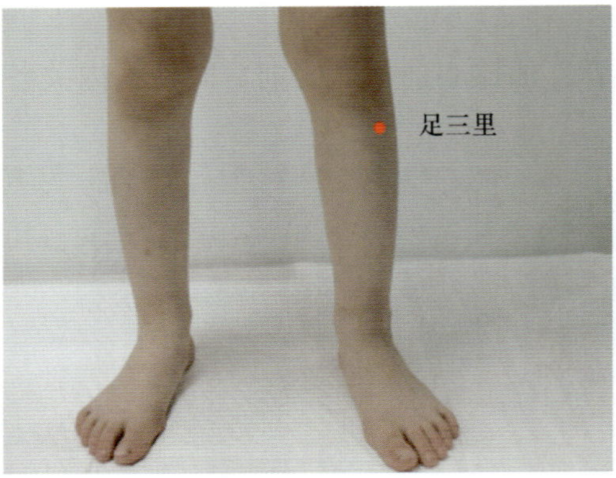

图 3-413 足三里

五、饮食调护

强迫障碍属神志病，平时需注意调畅情志，也可服用药膳调理（表 3-46）。

表 3-46 儿童强迫障碍常用药膳

食材	龙眼肉、莲子、红枣、人参、生姜、桂圆、枸杞、百合、核桃仁、黑芝麻、茯苓、天门冬、大米、小米、粳米、白糖、冰糖等
药膳	龙眼莲子粥、人参粥、桂圆枸杞粥、核桃茯苓粥、百合粥、天门冬粥等

（辛　晶）

参考文献

[1] 金星明，静进 . 发育与行为儿科学 . 北京：人民卫生出版社，2020：191-193.
[2] 郑毅 . 儿童青少年强迫症的诊断与治疗 . 中华医学信息导报，2018，33（8）：16.
[3] 中华中医药学会．中医神志病临床诊疗指南．北京：中国中医药出版社，2015：87.
[4] 孙德仁 . 少儿心理行为异常推拿调理 . 北京：中国中医药出版社，2019：881-917.
[5] 林霓鹏 . 针灸从心胆论治难治性强迫症的临床研究 . 广州：广州中医药大学，2013.
[6] 黄泰康，张登本．中医神经精神病学．北京：中国医药科技出版社，2004：67.

第十五节　失　眠

一、概述

失眠（insomnia），即睡眠失常，是指入睡困难或无法保持睡眠状态以及早醒，导致睡眠不足。很多情况下，失眠是其他疾病的早期表现。而原发性失眠则通常与不良生活习惯、作息不规律等有一定关系。有研究提示，青少年中有 12%~33% 抱怨睡眠不佳。失眠与患者的个性、情绪特点、躯体状况、性别以及家族史有一定的关系。

中医称失眠为“不寐”“目不瞑”“不得眠”等。不寐的病因虽多，但其病理变化，总属阳盛阴衰，阴阳失交。一为阴虚不能纳阳，二为阳盛不得入于阴。病位主要在心，与肝、脾、肾密切相关。主要证型有：肝火扰心证、痰热内扰证、心脾两虚证、心胆气虚证、心肾不交证。

二、病因

失眠的病因比较复杂，部分形成机制尚未阐明，一般认为多种因素均可引起失眠。对于儿童来讲，失眠的原因大致可归为六类，即心理精神因素、环境因素、神经及精神疾病因素、躯体疾病因素、睡眠节律因素、药物因素等（表 3–47）。

表 3–47　儿童失眠常见原因

心理精神因素
如睡前精神过度紧张、兴奋，睡前遭受心理或躯体的惩罚，对某些事情持续地焦虑、担忧或恐惧
环境因素
如卧室的噪声过大，光线过强，卧室温度过冷或过热，卧室内他人活动的干扰，变换卧室或睡具等
神经及精神疾病因素
各种原因造成的脑损伤、脑发育不全，儿童孤独症、多动症、焦虑症等
躯体疾病因素
消化不良、腹痛、夜间咳嗽、呼吸障碍、肥胖、遗尿等
睡眠节律因素
睡眠时间不规律、倒时差，夜间频繁被唤醒等
药物因素
应用药物后引起的失眠，如有神经兴奋作用的药物，如咖啡因、茶碱、甲状腺素、抗震颤麻痹药等

三、诊断

根据睡眠障碍国际分类第三版（ICSD–3），失眠症可分为慢性失眠症、短期失眠症及其他类型的失眠症。这里主要讲慢性失眠症的诊断标准。

根据 ICSD–3 慢性失眠症的诊断标准必须同时满足以下 6 条，见表 3–48。

表 3–48　慢性失眠症诊断标准

（1）睡眠症状标准	存在 1 条或以上症状：①入睡困难；②睡眠维持困难；③比期望的起床时间醒来早；④在适当的时间点不肯上床睡觉；⑤没有父母或照顾者干预难以入睡
（2）日间症状标准	与夜间睡眠困难相关的 1 条或以上：①疲劳或萎靡不振；②注意力、专注力或记忆力下降；③社交、家庭、职业或学业等功能损害；④情绪不稳或易激惹；⑤日间瞌睡；⑥行为问题（例如：活动过度、冲动或攻击性）；⑦动力、精力或工作主动性下降；⑧易犯错或易出事故；⑨对自己的睡眠质量非常关切或不满意
（3）排除标准	即非不合适的睡眠机会（如充足的睡眠时间）或环境（如黑暗、安静、安全、舒适的环境）所导致的失眠

表 3-48 慢性失眠症诊断标准（续表）

（4）病程标准	至少每周出现 3 次
（5）病程标准	睡眠困难及相关日间症状持续至少 3 个月
（6）排除标准	这些睡眠困难和相关的日间症状不能被其他的睡眠障碍更好地解释

失眠症的诊断流程见图 3-414。

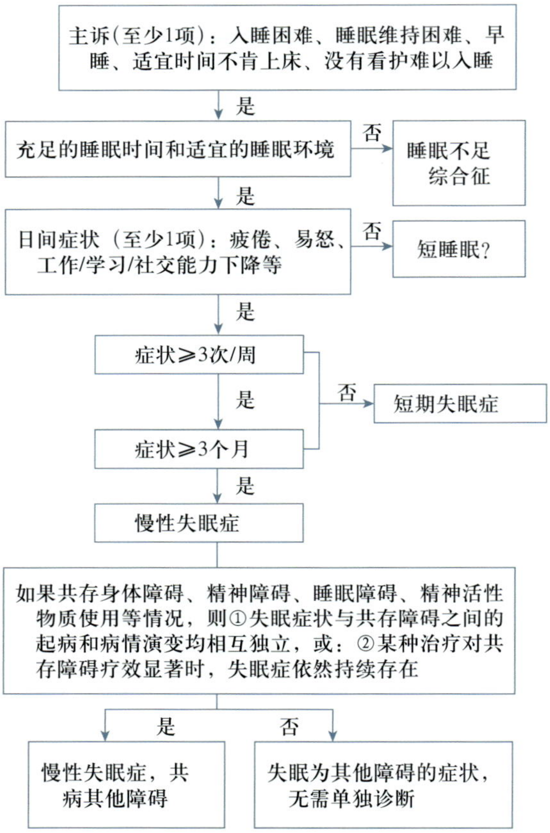

图 3-414 **失眠症的诊断流程**

四、中医外治疗法

失眠的中医外治法，主要依据失眠的病因病机，基本治则为宁心安神，同时处理兼证，方法包括针刺疗法、艾灸疗法、耳穴贴压疗法、推疗法拿等，并可配合药膳食疗。

1. 体针疗法

主穴

百会、神门、三阴交、照海、申脉、安眠（图 3-415，图 3-416，图 3-417，图 3-418，图 3-419）。

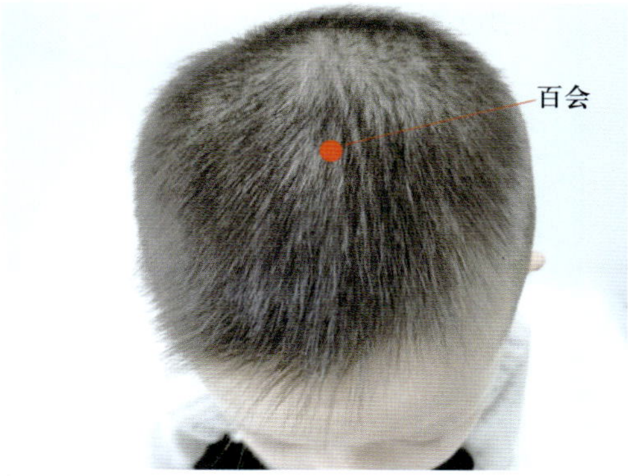

图 3-415　百会

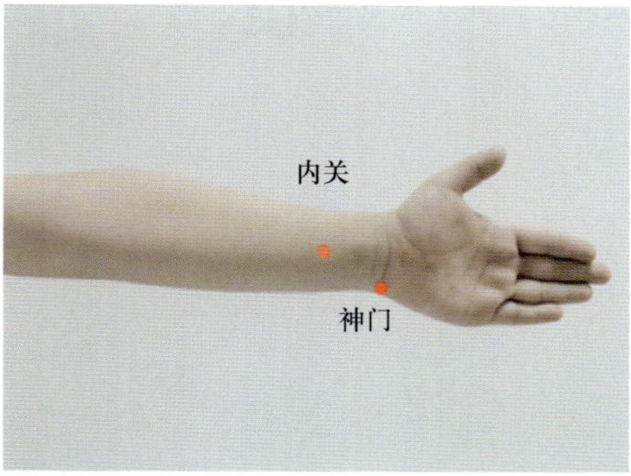

图 3-416　神门

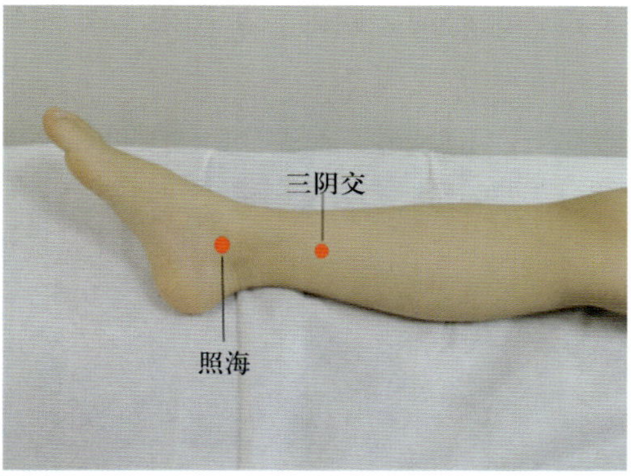

图 3-417　三阴交

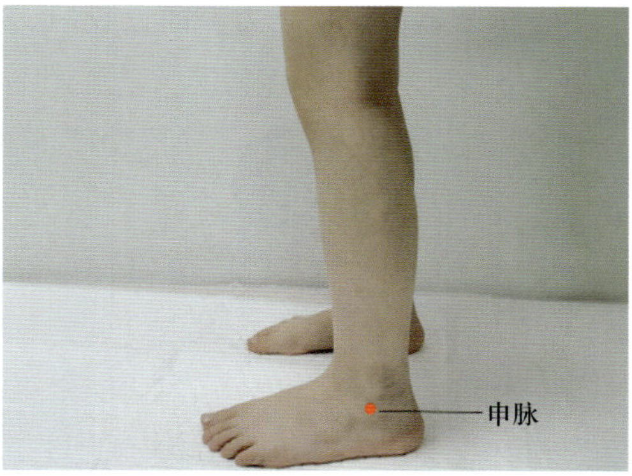

图 3-418　申脉

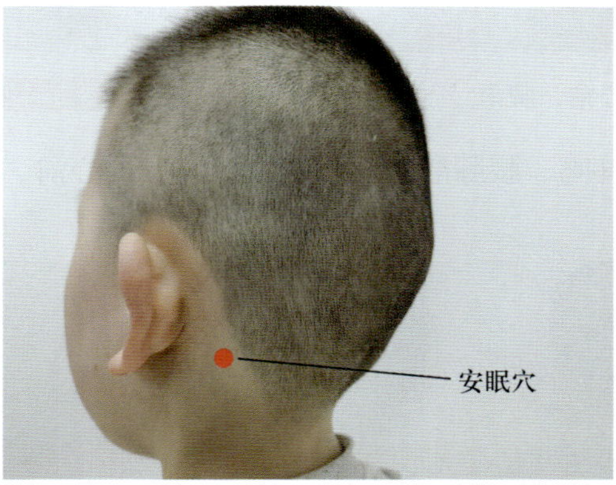

图 3-419　安眠

配穴

伴情绪不宁、急躁易怒、头晕头痛者，配太冲、行间（图 3–420）；

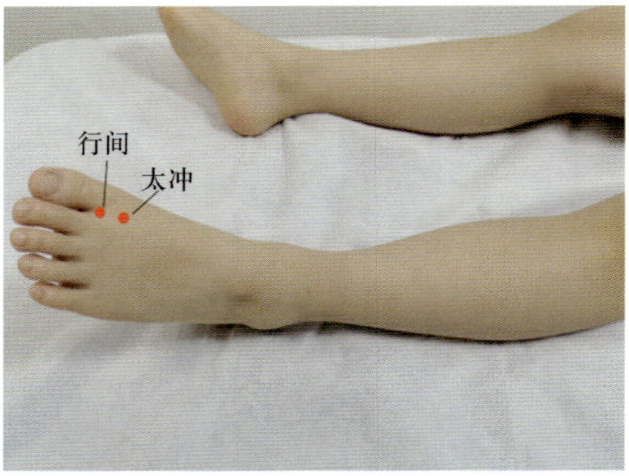

图 3–420 太冲、行间

伴心悸健忘、食少乏力、面色苍白、汗多者，配心俞、脾俞、足三里（图 3–421，图 3–422）；

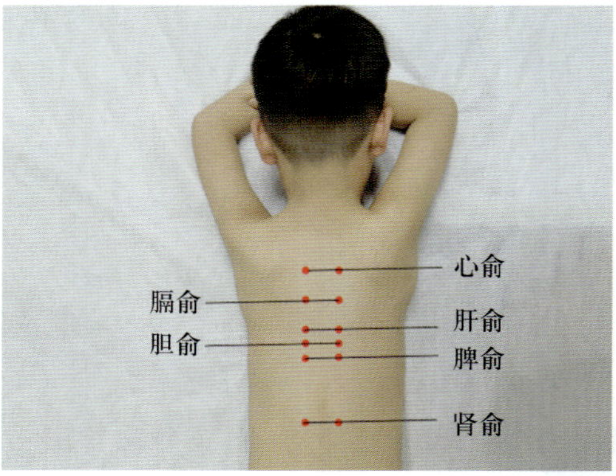

图 3–421 心俞、脾俞

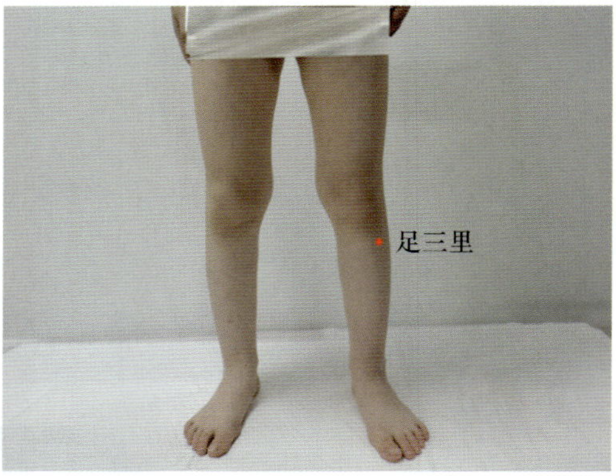

图 3–422 足三里

伴烦热不安、头晕耳鸣、腰膝酸软、遗精盗汗者，配心俞、肾俞、太溪（图 3–423，图 3–424）；

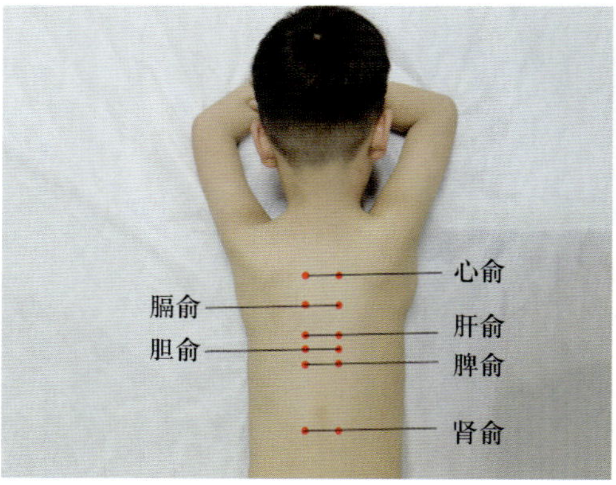

图 3–423 心俞、肾俞

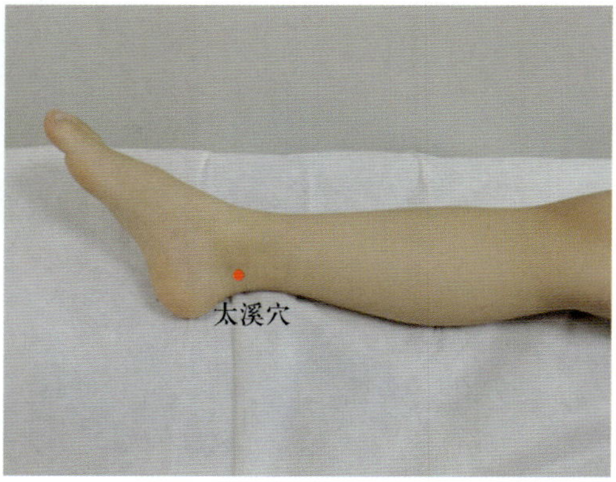

图 3–424 太溪

伴多梦易醒、心悸胆怯、多疑多虑者，配心俞、胆俞（图 3–425）；

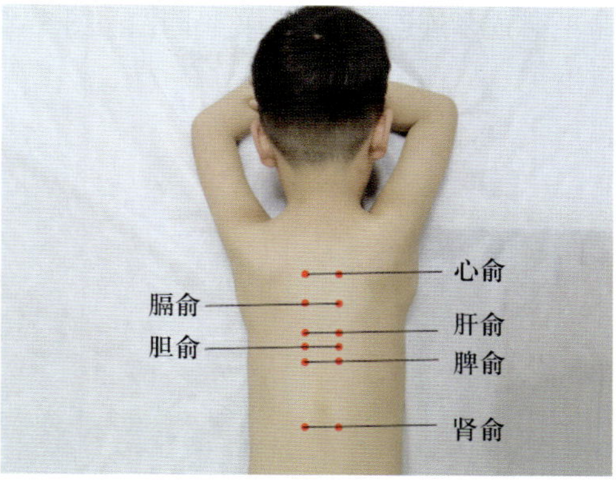

图 3–425　心俞、胆俞

伴嗳气吞酸、腹胀口苦者，配丰隆、中脘、足三里（图 3–426，图 3–427，图 3–428）；

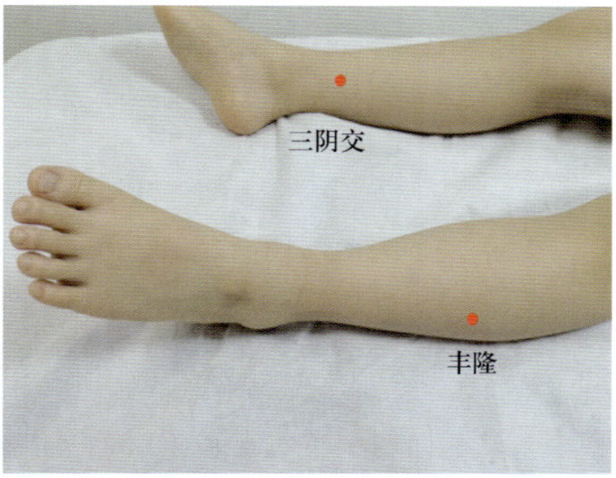

图 3–426　丰隆

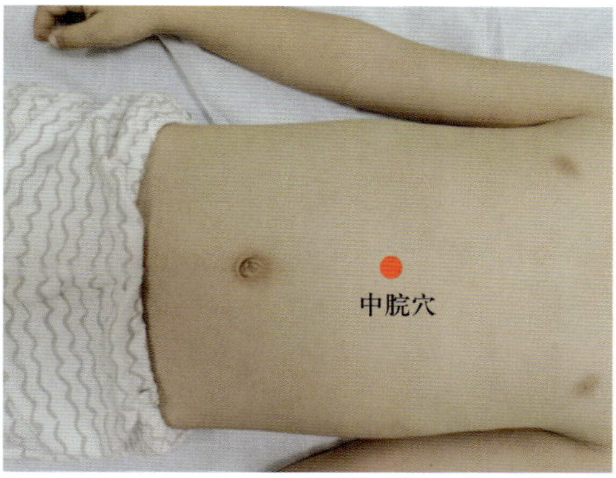

图 3–427　中脘

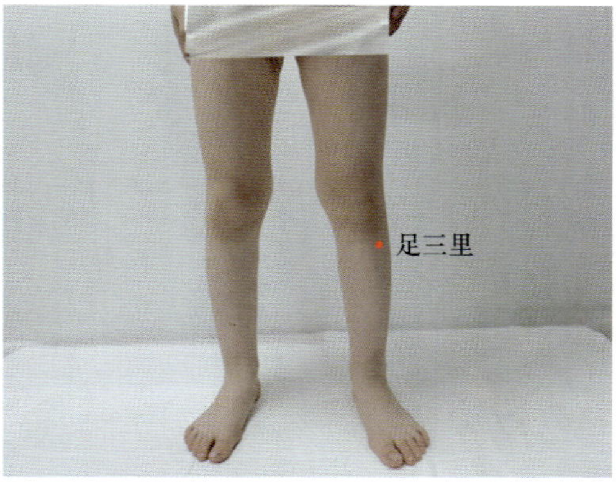

图 3–428　足三里

伴恶梦连连者，配厉兑、隐白（图 3-429）；

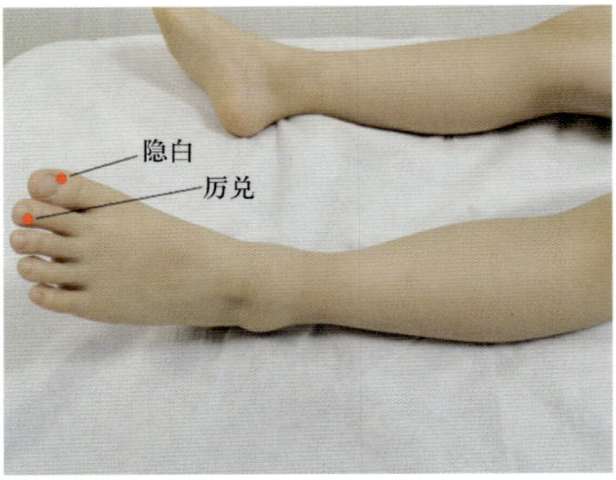

图 3-429 隐白、厉兑

伴头晕者，配风池、悬钟（图 3-430，图 3-431）；

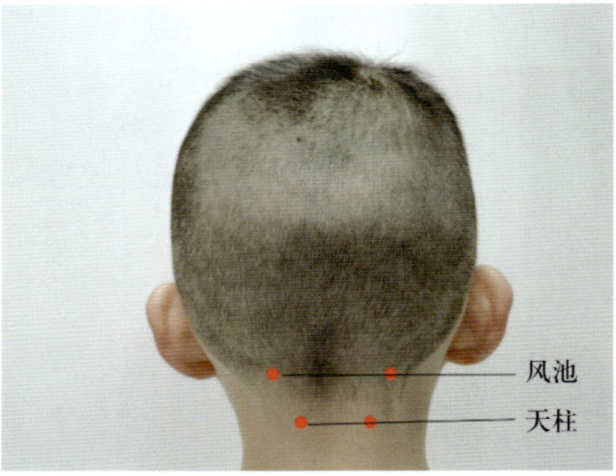

图 3-430 风池

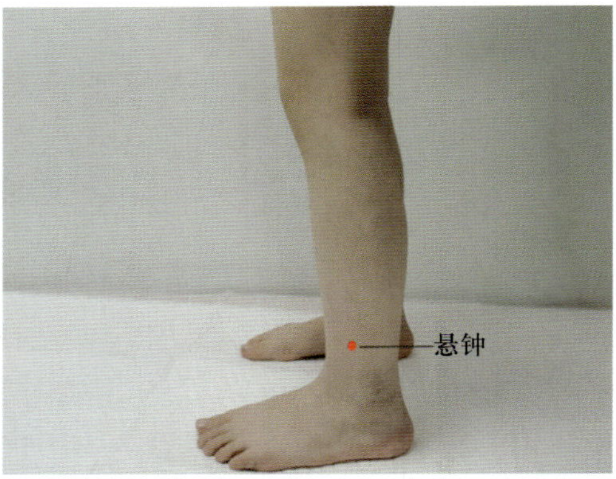

图 3-431 悬钟

重症失眠者，配神庭、印堂、四神聪（图 3-432，图 3-433）。

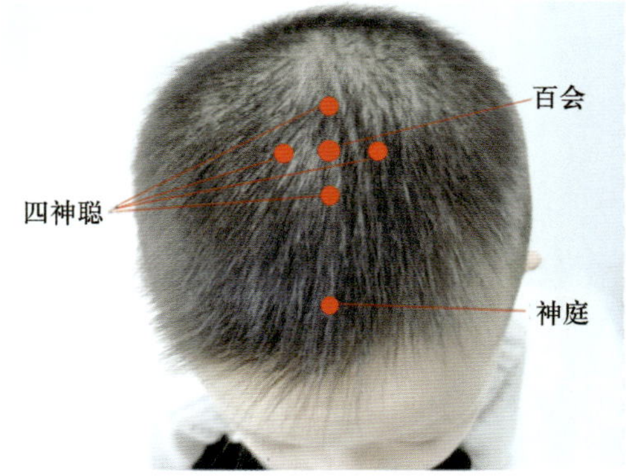

图 3-432 神庭、四神聪

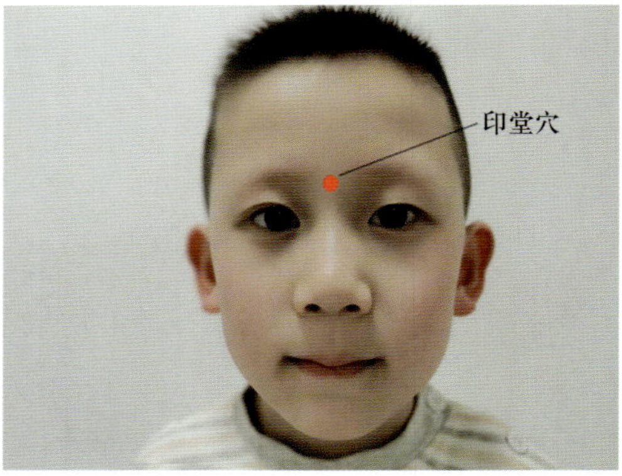

图 3-433 印堂

方法

选 0.30 mm × 25 mm 规格毫针，常规消毒后快速进针，泻申脉、补照海，其他穴位按虚实补泻，留针 30 min。每日 1 次，每周 3 次，10 次为 1 个疗程。

2. 耳穴贴压疗法

取穴

皮质下、心、神门、肝、肾、脾、垂前、交感（图 3-434）。

方法

每次选 3~5 穴，双耳交替贴压，隔日 1 次，10 次为 1 个疗程。

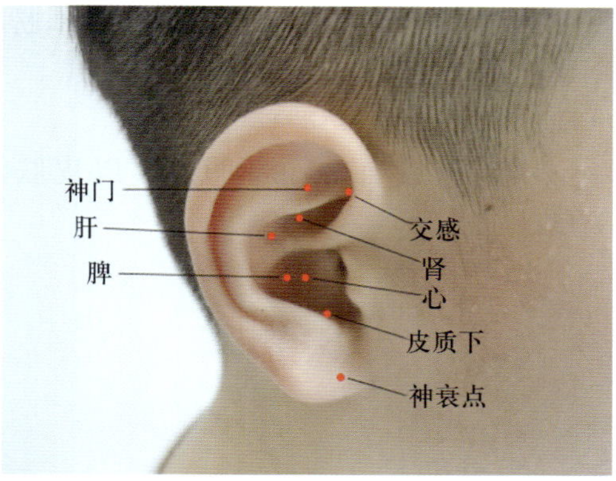

图 3-434 皮质下、心、神门、肝、肾、脾垂前、交感

3. 推拿疗法

基本处方

开天门、分推坎宫、揉太阳各 120 次，摩振百会、四神聪 1~3 min，叩击头部 1~3 min，按揉安眠穴 120 次（图 3-435，图 3-436，图 3-437）。

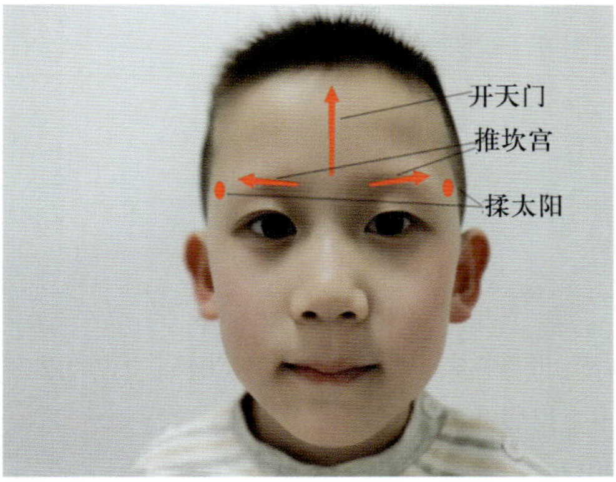

图 3-435 开天门、推坎宫、揉太阳

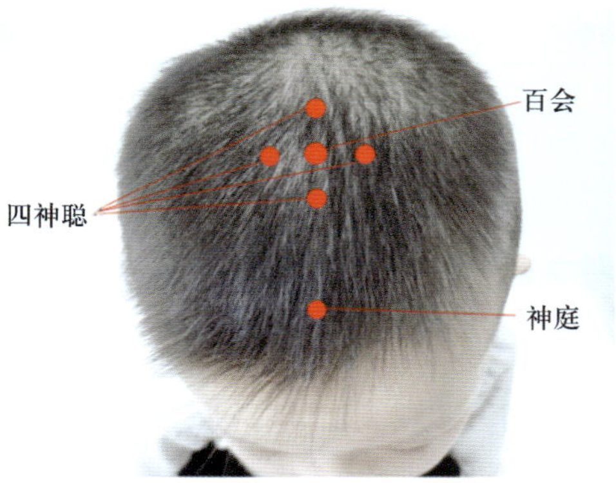

图 3-436 百会、四神聪

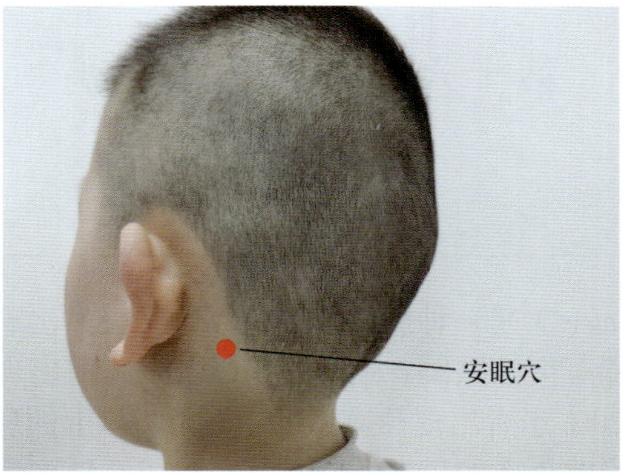

图 3-437 安眠

4. 梅花针疗法

部位

从项部至腰部，沿督脉和足太阳膀胱经第 1 侧线（图 3–438）。

方法

用梅花针自上而下叩刺，以皮肤潮红为度。

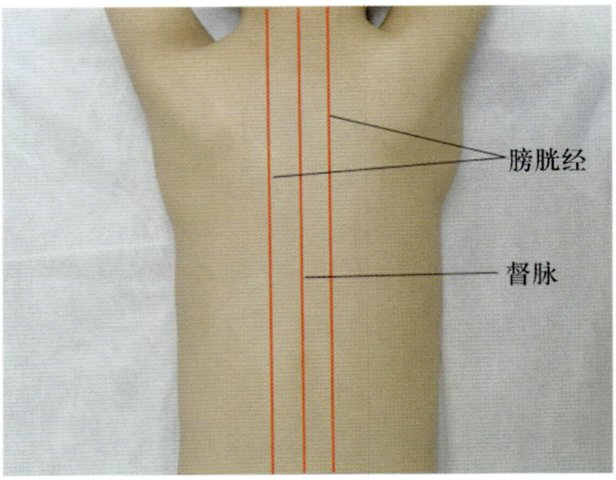

图 3–438 膀胱经、督脉

五、饮食调护

在饮食调护方面，容易失眠的儿童，晚餐宜进食易消化的食物，避免食积导致睡眠障碍，平时也可服用药膳调理，见表 3–49。

表 3–49 失眠常用药膳

药茶	桑椹 50 g，远志 5 g，冰糖适量，水煎代茶饮；柿叶、山楂核等量，泡茶常服
食材	天麻、远志、鱼头、菊苗、鲜藕、梨、桂圆、莲子、大米、糯米等
药膳	天麻鱼头汤、菊苗粥、鲜藕梨汁、桂圆莲子粥等

（赵　勇）

参考文献

[1] 苏亮，陆峥 .2017 年中国失眠症诊断和治疗指南解读 . 世界临床药物，2018，39（04）：217–212.
[2] 金星明，静进 . 发育与行为儿科学 . 北京：人民卫生出版社，2014.
[3] 韩旭 . 失眠 . 北京：人民卫生电子音像出版社，2017.
[4] 梁繁荣，王华 . 针灸学 . 北京：中国中医药出版社，2016.

第十六节　发作性睡病

一、概述

发作性睡病（narcolepsy）是一种病因不明，以日间突然出现难以抵御的强烈睡意为特征的综合征，可同时伴有突然跌倒、睡眠瘫痪以及入睡前出现幻觉等特点，易伴发有焦虑、抑郁症状，大约 20% 患者出现社交恐惧症，50% 以上的患者存在与思睡症状无关的显著疲劳。该病严重影响患者的生活质量，甚至酿成意外事故而危及生命。在我国患病率约为 0.033%，儿童发病高峰年龄为 8~12 岁。发作性睡病可分为两型：1 型发作性睡病（NT1）的特征是白天过度嗜睡、猝倒、入睡前幻觉和睡眠瘫痪，其原因是下丘脑中产生食欲素（一种与觉醒相关的神经肽）的神经元显著减少。2 型发作性睡病（NT2）与 1 型表现出大部分相同的症状，但不伴有猝倒。

中医学把发作性睡病归属于“多寐”“多睡”“多卧”“善眠”“嗜卧”等疾病范畴。病位在脑，与心、肝、脾关系密切。病机总属阳虚阴盛，与“心主神志”“脾主升清”“肝主疏泄”等功能紊乱有关。常见证型有：湿困脾阳证、心脾两虚证、心肾阳虚证、肝胆火盛证、痰瘀闭阻证。

二、病因

目前发作性睡病的病因还不是非常清楚，大量研究表明遗传因素与该病相关。该病与人类白细胞抗原（HLA）具有高度相关性，超过 98% 的 1 型患者携带 *HLA–DQB1**06：02*，部分 2 型患者中也有携带，研究发现此基因可使发病风险升高 200 倍。因此该病有一定的家族遗传性。此外，该病还可能与神经递质的分泌、病毒感染导致的免疫异常、环境因素等相关（表 3–50）。

表 3–50 发作性睡病的高危因素

遗传因素
人类白细胞抗原（human leucocyte antigen，HLA）与发作性睡病具有高度相关性，尤其是 *HLA–DQB1**06：02*，在人类各族发作性睡病患者中均有较高的阳性率，达 88% ~100%
食欲调节的神经递质
下丘脑食欲素神经元丧失导致脑脊液中食欲素 A 水平严重降低，影响大脑皮质的兴奋
病毒感染
甲型流感病毒感染、疫苗接种、链球菌感染均可增加发作性睡病的风险
环境因素
杀虫剂和除草剂可能与发作性睡病有关

三、诊断

临床中见到睡眠发作、猝倒、入睡前幻觉、睡眠瘫痪等典型临床表现时，可考虑诊断发作性睡病。临床检查方面，需进行多次睡眠潜伏期试验，该试验是让患者白天进行 4~5 次小睡来判断其白天嗜睡程度的一种检查方法，每 2 小时测试 1 次，每次入睡后描记 15 min，未入睡则描记 20 min。计算患者入睡的平均潜伏时间及异常快速眼动睡眠出现的次数，睡眠潜伏时间≤ 8 min 者为嗜睡，＞ 10 min 者为正常。发作性睡病的具体诊断可依据《睡眠障碍国际分类》第三版（ICSD–3）中的诊断标准，见表 3–51：

表 3-51　发作性睡病的诊断要点

症状	患者每天均出现难以抑制的嗜睡，持续时间至少 3 个月，有或无猝倒发作
检查	多次睡眠潜伏期试验（MSLT）显示平均睡眠潜伏期≤ 8 min，出现两次以上的入睡期始发的快速眼动睡眠（SOREMP），睡眠起始 15 min 内出现的 REM 睡眠可替代 MSLT 中的一次 SOREMP
鉴别	嗜睡和（或）MSLT 结果不能以其他原因更好地解释，如睡眠不足、阻塞性睡眠呼吸暂停、睡眠时相延迟及药物或毒品应用

发作性睡病的诊断流程见图 3-439。

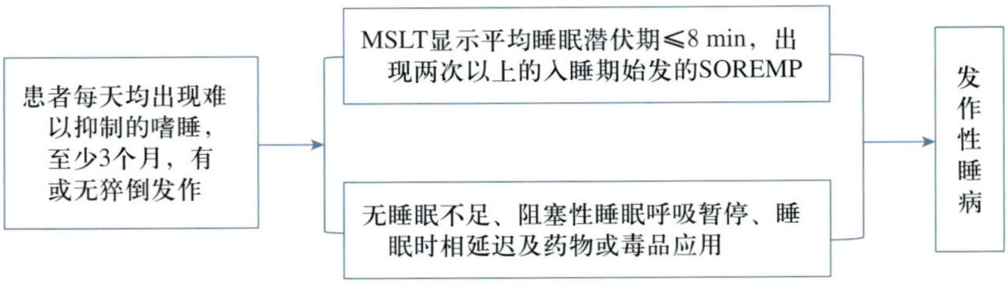

图 3-439　发作性睡病的诊断流程

四、中医外治疗法

发作性睡病病机总属阳虚阴盛，治疗以益气温阳、健脾开窍、调畅气机为法，可针刺与艾灸并用，或可采用温针灸的方法。由于发作性睡病病程较久，在日间发作为主，也可采取穴位埋线疗法、揿针疗法、耳穴贴压疗法等对穴位有长久刺激的方法。

1. 体针疗法

主穴

百会、风池、内关、足三里（图 3-440，图 3-441，图 3-442，图 3-443）。

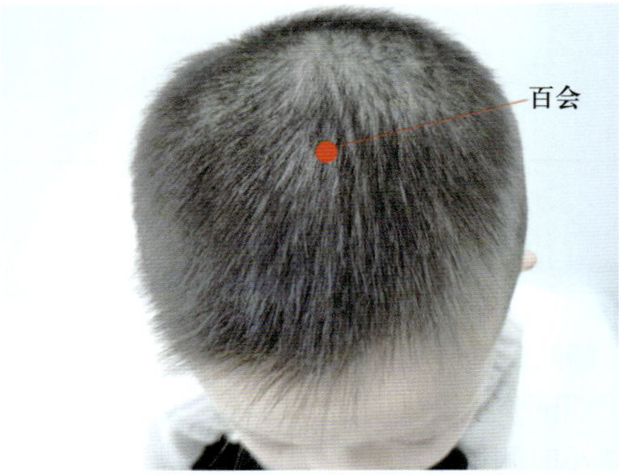

图 3-440　百会

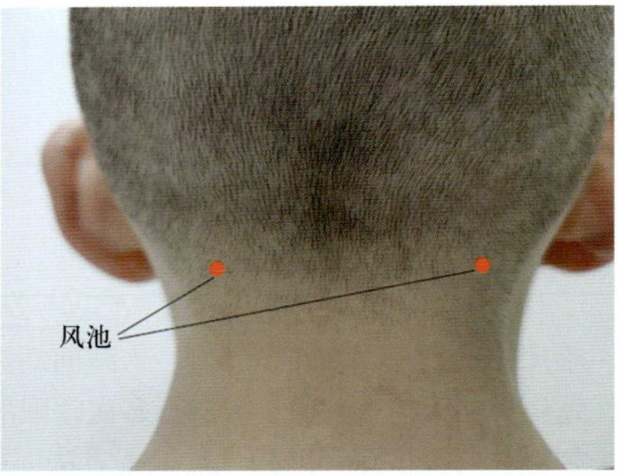

图 3-441　风池

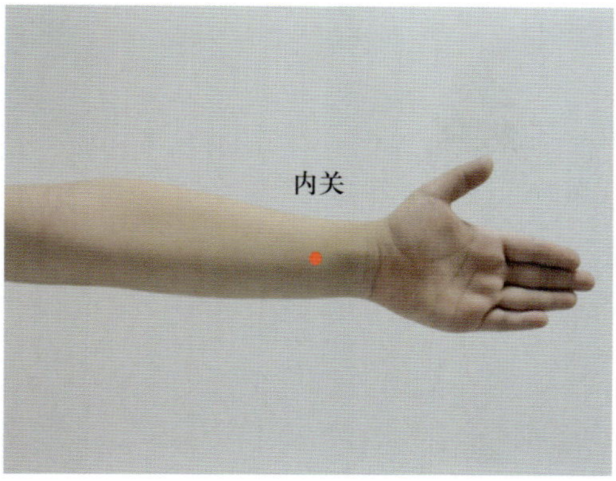

图 3-442　内关

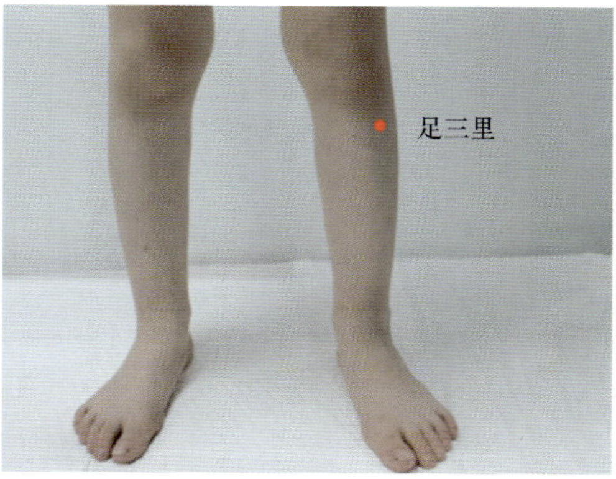

图 3-443　足三里

配穴

伴食欲不振，身体乏力，舌苔厚腻者加中脘、丰隆、三阴交（图 3-444，图 3-445）；

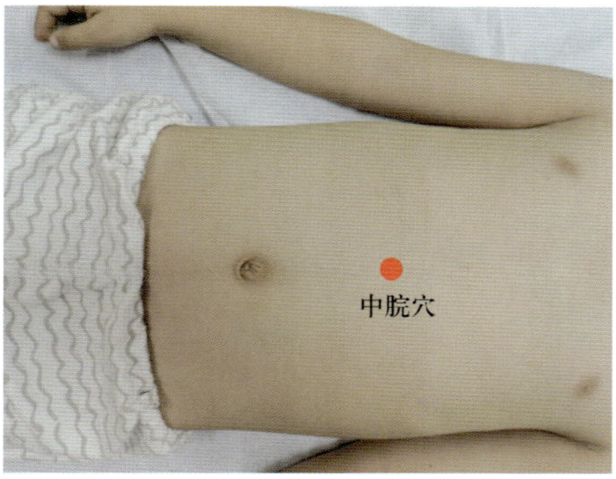

图 3-444　中脘

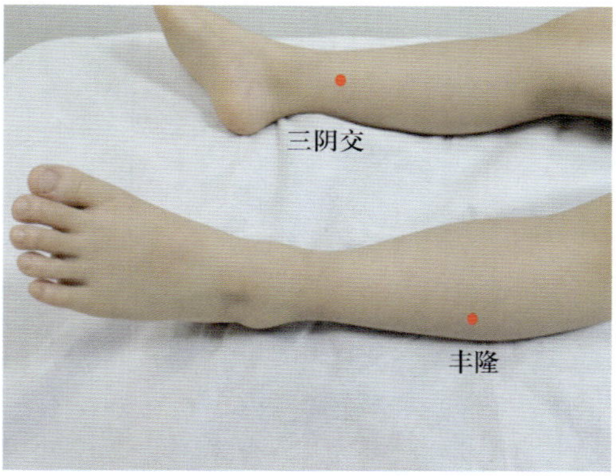

图 3-445　三阴交、丰隆

伴心神不宁，注意涣散者，加印堂、神门、四神聪（图 3-446，图 3-447，图 3-448）；

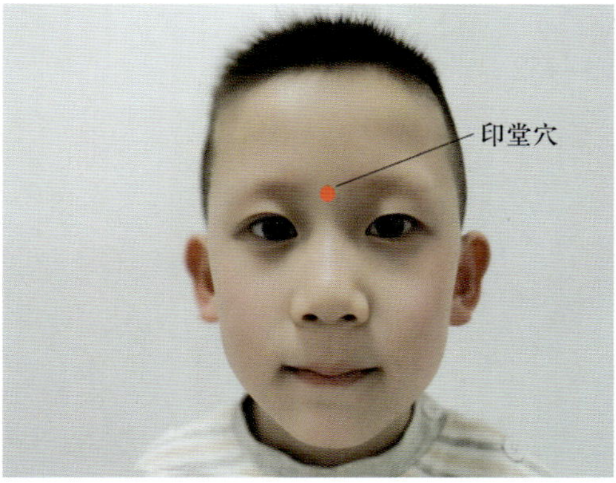

图 3-446　印堂

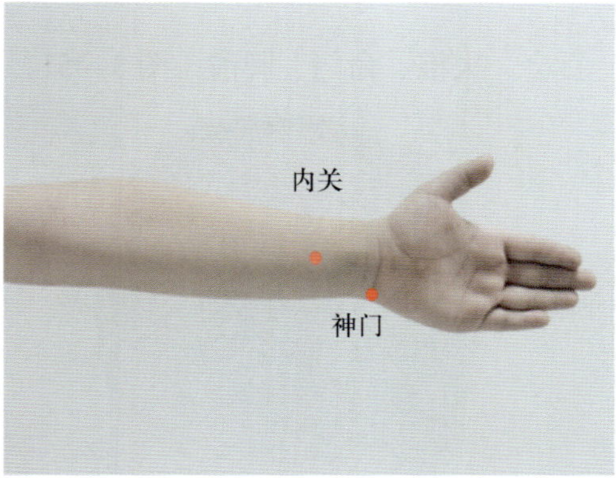

图 3-447　神门

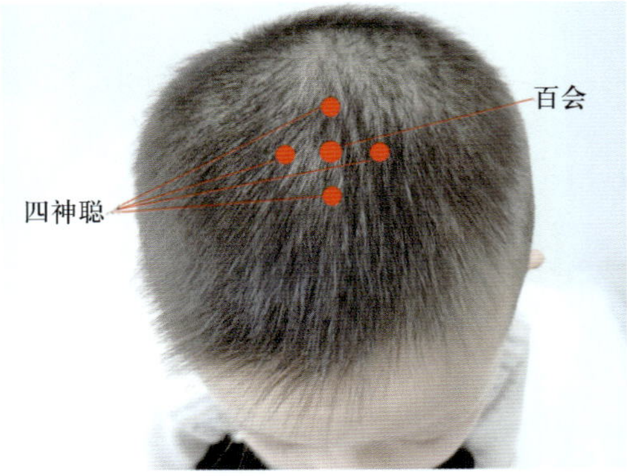

图 3-448 四神聪

伴抑郁焦虑，常唉声叹气者，加合谷、太冲（图 3-449，图 3-450）。

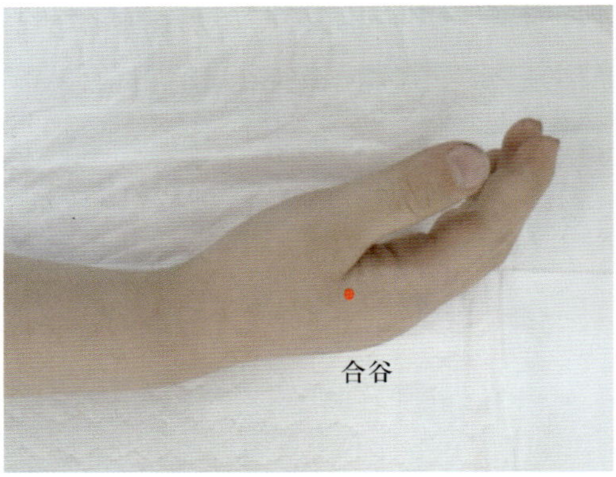

图 3-449 合谷

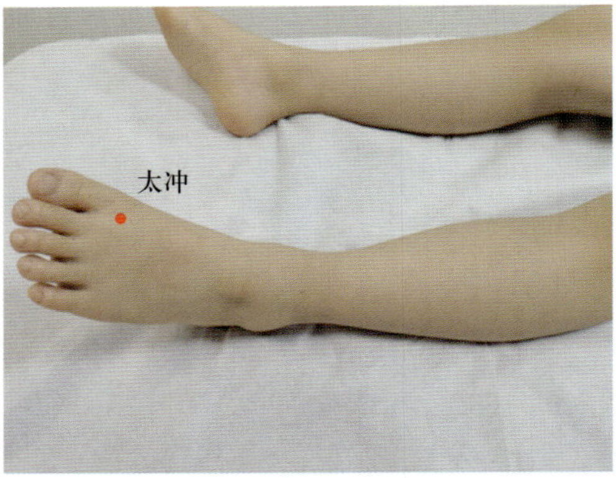

图 3-450 太冲

方法

选 0.30 mm × 25 mm 规格毫针，快速平刺进针，快速捻转后留针 20~30 min。每日 1 次，每周 6 次，4 周为 1 个疗程。足三里可采用温针灸法。

2. 灸法

主穴

百会、大椎、命门、脾俞（图 3-451，图 3-452）。

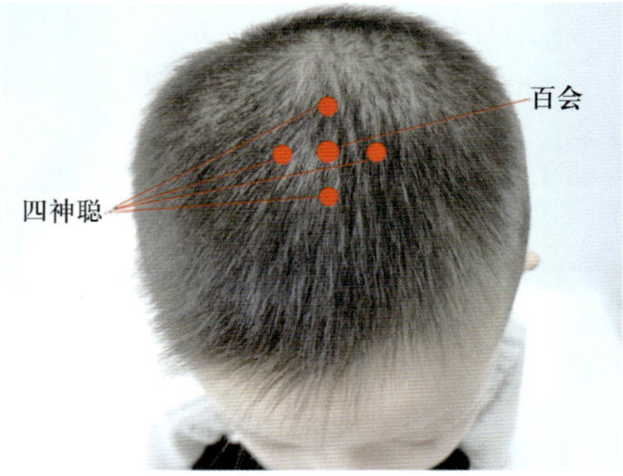

图 3-451 百会

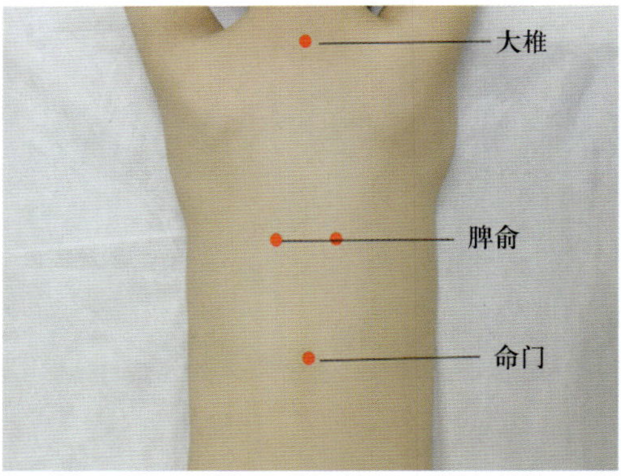

图 3-452 脾俞、大椎

配穴

身体乏力者，加灸关元；食欲不振者，加灸中脘（图 3–453）。

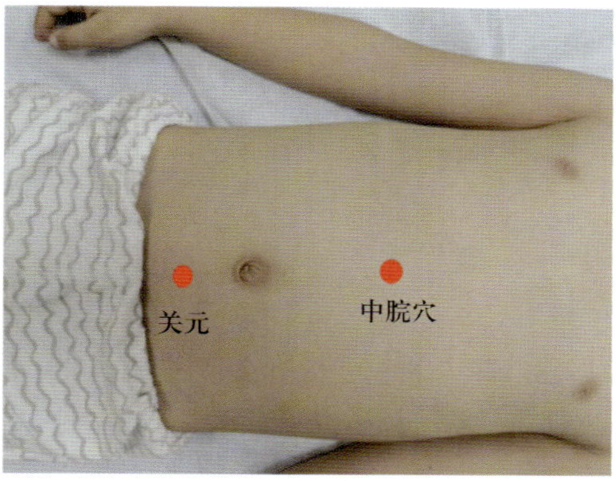

图 3–453　中脘

方法

患儿采取俯卧位，艾灸关元、中脘时采取仰卧位，百会可采用悬灸法，大椎、命门、脾俞可采用隔姜灸或悬灸，每穴艾灸 5~10 min，每日 1 次或隔日 1 次，10 次为 1 个疗程，共治疗 3 个疗程。

3. 揿针疗法

取穴

印堂、内关、神门、中脘、足三里、合谷、太冲（图 3–454，图 3–447，图 3–455，图 3–456，图 3–457，图 3–458）。

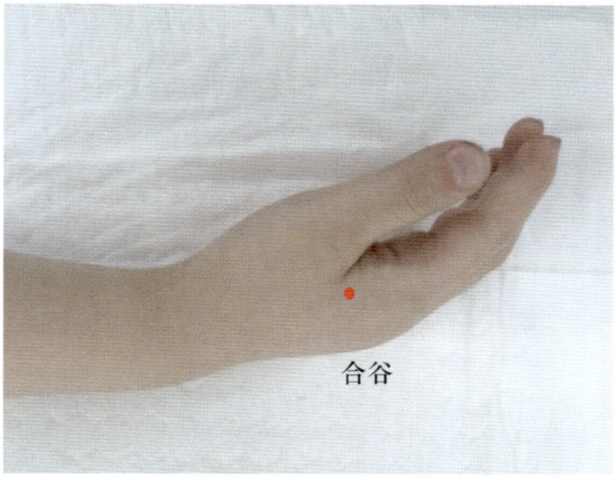

图 3–454　合谷

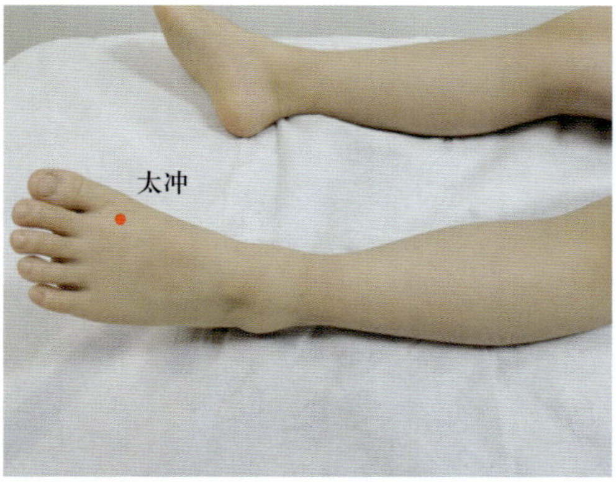

图 3–455　太冲

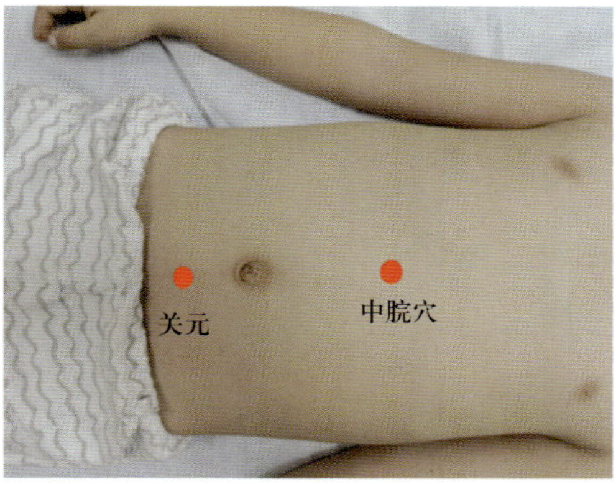

图 3–456　中脘

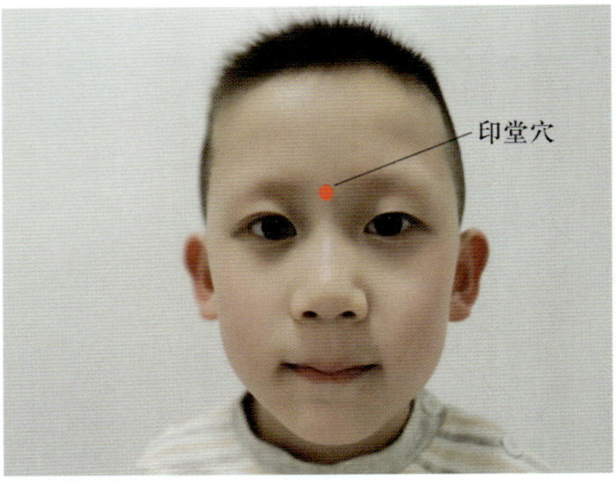

图 3-457 印堂

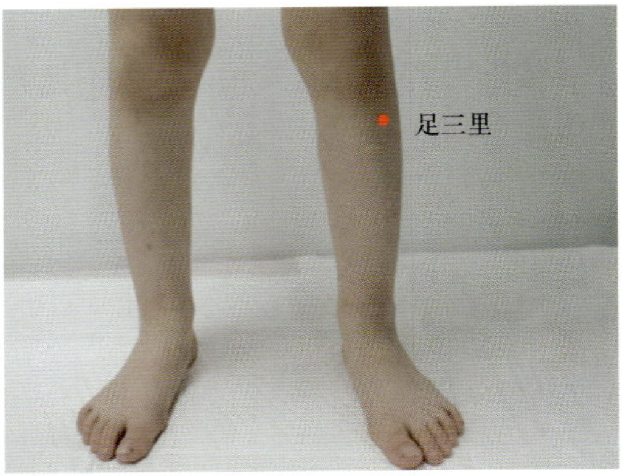

图 3-458 足三里

方法

选用 0.6 mm × 0.2 mm~0.9 mm × 0.2 mm 揿针，严格消毒穴位，依据无菌操作原则，将揿针垂直按下，揿入皮内，贴于相应穴位上并进行按揉，使其出现痛、胀和酸的针感为宜，每次每穴按揉 1 min，每天按揉 4~5 次，每次间隔约 3 h，每日上午 8 时更换新的揿针，每周 7 次，连续治疗 6 周。出现不良反应则起针。

4. 穴位埋线疗法

取穴

百会、中脘、心俞、肝俞、脾俞（图 3-459，图 3-460，图 3-461）。

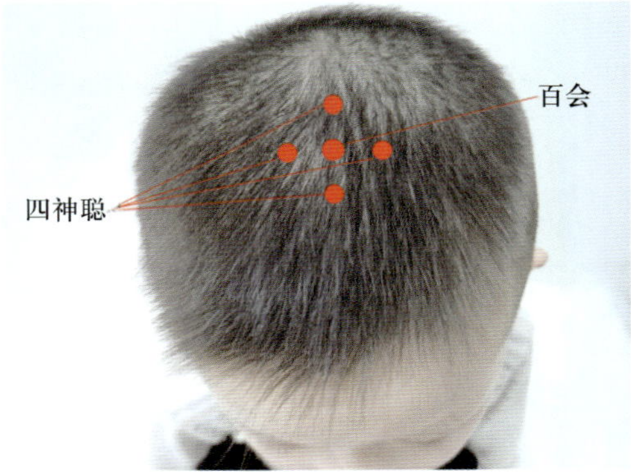

图 3-459 百会

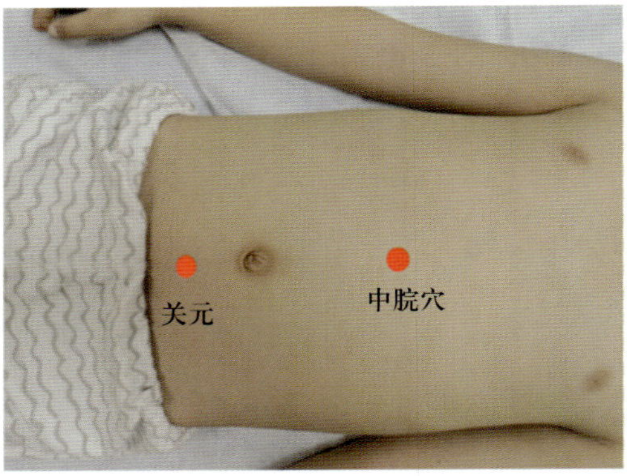

图 3-460 中脘

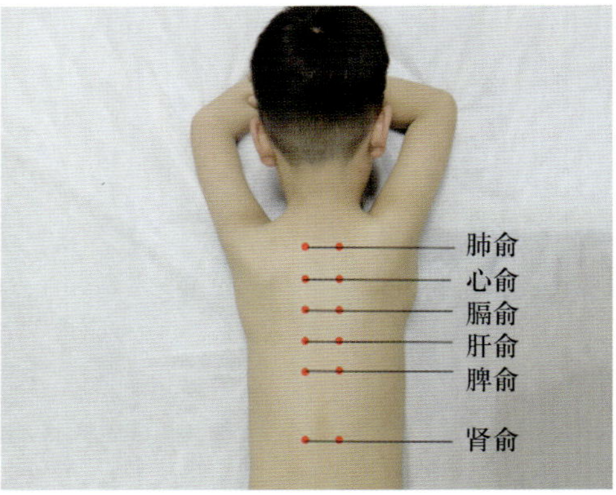

图 3-461 心俞、肝俞、脾俞

方法

埋线器械使用一次性注射针头（0.7×32 TWLB）埋线针，应用多股编织结构聚乙醇酸 PGA 缝线（4-0，1.5 cm），采用对折旋转埋线术或埋线针埋线，每周 1 次，6 次为 1 个疗程。

注意：如已应用穴位埋线的穴位，疗程期间不再应用针刺、艾灸等其他治疗方法。

5. 耳穴贴压疗法

取穴

神门、心、脑干、枕、脾、内分泌、交感、三焦（图 3-462）。

方法

用磁珠或王不留行籽贴压穴位，双耳同贴，每次 5~6 穴，隔日换贴 1 次，10 次为 1 个疗程。每日局部按压 4~5 次，每次间隔 3 h，或于刚开始有睡意时按压，以局部发热为度。

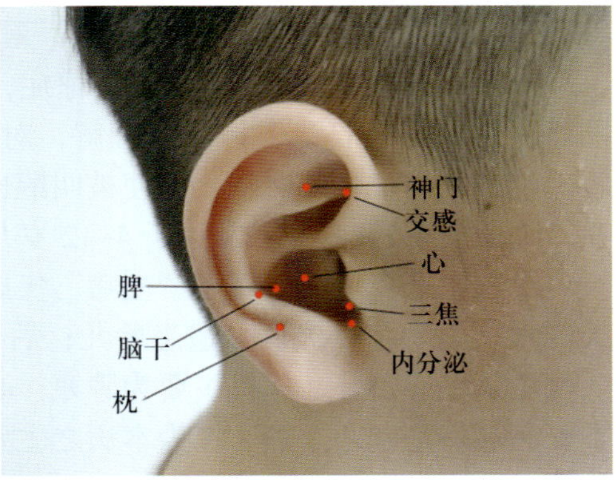

图 3-462　神门、心、脑干、枕、脾、内分泌、交感、三焦

五、饮食调护

中医认为发作性睡病总属阳虚阴盛。心脾两虚，肝郁气滞为主要病机。因此在饮食调护上，宜进食有健脾化湿，益气温阳，疏肝理气作用的食物，不宜进食性味寒凉的食物（表 3-52）。

表 3-52　发作性睡病食疗方案

推荐食材	粳米、灿米、锅巴、薏米、熟藕、栗子、山药、扁豆、豇豆、牛肉、鸡肉、兔肉、牛肚、猪肚、鳜鱼、黄鳝、泥鳅、虾类、葡萄、红枣、萝卜、香菇
不宜食材	苦瓜、黄瓜、冬瓜、茄子、空心菜、芹菜、苋菜、茭白、莴笋、金针菜、柿子、香蕉、枇杷、梨、西瓜、绿豆、豆腐、鸭肉、猪肉、甲鱼
常用药膳	牛肉香菇羹、红枣小米粥、莲子山药粥、生滚黄鳝粥、生姜猪肚粥等

（赵　勇）

参考文献

[1] 韩晓悦 . 发作性睡病的中医辨证论治 . 中国中医药现代远程教育，2020，18（03）：44-46.

[2] 景珊，孙威 . 发作性睡病的最新研究进展 . 卒中与神经疾病，2018，25（03）：106-109.

[3] 郎奕，刘莹莹，冯淬灵，等 . 发作性睡病临床特征及中医证候特征 10 年变化分析 . 中华中医药杂志，2019，34（03）：1232-1235.

[4] 张蕊蕊，张红菊 . 发作性睡病研究进展 . 中风与神经疾病杂志，2019（7）：594-596.

[5] 王东岩，金晓璐，霍宏，等. 针灸治疗发作性睡病选穴规律分析. 辽宁中医药大学学报，2021，23（07）：1-5.

第十七节　夜惊症

一、概述

夜惊症（night terrors）也称睡惊症，表现为在睡眠中突然坐起、尖叫、哭喊、双目圆睁，常有自言自语，但难以理解，对周围的事情毫无反应。几分钟后缓解，继续入睡。夜惊发作很难被叫醒，即使被叫醒也显得意识不清，次日也难以回忆。夜惊多发生在入睡后的 0.5~2.0 h 。常见于 4~12 岁儿童，发生率大约 2% ~3%。

中医学把夜惊症归属于“夜啼”疾病范畴。本病病因包括先天因素和后天因素。先天因素责之于孕母失调，遗患胎儿；后天因素包括腹部受寒、体内积热、暴受惊恐等。病位主要在心、脾，病机主要为脾寒、心热、惊恐，寒则痛而啼，热则烦而啼，惊则神不安而啼，是以寒、热、惊为本病之主要病因病机。常见证型包括：脾寒气滞证、心经积热证、惊恐伤神证。

二、病因

夜惊症的病因复杂，目前尚未有明确和统一的认识。一般认为与生理、心理、环境因素有关（表 3-53）。

表 3-53　夜惊症的病因

生理因素
遗传基因、大脑皮质发育不完善、大脑异常放电、药物不良反应等
心理因素
遭受惊吓、遭受批评、遭受恐吓、父母吵架、经历意外事件等
环境因素
睡眠环境嘈杂，光线、温度、湿度不适宜等

三、诊断

夜惊症的诊断采用《睡眠障碍国际分类》第三版（ICSD-31）的诊断标准（表 3-54）。

表 3-54　夜惊症的诊断标准（为必备表现）

1. 夜间睡眠中突然发作的极度惊恐
2. 常发生于晚上睡眠的前 1/3 时间内
3. 对发作经过不能回忆或有部分记忆
4. 多导睡眠记录仪显示发作发生于非快速眼动第三、四期，并且常伴有心动过速
5. 其他躯体障碍（如癫痫等）不是发作的原因
6. 可以同时伴有其他睡眠障碍（如梦魇等）

夜惊症的诊断流程见图 3-463。

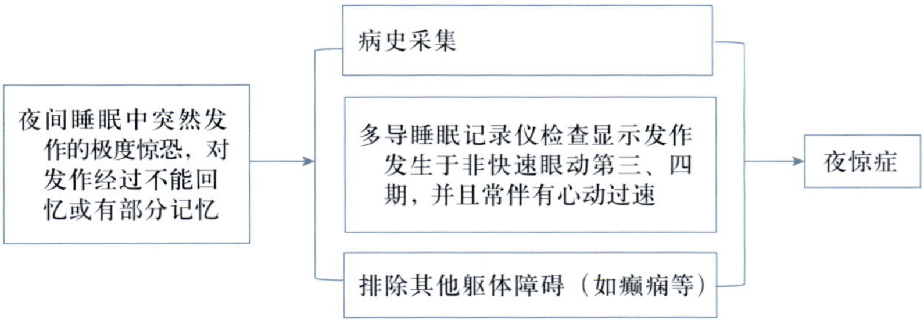

图 3-463　夜惊症的诊断流程

四、中医外治疗法

依据中医对夜啼病因病机的认识，中医外治疗法治疗夜惊症的治则为宁心安神，同时兼顾脾寒气滞、心经积热以及惊恐伤神的调理。治疗方法包括：针刺疗法、耳穴贴压疗法、穴位贴敷疗法、推拿疗法、中药热奄包疗法等。

1. 体针疗法

主穴

百会、印堂、神门、安眠、三阴交（图 3-464，图 3-465，图 3-466，图 3-467，图 3-468）。

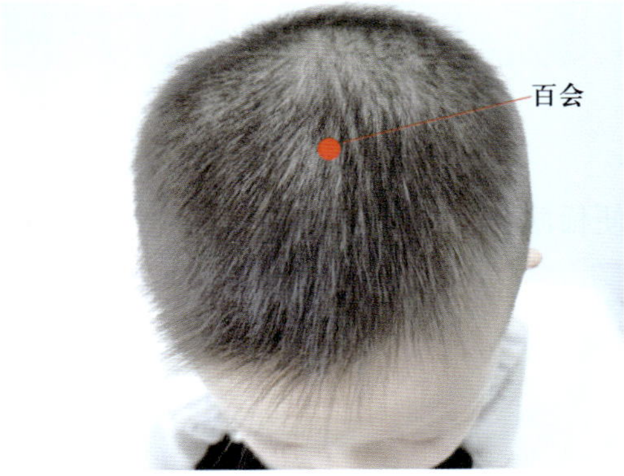

图 3-464　百会

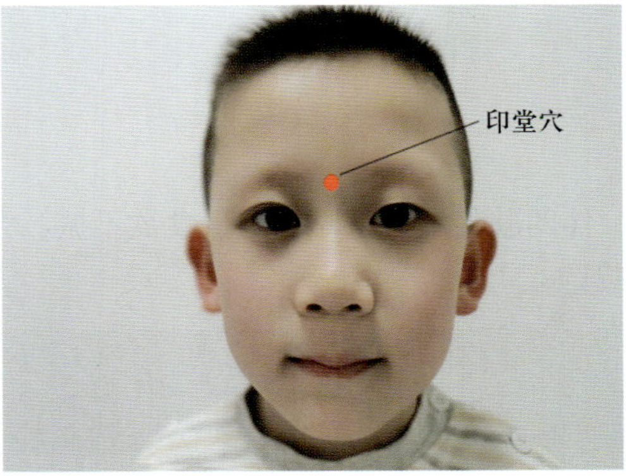

图 3-465　印堂

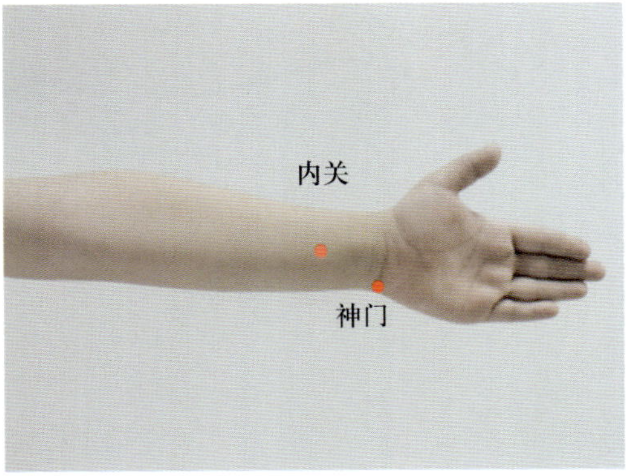

图 3-466　神门

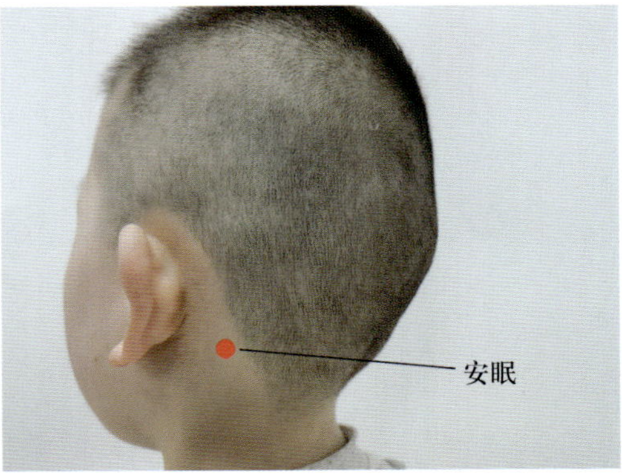

图 3-467　安眠

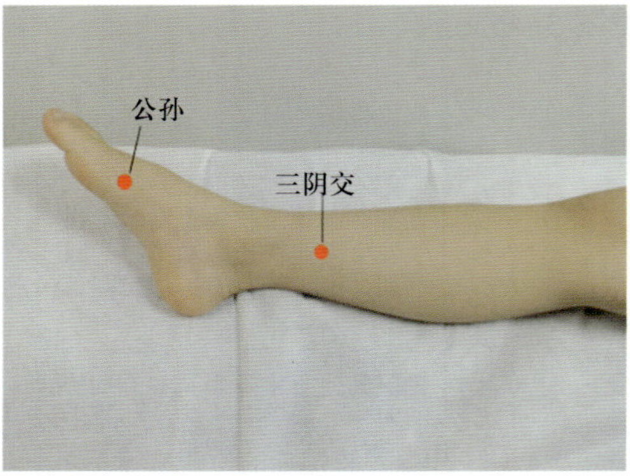

图 3-468　三阴交

配穴

伴烦躁不宁、面赤唇红、大便秘结者，配中冲（图 3-469）。

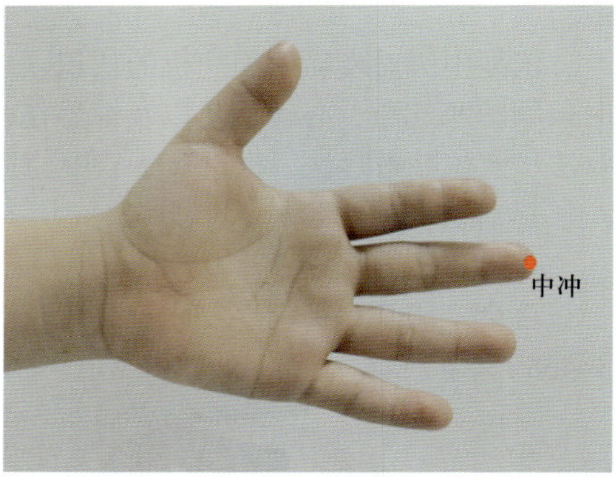

图 3-469　中冲

伴四肢欠温、睡时蜷曲、食欲不振、大便稀溏者，配足三里、公孙（图 3-470，图 3-471）。

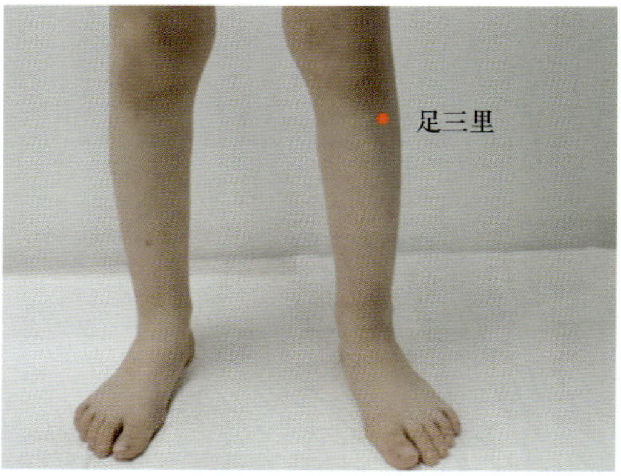

图 3-470　足三里

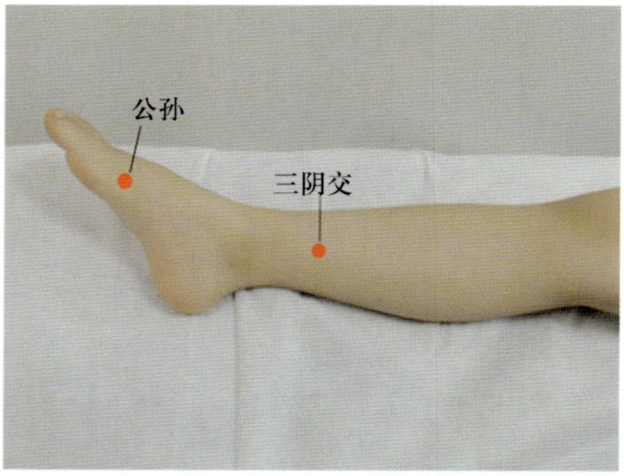

图 3-471　公孙

伴惊恐不安、哭声尖锐者，配内关、太冲（图 3–472，图 3–473）。

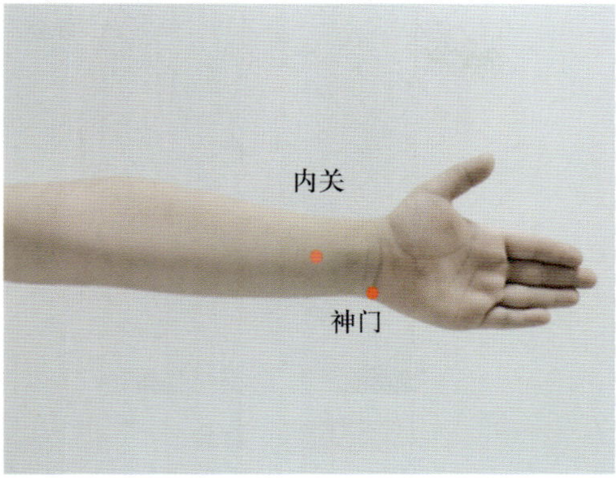

图 3–472　内关

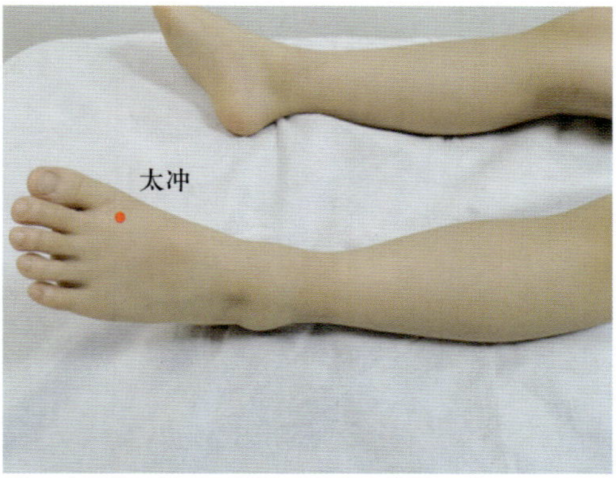

图 3–473　太冲

方法：选 0.30 mm × 25 mm 规格毫针，常规消毒后快速进针，中冲穴浅刺出血，其他穴位按平补平泄，留针 30 min。每日 1 次，每周 3 次，10 次为 1 个疗程。

2. 耳穴贴压疗法

取穴

心、神门、肝、肾、脾、皮质下、交感（图 3–474）。

方法

每次选 3~5 穴，双耳交替贴压，隔日 1 次，10 次为 1 个疗程。

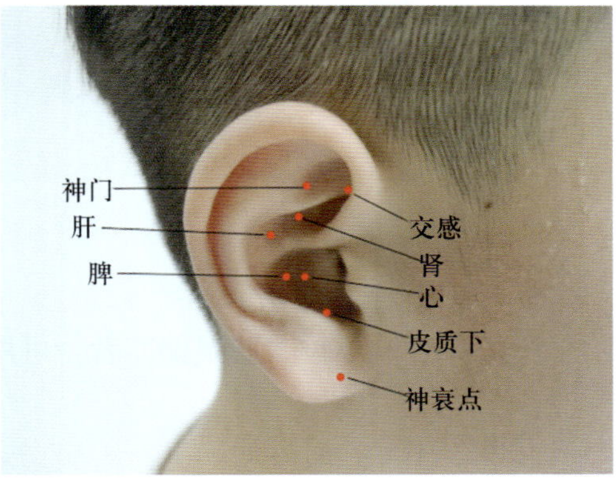

图 3–474　心、神门、肝、肾、脾、皮质下、交感

3. 穴位贴敷疗法

夜惊伴食欲不振、肤温偏凉者，可用穴位贴敷疗法。

药物

丁桂儿脐贴，每贴 1.6 g。

方法

丁桂儿脐贴 1 贴，贴于神阙穴，24 h 换 1 次。

4. 推拿疗法

基本方法

分阴阳，运八卦，清肝经，揉百会、安眠、风池，捣小天心（图 3–475，图 3–476，图 3–477，图 3–478）。

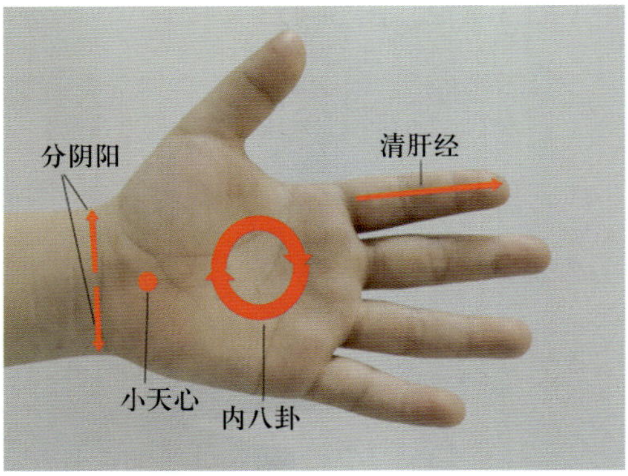

图 3-475 分阴阳、运八卦

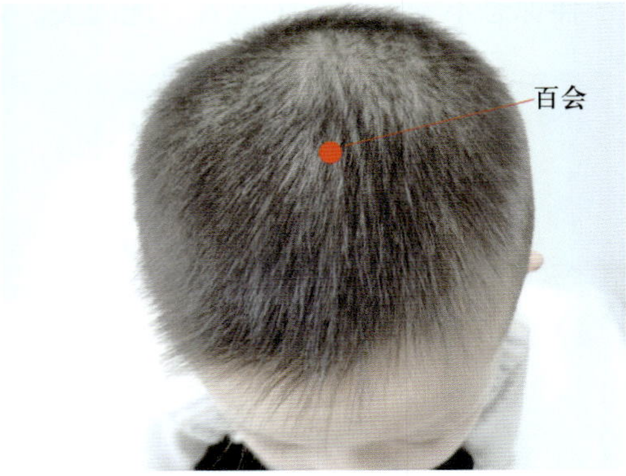

图 3-476 百会

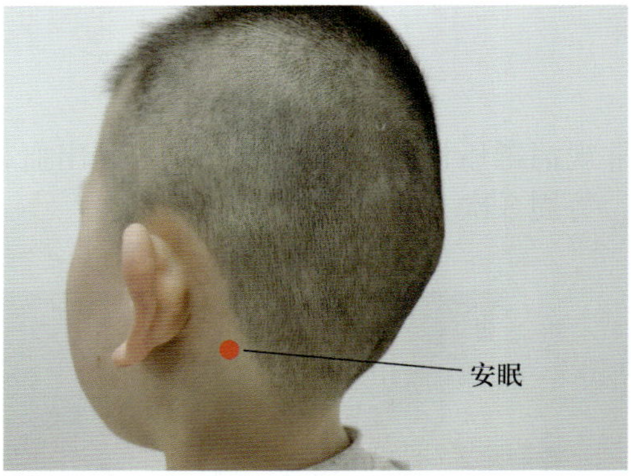

图 3-477 安眠

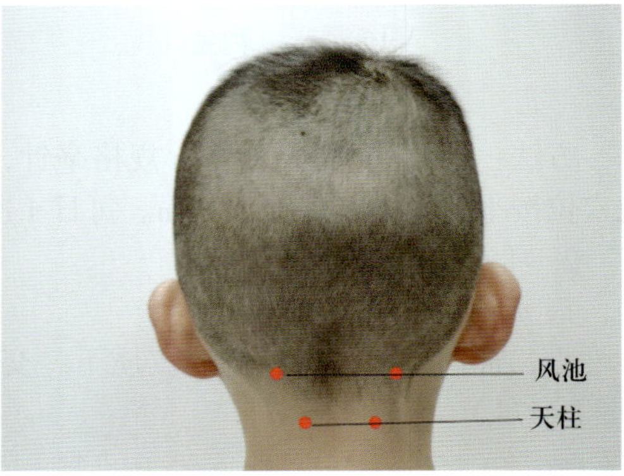

图 3-478 风池

5. 中药热奄包疗法

夜惊伴食欲不振、肤温偏凉者。可用中药热奄包疗法治疗。

药物

艾叶、干姜，打碎研粉。

方法

艾叶、干姜粉适量，炒热，用棉布包裹，熨小腹部，从上至下，反复多次，致局部皮肤发红发热为度。

五、饮食调护

对于容易夜惊的孩子，饮食上不宜进食过于寒凉或温燥的食物，晚餐宜进食易于消化的食物。药膳调理以养心安神的药食为主，具体见表 3-55。

表 3-55 夜惊症常用药膳

食材	酸枣仁、小麦、生龙骨、红枣、粳米、小米、糯米、白糖等
药膳	小米枣仁粥、麦枣柏仁粥、龙骨糯米粥等

（赵　勇）

参考文献

[1] 毛崇武 . 中医儿科学 . 北京：中国中医药出版社，2012.
[2] 谢琪 . 中西医对于儿童夜惊症的研究概况 . 世界最新医学信息文摘，2018，18（A5）：68–69，74.
[3] 金星明，静进 . 发育与行为儿科学 . 北京：人民卫生出版社，2014.
[4] 许尤佳 . 儿童保健与食疗 . 南京：江苏科学技术出版社，2012.

第十八节　神经性厌食

一、概述

神经性厌食（anorexia，AN）是由社会心理因素引起的持续性食欲减退或消失。本病患者早期主要是某种原因主动节食，逐渐食欲不振、厌食，进食明显减少，消瘦，内分泌代谢紊乱，严重者如不及时治疗，可危及生命。本症多起病于青春期，通常起病年龄范围是 12~25 岁，女性多见。

中医学把神经性厌食归属于“不思食”“不嗜食”“不食”“恶食”“不能食而瘦”等疾病范畴。病位主要在脾胃，病机关键是脾失健运。神经性厌食起因于情感障碍，思虑伤脾。其发病机制是情绪抑郁，气机不畅，日久脾胃虚弱，脾胃之气郁滞。由此导致较长时期见食不贪，不思饮食，食量减少。以开胃进食为治疗方法。常见证型有：脾胃湿热证、脾失健运证、脾胃气虚证、脾胃阴虚证、肝旺脾虚证等。

二、病因

本病病因不明，可能与生物学因素、社会心理因素、易感个性及环境因素有关（表 3–56）。

表 3–56　神经性厌食的病因及危险因素

生物因素
包括遗传因素、神经生物因素、脑影像学方面的变化、感染、自身免疫、脑器质性病变及营养缺乏
产科并发症
母亲吸烟、孕期及围生期并发症（如母亲贫血）、早产儿（< 32 周）、小于胎龄儿、新生儿心脏病、胎盘梗死、婴儿出生时头颅血肿等可增加患病率
个性特征
是其高危因素之一，最重要的特征是低自尊及完美主义
社会因素
地域和性别差异，如发达国家患病率高，城市患病率高于农村，女性为主，多发生于青少年期；社会等级，中上流社会的女性更易对自己的体型不满；“瘦”文化的压力；同伴的压力；社交缺乏，个体的孤独感及其内在压力是诱发因素之一

表 3–56 神经性厌食的病因及危险因素（续表）

家庭因素
家庭控制和反控制：进食障碍的家庭中常存在父母对子女过度保护、过度操控、将个人价值观强加在子女身上，使子女觉得缺乏自主权。而随着年龄的增长，尤其是青春期的孩子，渴望自由独立，亲子矛盾更会加剧。子女拒绝饮食便成为表达不开心或从父母手中取回主动权的途径
家庭关系的紊乱：AN 患者中存在着特定的家庭关系模式，表现为“羁绊、过分保护、僵化以及缺乏解决矛盾的方法”
家庭进食观念：进食障碍患者的母亲很注意自己和女儿的形体，使女儿将母亲的形体视为样板而刻意效仿，其次母亲的饮食习惯影响女儿的饮食态度
儿童期虐待
包括躯体虐待、心理虐待、性虐待及被忽视等，被认为是诱发因素。受过虐待的儿童试图发泄情绪或获得某种控制感，从而出现进食障碍
其他
其发病相关因素还包括儿童期肥胖、父母肥胖、初潮年龄过早、父母酗酒、不良的运动训练如繁重的体重调节、早期开始特定训练、受伤、过度训练等

三、诊断

神经性厌食实验室检查见表 3–57。

表 3–57 神经性厌食的实验室检查表

项　目	常　见	不常见
血常规	白细胞降低 贫血	血小板减少
血生化	血尿素氮升高 血皮质醇升高 肝功能异常 血清硝酸盐水平升高 高胡萝卜素 高胆固醇 低钾血症	血清淀粉酶升高 低镁血症 低磷血症 低锌血症 睾酮水平降低（男性） 代谢性酸中毒
激素水平	LH、LSH 分泌异常 雌二醇水平降低（女性） T_3、T_4 水平降低	
便常规	粪隐血阳性	
心电图	心动过缓	心律失常
脑电图	广泛异常	
基础代谢	显著降低	
脑影像	脑室扩大、脑沟变宽	

神经性厌食的诊断参考美国精神病学会《精神障碍诊断与统计手册》第五版（DSM-5）（表 3-58）。

表 3-58 神经性厌食的诊断标准

诊断标准
（1）因限制能量的摄入，导致与年龄、性别、发育水平、身体健康不相称的明显低体重（指低于儿童或青少年正常体重的低限）
（2）即使体重过低，仍极度害怕体重增加或变胖
（3）对自己的体重或体型的体验有问题，自我评估过分地受到体重或体型影响，或否认目前体重过低的严重性

神经性厌食的诊断流程见图 3-479。

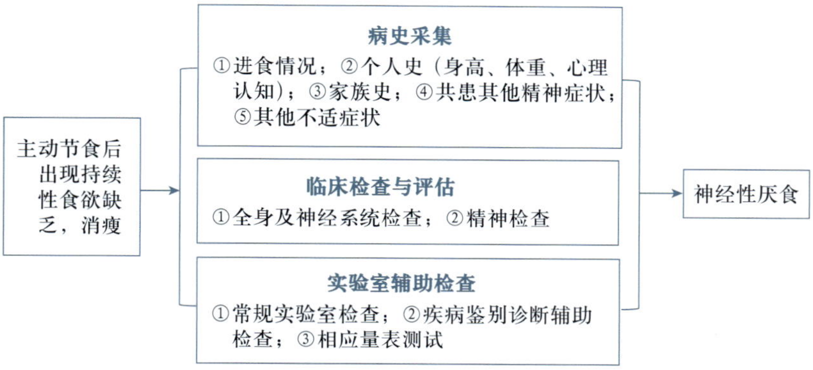

图 3-479 神经性厌食的诊断流程

四、中医外治疗法

小儿神经性厌食的中医外治疗法包括体针疗法、耳穴贴压疗法、穴位贴敷疗法、灸法、推拿疗法、拔罐疗法、刮痧疗法等。并且根据不同分型选择方法也不尽相同。

1. 体针疗法

取穴

四缝穴，适用于各种证型（图 3-480）。

方法

在两手第 2~5 指掌面近侧指骨关节横纹中点取四缝穴。常规消毒四缝穴皮肤后，以一次性采血针点刺四缝穴，深 0.1~0.2 寸，挤出少量黄白色透明样黏液或血液。7 天点刺 1 次，3~4 次为 1 个疗程。

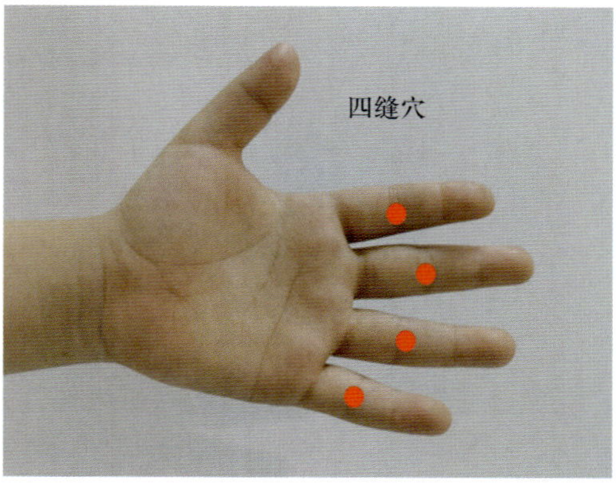

图 3-480 四缝穴

2. 耳穴贴压疗法

适用于各种证型。

取穴

胃、脾、肝、交感、神门、饥点、大肠、皮质下（图 3–481）。

方法

耳廓用 75% 乙醇常规消毒后，用王不留行籽按压，每日饭前按压，力度适中，以患儿耐受为度，耳朵出现微红即可。双耳交替，隔 3~5 天换贴另一侧，10 次为 1 个疗程。

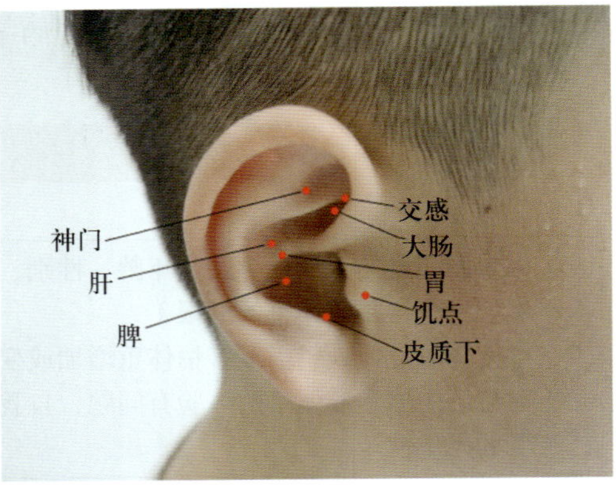

图 3–481 耳穴

3. 穴位贴敷疗法

基本处方

山楂、神曲、鸡内金、莱菔子等。

伴便溏、乏力、多汗者，加白术、党参、炒谷芽、炒麦芽。

伴胃脘痞闷、大便黏滞不爽、舌苔厚腻者，加茯苓、白豆蔻、陈皮、木香。

取穴

神阙（图 3–482）。

方法

上药研细末，混匀，每次取适量药粉以料酒调成稠糊状，敷于神阙穴，用防过敏贴固定。7 天为 1 个疗程。可视病情贴敷 2~3 个疗程，如贴敷部位发红，应隔日贴或用防过敏贴固定。

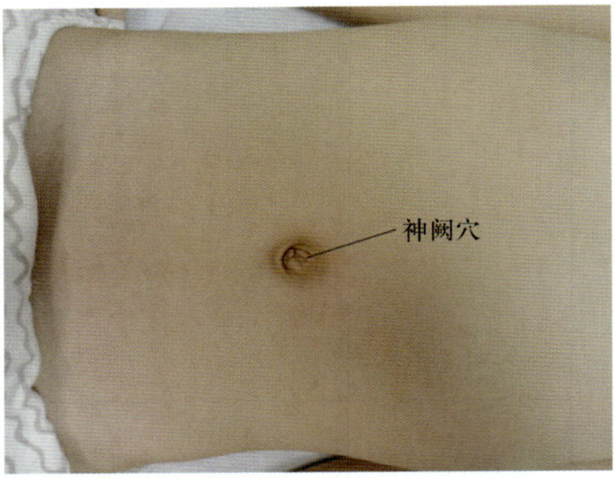

图 3–482 神阙

4. 灸法

主穴

中脘、胃俞（图 3–483，图 3–484）。

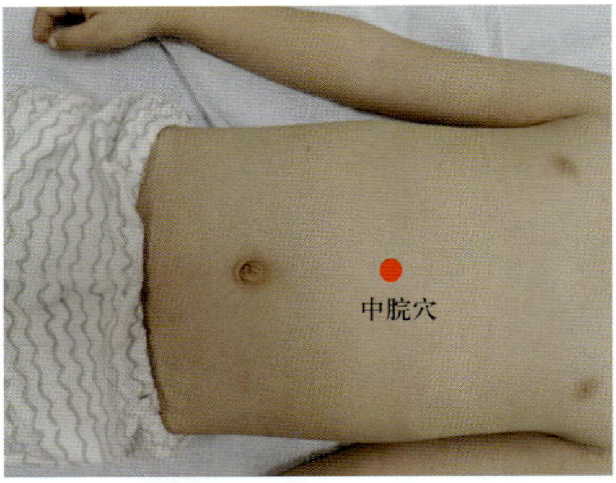

图 3–483 中脘

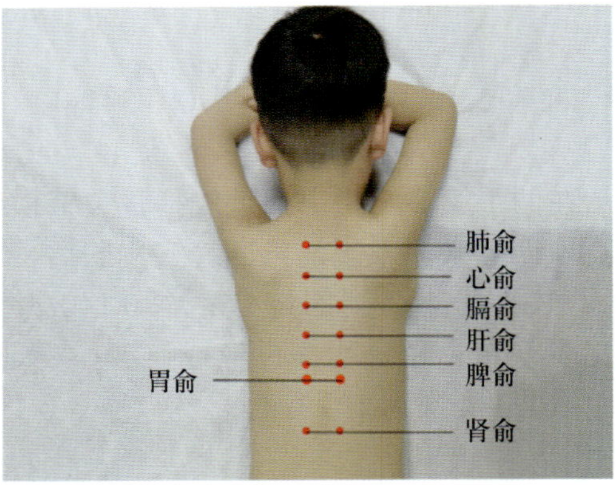

图 3–484 胃俞

随证加减

伴便溏、乏力、多汗者，加足三里（图 3-485）。

操作

患儿仰卧位，医者手持艾条垂直于中脘穴、胃俞穴、足三里穴上，距皮肤 2~3 cm，点燃艾条施灸，可上下移动。施灸时医者可将手指放在穴位旁，以测知温度，防止烫伤患儿。每穴约灸 5~10 min，开始时灸治时间可略短，逐渐加长治疗时间，以穴位处皮肤潮红，患儿能耐受为度。每日治疗 1 次，灸治 1~2 个月。

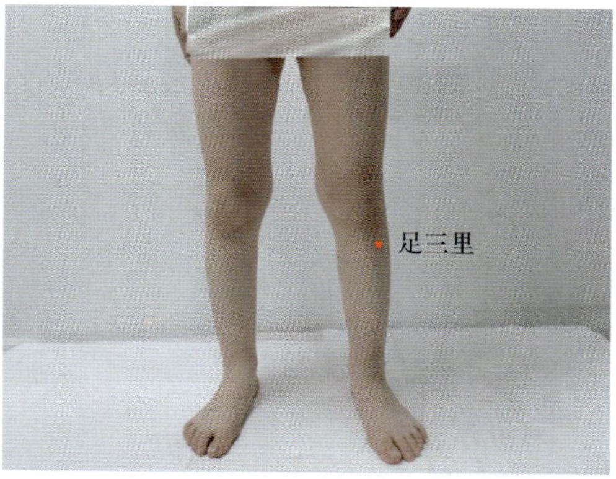

图 3-485　足三里

5. 推拿疗法

基本处方

补脾经、揉板门、运内八卦各 100 次、揉中脘、摩腹各 1~2 min、揉脾俞 50 次、捏脊 6 遍（图 3-486，图 3-487，图 3-488）。

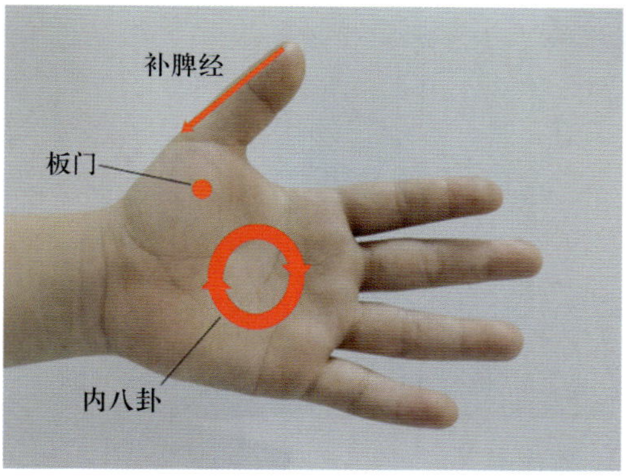

图 3-486　补脾经、板门、内八卦

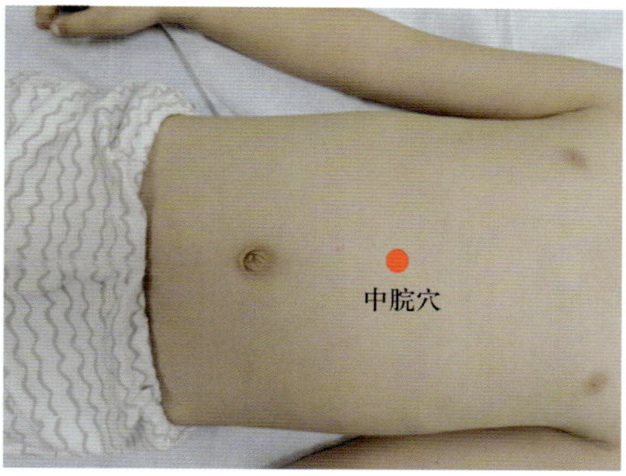

图 3-487　中脘

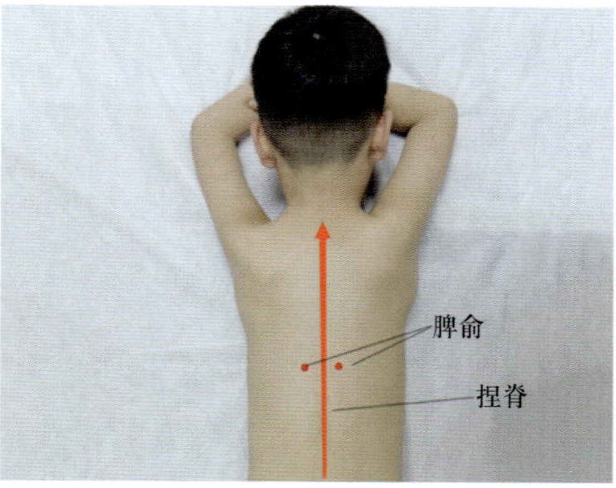

图 3-488　脾俞、捏脊

操作

每天 1 次，7~10 天为 1 个疗程。

伴口苦、胃脘痞闷、舌苔黄厚腻者，可酌加：清天河水、清大肠、退六腑、清胃经各 100 次，分腹阴阳、揉胃俞各 50 次（图 3-489，图 3-490，图 3-491）。

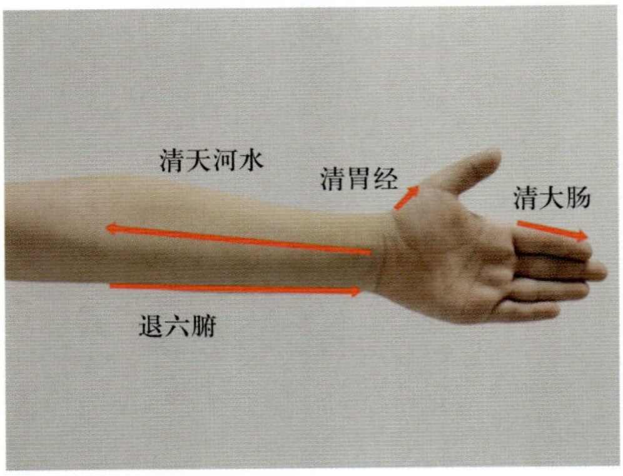

图 3-489 清天河水、清胃经、清大肠

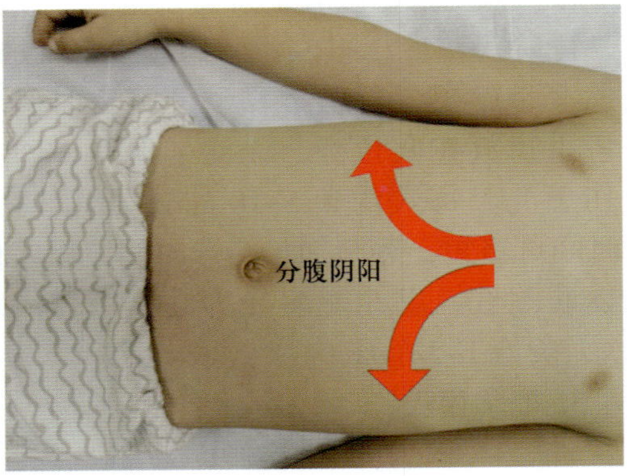

图 3-490 分腹阴阳

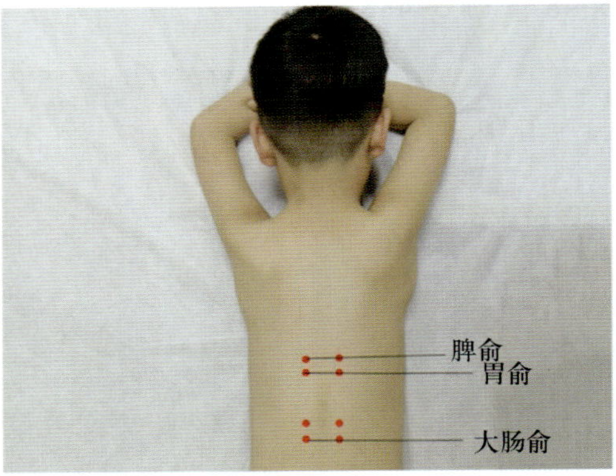

图 3-491 胃俞

伴便溏、乏力、多汗者，可酌加：揉关元、上推七节骨、推三关各 100 次（图 3-492，图 3-493，图 3-494）。

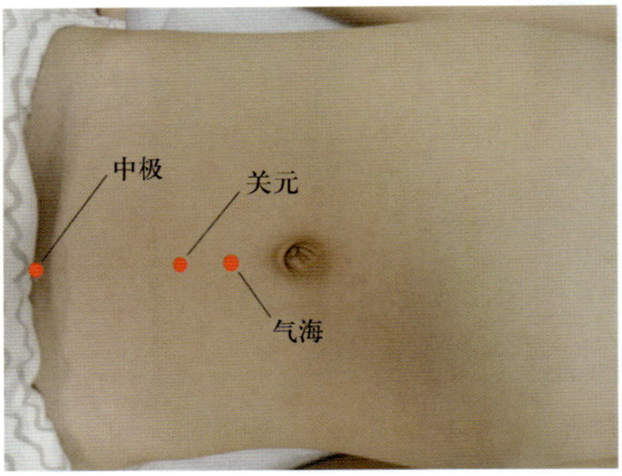

图 3-492 关元

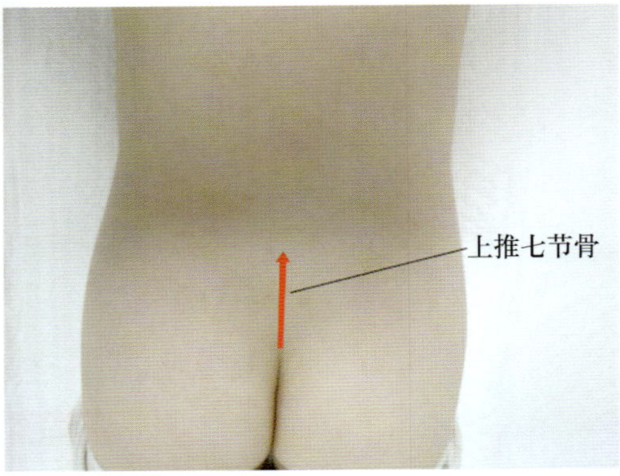

图 3-493 上推七节骨

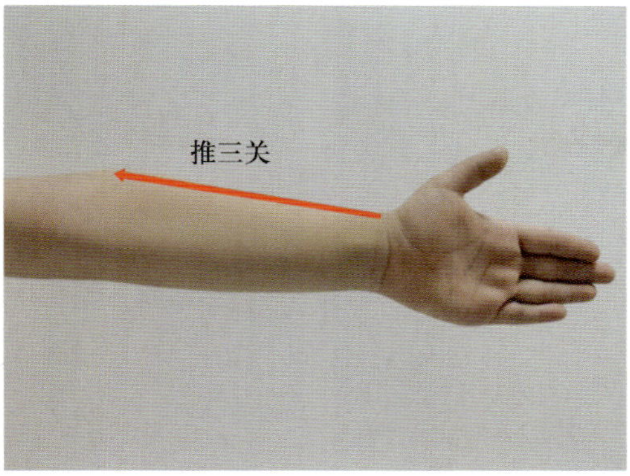

图 3-494　推三关

伴烦躁哭闹，夜寐不安者，可酌加：清肝经、揉小天心各 100 次、推四横纹 50 次（图 3-495）。

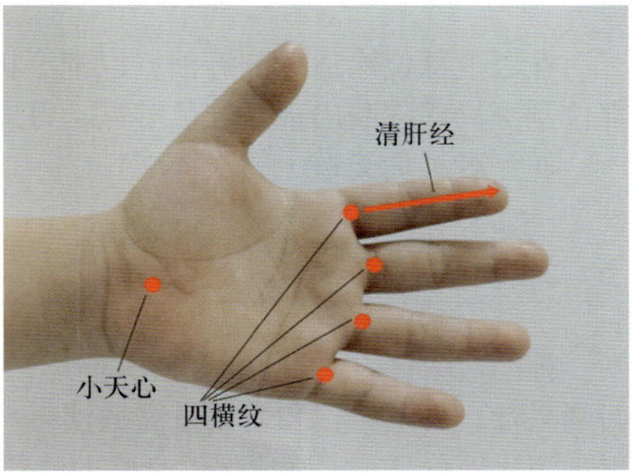

图 3-495　四横纹

6. 拔罐疗法

取穴

脾俞、胃俞（图 3-496）。

方法

用闪罐法，每穴速拔 3~5 次，不留罐。3 天 1 次，5 次为 1 个疗程。（图 3-496）

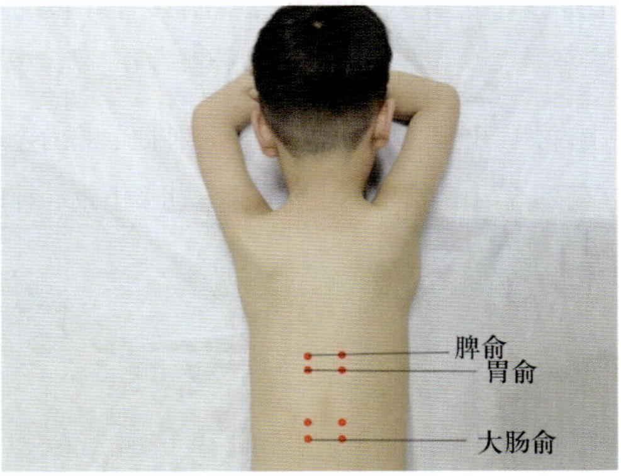

图 3-496　脾俞、胃俞、大肠俞

7. 刮痧疗法

部位

脾俞、胃俞、大肠俞、中脘、足三里（图 3-496，图 3-497，图 3-498）。

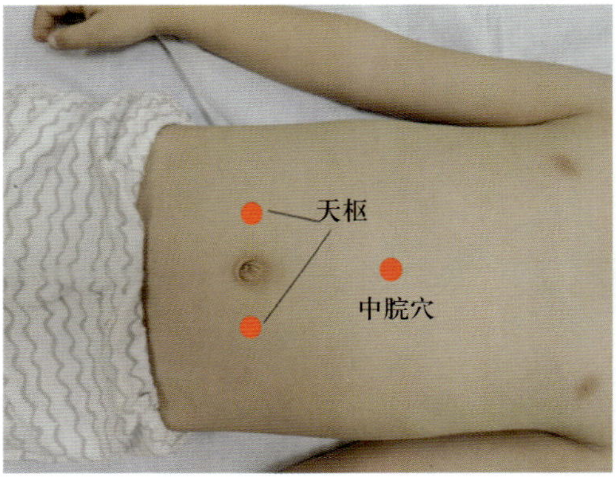

图 3-497 中脘

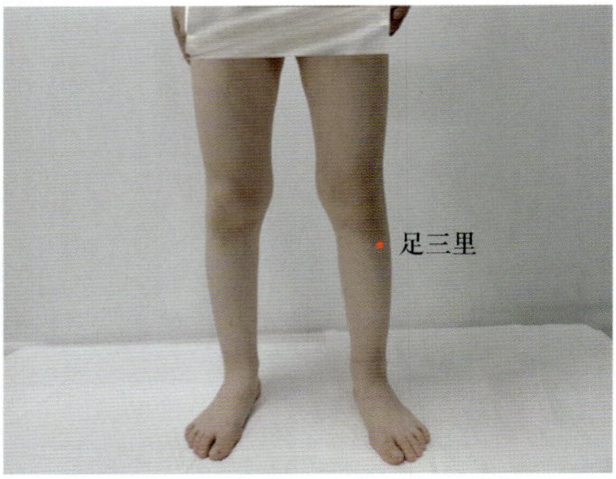

图 3-498 足三里

方法

在以上部位涂适量刮痧油，以刮痧板与皮肤成 40° 由上向下刮拭，用力均匀，每个部位刮至局部皮肤出现紫红色痧点。每周 1~2 次，4 周为 1 个疗程，适用于各种证型。

便秘者，加天枢（图 3-497）。

五、饮食调护

神经性厌食的主要病机是脾失健运，纳化失和，平时需注意饮食调护，适当食用酸奶、新鲜果汁，少吃零食和含糖量高的饮料。保持良好饮食习惯、定时定量；适当户外活动、促进消化液分泌；家庭应保持良好的就餐环境，不呵斥、责骂孩子；保证就餐时间，拒绝进食期间看电视、玩耍等分散注意力的行为；适当改变饭菜花样，可做成动物或其他形状，增加孩子进食兴趣。也可服用具有开胃助运作用的药膳调理（表 3-59）。

表 3-59 神经性厌食常用药膳

食材	山药、莲子、胡萝卜、神曲、鸡内金、糯米、小米、大米等
药膳	山药糯米粥、莲子粥、胡萝卜粥、神曲粥、鸡内金粥等

（崔 霞）

参考文献

[1] 李霁，顾焕，韩斐．小儿神志与行为异常的中医认识和治疗．辽宁中医杂志，2016，43（12）：2545-2547.
[2] 胡思源．小儿厌食中药临床试验设计与评价技术指南．药物评价研究，2020，43（01）：1-5.
[3] Pinheiro A，Root T，Bulik C.The genetics of anorexia nervosa：current findings and future perspectives. Int J Child Adolesent Health，2009，2：153-164.
[4] 劳伟梅．神经性厌食症的中医证治研究．黑龙江中医药大学，2018，（11）：124-125.
[5] 王向群，王高华．中国进食障碍防治指南．中华医学电子音像出版社，2016.

[6] 赵建梅 . 小儿厌食症的中医治疗概况 . 河北中医，2009，31（03）：472–473.
[7] 胡献国 . 小儿厌食症的家庭调护 . 上海中医药报，2015–05–29（002）.
[8] 冯丽丽，张爱平 . 小儿厌食的粥疗与调护 . 中医儿科杂志，2008（06）：37–38.

第十九节 神经性尿频

一、概述

神经性尿频（neurogenic urination）又称特异性日间尿频，是以白天排尿次数增加而总尿量正常，不伴有尿痛、遗尿、排尿困难，入睡后尿频症状消失为特征的儿科常见病。发病率约为 0.98%，好发于学龄前儿童，一年四季均可发病，多见于寒冷地区、寒冷季节，女孩多于男孩。经过及时正确的治疗，预后良好。但若迁延日久，可对小儿心理和身体健康产生影响。

中医学把神经性尿频归属于“尿频”疾病范畴。病位在肾与膀胱，与心、脾、肺密切相关。病性以虚为主，或虚实夹杂，肾气不足，膀胱失约或肾虚热迫膀胱而产生尿频。肾气不固，膀胱失约为主要病机。常见证型有：脾肾气虚证、肾虚湿热证、肝郁脾虚证。

二、病因

本病的发病原因尚不明确，考虑与多种因素有关，社会心理因素和精神压力可能是其最主要的诱因或病因（表 3–60）。

表 3–60 神经性尿频的病因

生理因素
中枢神经系统：小儿大脑皮质发育尚未完善，高级中枢对骶髓排尿反射初级中枢控制功能较弱
膀胱：膀胱容量小，舒缩调节功能欠佳
环境因素
家庭：亲属成员患重病或去世、父母离异、家庭中弟妹的出生、父母责难等
学校：考试成绩不理想、学习压力大等精神压力问题
排尿训练过严：在婴儿早期，家长过早过多地训练小儿排尿意愿
其他因素
前列腺素分泌过多、锌缺乏等

三、诊断

神经性尿频的诊断标准见表 3–61。

表 3-61　神经性尿频的诊断标准

病史
一年四季均可发病。既往无泌尿系统疾病、手术、外伤史，可有受精神刺激的病史
临床表现
①以尿频为主，可伴有尿急，日间及入睡前排尿次数增加，轻重程度不一，分散注意力可减轻尿频症状，入睡后恢复正常 ②每次尿量较少，总尿量正常 ③无尿痛和排尿哭闹史，不伴有遗尿、尿潴留、尿失禁、排尿困难、发热、腰痛、水肿、血尿、多饮等 ④病程较长，症状无进行性加重，查体无阳性体征
实验室检查
尿常规、血常规、肾功能检查正常，清洁中段尿细菌培养阴性，泌尿系统 B 超检查正常。必要时可做尿浓缩试验、垂体加压素试验、尿动力学检查、静脉尿路造影等检查

神经性尿频诊断流程见图 3-499。

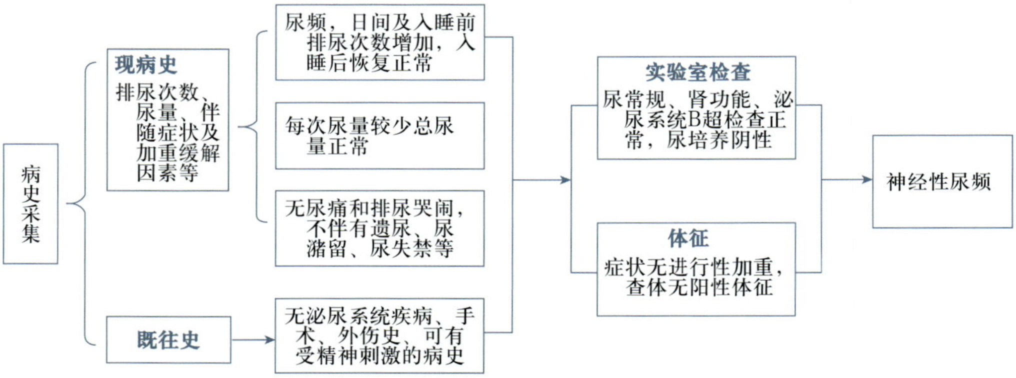

图 3-499　神经性尿频诊断流程

四、中医外治疗法

神经性尿频的中医外治疗法众多，其中以针刺、艾灸、耳穴贴压、推拿较为常用。

1. 体针疗法

主穴

关元、中极、三阴交、膀胱俞（图 3-500，图 3-501，图 3-502）。

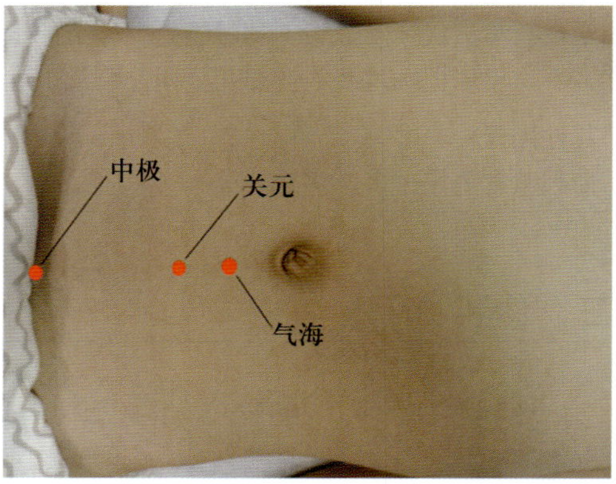

图 3-500　中极、关元

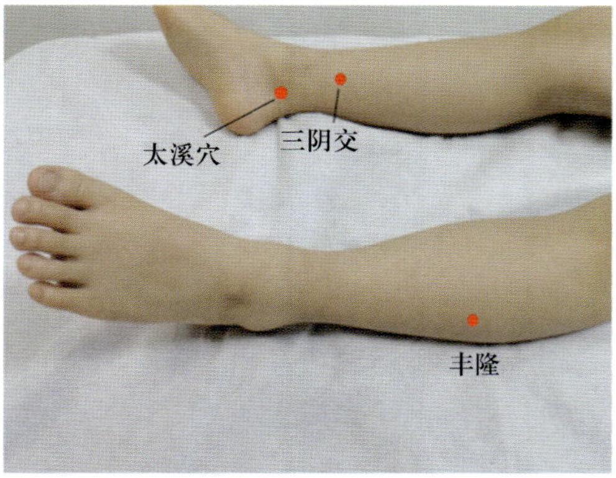

图 3-501　三阴交

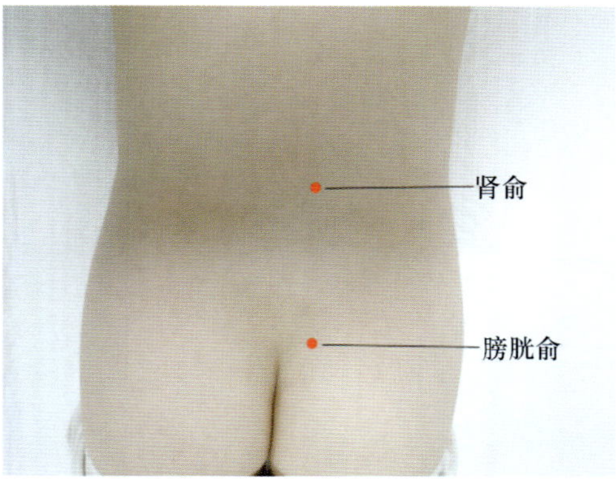

图 3-502　膀胱俞

配穴

伴小便清长，畏寒肢冷者，配肾俞、太溪（图 3-503，图 3-504）。

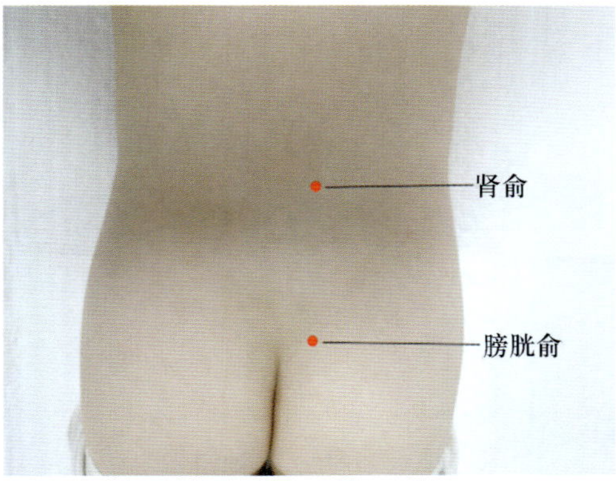

图 3-503　肾俞

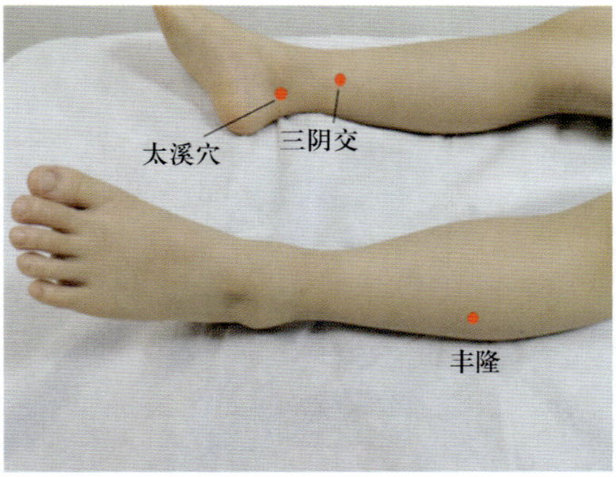

图 3-504　太溪

伴神疲倦怠，食欲不振，平素易感者，配气海、列缺、足三里（图 3-505，图 3-506，图 3-507）。

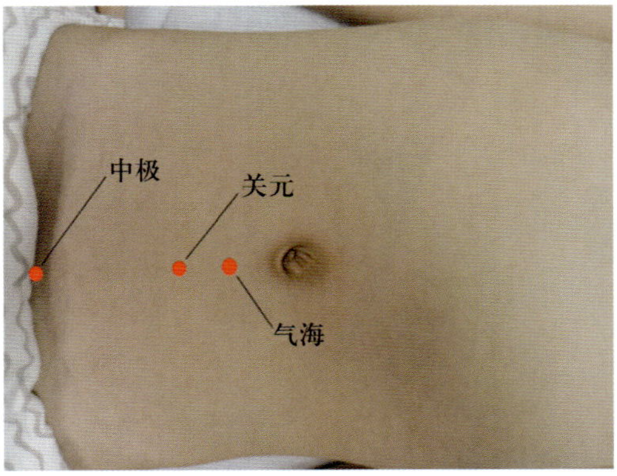

图 3-505　气海

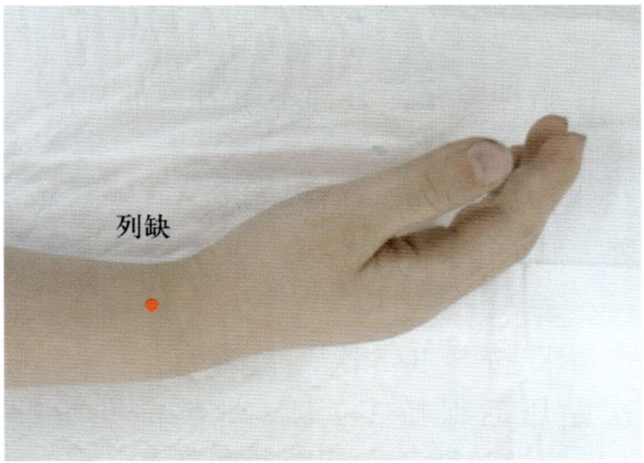

图 3-506　列缺

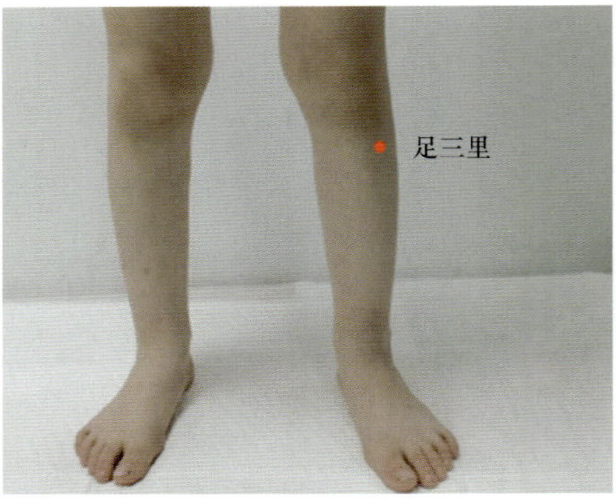

图 3-507 足三里

伴夜梦多者，配百会、神门（图 3-508，图 3-509）。

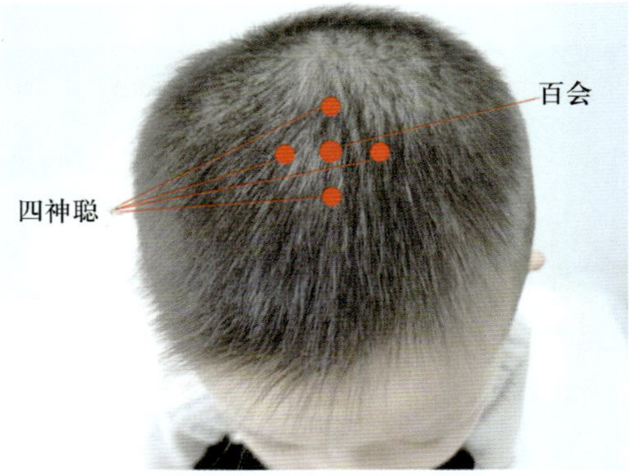

图 3-508 百会

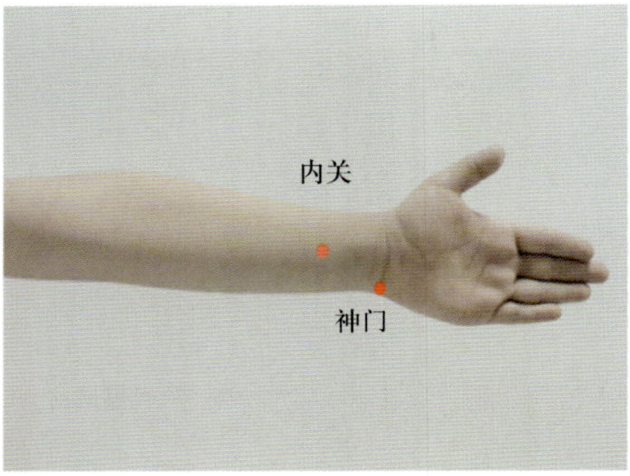

图 3-509 神门

方法

用平补平泻法，动作应轻柔徐缓。每日 1 次，7 日为 1 个疗程。

2. 耳穴贴压疗法

主穴

膀胱、肾、皮质下（图 3-510）。

配穴

伴精神紧张，心神不宁者，加神门、心穴（图 3-510）；

伴神疲倦怠，食欲不振，平素易感者，加脾、肺穴（图 3-510）。

方法

每日按压 3~5 次，每穴按压 1~2 min，每次贴压后保持 3~7 日（学龄前儿童贴敷 3~4 日，学龄期儿童贴敷 5~7 日），贴压 3 次为 1 个疗程。

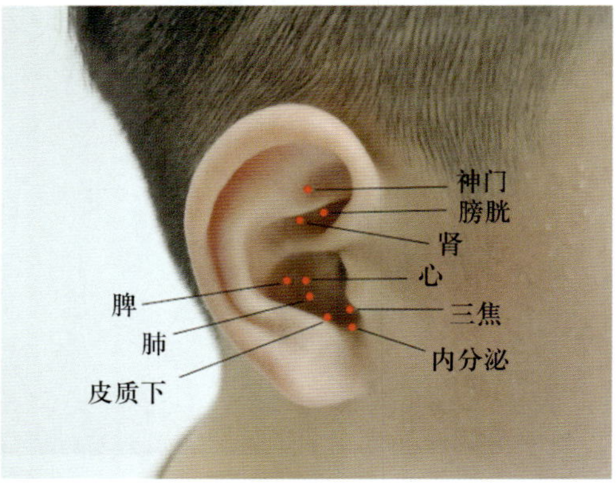

图 3-510 耳穴

3. 穴位敷贴疗法

处方

丁香、吴茱萸、肉桂、五倍子各等份。

方法

以上药物烘干，研末，过 80 目筛，装瓶密封。每次取 3~5 g，以黄酒调和成糊状，敷于神阙（肚脐）穴（图 3–511）。每日换药 1 次，5 次为 1 个疗程。

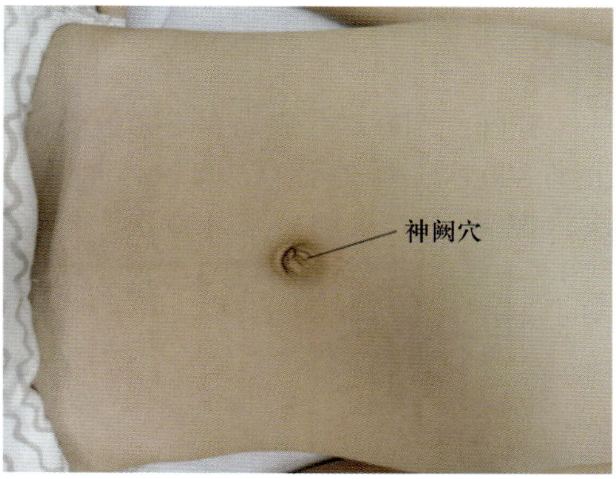

图 3–511

4. 灸法

主穴

百会、关元、中极、命门、肾俞、膀胱俞（图 3–512，图 3–513，图 3–514）。

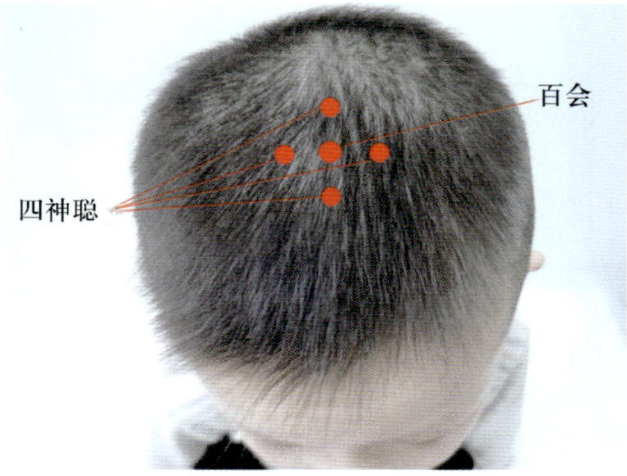

图 3–512　百会、四神聪

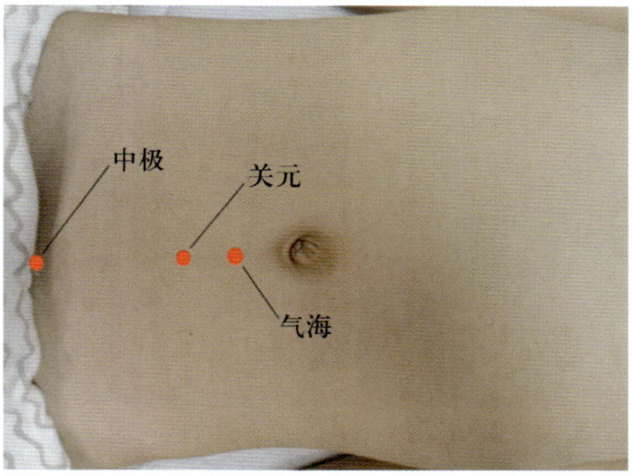

图 3–513　关元

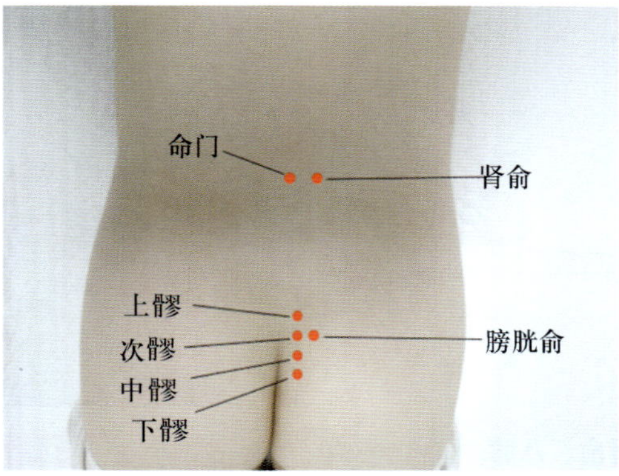

图 3–514　命门、肾俞、膀胱俞

方法

采用艾条温和灸。施灸时将艾条一端点燃，对准穴位，距皮肤 2~3 cm 处悬灸，使局部有温热感。每穴灸 5~10 min，以皮肤潮红为度。每日 1 次，5 天为 1 个疗程。

5. 推拿疗法

基本处方

补脾经300次，补肾经300次，揉二人上马300次，揉外劳宫200次，揉丹田200次，擦肾俞、八髎穴各100次，捏脊6次（图3–515，图3–516，图3–517，图3–518，图3–519）。

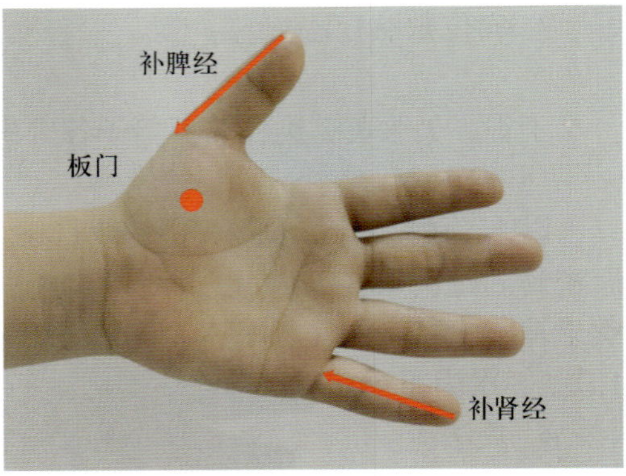

图3–515 补脾经、补肾经

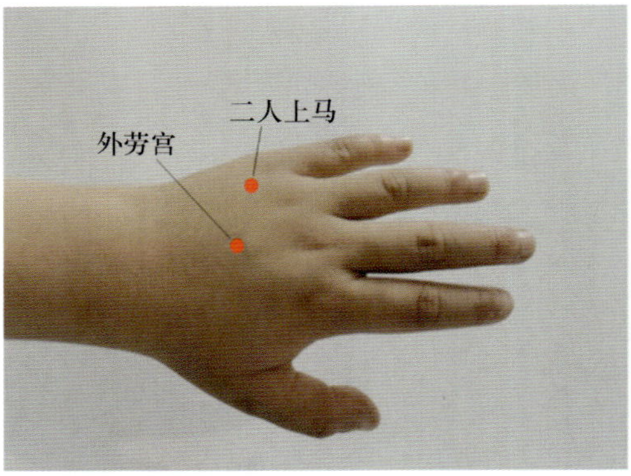

图3–516 外劳宫、二人上马

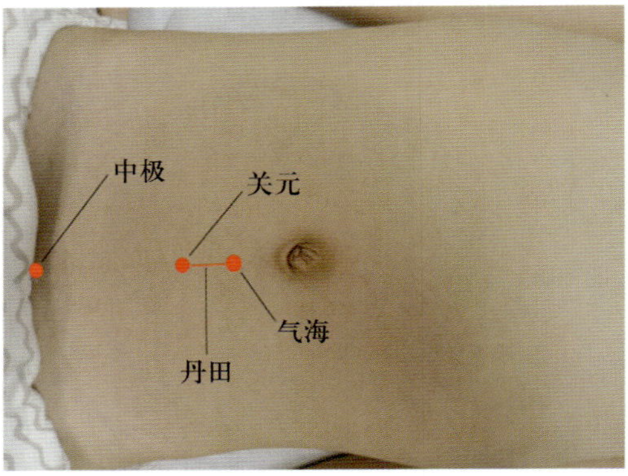

图3–517 中极、关元

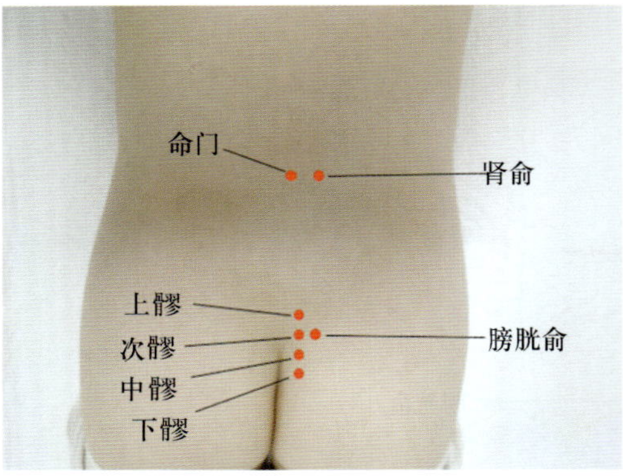

图3–518 肾俞、八髎

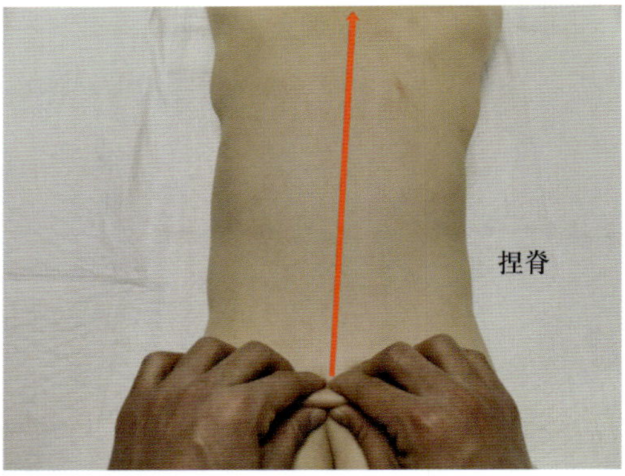

图3–519 捏脊

方法

每日1次，治疗7日为1个疗程。

五、饮食调护

中医认为神经性尿频多由小儿体质羸弱，肾气不固，膀胱气化失常、失于约束所致。治疗宜补气固肾缩尿。宜多吃高蛋白、高纤维素、高热量、易消化食物。忌吃油腻难消化食物、油炸、熏制、烧烤食物及高盐、高脂肪食物。平时可服用药膳调理（表3-62）。

表 3-62 神经性尿频常用药膳

食材	芡实、莲子、枸杞子、银杏、大米、猪小肠
药膳	莲芡粥

（崔　霞）

参考文献

[1] 高洁，卢有琼，刘星，等.膀胱功能训练治疗儿童特异性日间尿频204例分析.中华小儿外科杂志，2014，35（09）：687-690.

[2] 袁斌，王璐，赵长江.中医儿科临床诊疗指南·神经性尿频（制订）.中医儿科杂志,2017,13(02):1-4.

[3] 张奇文.朱锦善.实用中医儿科学.北京：中国中医药出版社，2006：801.

[4] 谢继光.针刺治疗小儿神经性尿频92例.实用中医药杂志，2005（10）：616.

[5] 姚菊红.针刺关元穴治疗小儿神经性尿频72例疗效分析.浙江中西医结合杂志，2001（12）：51-52.

[6] 崔霞.实用儿科常见病中医外治法.北京：中国中医药出版社，2018：59-61.

[7] 陆宏进，董昭，麻建辉.耳穴压丸治疗小儿神经性尿频76例.北京医学，2014，36（04）：329-330.

[8] 邢坤.艾灸治疗小儿神经性尿频80例.上海针灸杂志，2007（11）：10.

[9] 余定辉，林木珍."固尿汤"配合"莲芡粥"治疗小儿神经性尿频93例.中医儿科杂志,2007(01):21-22.

第二十节　遗尿症

一、概述

遗尿症（enuresis）又称非器质性遗尿症或功能性遗尿症，是指5岁后仍不能自主地控制排尿而尿湿了裤子或床铺，但无明显器质性病因。本病多见于10岁以下儿童，男孩多于女孩，部分有家族遗传倾向。长期遗尿，可影响小儿身心健康。

中医学把遗尿症归属于"遗尿""尿床""遗溺"疾病范畴。病位主要在膀胱，与肾、脾、肺关系密切。病因多为先天禀赋不足，后天久病失调。病性属正虚邪实。正虚即肺脾肾虚损；邪实为心火亢旺或肝经湿热下注。常见证型有：下元虚寒证、肺脾气虚证、心肾失交证、肝经湿热证。

二、病因

遗尿症的病因包括生理、心理、社会等多种因素。除了一些器质性疾病，如泌尿道感染、泌尿道畸形、膀胱不稳定性、隐性脊柱裂、癫痫、糖尿病和睡眠呼吸暂停等可以引起遗尿以外，大多数功能性遗尿的病因主要包括以下 7 个方面，见表 3-63。

表 3-63　功能性遗尿症的病因

遗传因素
与遗尿相关的染色体主要有 13、12、22、8 号染色体长臂
膀胱因素
容量减少，小便频繁，排尿量较同龄儿童少
抗利尿激素缺乏
抗利尿激素缺乏正常的昼夜节律，致使夜间尿量增多，超过膀胱容量
睡眠因素
遗尿患者的唤醒度低，男孩尤其明显
发育因素
精神发育迟滞的儿童遗尿症的发生率比较高，这与其认知发育水平落后有关
便秘
直肠壶腹部的粪块强烈地刺激感觉神经，影响大脑对膀胱充盈的感知
心理及社会因素
早期的不良遭遇（父母离异、亲人死亡、与父母突然分离、因病住院或意外事故）、不适应新的学习环境等，均可导致儿童心理紧张而无法控制排尿

三、诊断

临床诊断沿用国际疾病分类第十版（ICD-10）遗尿症的诊断标准，见表 3-64。

表 3-64　遗尿症的诊断标准

①儿童年龄与智龄≥ 5 岁
②不自主地尿床或尿湿裤子，7 岁前每月至少 2 次遗尿，7 岁后每月至少 1 次遗尿
③除外癫痫发作或神经系统疾病所致的遗尿，也不是泌尿系统结构异常或任何其他非神经系统疾病的直接后果
④不存在精神发育迟滞、焦虑症、抑郁症等任何其他精神障碍
⑤病程至少 3 个月

遗尿症的诊断流程见图 3-520。

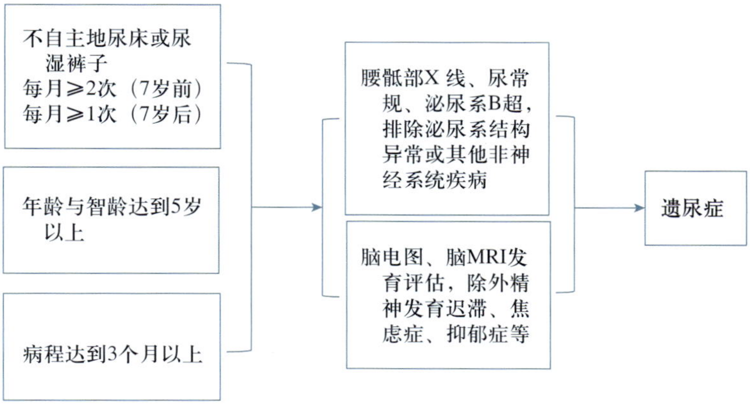

图 3-520　遗尿症的诊断流程

四、中医外治疗法

遗尿症的中医外治疗法包括针对脑部的治疗和针对脏腑功能的治疗。可采用头针疗法、体针疗法、揿针疗法、耳穴贴压疗法、穴位注射疗法、穴位埋线疗法、穴位贴敷疗法、灸法、推拿疗法、刮痧疗法、中药药浴 / 熏洗疗法等中医外治法进行治疗。

1. 头针疗法

取穴

百会（图 3-521）。

方法

选 0.30 × 25 mm 规格毫针，快速平刺进针，快速捻转后留针 30 min。每日 1 次，10 次为 1 个疗程。

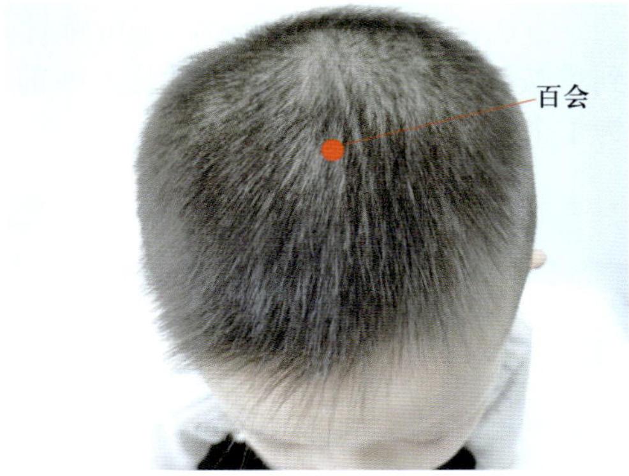

图 3-521　百会

2. 体针疗法

取穴

神门、关元、气海、中极、三阴交、肾俞、膀胱俞。见图 3-522，图 3-523，图 3-524，图 3-525。

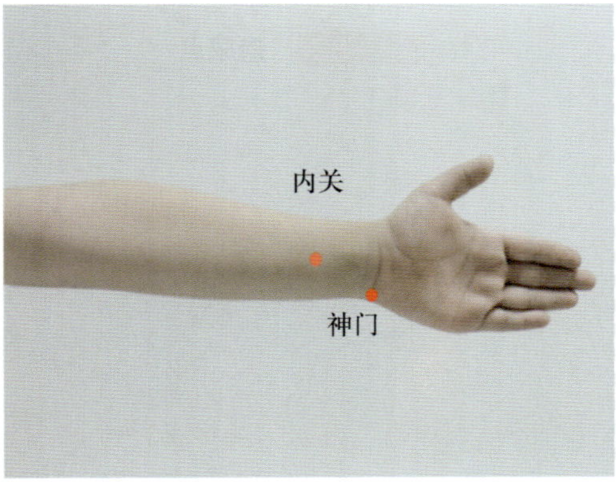

图 3-522　神门

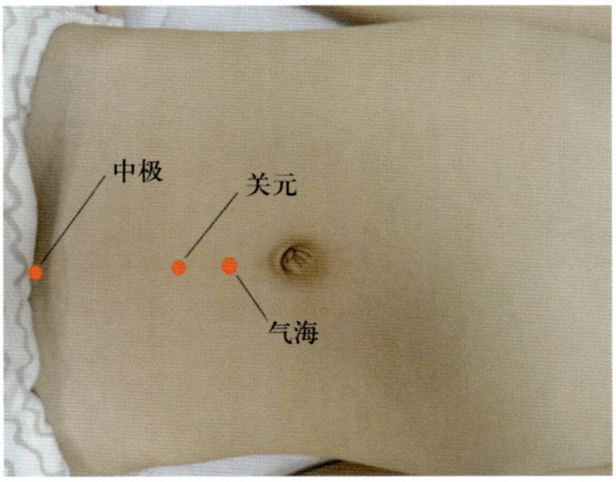

图 3-523　关元、气海、中极

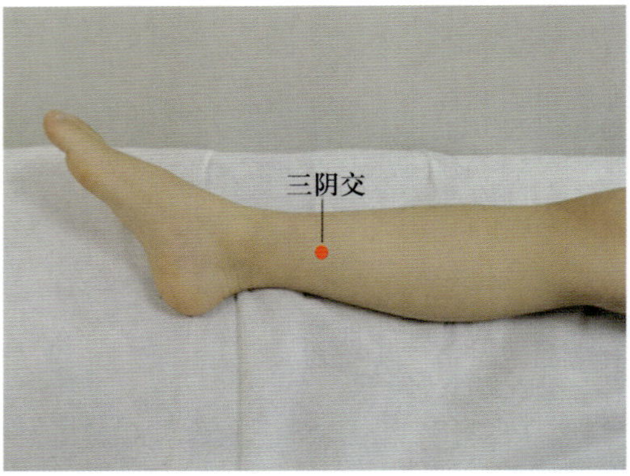

图 3-524 三阴交

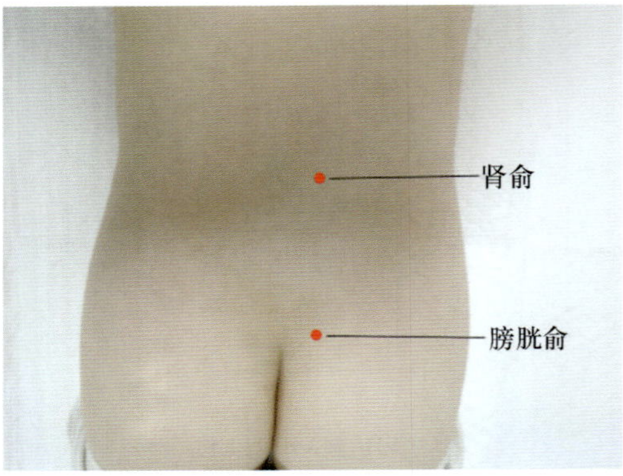

图 3-525 肾俞、膀胱俞

方法

选 0.30 mm × 25 mm 规格毫针，用平补平泻手法，快速直刺进针，留针 30 min。每日 1 次，10 次为 1 个疗程。

3. 揿针疗法

取穴

肾俞、脾俞、遗尿点（双侧足小趾底部第一横纹中点），见图 3-526，图 3-527。

方法：采用 0.20 mm × 1.3 mm 揿针，局部皮肤常规消毒后在穴位贴揿针，每穴由轻到重按揉 30~60 s，每日晨起及入睡前 1 h 按揉，24 h 后揭下揿针，隔日 1 次。1 个月为 1 个疗程。

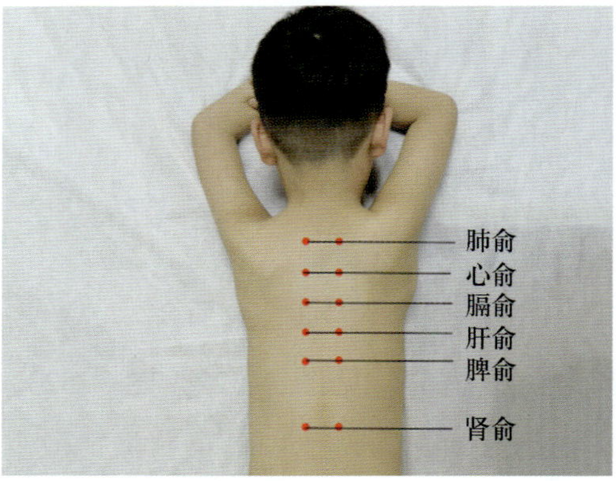

图 3-526 肾俞、脾俞

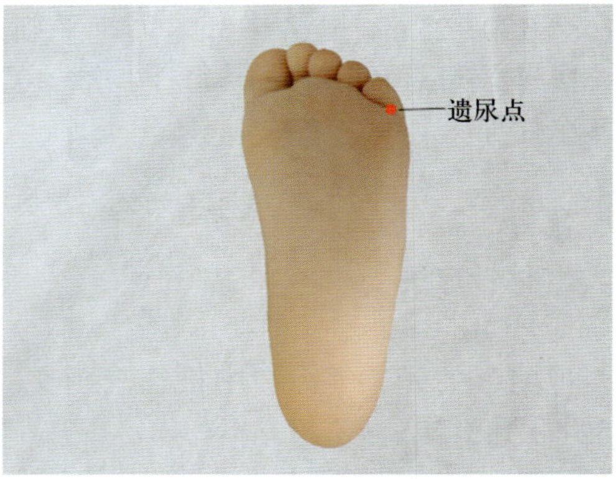

图 3-527 遗尿点

4. 耳穴贴压疗法

主穴

肾、膀胱、皮质下、枕。

配穴

脑点、外生殖器、耳尖、兴奋点、遗尿点。见图 3-528。

方法

用小磁珠或王不留行籽贴压双耳穴位，每日用手按压贴穴 10 次以上，每周更换 1 次。

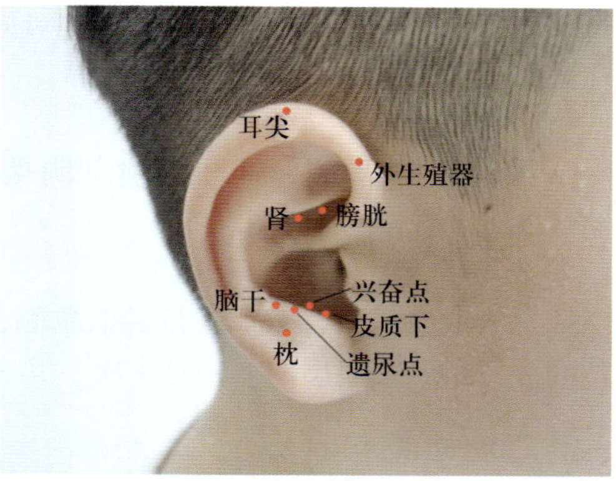

图 3-528 耳穴

5. 穴位注射疗法

取穴

中极、关元、三阴交。见图 3-529，图 3-530，图 3-531。

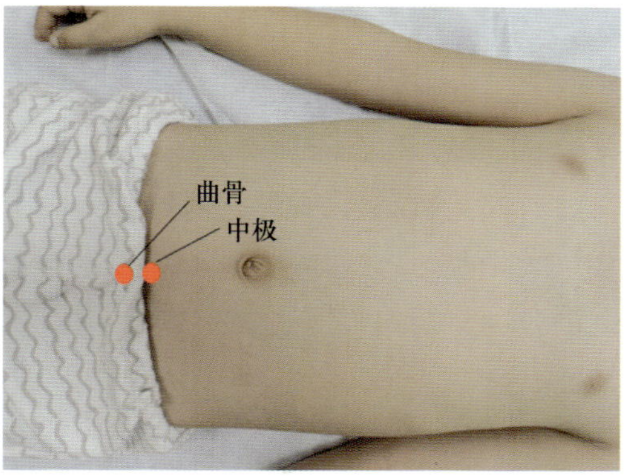

图 3-529 中极

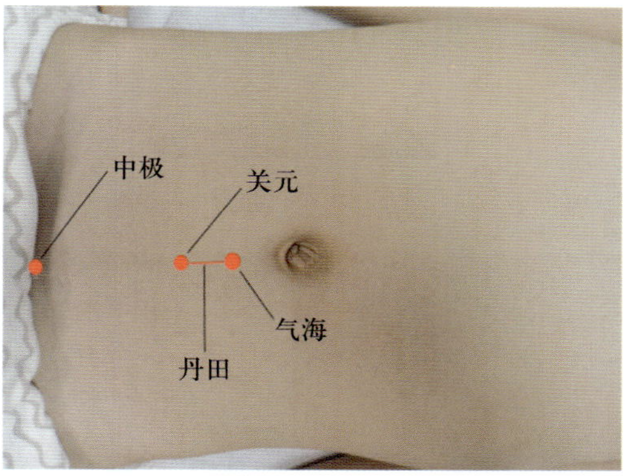

图 3-530 关元

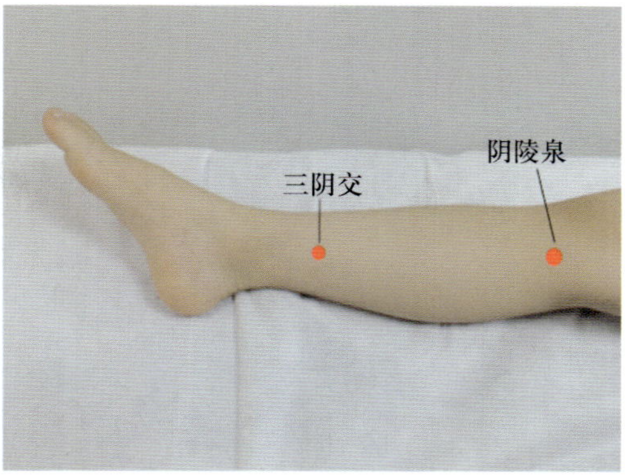

图 3-531 三阴交

药物

黄芪注射液。

方法

三阴交穴两侧交替选用，中极、关元交替选用，常规消毒后，用 2 ml 注射器抽取黄芪注射液，每穴注射 0.5~1 ml 药液。每周 2 次。2 周 1 个疗程。

6. 穴位埋线疗法

取穴

百会、中极、曲骨、肾俞、阴陵泉、三阴交、内关。见图 3–532，图 3–533，图 3–525，图 3–534，图 3–535。

方法

每次取穴 6 个，双侧穴位的取单侧，常规消毒后，用埋线针将 0.5cm 羊肠线埋入穴位的皮下组织或肌层内。每月 1 次，共 3 次。

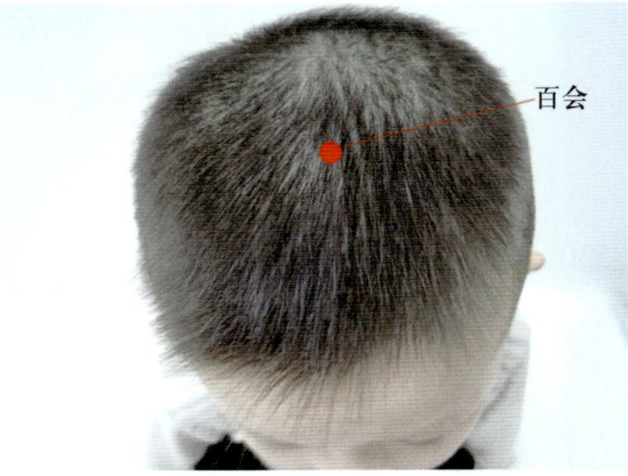

图 3–532 百会

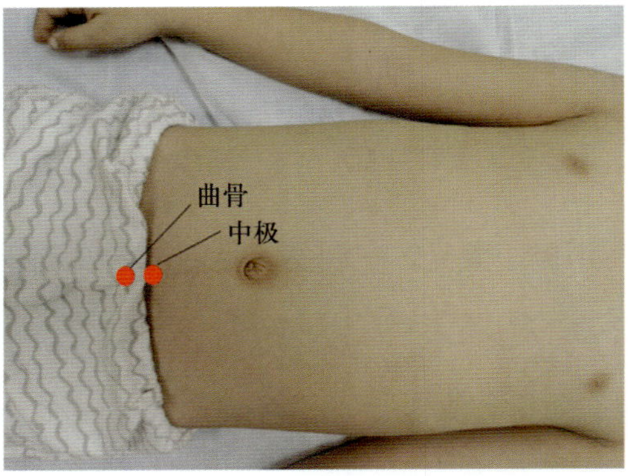

图 3–533 曲骨、中极

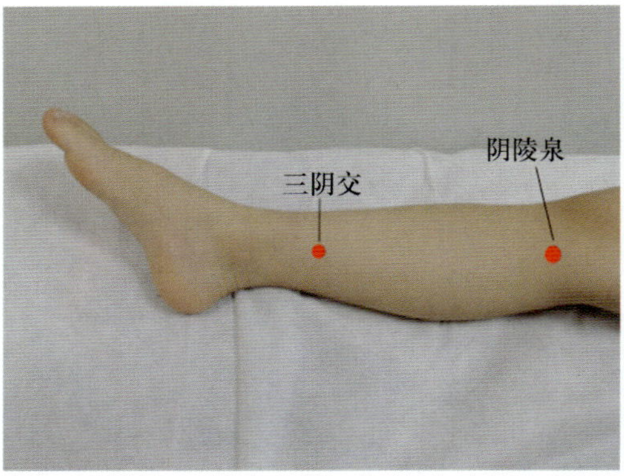

图 3–534 阴陵泉、三阴交

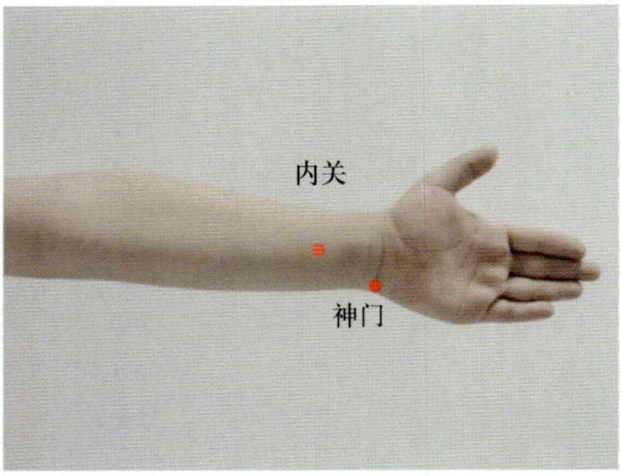

图 3–535 内关

7. 穴位贴敷疗法

药物

五味子、桑螵蛸、补骨脂各 40 g，共研细末，姜汁调匀。

取穴

神阙。见图 3–536。

方法

每晚 1 次，早晨取下，10 次为 1 个疗程。

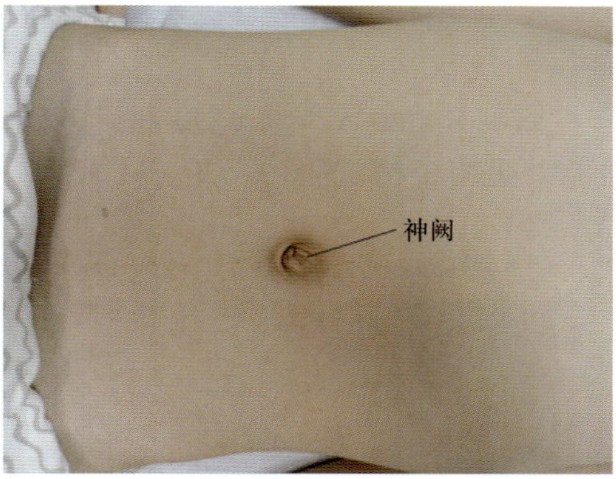

图 3–536　神阙

8. 灸法

取穴

中极。见图 3–537。

方法

采用温和灸法，艾条点燃后距离皮肤 3 cm 左右，使皮肤有温热感而无灼痛感，每次 15 min，隔日 1 次，10 次为 1 个疗程。

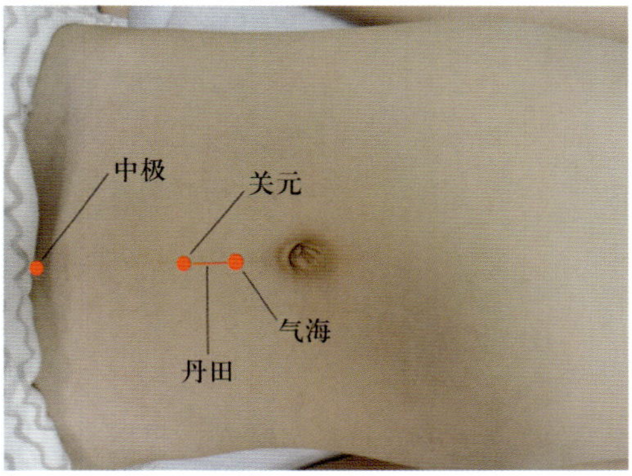

图 3–537　中极

9. 推拿疗法

基本处方

揉丹田200次，摩腹20 min，揉龟尾30次。摩擦肾俞、八髎，以热为度。每日1次。见图3-538、图3-539。

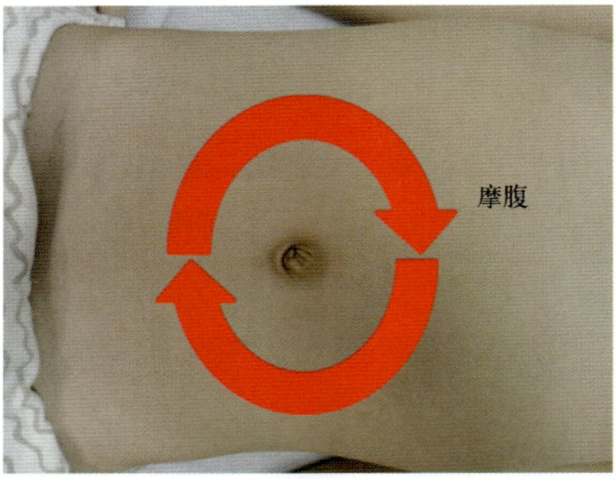

图3-538 摩腹

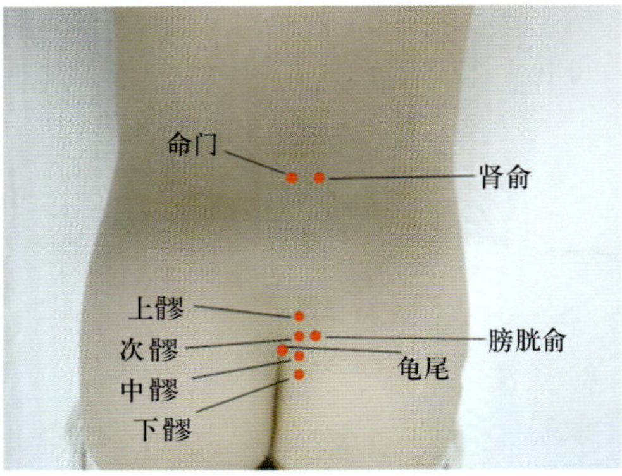

图3-539 肾俞、八髎

10. 拔罐疗法

取穴

肾俞、膀胱俞、八髎穴。见图3-540。

方法

选取大小合适的玻璃火罐，采用闪罐法，将罐吸拔于以上穴位，留罐10 min，每日1次。10次1个疗程。

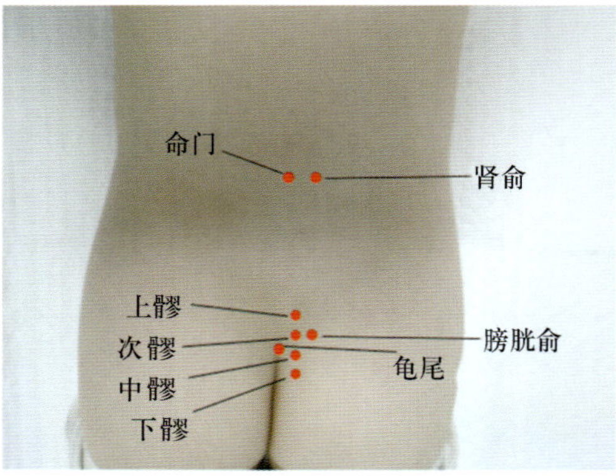

图3-540 肾俞、八髎、膀胱俞

11. 刮痧疗法

取穴

华佗夹脊、肾俞、膀胱俞。见图 3-541。

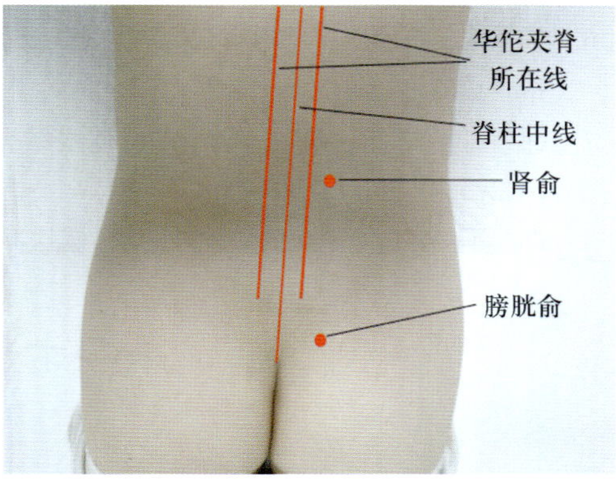

图 3-541 华佗夹脊、肾俞、膀胱俞

方法

采用补法，先涂抹刮痧油，先刮华佗夹脊，自上而下来回刮动，至皮肤发红、皮下痧斑痧痕形成为止。肾俞及膀胱俞用刮板角部稍重刮，每个部位约 30 次，出痧为度。每周 2 次，2 周为 1 个疗程。

12. 中药药浴 / 熏洗

处方 1

川断、狗脊、女贞子各 30 g，党参、茯苓各 20 g，甘草 6 g。

方法

采用足浴法，每晚 1 次，每次 10~15 min，7 天为 1 个疗程。

处方 2

威灵仙 30~60 g。

方法

用温热药汁熏洗患儿前阴部，每次 30 min，每日 2~3 次。

五、饮食调护

遗尿症患儿脏腑虚损，心理压力大，需注意放松心情，补益脏腑，平时可服用药膳调理（表 3-65）。

表 3-65　遗尿症常用药膳

食材	羊肉、狗肉、禽蛋、老鸭肉、乳鸽、鸡内金、白果、金樱子、茯苓、菟丝子、覆盆子、桑螵蛸、芡实、红枣等
药膳	白果莲子蒸红枣、芡实炖老鸭、金樱知母鸽等

（单海军）

参考文献

[1] 马融 . 中医儿科学 . 北京：中国中医药出版社，2016.
[2] 王红伟，王贵春，黄斌 . 耳穴疗法 . 南京：江苏科学技术出版社，2012.
[3] 张静东，艾洪娟 . 头针配合艾灸治疗小儿遗尿 30 例临床疗效观察 . 实用中西医结合临床，2016，16（11）：72-73.
[4] 尹广惠，姜程洋，齐鑫，等 . 揿针联合药袋敷脐治疗脾肾两虚型小儿遗尿 27 例 . 中国针灸，2021，41（7）：756.

[5] 李佳钵，袁军，解晓亚，等. 针刺联合拔罐治疗肾气不足型儿童遗尿症临床观察. 河北中医，2021，43（3）：492–495，520.
[6] 董慧敏，石印服，柴增辉. 穴位注射联合刮痧治疗小儿遗尿 60 例临床观察. 新中医，2012，44（6）：135–136.
[7] 韩雪，金玉晶，焦凡，等. 穴位埋线结合耳穴贴压治疗原发性遗尿症的临床研究. 中医学报，2012，27（170）：904–905.
[8] 肖洪军. 小儿遗尿症的 6 种外治法. 求医问药，2012（9）：42–43.

第二十一节　矮小症

一、概述

儿童矮小症（short stature，SS）是指在相似生活环境下，同种族、同性别和年龄的个体身高低于正常人群平均身高 2 个标准差或低于第 3 百分位数，是儿科内分泌系统常见疾病之一。矮小症的发病原因较多，其中生长激素缺乏引起的矮小症发病率约为 20/10 万 ~25/10 万。

中医学把矮小症归属于“侏儒”“五迟、五软”“胎弱”“胎怯”“虚劳”“童子痨”“天宦”“阴茎短小”等疾病范畴。从中医来看，矮小症的病因无非内外两端，总体归为先天不足和后天失养。外因为饮食不调、情志抑郁等，内因为先天肾精不足，后天脾胃虚弱，而致正气不足。病位主要在脾、肾，病性属虚，常见证型有：脾肾两虚证、肾精亏虚证、脾胃虚弱证。

二、病因

西医学认为本病病因较多，具体机制尚不明确。大体可以分为非内分泌缺陷性矮小、生长激素缺陷矮小、颅脑损伤矮小、脑浸润病变矮小及其他矮小五大类。生长轴的紊乱是主要致病机制（表 3–66）。

表 3–66　矮小症的病因
非内分泌缺陷性矮小
①家族性：特发性矮身材、体质性青春发育期延迟
②营养不良性
生长激素缺陷矮小
①垂体发育异常：如：前脑无裂畸形、视中隔发育不良、裂腭、下丘脑错构胚细胞瘤等
生长激素、生长激素释放激素缺陷
特发性生长激素缺乏症：机制不明、部分患儿可见垂体发育不良
常染色体隐性遗传Ⅰ型：ⅠA 型 GH1 基因缺失、ⅠB 型 GH1 及其他基因突变、生长激素释放激素受体基因变异
常染色体显性遗传Ⅱ型：GH1 及其他基因变异
X 连锁遗传Ⅲ型

表 3-66　矮小症的病因（续表）

转录因子基因缺陷：如 Pit1、Prop1、HESX-1、LHX3 等基因突变
②生长激素受体缺陷：Laron 综合征
③胰岛素样生长因子 I（IGF-1）缺陷
颅脑损伤
围生期损伤（臀位产、缺血缺氧、颅内出血等）；颅底骨折、放射线损伤、炎症后遗症等
脑浸润病变矮小
如：肿瘤、Langerhans 细胞组织细胞增生症等
其他矮小
小于胎龄儿、生长激素神经内分泌功能障碍、精神心理性矮身材、染色体畸变、骨骼发育障碍、慢性系统性疾病等

三、诊断

矮小症的诊断标准有 5 点（表 3-67）。

表 3-67　矮小症的诊断标准

①匀称性身材矮小，身高低于同年龄、同性别正常健康儿童平均身高的 2 个标准差（-2SD）以上，或者低于正常儿童生长曲线第 3 百分位数
②生长缓慢，身高增长速率＜ 5 厘米 / 年
③骨龄落后于实际年龄 2 年或 2 年以上
④内分泌检查异常，如生长激素不足、类胰岛素生长因子水平低下
⑤其他实验室检查及辅助检查异常

矮小症的诊断流程见图 3-542。

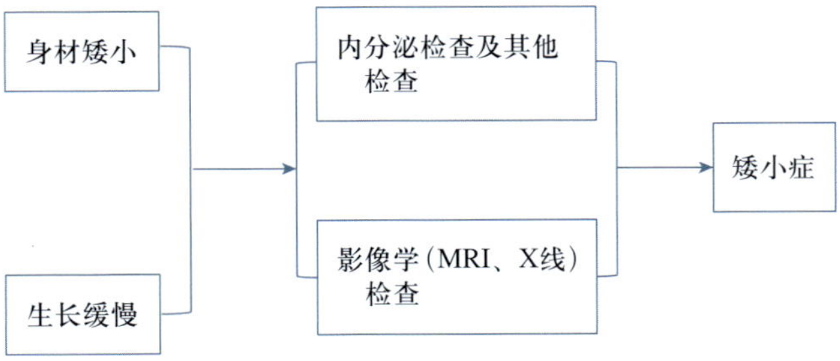

图 3-542　矮小症的诊断流程

四、中医外治疗法

1. 刺血疗法

取穴

四缝穴（图 3-543）。

方法

患儿采取舒适的体位，一般年龄较小者可由家属环抱，使其双手掌面向上伸平。施术者双手戴上无菌手套，用 75% 乙醇或 0.5%~1% 碘伏浸泡的棉球在患儿四缝穴消毒 3 遍。根据患儿年龄大小、手指粗细、病情需要，选择不同规格的三棱针，通常选用小号三棱针。刺四缝穴时注意避开血管，快速点刺，深度为 0.5~3 mm。操作时还需注意固定好患儿手指，避免针刺过程中划伤皮肤。针刺结束后，施术者用拇示指适力挤压四缝穴，使黄色黏液流出，并用干棉球擦拭。完成后用碘伏消毒并脱碘。如有出血需使用无菌棉签按压 2 min。每周 1 次，1 月为 1 个疗程。

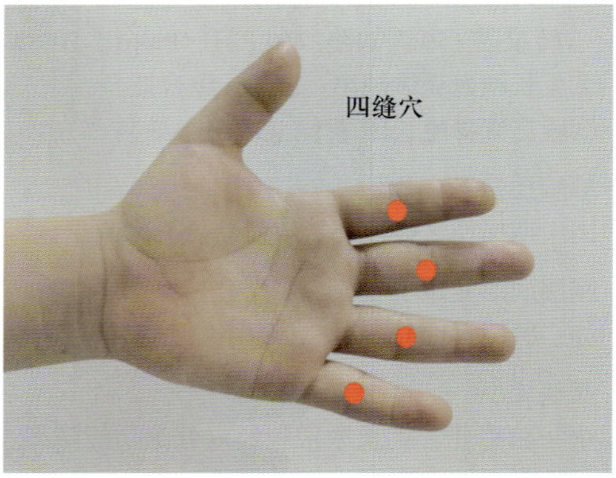

图 3–543 四缝穴

2. 耳穴贴压疗法

取穴

脾、肾、内分泌、胃（图 3–544）。

方法

先用 75% 乙醇消毒贴压部位，探测出相应耳穴位置，然后将王不留行籽或者皮内针贴于穴位处。每日按压 5~6 次，每次 5 min 左右，1 周换 1 次，两耳交替进行。

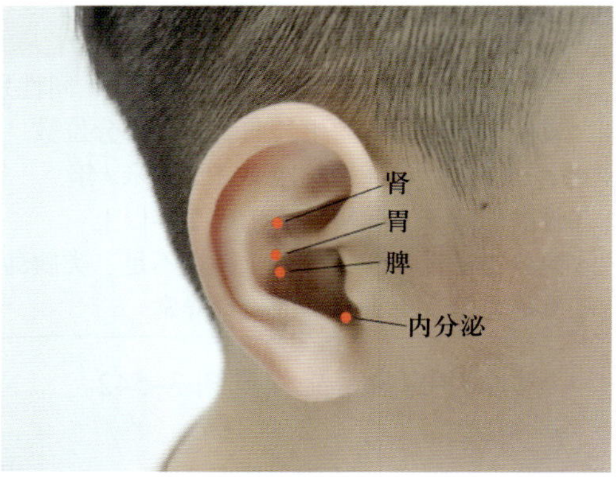

图 3–544 脾、肾、内分泌、胃

3. 穴位贴敷疗法

处方

山药、补骨脂、丁香等。

取穴

神阙、足三里（图 3–545，图 3–546）。

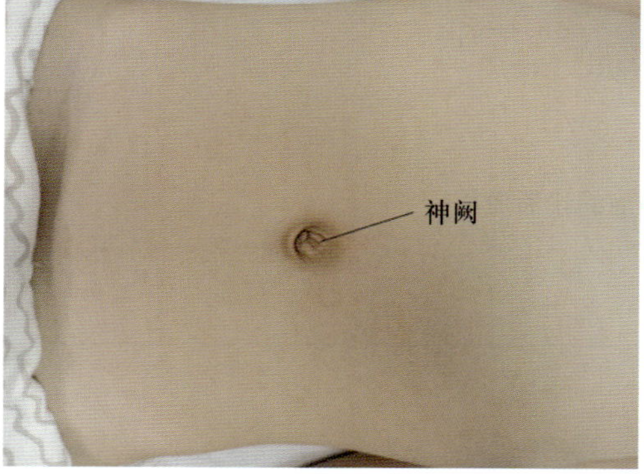

图 3–545 神阙

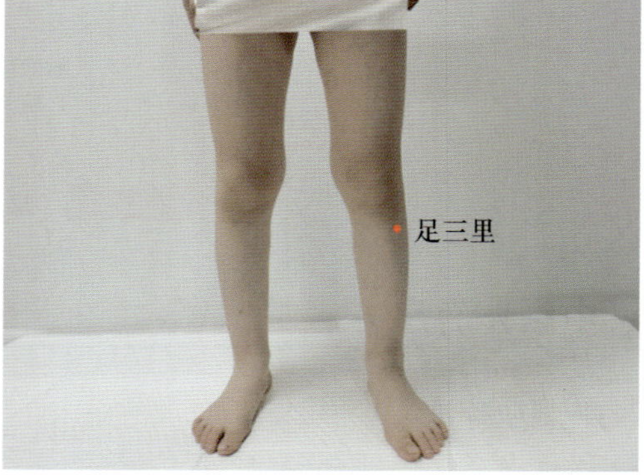

图 3–546 足三里

方法

取药粉 10 g，用黄酒调配，贴敷于穴位，每日 1 次，临睡前贴敷，至第二日早上去除。7 日为 1 个疗程。

4. 推拿疗法

基本处方

补脾经 3 min、补肾经 3 min、揉板门 3 min、点按中脘、足三里各 3 min、摩腹 3 min、捏脊 6~9 遍（图 3-547，图 3-548，图 3-549，图 3-550，图 3-551）。

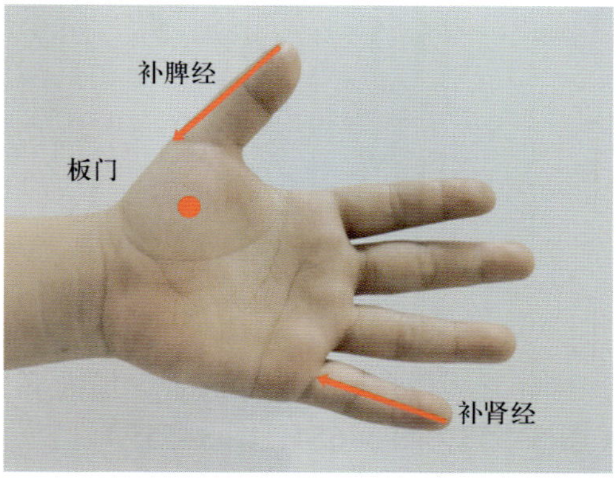

图 3-547　补脾经、补肾经

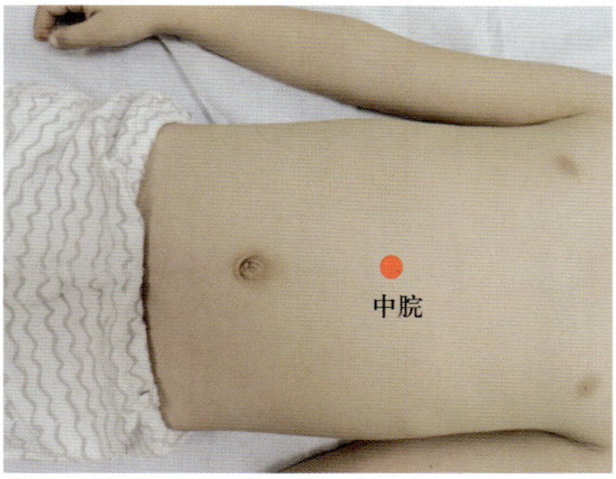

图 3-548　中脘

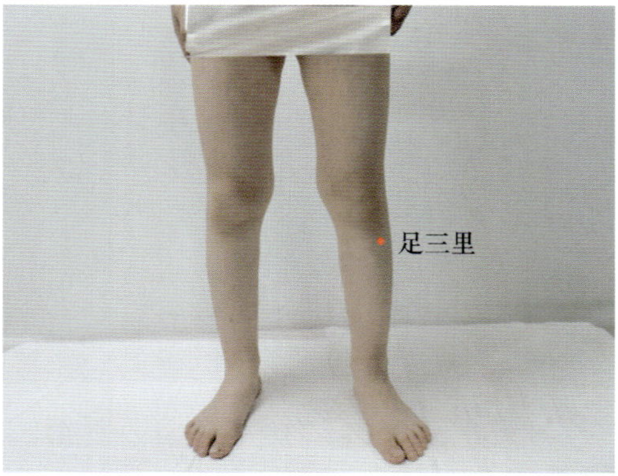

图 3-549　足三里

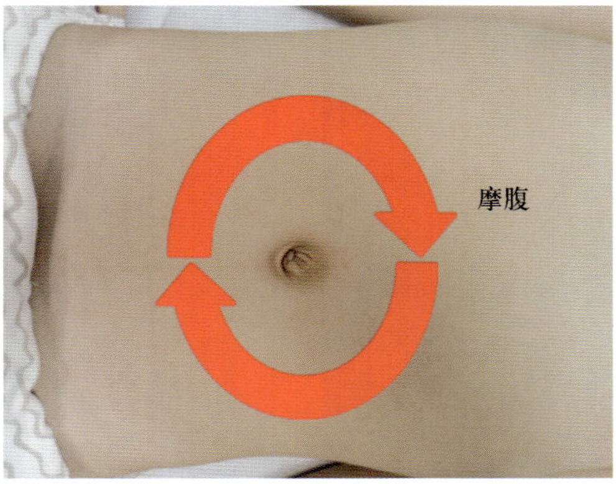

图 3-550　摩腹

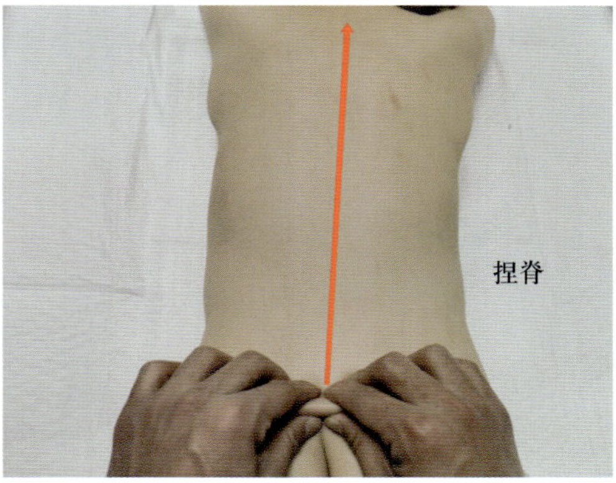

图 3-551　捏脊

随证加减

伴食欲差、腹胀乏力者，加运内八卦 3 min、掐揉四横纹 1 min（图 3–552）。

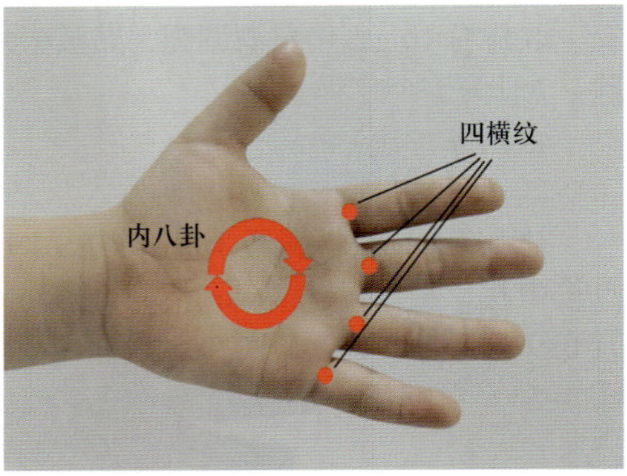

图 3–552 内八卦、四横纹

伴乏力倦怠，腰膝酸软者，加推下七节骨 3 min、点按肾俞、脾俞、三阴交各 3 min（图 3–553，图 3–554，图 3–555）。

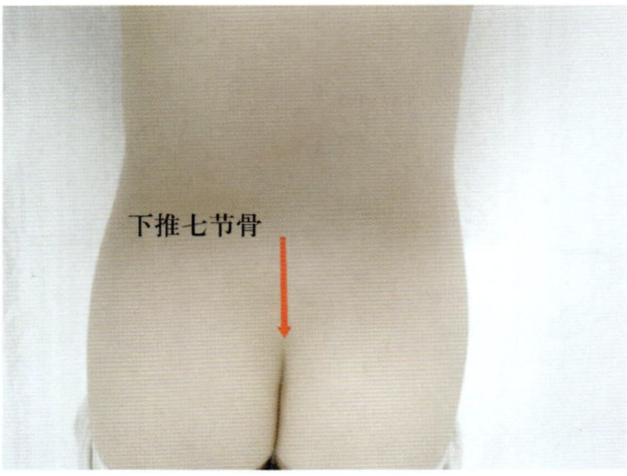

图 3–553 下推七节骨

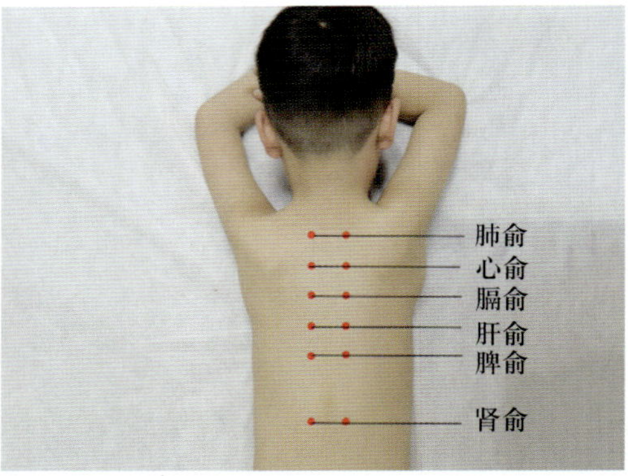

图 3–554 肾俞、脾俞

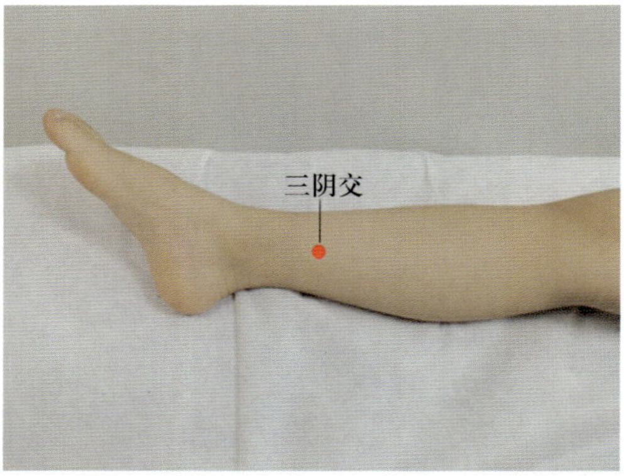

图 3–555 三阴交

五、饮食调护

矮小症患儿先天不足，后天失养，五脏不足，气血虚弱，精髓不充，平时可服用药膳调理（表 3–68）。

表 3–68　矮小症常用药膳

食材	鲫鱼、瘦猪肉、猪棒骨、桂圆、莲子、芡实、山药、枸杞、黑芝麻、核桃仁、红枣等
药膳	山药猪骨汤、黑芝麻核桃粥、芡实鲫鱼汤等

（刘应科）

参考文献

［1］中华医学会儿科分会内分泌遗传代谢学组．矮身材儿童诊治指南．中华儿科杂志，2008，46（6）：428–430.

［2］颜纯，王幕逖．小儿内分泌学．2 版．北京：人民卫生出版社，2006：738.

［3］刘应科，曹桂霞，孙霆芳，等．捏脊疗法治疗小儿厌食症 30 例．中国中医药现代远程教育，2014，12（18）：30–31.

［4］刘应科，曹桂霞，石君慧，等．小儿捏脊疗法探析．中国中医药现代远程教育,2014,12（16）：1–2.

［5］刘应科，张知新，魏飞跃．“矮小症”命名考．中医药文化，2012，7（3）：30–31.

［6］刘应科，张知新．生长激素替代治疗前后生长激素缺乏症患儿脂代谢变化的研究进展．中日友好医院学报，2010，23（6）：370–372.

第二十二节　肥胖症

一、概述

儿童体内脂肪积聚过多，体重超过按身高计算的平均标准体重 20%，或者超过按年龄计算的平均标准体重加上两个标准差以上时，即为儿童肥胖症（childhood obesity），或称儿童单纯性肥胖症。肥胖分为两大类，无明显病因者称为单纯性肥胖症，儿童大多数属此类；有明显病因者称为继发性肥胖症，常由内分泌代谢紊乱、脑部疾病等引起。2015 年全球 5% 的儿童患肥胖症，儿童肥胖人数超过 1.077 亿。在中国，儿童青少年超重和肥胖人数约为 3496 万，居世界第一。肥胖不仅影响儿童青少年的正常发育，还会对心血管系统、内分泌系统、呼吸系统、消化系统、骨骼系统和心理智力等造成严重的危害。

肥胖症在《黄帝内经》中有“肥人”“膏者”“肉人”“脂人”“肥者”等多种称谓。中医学认为肥胖症属于“津液代谢紊乱”。肥胖的病因有饮食不节、久坐少劳、禀赋异常和情志因素等，以饮食不节、恣食肥甘为主，小儿饮食不知自节，过食肥甘，或乳食过度，损伤脾气，脾虚内湿不化，或禀受父母肥胖之体，肾失蒸化，或情志失调，肝失疏泄，气机郁滞，脾失运化，日久躯脂满盈，发为肥胖。病位主要在脾、胃，其次为肝、肺、肾。本病多属本虚标实，早期以实证为主，后期以虚证为主，以气虚居多，可兼有阳虚或阴虚。标实以实热、痰浊、水湿为主，可兼有气滞、血瘀。常见证型有：脾虚痰阻证、胃热湿阻证、脾肾两虚证。

二、病因

儿童肥胖病因复杂，直接原因是体内脂肪细胞增多或脂肪细胞体积增大，或者两种情况同时存在，导致体内脂肪成分显著增高。按有无诱因可分为单纯性肥胖和继发性肥胖两类（表 3–69）。

表 3–69　儿童肥胖症的诱因

单纯性肥胖
无明显诱因，可能由饮食习惯、基因和环境共同引起
继发性肥胖
内分泌代谢紊乱、脑部疾病等，占儿童肥胖症比例小于 5%
药源性肥胖
类固醇激素、胰岛素、抗抑郁药物、避孕药物等

三、诊断

本病的诊断主要基于体重，采取百分位法及体质量指数（body mass index，BMI）评估等方法可以诊断，以及对肥胖程度进行分型，同时应该关注血脂紊乱、肝肾功能异常、脂肪肝等并发症（表 3–70）。

表 3–70　超重及肥胖的诊断标准

① BMI 是评价超重及肥胖的标准指标，BMI（kg/m^2）= 体重（kg）/ 身高的平方（m^2）
②超重：2 岁以上儿童 BMI 位于生长标准曲线的第 85 百分位数和第 95 百分位数之间
③肥胖：2 岁以上儿童 BMI 位于生长标准曲线的第 95 百分位数以上 血压、血脂、肝肾功能、超声等检查可以明确并发症情况

儿童肥胖症的诊断流程见图 3–556。

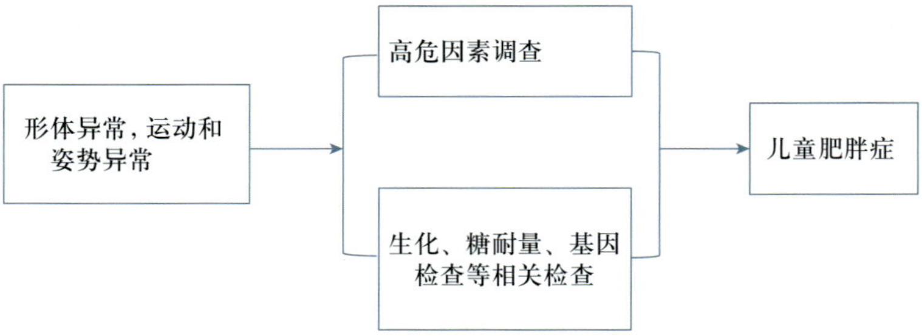

图 3–556　儿童肥胖症的诊断流程

中国 2~18 岁儿童身高、体重百分位图曲线见图 3–557，图 3–558。

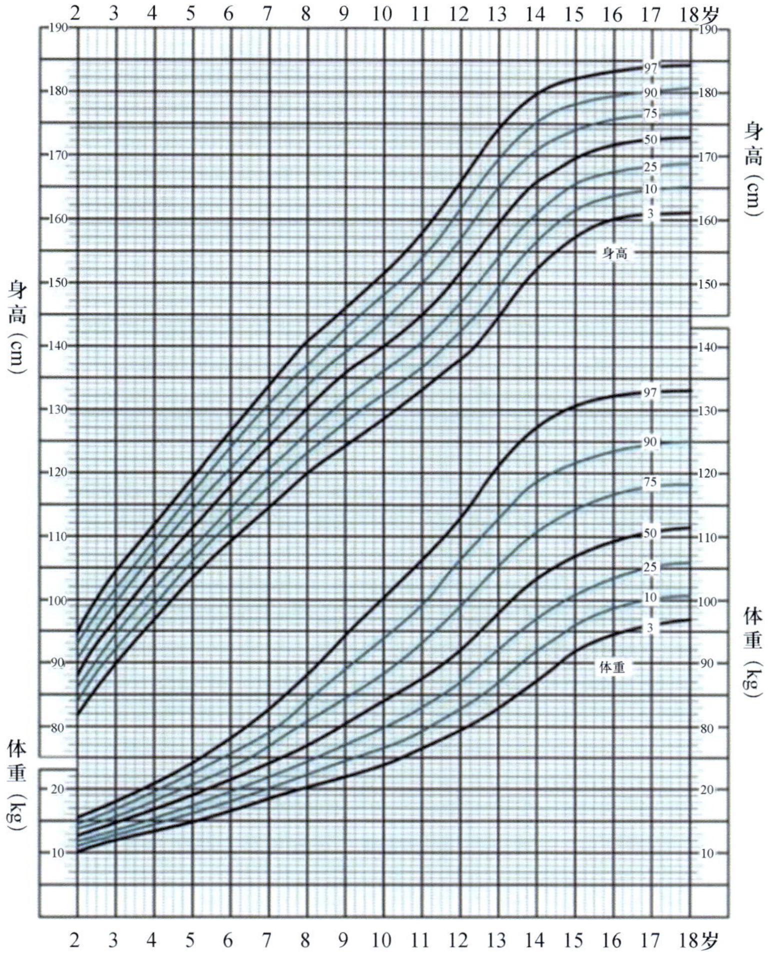

图 3–557　2~18 岁男童体重、身高生长曲线图（男童）

注：根据 2005 年九省 / 市儿童体格发育调查数据研究制定。

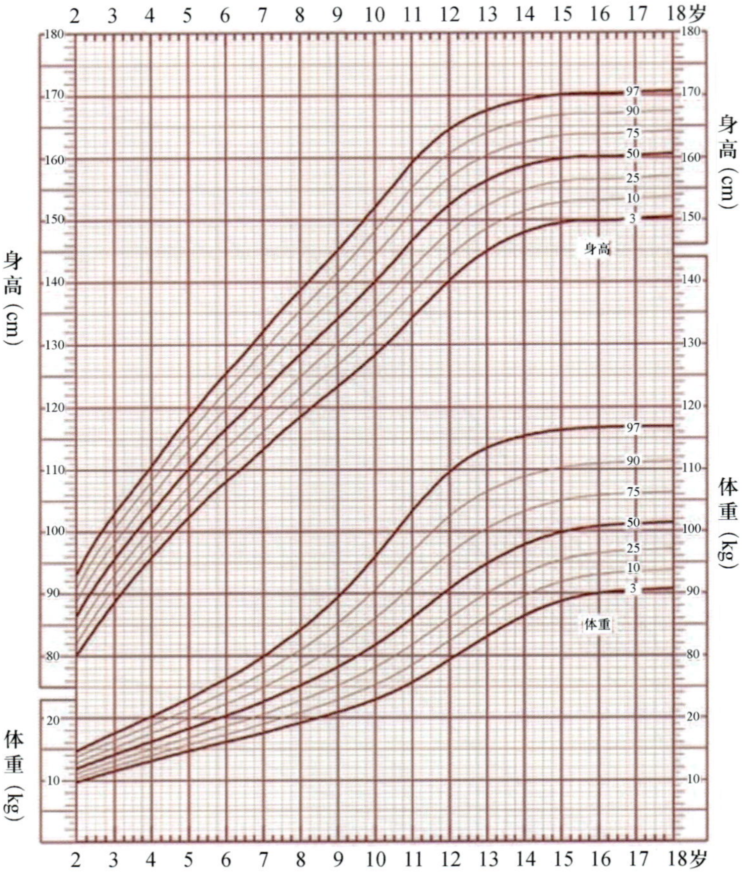

图 3-558　2~18 岁女童体重、身高生长曲线（女童）

注：根据 2005 年九省 / 市儿童体格发育调查数据研究制定。

四、中医外治疗法

1. 体针疗法

主穴

公孙、三阴交、支沟、阳陵泉、天枢、大横（图 3-559，图 3-560，图 3-561，图 3-562）。

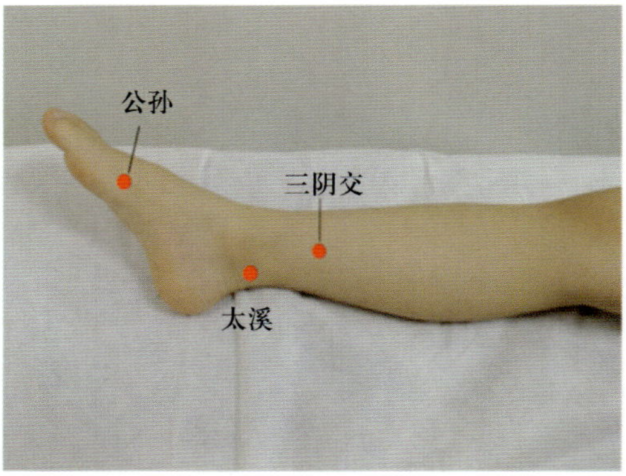

图 3-559　公孙、三阴交

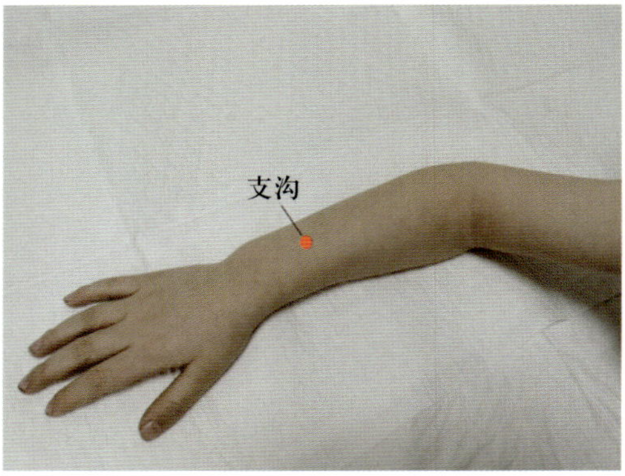

图 3-560　支沟

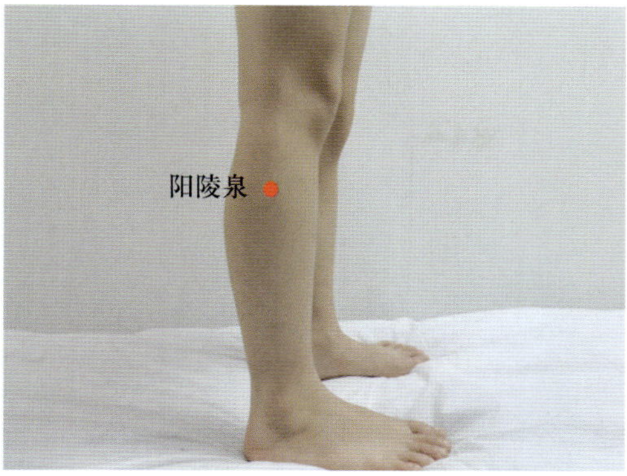

图 3-561 阳陵泉

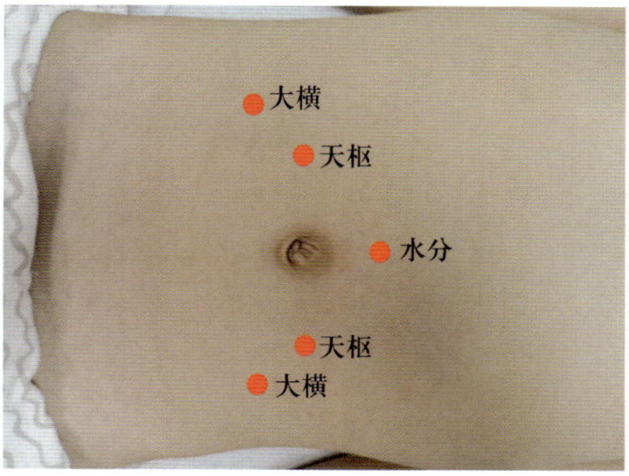

图 3-562 大横、天枢

配穴

伴食欲较差、腹胀、肢体虚胖者，加内关、水分、天枢、丰隆、三阴交（图 3-562，图 3-563，图 3-564）。平补平泻法，每日 1 次，15 日为 1 个疗程。

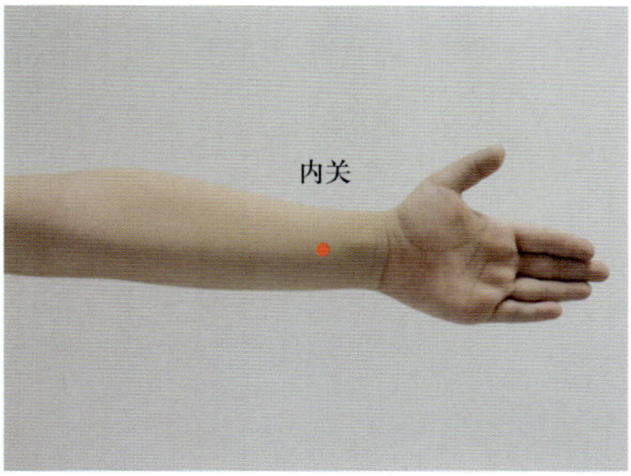

图 3-563 内关

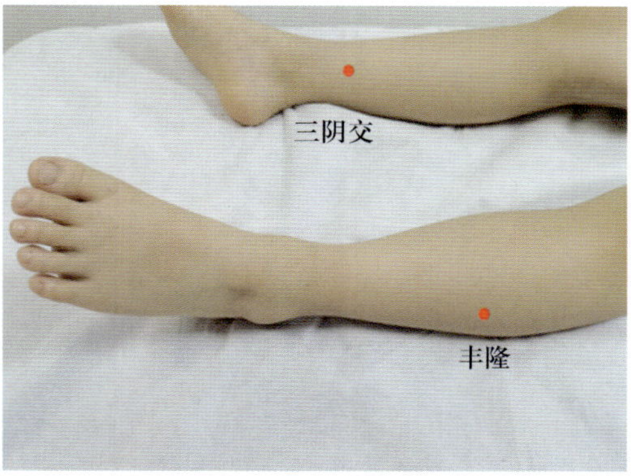

图 3-564 丰隆、三阴交

肥胖臃肿，伴乏力易困，眩晕，多食易饥者，加曲池、支沟、三阴交、内庭（图 3-565，图 3-566，图 3-567，图 3-568）。泻法，每日 1 次，15 日为 1 个疗程。

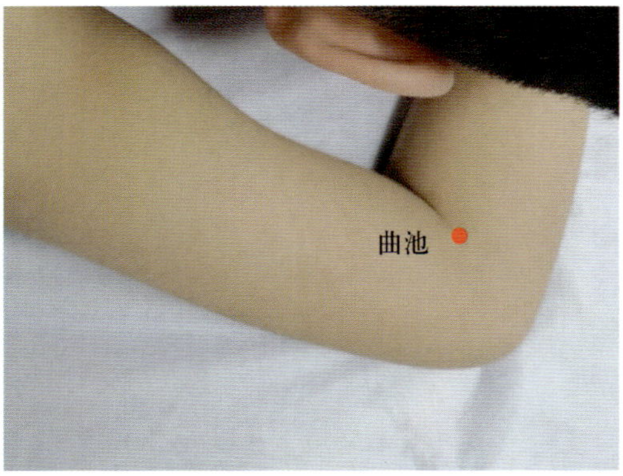

图 3-565 曲池

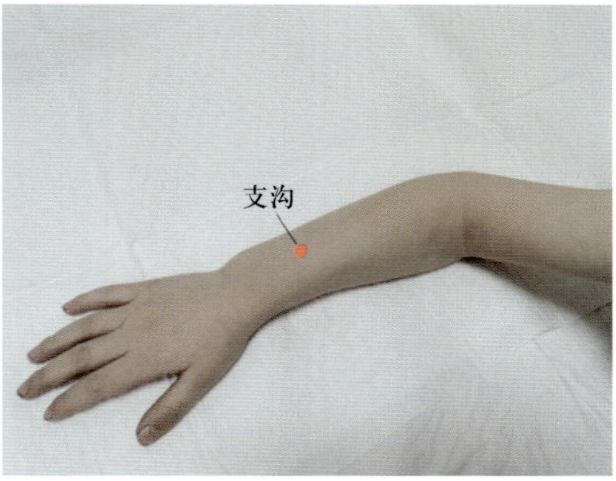

图 3-566 支沟

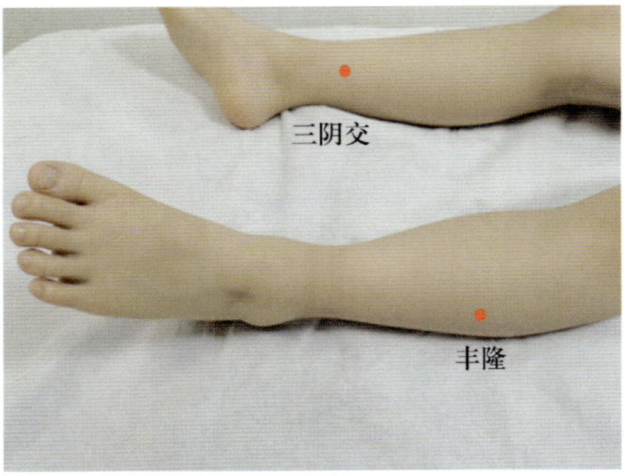

图 3-567 三阴交

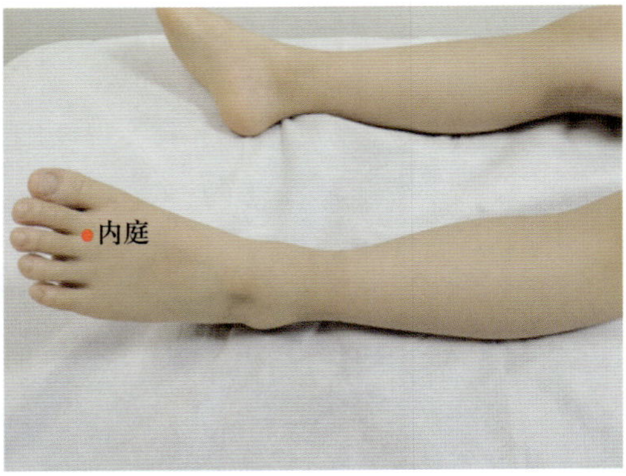

图 3-568 内庭

肥胖虚浮，伴乏力劳倦，懒于活动，腰膝酸软者，加脾俞、肾俞、足三里、天枢、三阴交、太溪（图 3-569，图 3-570，图 3-571，图 3-572）。补法，每日 1 次，15 日为 1 个疗程。

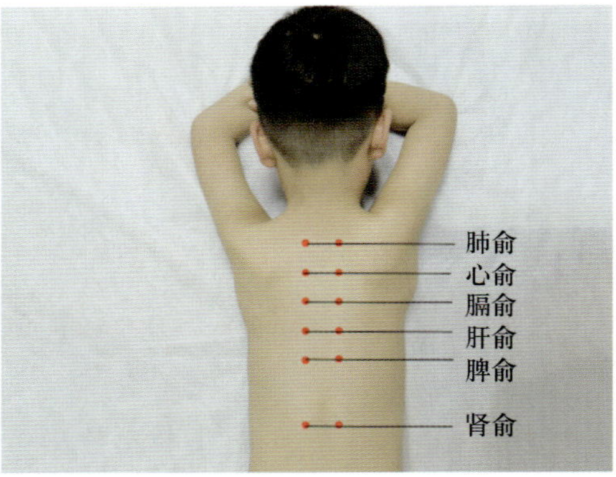

图 3-569 脾俞、肾俞

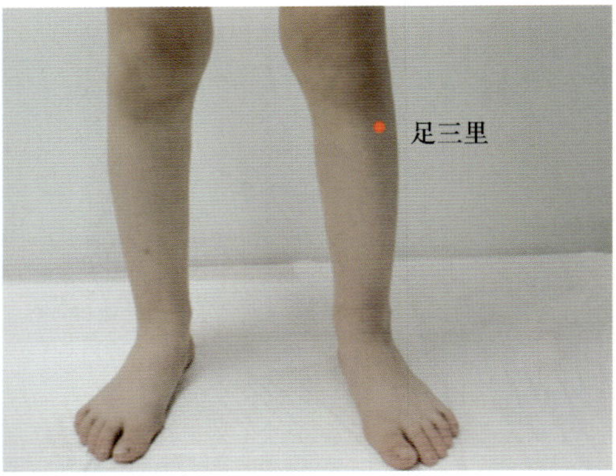

图 3-570 足三里

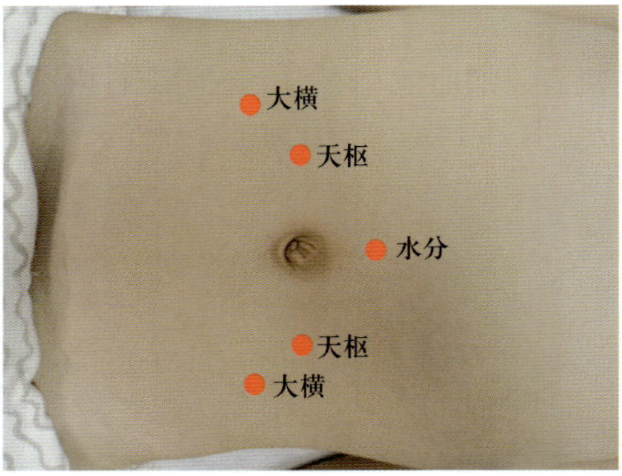

图 3-571 天枢

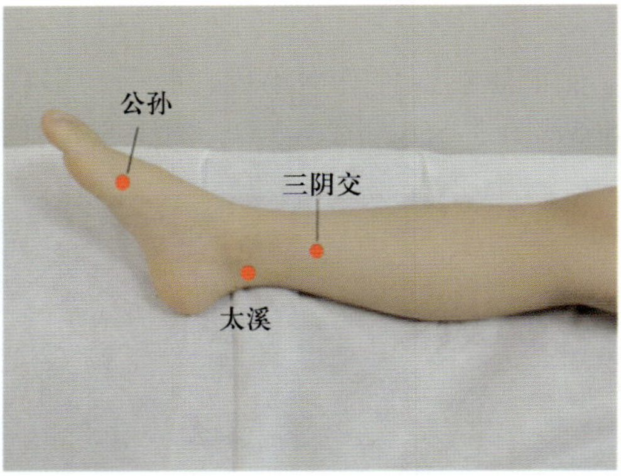

图 3-572 足三里、太溪

2. 耳穴贴压疗法

取穴

口、食管、胃、十二指肠、内分泌（图 3-573）。

方法

先将 75% 乙醇消毒贴压部位，探测出相应耳穴位置，然后将王不留行籽或者皮内针贴于穴位处。每日按压 5~6 次，每次 5 min 左右，1 周换 1 次，两耳交替进行。

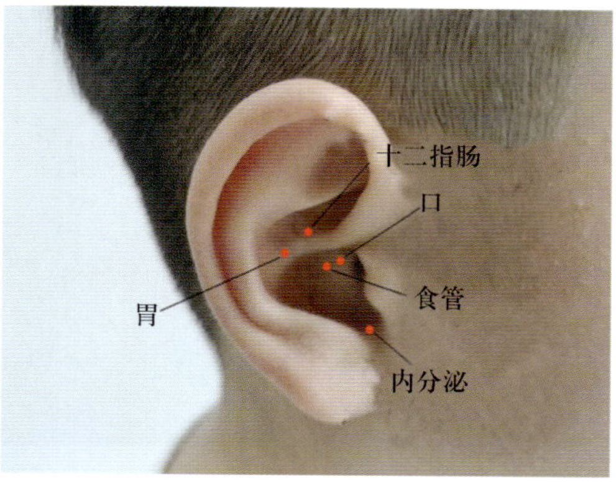

图 3-573 耳穴

3. 穴位贴敷疗法

处方

苍术、泽泻、大黄等。

方法

取药粉 10 g 用清水调配，贴敷神阙（图 3-574），每日 1 次，临睡前贴敷，至第二日早上去除。7 日为 1 个疗程。

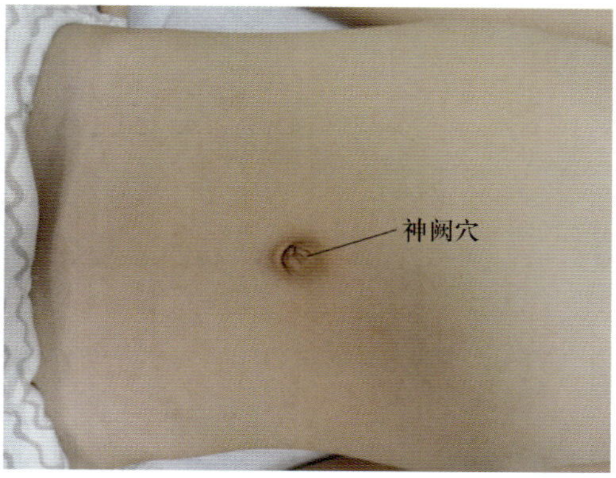

图 3-574 神阙穴

4. 推拿疗法

基本处方

补脾经 3 min、推拿肩背 3 min、摩腹 3 min、点按中脘、足三里、丰隆各 3 min、顺经推擦四肢 3 min、捏脊 6 遍（图 3-575，图 3-576，图 3-577，图 3-578，图 3-579，图 3-580）。

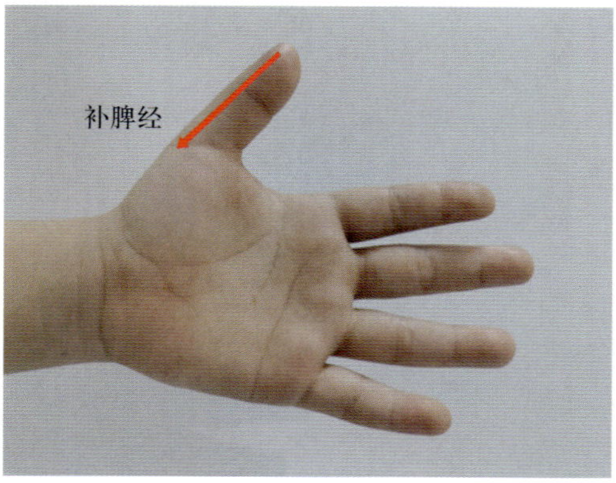

图 3-575 补脾经

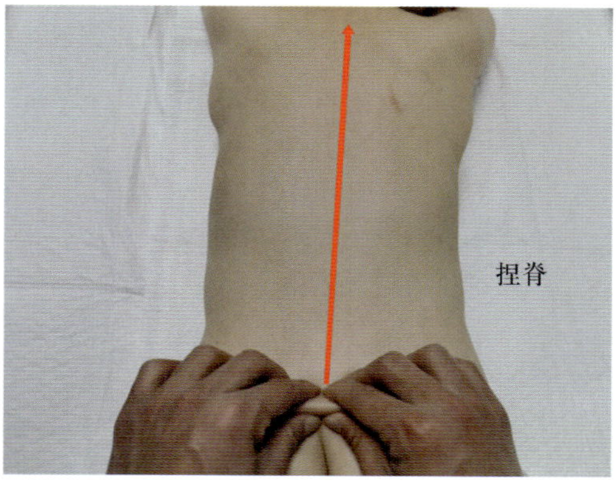

图 3-576 捏脊

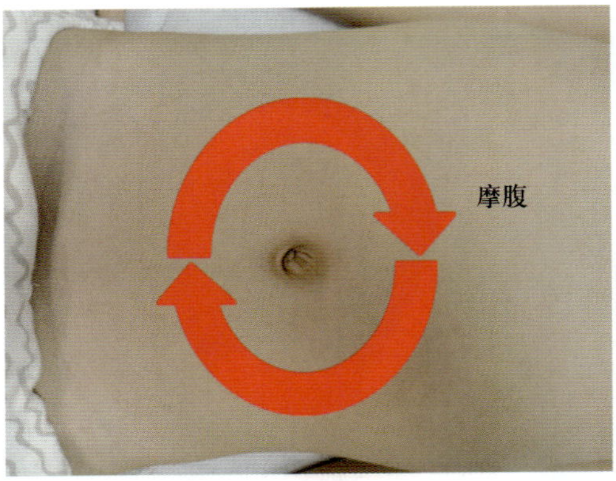

图 3-577 摩腹

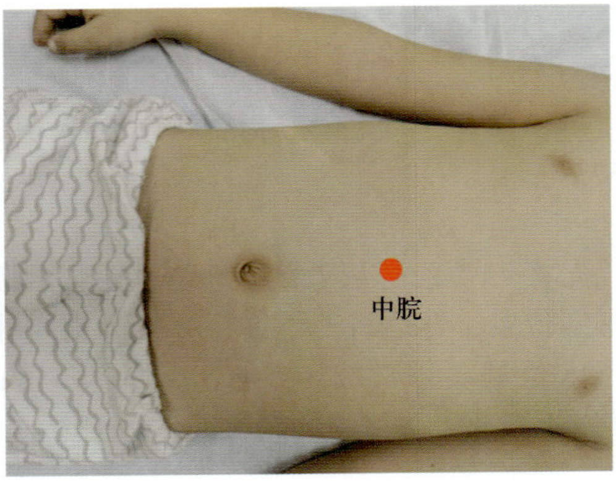

图 3-578 中脘

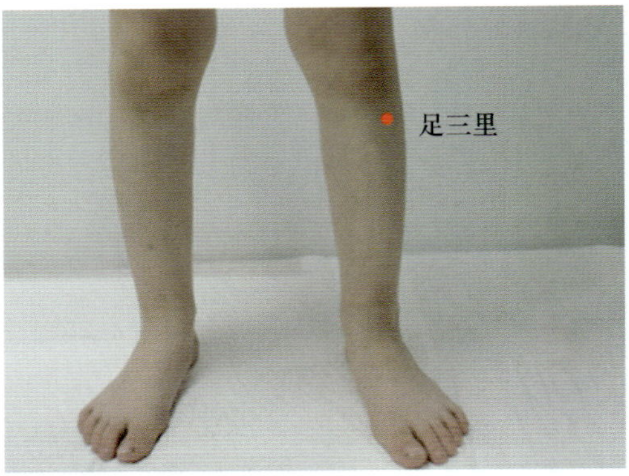

图 3-579 足三里

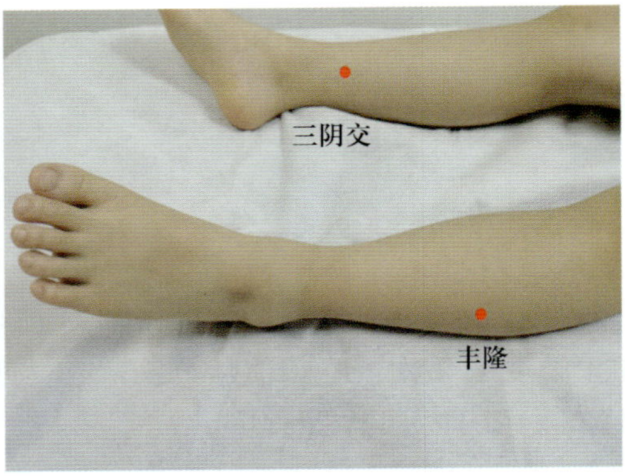

图 3-580 三阴交

随证加减

伴食欲差、腹胀、乏力者，加运内八卦 3 min、推大肠 2 min（图 3-581）。

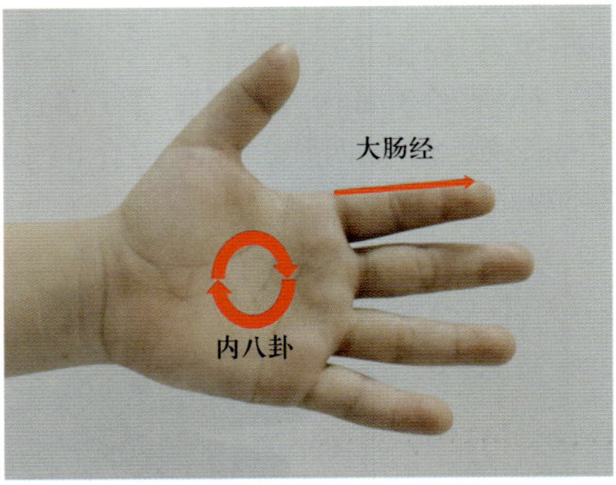

图 3-581 内八卦、大肠

伴眩晕、多食易饥者，加清胃经 3 min、退六腑 3 min、掐揉四横纹 1 min（图 3-582，图 3-583）。

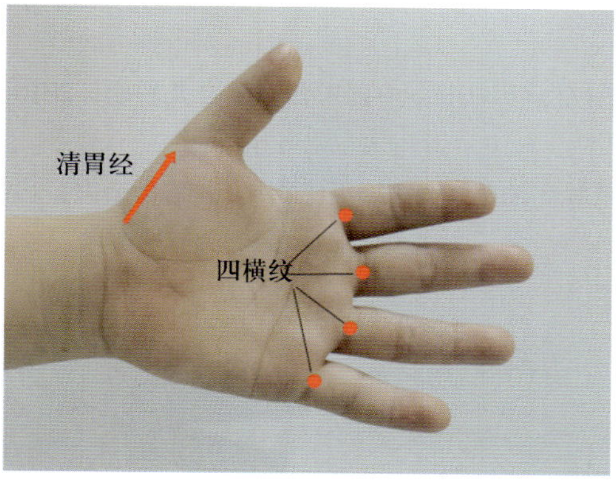

图 3-582 清胃经

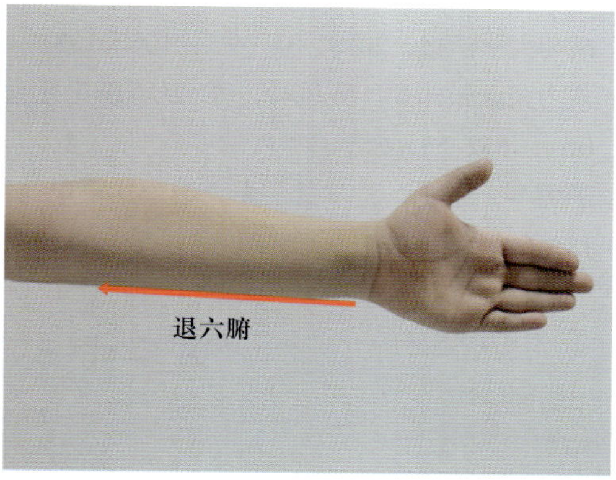

图 3-583 退六腑

伴乏力劳倦、腰膝酸软者，加补肾经 3 min、推上七节骨 3 min、推上三关 2 min（图 3-584，图 3-585）。

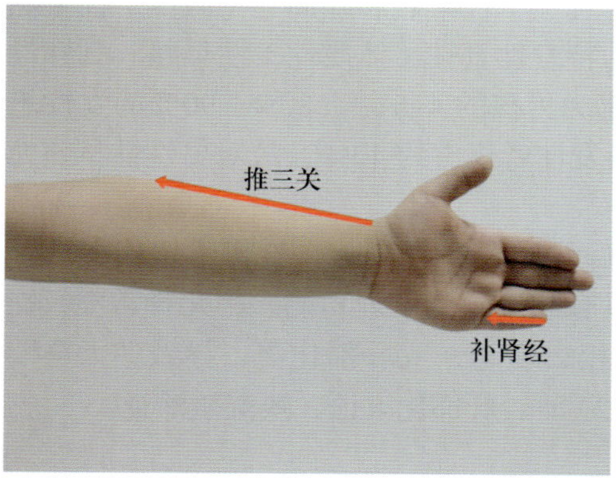

图 3-584 推三关、补肾经

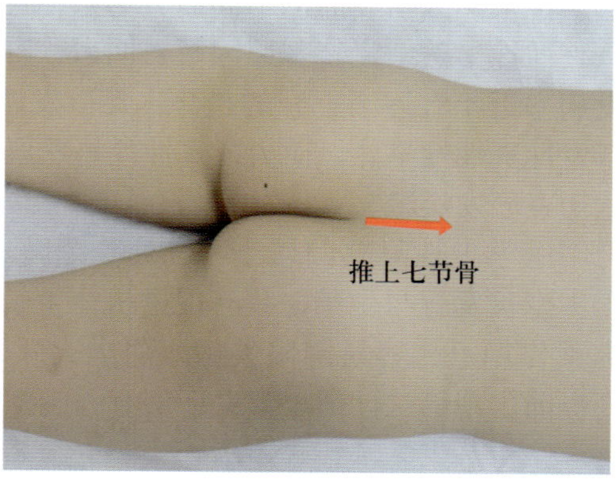

图 3-585 推上七节骨

五、饮食调护

肥胖儿童多脾失运化，痰湿内蕴，平时可服用具有健脾助运，化痰祛湿，化脂降浊作用的药茶、药膳调理（表 3-71）。

表 3-71 儿童肥胖症常用药茶、药膳

药茶	决明子、荷叶、玉米须、生山楂、陈皮、麦芽等，泡茶常服
食材	太子参、黑豆、猪排骨、海带、青鸭、赤小豆、荷叶、芹菜等
药膳	如赤小豆青鸭汤、荷叶黑豆海带猪排骨汤等

（刘应科）

参考文献

[1] 刘应科，杨晔，王秋莉，等.小儿消脂方治疗脾虚湿盛型单纯性肥胖症患儿临床疗效观察.湖南中医药大学学报，2018，38（9）：1052-1057.
[2] 刘力荣，张桂菊，陈风岭，等.从五脏论儿童肥胖症病因病机.中国中西医结合儿科学，2016，8（5）：552-553.
[3] 于嫦琴，赵树，赵学良. 光灸治疗儿童单纯性肥胖症的临床观察. 中国中西医结合杂志，1998，18（6）：348-350.

第二十三节　性早熟

一、概述

性早熟（sexual precocity）是指女孩8岁以前、男孩9岁以前，出现青春期特征即第二性征的一种内分泌疾病。性征与真实性别一致者为同性性早熟，不一致者为异性性早熟。性早熟因引发原因不同而分为中枢性（真性）性早熟和外周性（假性）性早熟两种。真性性早熟中无特殊原因可查明者，称为特发性真性（体质性）性早熟。真性性早熟发病率近年有逐渐上升的趋势，女孩发病率为男孩的4~5倍，80%~90%的女性患儿为特发性真性性早熟，而男孩真性性早熟属特发性者仅占约40%，故对男性性早熟尤应注意探查原发疾患。

中医学把性早熟归属于“乳疬”范畴。病位主要在肾、肝，与脾密切相关。肾藏精，主生长发育与生殖，具有促进机体生长发育和生殖的生理功能。小儿肾常虚，在致病因素作用下，容易阴阳失衡，阴虚火旺，相火妄动，或肝郁化火，导致“天癸”早至，提前出现第二性征。常见证型有：阴虚火旺证、肝郁化火证、痰湿壅滞证。

二、病因

性早熟的病因大部分不明确，已明确的原因有中枢性原因和非中枢性原因（表3-72）。

表3-72　性早熟的病因

真性（中枢性）性早熟

特发性性早熟：大部分病因不明

继发性性早熟：肿瘤或占位性病变（下丘脑错构瘤、囊肿等）；中枢神经系统感染；获得性损伤（外伤、手术、放化疗等）；先天发育异常（脑积水、视中隔发育不全等）

其他情况：原发性甲状腺功能减低症等

假性（外周性）性早熟

性腺因素：性腺肿瘤、卵巢肿瘤、睾丸肿瘤

肾上腺因素：肾上腺肿瘤、先天性肾上腺皮质增生

食物、药物因素：含雌激素的药物、食物

其他因素：多发性骨纤维发育不良伴性早熟等

三、诊断

见表 3–73，图 3–586。

表 3–73　性早熟的诊断要点

①第二性征提前出现：女孩在 8 岁以前，男孩在 9 岁以前出现第二性征发育迹象。以女孩出现乳房结节，男孩睾丸容积增大为首发表现
②线性增长加速：年生长速率高于正常儿童
③骨龄超前：骨龄超过实际年龄 1 岁或 1 岁以上
④性腺增大：盆腔 B 超显示女孩子宫、卵泡容积增大，且卵泡内可见多个直径＞ 4 mm 的卵泡；男孩睾丸容积≥ 4 ml
⑤性激素水平异常
⑥头颅部 MRI、肾上腺功能检查、甲状腺功能检查等可以明确具体病因

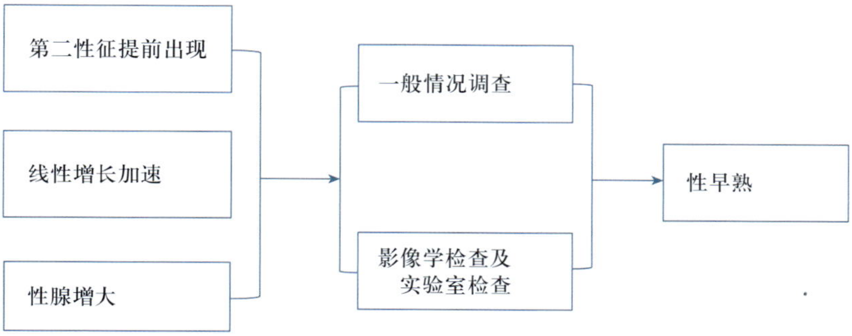

图 3–586　性早熟的诊断流程

四、中医外治疗法

1. 体针疗法

主穴

三阴交、血海、肾俞、关元、中极（图 3–587，图 3–588，图 3–589）。

方法

补法，每周 2~3 次。

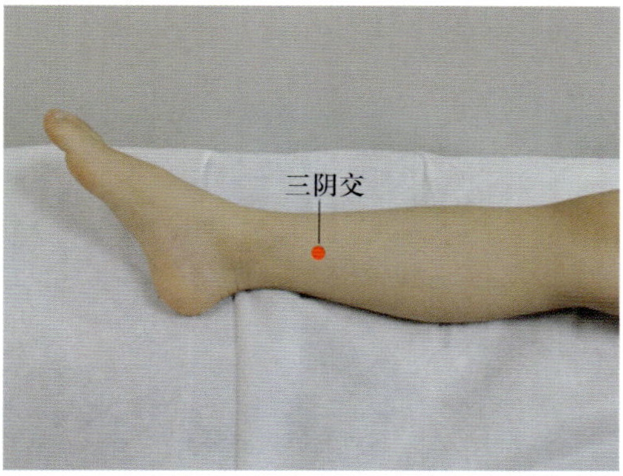

图 3–587　三阴交

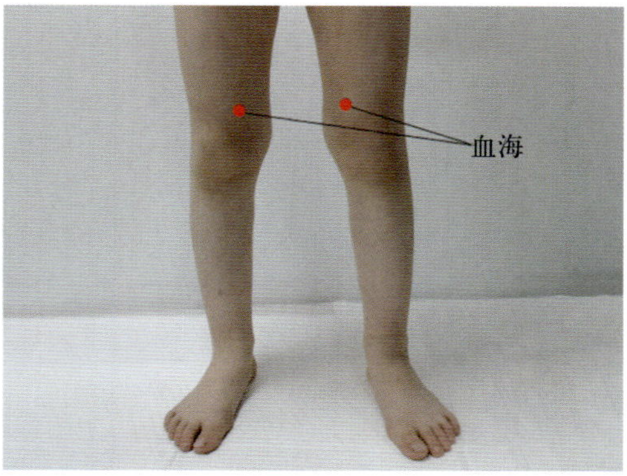

图 3–588　血海

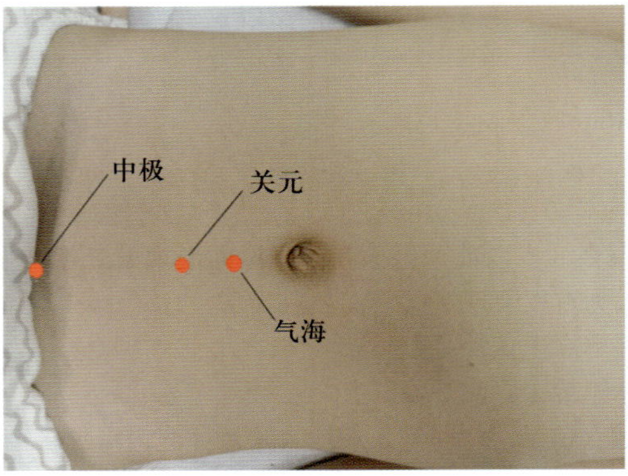

图 3-589 中极、关元

配穴

伴烦躁易怒者，加肝俞、太冲、期门（图 3-590，图 3-591，图 3-592）。

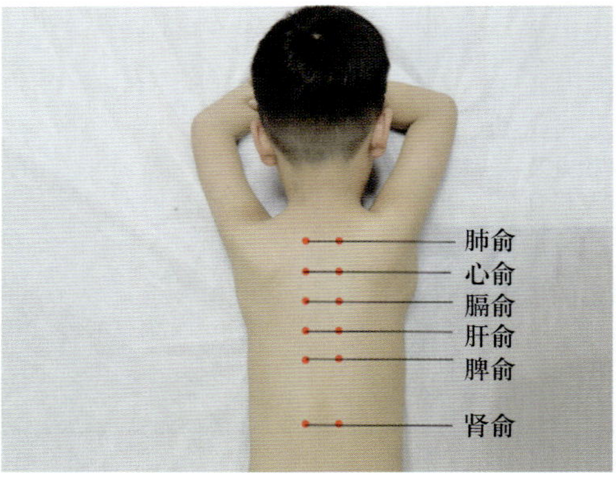

图 3-590 肾俞、肝俞

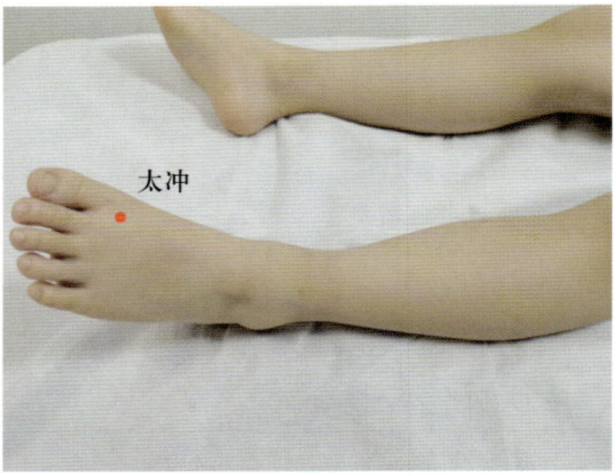

图 3-591 太冲

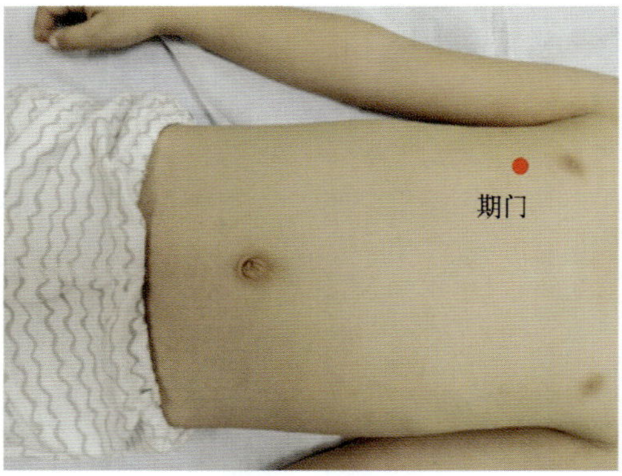

图 3-592 期门

2. 耳穴贴压疗法

取穴

交感、内分泌、肾、肝、神门、脾（图3–593）。

方法

先将75%乙醇消毒贴压部位，探测出相应耳穴位置，然后将王不留行籽或者皮内针贴于穴位处。每日按压5~6次，每次5 min左右，1周换1次，两耳交替进行。

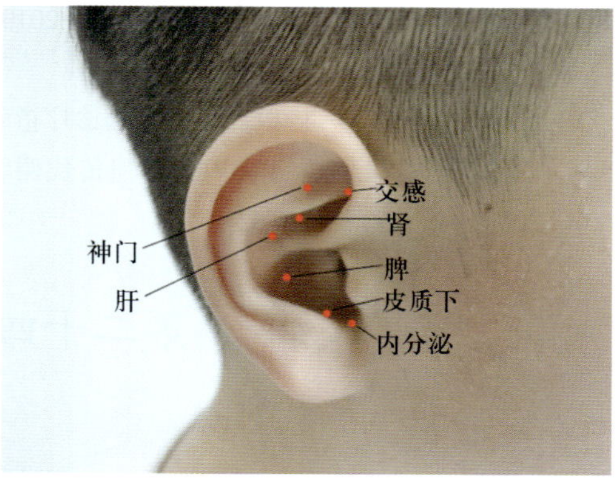

图3–593　耳穴

3. 穴位贴敷疗法

处方

吴茱萸、川牛膝、黄连等，打碎研粉。

取穴

神阙（图4–594）。

方法

取药粉10 g，用清水调配，贴敷神阙穴，每日1次，临睡前贴敷，至第二日早上。7日为1个疗程。

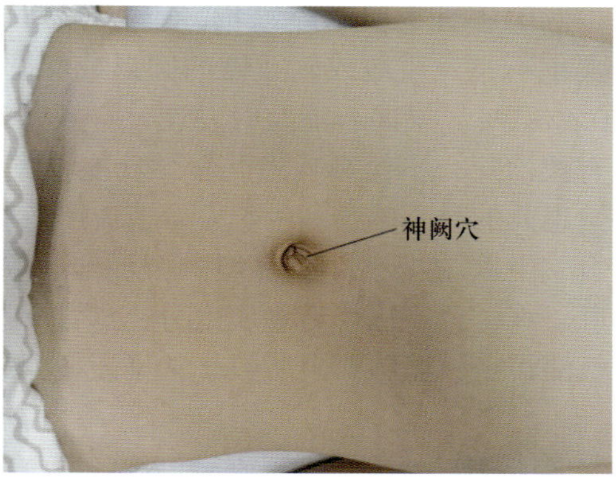

图3–594　神阙

五、饮食调护

小儿性早熟治疗以滋阴、理气为主，平时可服用药茶或药膳调理（表3–74）。

表3–74　性早熟常用药茶、药膳

药茶	玫瑰花、夏枯草、生地黄、陈皮、百合、淡竹叶、莲子心等，泡茶常服
食材	薏苡仁、芡实、麦冬、百合、生地黄、鸭肉、乌鸡、苦瓜、莲子等
药膳	苦瓜芡实薏苡仁羹、麦冬百合莲子粥、生地黄乌鸡汤等

（刘应科）

参考文献

[1] 卫生部. 儿童性早熟诊疗指南（2010年版）[B/OL].[2012-11-06]. http：//www.haodf.com/zhuanjiaguandian/doctorliw_608558933.htm.
[2] 中华中医药学会. 中医儿科常见病诊疗指南. 中国中医药出版社，2012：1-4.
[3] 中华医学会儿科学分会内分泌遗传代谢学组. 中枢性（真性）性早熟诊治指南. 中华儿科杂志，2007，45（6）：426-427.

第二十四节　肌性斜颈

一、概述

小儿肌性斜颈（congenital muscular torticollis，CMT）又称先天性肌性斜颈，原发性斜颈，俗称“歪脖”。是指新生儿一侧胸锁乳突肌挛缩，导致头和颌的不对称畸形，头倾向患侧，下颌转向健侧，头项活动不利的一组病证。一般在出生后或出生后数周发现一侧胸锁乳突肌挛缩紧张，或变硬、拘挛、增粗等改变，部分患儿胸锁乳突肌可触及大小不一，质地或软或硬的圆形或卵圆形肿块。流行病学调查显示，CMT 的发病率为0.3%~2%。早期若能及时发现，早期介入治疗，可有效地改善患儿症状，早期若得不到有效治疗，不仅影响患儿转颈功能及颜面部发育，而且还会导致脊柱发生代偿性侧弯，给患儿的身心健康和生长发育造成严重影响。

中医学把小儿肌性斜颈归属于“筋缩”“筋挛”“筋结”等疾病范畴，病位主要在肝、脾、肾，病性有虚实之分，虚证多责之于先天禀赋不足，筋脉失于濡养，实证多因气滞血瘀，筋脉痹阻所致。常见证型为瘀血阻滞证。

二、病因

小儿斜颈与产伤、局部缺血、宫内姿势不良、脐带绕颈、静脉闭塞及遗传等多种因素有密切联系。其病因大致可以分为五类，见表 3-75。

表 3-75　小儿肌性斜颈的病因

产伤
分娩难产时，一侧胸锁乳突肌受到产道或产钳挤压
胎位不正
胎位不正，羊水过少，脐带绕颈，臀位产
遗传
先天性发育异常或遗传因素，约 1/5 患儿有家族史，本病存在一定遗传倾向
养育不当
喂养、睡姿不当等，若患儿长时间单方向喂养或睡眠时可能会导致一侧胸锁乳突肌肌张力增高
其他因素
母亲怀孕期间缺少运动、长期坐卧，孕期发热、用药，妊娠 3 个月内感染病毒，颈椎外伤等

三、诊断

小儿肌性斜颈主要依据症状、辅助检查进行诊断，见表 3–76，图 3–595。

表 3–76　小儿肌性斜颈的诊断要点

症状	主症：①出生后或出生后数周被发现一侧胸锁乳突肌挛缩紧张或变硬、拘挛、增粗等改变，部分患儿胸锁乳突肌可触及大小不一，质地或软或硬的圆形或卵圆形肿块，肌肉变短，失去弹性；②患儿头向患侧歪斜，颜面部转向健侧；③头向健侧侧弯或向患侧旋转受限
	次症：患儿颜面及脊柱可出现适应性结构改变。如面部发育不对称，双眼裂水平不对称，后枕部不对称，上颈胸段代偿性侧弯
辅助检查	彩超检查主要表现为患侧胸锁乳突肌增厚、增粗，或可探及回声增高或减低的肌性肿块
鉴别诊断	需除外其他疾患所致的斜颈（如颈椎先天性畸形，锁骨产伤骨折，自发性颈椎半脱位，视力障碍引起头部倾斜，痉挛性斜颈，神经性斜颈等），必要时，拍颈椎 X 线片以明确诊断

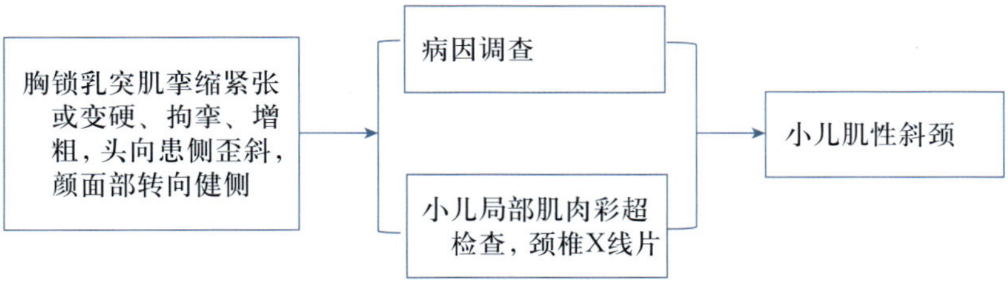

图 3–595　小儿肌性斜颈的诊断流程

四、中医外治疗法

1. 体针疗法

主穴

患侧风池、天柱、人迎、水突、扶突、天鼎、天窗及阿是穴（胸锁乳突肌起止点及肿块部位）（图 3–596，图 3–597）。

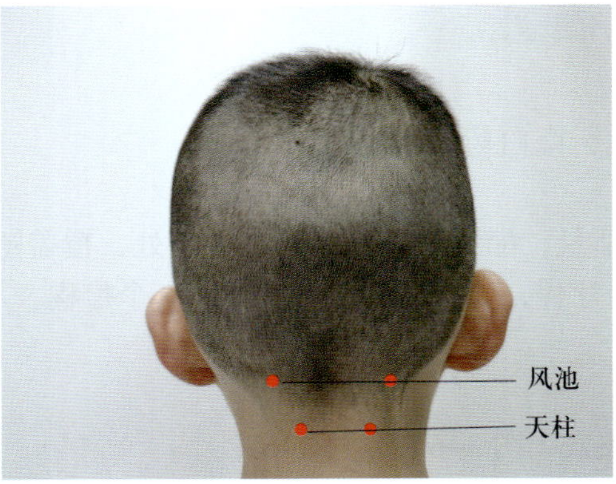

图 3–596　风池、天柱

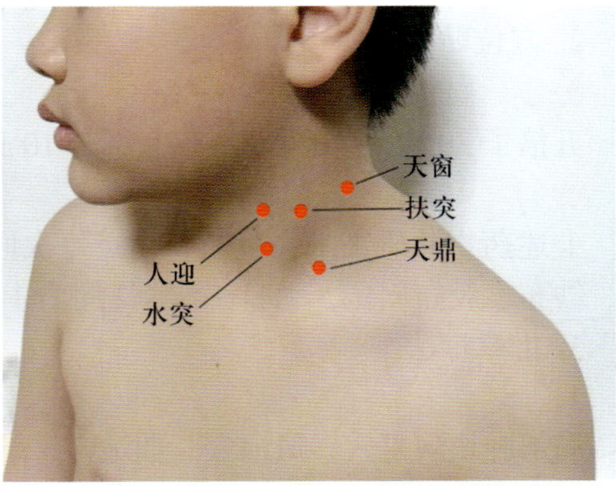

图 3–597　人迎、扶突、天鼎、水突

配穴

合谷、太冲、阳陵泉（图 3-598，图 3-599，图 3-600）。

方法

选 0.22 mm × 25 mm 规格一次性无菌针灸针，上述穴位常规消毒，直刺快速进针，进针深度约 15 mm，颈项部穴位及阳陵泉提插捻转平补平泻手法，合谷、太冲行捻转泻法，得气即出针，不留针。隔日治疗 1 次，2 周为 1 个疗程。

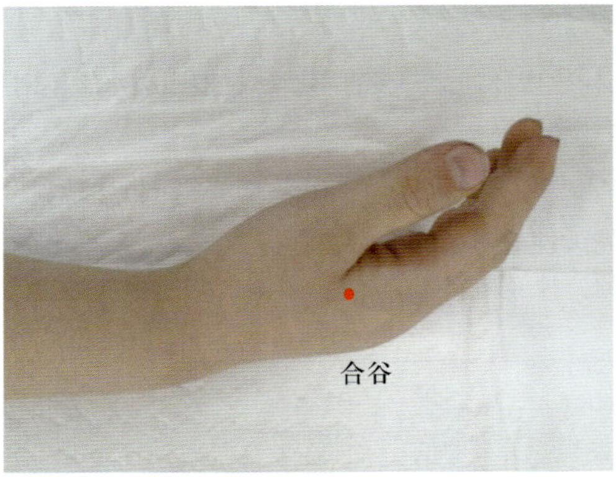

图 3-598 合谷

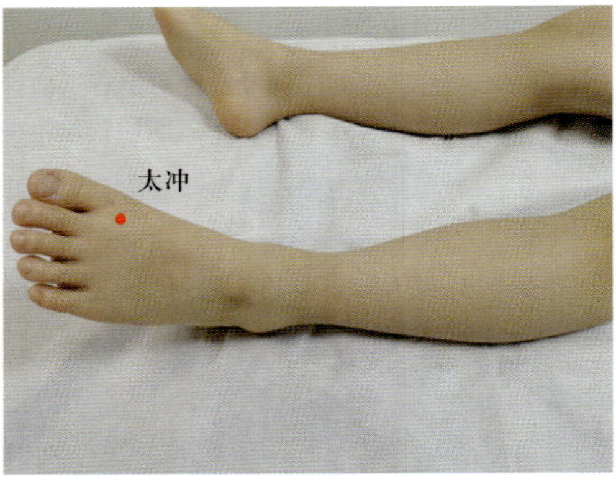

图 3-599 太冲

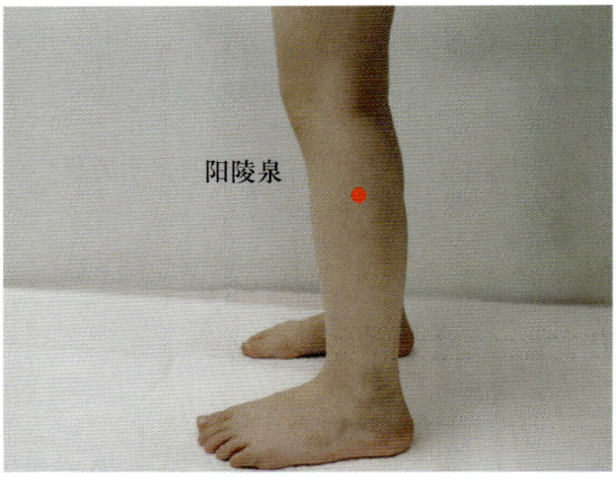

图 3-600 阳陵泉

2. 穴位贴敷疗法

处方

五倍子 30 g、生山栀 20 g、北细辛 10 g、云南白药 4 g。

方法

上述药物共研细末，装瓶备用。每次取适量，醋调成糊状，外敷肿块处，覆盖塑料纸、纱布、胶布固定，每日 1 次，2 周为 1 个疗程，休息 3 天，再进行第 2 个疗程。

3. 推拿疗法

取穴

局部肿块阿是穴、风池穴、曲池穴、外关穴（图 3-601，图 3-602）。

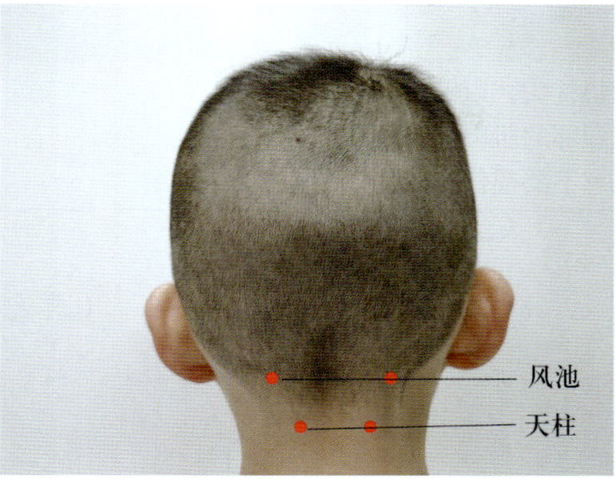

图 3-601　风池、天柱

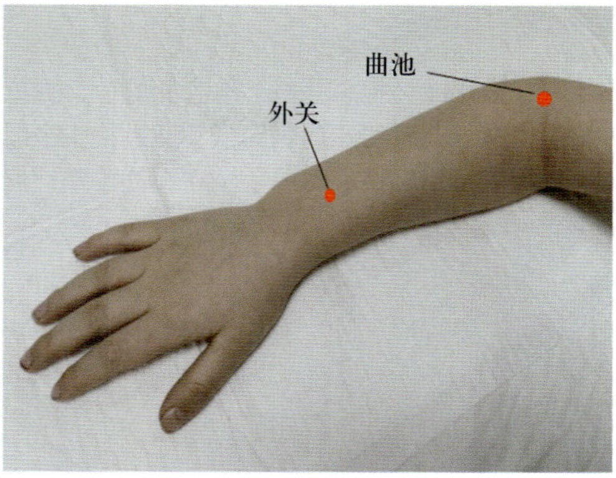

图 3-602　曲池、外关

方法

胸锁乳突肌操作：患儿仰卧位或者平躺于家属怀中，安抚其精神放松，操作者坐其患侧，用一手示中指并拢和拇指相对，依次从胸锁乳突肌起点到止点来回轻快均匀柔和地对捏，操作 10 min（160 次 / 分钟）；然后固定在病灶部位（胸锁乳突肌痉挛肿块处），仍用三指对捏法操作 5 min，此处为治疗关键部位，操作时手法要轻重适中，太轻效果不佳，太重会造成胸锁乳突肌钙化；再用双手示中指并拢和拇指相对，分别放在胸锁乳突肌的起点处和止点处，反向缓慢对拉胸锁乳突肌 6~9 遍，形如拔河之势，称之为“拔河对拉法”；接上姿势把双手再放在病灶局部快速对拉 6~9 遍，此手法为解除痉挛、化瘀消肿的关键手法，一定要固定好肿块牵拉，以免擦破皮肤。

其他部位操作：患儿仰卧位，操作者一手固定患儿头部，一手中指指腹勾点患侧风池穴 1 min，然后点揉患侧曲池、外关穴各 30 次，最后牵抖患侧上肢 1 min。

4. 中药热奄包疗法

处方

伸筋草 30 g、皂角刺 30 g、木瓜 9 g、生大黄 50 g、白芷 10 g、当归 15 g。

方法

上药先用清水浸泡 30 min，然后常规中药煎煮法煎煮 30 min，用毛巾浸蘸药液，待温度适中时热敷胸锁乳突肌 20~30 min，一天 2 次。

5. 中药药枕疗法

处方

菊花、红花各 30 g，细辛、当归、川芎、桂枝各 10 g。

方法

上述药物共研粗末，装入布袋内，睡觉时垫于患侧颈部。每日 1 次，2 周为 1 个疗程，休息 3 天，再进行第 2 个疗程。

五、预防调护

小儿肌性斜颈为先天性疾病，早诊断、早治疗是本病防治的关键。平时需注意姿势矫正（表 3-77）。

表 3-77　小儿肌性斜颈的调护
1. 睡眠、喂奶或怀抱患儿时，取患侧卧位，在患侧垫枕头，以助矫正畸形
2. 坐位横抱患儿时要让病侧向上，通过抬头来锻炼颈部的肌肉
3. 家长平时可用轻快柔和的手法在患侧按摩，但注意不要损伤皮肤，以免加重病情

（典迎彬）

参考文献

[1] 覃书颖，李珊．推拿治疗小儿肌性斜颈的研究进展．大众科技，2021，23（263）：87-89.

[2] Xiao Y，Chi Z，Yuan F，et al. Effectiveness and safety of massage in the treatment of the congenital muscular torticollis：a systematic review and meta-analysis protocol. Medicine，2020，99（35）：e21879.

[3] 纳森，赵娜，谭涛，等．小儿肌性斜颈外治法的研究进展．中华中医药杂志（原中国医药学报），2018，33（11）：5038-5040.

[4] 夏锡昌．中医外治小儿肌性斜颈 50 例．中医外治杂志，1995（02）：44.

第四章　医案

医案一　脑性瘫痪

李某，男，6 个月，2019 年 5 月 12 日初诊。

【代主诉】

下肢僵硬 3 个月余。

【现病史】

患儿系第 1 胎第 1 产，孕 34 周因胎儿窘迫剖宫产出，出生体重 2 kg，生后于新生儿科住院 1 个月，体重增至 2.3 kg，出院后混合喂养，3 个月前发现下肢发硬，5 个月会抬头。曾在当地门诊给予推拿按摩 20 天，效果不佳。现慕名到我院就诊。

【查体】

竖头不稳，肩胛紧，双上肢围巾征未达中线，双手主动抓握欠佳，拇指内收，立位支撑尖足，内收肌角 60°，腘窝角 90°，足背屈角 80°，Vojita 反射：立位悬垂双下肢硬性伸展，俯卧悬垂双上肢后背，肌张力稍高，降落伞反射可引出。舌淡红，苔薄白，脉沉细。

【辅助检查】

格塞尔发育评估：大运动 70 分（轻度发育迟缓），精细运动 68 分（轻度发育迟缓），语言 85 分（正常），个人 – 社交 89 分（正常），适应性 90 分（正常）。

【中医诊断】

五迟　肝肾不足证

【中医治疗原则】

补益肝肾，强筋壮骨。

【西医诊断】

脑性瘫痪

【西医疗法】

运动疗法、作业疗法、物理疗法、蜡疗。

【中医疗法】

1. 针刺疗法（体针疗法结合头针疗法）

主穴

百会、四神聪、风池、风府、神庭、运动区。

配穴

因平衡协调功能差，加平衡区或脑三针；下肢瘫痪，加环跳、髀关、伏兔、足三里；

剪刀步态，加风市、阳陵泉、绝骨；足内翻，加绝骨、昆仑；足下垂，加解溪、商丘、丘墟。

方法

头针快速平刺进针，体针直刺进针，留针 30 min。每日 1 次，每周 6 次，3 周为 1 个疗程，休息 1 周后进行下 1 个疗程。

2. 推拿疗法

基本处方

开天门、分推坎宫、揉太阳各 240 次，摩振百会、四神聪 3 min，补肾经、脾经各 500 次，捏脊 10 遍，按揉足三里 2 min，擦腰骶部（以透热为度），旋推镇惊穴 240 次。

因患儿体弱、营养不良，加补肺经、揉肾顶、板门、足三里、推四横纹、运内八卦、揉脐、摩腹。

方法

每日 1 次，每周 6 次。

3. 穴位注射疗法

主穴

哑门、风池、大椎。

配穴

肾俞、足三里、环跳、内关、上廉泉、曲池、阳陵泉。

药物

黄芪注射液。

方法

主穴 1 个，配穴 2 个，轮流交替使用，隔日 1 次，10 天为 1 个疗程。间隔 7 日进行下 1 个疗程。

4. 中药药浴疗法

处方

当归 20 g、牛膝 20 g、伸筋草 30 g、透骨草 30 g、木瓜 20 g、红花 10 g、黄芪 30 g、川芎 10 g、白芍 20 g、杜仲 20 g、防风 10 g、鸡血藤 30 g、赤芍 20 g。

方法

采用全身药浴的方法，每次 30 min，隔日 1 次，每周 3 次。

5. 灸法

主穴

神阙、关元、足三里。

方法

采用温和灸，每次选穴 2 个，每次 20 min，隔日 1 次，3 周为 1 个疗程，休息 1 周后进行下一个疗程。

经治 1 年，2020 年 6 月 2 日，患儿可独立行走，无异常姿势，会叫“爸爸、妈妈”等，格塞尔发育评估均正常，出院回家，嘱继续家庭康复，定期复诊。

【按语】

肝主筋，肾主骨，患儿先天肝肾不足则筋骨失养，肾藏精，主生长发育，肾精亏虚则生长发育迟缓，故见患儿站立、行走发育落后。本案采用补益肝肾，强筋壮骨的治疗原则，给予针刺、推拿、穴位注射、药浴、灸法等中医外治疗法与西医康复训练方法结合，综合施治，患儿脏腑功能逐渐恢复，肢体僵硬逐渐缓解，运动功能逐渐正常，疾病临床痊愈。早产儿的脑性瘫痪发生率明显高于足月产儿，6个月内给予早期诊疗，大多数患儿能够达到完全康复，因此，对于早产儿一定要定期监测生长发育，早期发现，早期诊断，早期治疗，早期康复。

（单海军）

医案二　全面发育迟缓

马某，男，4个月，2019年8月15日初诊。

【代主诉】

生后反应迟4个月。

【病史】

患儿系第2胎第2产，孕38周顺产，出生体重3 kg，Apgar评分1 min 9分，5 min 10分。混合喂养。反应迟，3个月会抬头，4个月仍逗引无反应。为求系统诊治，到我院就诊。母亲为高龄产妇，生该患儿时年龄为38岁，怀孕期间胎儿曾有宫内窘迫，经吸氧后缓解。

【查体】

营养中等，面色欠红润，抬头可，竖头稳，逗引无反应，追听追视差，四肢肌张力略低。舌淡红，苔薄白，脉细无力。

【辅助检查】

格塞尔发育量表评分：粗大运动72分（轻度发育迟缓），精细运动71分（轻度发育迟缓），语言78分（边缘），适应性75分（边缘），个人－社交65分（轻度发育迟缓）。

【中医诊断】

五迟　心脾不足证

【中医治疗原则】

补益心脾，开窍益智。

【西医诊断】

全面发育迟缓

【西医疗法】

运动神经干预疗法，经颅磁刺激疗法等。

【中医疗法】

1. 头针疗法

主穴

百会、四神聪、智三针。

配穴

因患儿表情淡漠、注意力不集中，加定神针。

方法

头针快速平刺进针，体针直刺进针，留针 30 min。每日 1 次，每周 6 次，4 周为 1 个疗程。

2. 体针疗法

取穴

心俞、脾俞、肾俞、神门、足三里。

操作方法

每日 1 次，速刺不留针。每周 6 次，4 周为 1 个疗程。

3. 推拿疗法

取穴

百会、四神聪、肝俞、肾俞、心俞、脾俞。

配穴

因患儿筋骨痿软，加穴位点按阳陵泉、悬钟、太溪、太冲。因患儿语言落后，加哑门、通里、廉泉。循经推按：足太阳膀胱经(承扶至昆仑)，足少阳胆经(环跳至悬钟)。

方法

每日 1 次，每次 30 min，每周 6 次，4 周为 1 个疗程。

4. 穴位注射疗法

主穴

百会、四神聪、智三针。

药物

鼠神经生长因子。

方法

每穴注射药物 0.5 ml，隔日 1 次，10 天为 1 个疗程。间隔 7~10 日进行下 1 个疗程，连续 4 个疗程。

经治 1 年，2020 年 8 月 20 日，患儿可独立行走，会叫主动叫爸爸、妈妈、奶奶等，格塞尔发育评分：粗大运动 90 分（正常），精细运动 95 分（正常），语言 96 分（正常），心理 92 分（正常），个人－社交 96 分（正常）。嘱定期复诊，监测生长发育情况。

【按语】

心主神明，主血脉，脾胃为后天之本，气血生化之源，心脾不足，则气血不足，心神失养，神机失用，故见语言、智力等发育落后。本案采用补益心脾，益智开窍的治疗原则，给予针刺、推拿、穴位注射等中医外治疗法与西医康复训练方法结合，综合施治，使患儿气血充足，脑髓得充，心神得养，智力逐渐恢复正常。高龄产妇、宫内窘迫是全面发育迟缓 / 智力障碍等神经发育障碍性疾病的高危因素，5 岁以内诊断为全面发育迟缓，5 岁以上仍未正常化者诊断为智力障碍，6 个月内给予早期康复治疗，大多数患儿能够达到完全康复，因此对于有高危因素的儿童一定要定期监测生长发育，特别是神经发育监测，早期发现，早期诊断，早期治疗，才能早期康复。

（单海军）

医案三　言语障碍

王某，男，3 岁 7 月，2021 年 3 月 15 日初诊。

【代主诉】

言语发育落后 2 年余。

【现病史】

患儿系第 1 胎第 1 产，足月顺产，出生体重 3.5 kg，母乳喂养，6 个月会独坐，1 岁 3 个月可独自行走，喜欢与小伙伴玩耍。2 岁才会喊“爸爸”“妈妈”，现在 3 岁 7 个月，仅会说单词或很短的句子。稍微复杂一点的话，就必须配以手势才能表达，有时因讲不清自己想说的话，急得面红耳赤，甚至发脾气。

【查体】

神疲乏力，少气懒言，面色少华，纳差，舌淡红，苔薄白，脉细弱。

【中医诊断】

语迟　心脾两虚证

【中医治疗原则】

健脾益气，养心安神。

【西医诊断】

语言发育迟缓

【西医疗法】

言语训练、认知训练、心理疗法、沙盘游戏、音乐疗法、团体游戏、脑电治疗。

【中医疗法】

1. 针刺疗法（体针疗法结合头针疗法）

主穴

神庭、四神针、脑户、言语Ⅰ区。

配穴

内关、太溪、足三里。伴声音小，加少商，易发脾气，加太冲，流口水，加廉泉。

方法

头针快速平刺进针，体针直刺进针，留针 30 min。每日 1 次，每周 6 次，4 周为 1 个疗程，休息 1 周后进行下 1 个疗程。

2. 推拿疗法

基本处方

摩振百会、摩四神聪各 3 min，点揉廉泉穴、哑门穴各 2 min，鸣天鼓 48 次，捣小天心 120 次，揉通里穴 1~3 min，掐揉人中与承浆 120 次。

因伴声音小，加补肺经，因易发脾气，加泻肝经，因流口水，加揉颊车、地仓穴。

方法

每日 1 次，每周 6 次。

3. 耳穴贴压疗法

取穴

神门、额、脾、胃、肾、心、舌。

方法

75% 乙醇擦拭清洁耳部后，用小磁珠贴压穴位，每天按压 4~5 次，每次每穴约 1 min，1 周 2 次，4 周为 1 个疗程。

经治 2 个月，患儿可以说出多于 200 个单字、3 至 4 个概念的句子，懂得运用“我、你、他”等人称代词，可背诵古诗或儿歌，可与人进行正常长句子交流。出院回家，嘱继续家庭康复，定期复诊。

【按语】

若小儿脾胃亏虚，不能正常将食物化为气血，并将气血转运至心，则心气不足，而心开窍于舌，若小儿心气不足，不能营养舌肌，舌无力则无语。又《东医宝鉴》指出：“心为声音之主，肺为声音之门，肾为声音之根”，指出人的发声除与心相关外，与肺肾的关系也比较密切。本案属于心脾两虚证，采用健脾益气、养心安神的治疗原则，给予针刺、推拿、耳穴贴压等中医外治疗法与西医康复训练方法结合，综合施治，患儿脏腑功能逐渐恢复，心脾气血充足，语言功能亦恢复正常。2~4 岁是儿童语言表达的关键期，当发现儿童比同龄人语言发育慢时，应当及早带去医院进行专科检查，在医生指导下进行早期干预，孩子有望逐渐获得语言能力。关键是一定要早发现，早诊断，早治疗，早康复。

（党伟利）

医案四　多动症

范某，女，9 岁，2018 年 11 月 8 日初诊。

【代主诉】

注意力不集中，上课小动作多 2 年余。

【现病史】

2 年余前患儿上小学后老师即反映其上课注意力不集中，容易分心，小动作多，经调整座位，老师和家长督促下，孩子学习成绩尚可，今年上三年级后，课业负担加重，孩子学习成绩下降明显，注意力不集中、分心多动症状仍无缓解，遂慕名到我院就诊。现症见：多动不安，急躁易怒，注意力不集中，常与兄弟打闹，粪便干，纳食少，睡眠欠安。

【查体】

体型偏瘦，面色欠华，舌质红，苔薄白，脉弦数。

【辅助检查】

多动症评估：符合 ADHD 混合型。感觉统合评估：中度感觉统合失调。

【中医诊断】

躁动　心肝火旺证

【西医诊断】

注意缺陷多动障碍（混合型）

【西医疗法】

感觉统合训练、行为疗法、脑电生物反馈疗法。

【中医疗法】

清心平肝，安神定志。中药内服配合中医外治疗法。

1. 方剂

安神定志灵加减

柴胡 10 g，黄芩 10 g，决明子 20 g，连翘 10 g，石菖蒲 10 g，郁金 10 g，益智仁 20 g，远志 10 g，钩藤 10 g，龙齿 20 g（先煎），珍珠母 20 g（先煎），大黄 5 g。每日一剂，水煎分 2 次，饭后温服。

2. 头针疗法

取穴

双侧顶中线、顶旁 1 线、额中线、额旁 1 线、百会、四神聪、印堂、本神。

方法

平刺进针约 30 mm，进针后行捻转平补平泻法，每穴操作 1 min，留针 30 min，在留针过程中每 15 min 行针 1 次，每次行针 1 min。隔日治疗 1 次，15 次为 1 个疗程。

3. 体针疗法

主穴

内关、神门、合谷。

配穴

因患儿急躁易怒，冲动任性，便秘，加太冲、劳宫。

方法

直刺进针，其中太冲、丰隆、劳宫用泻法，足三里、太溪用补法，余穴均用平补平泻法。隔日 1 次，每次留针 30 min，15 次为 1 个疗程。

4. 耳穴贴压疗法

处方

神门、皮质下、脑干、交感、心、肝、脾、肾。

方法

每次选穴 4~6 个，用王不留行籽，贴于穴位处。每日按压 4~5 次。双耳交替治疗，每 4 天换一次耳穴。

5. 推拿疗法

取穴

头面部：开天门、推坎宫、印堂穴、头临泣穴、百会穴、风池穴。

四肢部：脾经、肝经、小天心、板门、外关、曲池、合谷、太冲。

躯干部：腹、气海、肝俞、脊。

方法

每日 1 次，每次 30 min，每周 5 次。

经治 3 个月，患儿注意力较前明显集中，小动作明显减少，成绩有所提升，睡眠安稳，进食增多，排便正常。老师反映孩子进步明显，家长、患儿均较满意。嘱家长安排好孩子的作息时间，饮食注意营养，减少电子产品使用时间，多鼓励孩子，建立良好的亲子关系。

【按语】

小儿“心常有余”“肝常有余”，若教育不当，心理失和，或情志失调，五志化火，或素体热盛，喜食油煎辛辣之品，助热生火，扰动心肝，而见多动、冲动，烦躁不安。本案患儿形体偏瘦，多动不安，急躁易怒，注意力不集中，常与兄弟打闹，便干，纳食少，睡眠欠安，舌质红，脉弦数。辨证属心肝火旺证。采用清心平肝、安神定志的治疗原则，给予中药、针刺、推拿、耳穴贴压等中医内、外治疗方法与感觉统合训练、行为疗法、脑电生物反馈疗法结合，综合施治，患儿邪去神安，疗效满意。分心多动症是小儿常见的精神心理行为疾病，发病率高，对孩子的影响包括学业、生活、社交、职业、婚姻等多个方面，涉及全生命周期，治疗周期较长，需要家庭、学校和社会的共同参与，6岁以前西医主要以行为治疗为主，中医外治疗法则不受年龄限制，可以与行为疗法相结合，获得更好的治疗效果，关键是早发现、早诊断、早干预。

（单海军）

医案五　抽动障碍

聂某，男，7岁，2021年5月8日初诊。

【代主诉】

发现眨眼、翻眼睛、咧嘴等半年余，加重伴清嗓子、点头等半月余。

【现病史】

半年前患儿无明显诱因出现眨眼、翻眼、咧嘴等症状。当时未予重视，此后症状反复出现。2个月后于外院就诊，完善脑电图等相关检查，排除癫痫等其他神经发育疾病，考虑抽动障碍，予静灵口服液、赖氨肌醇维生素 B_{12} 口服液等药物口服治疗。此后症状略有缓解，发作频率较前稍有下降。每于情绪紧张时出现眨眼、点头等症状。半月前抽动症状再次出现加重，表现为眨眼、挤眼睛、清嗓子、咧嘴等。再次于外院就诊，考虑过敏性鼻炎，予抗过敏药物外用及内服（具体不详），症状缓解不明显。现仍有眨眼、挤眼、清嗓子发声、点头、张嘴等抽动症状，每于情绪紧张、学习时明显。活动后汗出多，情绪急躁。夜间入睡后翻身较多，无早醒。纳食一般，挑食，二便调。

【既往史】

反复呼吸道感染病史，表现为发热等，平均每月发作一次。病毒性心肌炎病史。否认幼年时期抽动相关症状病史。否认抽动相关家族病史。

【查体】

面色少华，眨眼、翻眼睛症状频繁，时有清嗓子声音。舌边红，苔白略腻，脉弦滑。

【辅助检查】

CONNERS行为量表（父母版）：品行问题、冲动—多动两项分值偏高，其他正常。

耶鲁综合抽动严重程度量表：运动性抽动8分，发声性抽动5分，总损害率10分，总分23分。

感觉统合量表：前庭功能58（正常），触觉防御95（正常），本体觉53（正常），学习能力29，轻度感觉统合失调。

【中医诊断】

小儿抽动症　肝旺脾虚证

【中医治疗原则】

健脾平肝，息风化痰，宁心安神。

【西医诊断】

抽动障碍

【西医疗法】

感觉统合训练（独角椅子、平衡木、跳绳、排球等）。

【中医疗法】

中药汤剂口服配合中医外治法治疗。

1. 揿针疗法

取穴

咽四穴、攒竹、瞳子髎。

方法

采用 0.6 mm 揿针进行贴敷，持续 3 天，3 天后自行取下，间隔 2 天后再次贴敷。共贴 2 次。

2. 推拿疗法

基本处方

揉百会、四神聪、神庭、本神、头维、印堂各 2 min；头部扫散、抓五经各 2 min；捏脊 6 遍。

因患儿长期反复呼吸道感染，加运内八卦、推三关、清补脾经；点头症状较多，加拿风池；时有咽部发声、清嗓子，加揉按天突。

方法

每日 1 次，每周 3 次，持续 2 周。

2021 年 5 月 22 日复诊，患儿清嗓子症状较前明显缓解，仅在情绪极度紧张时有 1~2 声清嗓子，其余时间基本无发声。眨眼、翻眼、点头仍有。

方案

调整口服中药处方，暂停揿针贴敷治疗，继予推拿疗法。

此后定期复诊，点头症状逐渐消失，情绪较前稳定，上课注意力较前改善，眨眼、翻眼、咧嘴等动作出现频率下降。嘱自行居家行推拿治疗，逐渐减少口服中药药量，待症状消失后酌情停药。

【按语】

小儿素体脾常不足，肝常有余。肝气有余，肝木亢盛而化生内风，上扰神窍；脾气不足，脾失健运，水液失于运化，则聚湿成痰，上蒙神窍。且肝木亢伐脾土，则肝气更亢，脾气更虚。肝主筋，脾主肌肉，肌肉失养，内风扰动筋脉，则表现为肌肉瞤动，发于面部则表现为眨眼、咧嘴，发于颈部则表现为点头，发于咽喉则表现为清嗓子。且肝主情志，主疏泄，情志不畅，气郁化火，上扰神明，则神更不安，症状加重。夜间神窍失养，则表现为夜卧不安，翻身较多。心为五脏六腑之大主，主神明，心神不宁，则症状更重。故而治疗当从肝脾入手，化痰息风，兼以宁心安神。本案中应用健脾平肝，息风化痰，安神开窍之法，在口服中药基础上配合中医外治，应用推拿疗法，以息风安神，同时配合揿针舒缓局部肌肉，缓解紧张感。辅以西医感觉统合训练，综合施治，使得患儿情绪安宁，神机得养，脏腑调和，抽动自止。

（崔　霞）

医案六　儿童强迫症

张某，男，5 岁 10 个月，2021 年 5 月 19 日初诊。

【代主诉】

不自主眨眼样动作 1 年余，伴强迫行为 2 个月余。

【现病史】

1 年余前患儿开始出现不自主眨眼样动作，经眼科治疗，症状时轻时重。近 2 个月余，患儿开始出现拿起任何东西都要伸舌舔尝一下，自述无法控制，经口服“利必通”及“可乐定”外贴，疗效欠佳，家长寻求中医治疗。平素脾气暴躁易怒，间有攻击行为，口干口渴，睡眠欠安。便干，3~4 日 1 次，尿色黄。

【既往史】

既往有过敏性鼻炎史。

【查体】

精神一般，形体消瘦，鼻黏膜充血，面色、唇色偏红，眼睑略充血，手足心热，神经系统检查未见明显异常。舌质红，苔黄，脉弦细。

【辅助检查】

铜蓝蛋白：21.7mg/dl。（男：15~30 mg/dl）

肝肾功能：正常。

抗链球菌溶血素“O”：197IU/ml。

吸入组过敏原（IgE 介导）：粉尘螨 3 级。

食物组过敏原（IgE 介导）：0 级。

食物不耐受过敏原（IgG 介导）：鳕鱼 2 级，虾 1 级，蛋清 / 蛋黄 2 级，牛奶 2 级，余 0 级。

【中医诊断】

脏躁病　阴虚火旺，心神不安。

【中医治疗原则】

滋阴降火，宁心安神。

【西医诊断】

1. 儿童强迫症
2. 抽动障碍

【中医疗法】

1. 针刺疗法

主穴

外关（双）、足临泣（双）、百会、印堂。

配穴

配太溪、太冲以滋阴降火，疏肝理气；配神门以宁心安神。

方法

太溪、神门用补法，余穴平补平泻，留针 30 min。隔日 1 次，每周 3 次，10 次为 1 个疗程。

2. 推拿疗法

处方

摩振百会、四神聪各 3 min，叩击头部 1~3 min，揉神门、阴郄、郄门各 240 下，旋推镇静穴 240 下。

方法

每日 1 次，每周 6 次。

3. 药膳

食材

老鸭芡实汤：老鸭子半只或 1 只，芡实 100~200 g。

用法

鸭子去内脏，分割成块，与芡实共煮汤，加盐调味食用。每周 1 次。

4. 其他

嘱饮食忌辛辣油腻及刺激性食物，减少看电子屏幕时间，不玩过于刺激的电子游戏或观看画面变化过快的动画片。

经治 1 周，患儿不自主眨眼及舔尝物品的行为明显减少，1 个月后症状基本消失。继续坚持药膳及饮食调护，减少诱发行为，随访 2 个月未复发。

【按语】

该患儿口干口渴，眼睑红、面色红、口唇红，舌红苔黄，为阴虚火旺的征象；虚火上炎，扰动心神，则见烦躁易怒，频繁眨眼；心开窍于舌，心神被扰，影响舌味觉感受，则见嗜舔诸物。因此，本案例采取滋阴降火，宁心安神的治则治法，应用针刺、推拿联合药膳等手段，使阴生火降，心神安宁而获效。从本案例可以看出，患儿的各种强迫行为，除心理因素外，可能与其体质状况有较密切的关系，中医充分应用辨证施治，调理好患儿体质，达到阴平阳秘，精神乃治，则诸症悉除。

（辛　晶）

医案七　睡眠障碍

谭某，男，5 岁，2020 年 7 月 12 日初诊。

【代主诉】

认知、语言、社交发育落后伴入睡困难 3 年余。

【现病史】

患儿 2 岁后逐渐表现为认知、语言、社交发育较同龄儿落后，曾于外院诊断为孤独症谱系障碍。平素夜间入睡困难，于晚 9 时上床，11 时后方可入睡，入睡后较躁动，间有哭闹不安，偶有尖叫，但未完全苏醒。晨起时较难唤醒，精神状态尚可，日间注意力涣散，好动。纳少，便干结，略有口臭，排尿正常，汗多，口渴喜冷饮。

【查体】

精神稍差，形体消瘦，诊室内好动，难以安坐，面白唇红，腹胀，肠鸣音正常，神经系统检查未见明显异常。舌质红，苔黄厚腻，脉弦滑。

【中医诊断】

1. 不寐　痰热内扰证
2. 语迟　心脾两虚，痰蒙清窍证

【中医治疗原则】

宁心安神，清热化痰，兼消食导滞。

【西医诊断】

1. 失眠
2. 孤独症谱系障碍

【西医疗法】

言语训练、社交训练、结构化教育。

【中医疗法】

1. 针刺疗法

主穴

百会、神门、三阴交、照海、申脉、安眠。

配穴

配丰隆、足三里、中脘以健脾化痰，消食导滞；配厉兑、隐白以清热镇惊。

方法

申脉、中脘、丰隆用泻法，安眠平补平泻，余穴用补法，留针 20 min。隔日 1 次，每周 3 次，10 次为 1 个疗程。

2. 推拿疗法

基本处方

开天门、分推坎宫、揉太阳各 120 次，摩振百会、四神聪各 1~3 min，叩击头部 1~3 min，按揉安眠穴 120 次。

因患儿脾虚食滞，兼痰热内扰，推拿加补脾经、清胃经、清大肠各 300 下，摩腹 200 下；因患儿易惊，加捣小天心 300~500 下。

方法

每日 1 次，每周 6 次。

3. 耳穴贴压疗法

取穴

皮质下、心、神门、肝、肾、脾、垂前、交感、胰、胃。每次选 3~5 穴，双耳交替贴压，隔日 1 次，10 次为 1 个疗程。

4. 药茶

柿叶山楂核茶，每周喝 2~3 次。

5. 其他

嘱家长与患儿分床睡，调整卧室光线和温度，睡前 2 h 禁食，禁食生冷、油腻食物，饮食以易消化食物为主，适量增加富含膳食纤维的食物。

经治 1 周，患儿睡眠明显改善，约于晚 9:30 前可入睡，睡眠较前安稳，日间注意力改善，能够安坐，康复训练也较前配合。共治疗 3 周疗效稳定。嘱予坚持家庭按摩，随访 3 个月无复发。

【按语】

该患儿脾胃虚弱，食滞胃脘，久之则生痰热，痰热扰心，导致睡眠不安；同时中医认为“胃不和则卧不安”，食滞胃脘，胃气得不到有效疏导，睡眠中胃气上逆则影响心神。因此，该患儿治疗过程中除宁心安神、清热化痰外，同时要注意消食导滞，并调整孩子的饮食起居，标本兼治，故见效迅速。

（赵　勇）

医案八　神经性尿频

张某，男，6 岁，2020 年 12 月 12 日初诊。

【代主诉】

白天尿频 2 个月，加重 1 周。

【现病史】

患儿 2 个月前无明显诱因出现白天尿频，睡前尿频，尿色清，尿量少，甚至只有几滴，无尿痛，无尿床，查尿常规无异常，未予诊治，近 1 周常尿湿裤子，遂于今日到我院就诊。纳食可，入睡容易，梦多，排便正常。

【查体】

精神正常，反应灵敏，面色欠华。舌淡红，苔薄白，脉沉无力。

【辅助检查】

尿常规：正常。

【中医诊断】

尿频　脾肾两虚证

【中医治疗原则】

温补脾肾，升提固摄。

【西医诊断】

神经性尿频

【中医疗法】

中药内服加中医外治疗法。

1. 中药治疗

方剂

缩泉丸合参苓白术散加减。

处方

益智仁 15 g，乌药 6 g，党参 10 g，山药 20 g，白术 10 g，茯苓 10 g，薏苡仁 20 g，白扁豆 20 g，甘草 6 g，桔梗 6 g，莲子肉 10 g，桑螵蛸 10 g，炒酸枣仁 10 g，龙骨 15 g（先煎）。

用法

每日一剂，水煎分 2 次温服。

2. 体针疗法

主穴

关元、中极、三阴交、膀胱俞。

配穴

因夜梦多，配百会、神门。

方法

用平补平泻法。每日 1 次，7 日为 1 个疗程。

3. 穴位敷贴疗法

处方

丁香、吴茱萸、肉桂、五倍子各等份，研末。

方法

每次取药粉 5 g, 以黄酒调和成糊状，敷于神阙穴。每日换药 1 次，7 次为 1 个疗程。

4. 灸法

主穴

百会、关元、中极、命门、肾俞、膀胱俞。

方法

采用艾条温和灸。施灸时将艾条一端点燃，对准穴位，距皮肤 2~3 cm 处悬灸，使局部有温热感。每穴灸 5~10 min，以皮肤潮红为度。每日 1 次，7 天为 1 个疗程。

5. 药膳

食材

芡实 12 g、莲子 10 g、枸杞子 10 g、银杏 9 g、大米 75 g，和猪小肠适量共煮为“莲芡粥”，每日清晨代早餐食用。

调护

嘱饮食忌生冷寒凉。

经治 1 周，患儿白天尿频消失，夜梦明显减少。嘱停药观察，随访 3 个月未复发。

【按语】

脾主运化水液，肾主水，司二便，患儿尿频色清，舌淡，脉沉无力，辨证属脾肾不足，下元不固，气化不利，开阖失司，水失制约，故见排尿失常，尿频。肾虚水液不能蒸腾上济心火，则心火上炎，故见夜梦纷纭。治疗以温补脾肾，升提固摄为法，运用中药、针刺、灸法、穴位贴敷配合药膳综合施治，使脾肾功能恢复，水液得以正常运行，故收尿频止、心肾交、多梦愈之效。

（单海军）

医案九　矮小症

李某，女，2 岁 11 月，2021 年 4 月 12 日初诊。

【代主诉】

发现矮身材 6 个月。

【现病史】

患儿系第2胎第1产，足月剖腹产，出生体重3.2 kg，身长48 cm，出生后母乳喂养，按时添加辅食。6个月前发现身材较同龄人矮小。约4个月出牙，纳可，每天喝奶约400 ml，运动可，眠安。

【家族史】

父亲身高165 cm，母亲身高156 cm。

【查体】

身高88.5 cm，体重11.8 kg，发育良好，无肢体畸形，乳房未发育，未见腋毛及耻毛，外阴未见明显青春发育表现，无明显分泌物。舌淡红，苔薄白，指纹淡。

【辅助检查】

血常规检查:(－)；微量元素：Ca：1.75 mmol/L，Cu：18.05 mmol/L，Zn：70.64 mmol/L，Mg：1.51 mmol/L，Fe：7.08 mmol/L；维生素A：0.33 mg/L，维生素E：12.1 mg/L；甲功三项：(－)；生长激素运动/药物激发实验:(－)；超声骨密度检查:(－)；骨龄：2岁6个月。

【中医诊断】

五迟　脾肾亏虚证

【中医治疗原则】

健脾补肾。采用内服外治综合施治。

【西医诊断】

特发性矮小症

【西医疗法】

监测生长发育，调整饮食，增强运动，行为教育，必要时可予生长激素干预治疗。

【中医疗法】

中药内服法

1. 中药治疗

方剂

太子参、黄芪、白术、丹参等。

方法

颗粒剂，开水冲服，每日1付，分2次温服。3个月为1个疗程。

2. 体针疗法

主穴

关元、肾俞、四缝穴。

配穴

夹脊、身柱、太溪、至阳。

方法

三棱针点刺四缝穴，每周1次，1月为1个疗程。余穴直刺进针，快速捻转后留针30 min。每日1次，每周6次，3周为1个疗程，休息1周后进行下1个疗程。

3. 穴位贴敷疗法

主穴

神阙穴、足三里。

处方

山药、补骨脂、丁香等。

方法

用清水调配，贴敷神阙穴，每日 1 次，临睡前贴敷，至第二日早上。7 日为 1 个疗程。

4. 耳穴贴压疗法

基本处方

脾、肾、内分泌、胃。

配穴

交感、肝。

方法

75% 乙醇消毒耳廓，王不留行籽贴压穴位。每日按压 5~6 次，每次 5 min 左右，1 周换 1 次，两耳交替进行。

5. 推拿疗法

基本处方

补脾经 3 min，补肾经 3 min，揉板门 3 min，点按中脘、足三里各 3 min，摩腹 3 min，捏脊 6~9 遍。

因患儿身材矮小，体格瘦弱，加运内八卦 3 min，掐揉四横纹 1 min，推下七节骨 3 min，点按肾俞、脾俞、三阴交各 3 min。

方法

每日 1 次，每周 6 次。

经治 3 个月，患儿身高增长约 3.5 cm，身高增长稳定，身高约 91 cm，继续进行中医干预治疗，康复有期。

【按语】

矮小之症，多责之脾、肾不足。肾藏精，主生长发育，肾精亏虚则生长发育迟缓，脾为后天之本，主运化。本患儿后天养护不周，饮食不调，后天不足以充养先天，互相影响则生长速度不及正常儿童，甚则身材矮小。本案采用健脾补肾的治疗原则，给予针刺、推拿、耳穴贴压以及穴位贴敷等中医外治法，结合口服中药汤剂，加之饮食指导、运动指导，综合治疗，患儿身高曲线百分位逐渐追赶。西医学认为本病病因较多，具体机制尚不明确。大体可以分为非内分泌缺陷性矮小、生长激素缺陷矮小、颅脑损伤矮小、脑浸润病变矮小及精神心理性等其他矮小五大类。生长轴的紊乱是主要致病机制。对于饮食、营养、睡眠、疾病等因素造成的儿童矮小，中医外治疗法疗效可观。因此，儿童一定要定期监测生长发育，早期发现身高异常，早期诊断，早期治疗，早期康复。

（刘应科）

医案十　肥胖症

江某，女，8 岁 3 个月，2021 年 9 月 11 日初诊。

【代主诉】

身形肥胖 3 年。

【现病史】

患儿系第 2 胎第 1 产，足月顺产，出生体重 2.75 kg，身长 50 cm，出院后母乳喂养，按期添加辅食。3 年前发现身形肥胖，运动耐量降低，外院治疗效果不佳，经人介绍后求诊于我院儿童生长发育门诊。现症见：纳可，日均饮奶 500 ml，运动较少，眠安，约 9 h/d，排便每日 1 次，质干，尿黄，口中有异味，出汗多。

【既往史】

婴儿期湿疹史，对海鲜过敏，否认其他慢性病及传染病史。

【家族史】

父亲身高 175 cm，体重 180 kg，BMI：29.38，母亲身高 170 cm，体重 60 kg，BMI：20.76，外婆有糖尿病、高血压病史，外祖父有高脂血症病史。

【查体】

身高 137.9 cm，体重 43 kg，BMI22.61。发育良好，无肢体畸形，未见乳房青春发育，未见腋毛及耻毛，外阴未见明显青春发育表现，无明显分泌物。手心热，黑棘皮症阳性。

舌红，苔薄白腻，螺纹（+）。

【辅助检查】

超声骨密度：−2SD；骨龄：8.5 岁；生化全项：ALT：63U/L ↑，AST：36U/L，HDL-C：0.97mmol/L ↓；腹部超声：中度脂肪肝。

【中医诊断】

小儿肥胖病　痰热蕴脾证

【中医治疗原则】

健脾利湿，化脂降浊。

【西医诊断】

1. 单纯性肥胖病

2. 脂肪肝

【西医疗法】

饮食疗法，运动疗法，行为教育。

【中医疗法】

1. 体针疗法

主穴

公孙、三阴交。

配穴

支沟、阳陵泉、天枢、大横。

方法

直刺进针，快速捻转后留针 30 min。每日 1 次，每周 6 次，3 周为 1 个疗程，休息 1 周后进行下 1 个疗程。

2. 穴位贴敷疗法

主穴

神阙穴。

处方

苍术，泽泻，大黄。

方法

取药粉 3 g，用清水调配，贴敷神阙穴，每日 1 次，临睡前贴敷，至第二日早上去除。7 日为 1 个疗程。

3. 耳穴贴压疗法

基本处方

口、食管、胃、十二指肠、内分泌。

配穴

神门、交感、三焦、直肠。

方法

用 75% 乙醇消毒穴位，然后用王不留行籽贴压穴位。每日按压 5~6 次，每次 5 min 左右，1 周换贴 1 次，两耳交替进行。

4. 推拿疗法

基本处方

补脾经 3 min，推拿肩背 3 min，摩腹 3 min，点按中脘、足三里、丰隆各 3 min，顺经推擦四肢 3 min，捏脊 6 遍。

方法

每日 1 次，每周 6 次。

5. 中药治疗

处方

太子参、黄芪、白术、丹参等。

方法

颗粒剂，开水冲服，每日 1 付，分 2 次温服。3 个月为 1 个疗程。

经治 2 个月，患儿身高正常增高，体重降低至 41 kg，月均减重 1 kg，运动耐量增加，监测各安全性指标无异常，继续进行中医干预治疗，康复有期。

【按语】

小儿饮食不知自节，过食肥甘，损伤脾气，脾虚内湿不化，加之禀受父母肥胖之体，肾失蒸化，日久躯脂满盈，发为肥胖。病位多在脾、胃。本案总体采用健脾利湿、化脂降浊的治疗原则，采用体针、耳穴贴压、推拿以及穴位贴敷疗法等中医外治疗法结合饮食结构调整、运动处方以及健康宣教等现代医学理念，综合施治，在体重不增加或缓增加，身高正常增长的情况下，BMI 逐渐降低，以达到治疗小儿肥胖症的目的。新生儿期、幼儿期、学龄前期、青春期是肥胖病发病的四个高危时段，肥胖症可能影响儿童正常生长发育，而尽早使用中医药内外治疗法进行干预，对于儿童肥胖症的疗效是确切的。因此，生活中一定要注意儿童的生长发育状态，做到时时监测，反复监测，及时就诊。

（刘应科）

医案十一 性早熟

郎某，男，10岁9个月，2021年9月9日初诊。

【代主诉】

发现骨龄超前1周。

【现病史】

患儿系第3胎第1产，足月剖腹产，出生体重3.2 kg，身长52 cm，出生后母乳喂养，按时添加辅食。1周前体检时发现骨龄提前3年，无其他明显不适，求诊于我科，现症见：纳可，喝奶约600~700 ml/d，运动量可，睡眠约9 h/d，排尿排便正常，偶有口中异味，出汗少。

【既往史】

患儿出生时发现蛛网膜囊肿，曾于北京天坛医院行手术治疗，术后无后遗症。否认支气管哮喘、心脏器质性疾病、肝、肾、内分泌等疾病史，否认传染病史。

【家族史】

父亲身高165 cm，无提前青春发育情况；母亲身高150 cm，约11岁月经来潮，12~13岁进入青春期猛长；祖辈有糖尿病、高脂血症、高尿酸血症病史。

【查体】

身高149 cm，体重50.2 kg，发育良好，无肢体畸形，无睾丸青春期发育，未见腋毛及耻毛，外阴、阴茎未见明显青春期发育表现，无明显分泌物。舌红，苔薄白，螺纹（+），手心热。

【检查】

血常规检查:（–）；微量元素:（–）；甲功三项:（–）；生长激素运动 / 药物激发实验:（–）；促黄体生成素（LH）：1.05 mIU/ml；促卵泡刺激素（FSH）：1.19 mIU/ml；睾酮（T）：0.522 ng/dl；胰岛素样生长因子 –1（IGF–1）：353 ng/ml；超声骨密度检查:（–）；骨龄：13.5岁；头颅MRI:（–）。

【中医诊断】

1. 性早熟　阴虚火旺证
2. 肥胖　阴虚火旺证

【中医治疗原则】

滋阴降火，平调阴阳。

【西医诊断】

1. 早发育状态
2. 肥胖

【西医疗法】

监测生长发育，调整饮食，增强运动，行为教育，必要时可予生长激素干预治疗。

【中医疗法】

1. 体针疗法

主穴

三阴交、血海、肾俞。

配穴

关元、中极、肝俞、太冲。

方法

直刺进针，快速捻转后留针 30 min。补法，每周 2~3 次。

2. 穴位贴敷疗法

主穴

神阙穴、足三里。

处方

吴茱萸、川牛膝、黄连等。

方法

每次取药粉 3 g，用清水调配，贴敷神阙穴，每日 1 次，临睡前贴敷，至第二日早上去除。7 日为 1 个疗程。

3. 耳穴贴压疗法

取穴

交感、内分泌、肾、肝、神门、脾。

方法

75% 乙醇消毒穴位，然后用王不留行籽贴压穴位。每日按压 5~6 次，每次 5 min 左右，1 周换贴 1 次，两耳交替进行。

4. 中药治疗

处方

当归、鳖甲、熟地黄等。

方法

颗粒剂，开水冲服，每日 1 付，分 2 次温服。3 个月为 1 个疗程。

治疗 1 个月，患儿身高持续增长，无明显第二性征发育，体重降低至 48.6 kg，身高正常增长，现 149.9 cm，继续进行中医治疗，抑制性腺早发育，延长身高发育时间，保障终身高。

【按语】

性早熟一症，多与肾、脾、肝有关，其中以肾为主。肾藏精，主生长发育与生殖，具有促进机体生长发育和生殖的生理功能。小儿肾常虚，易阴阳失衡，加之长期嗜食肥甘厚味，酿生湿热，耗伤阴液，阴虚火旺，提前出现第二性征。本案采用滋阴降火，平调阴阳的治疗原则，给予针刺、穴位贴敷、耳穴贴压、中药内服等中医内外治疗法，加之饮食指导、运动指导、健康监测，综合治疗，患儿阴阳逐渐平和，生长发育逐渐恢复正常。儿童性早熟的影响因素较多，在生长发育过程中，性早熟会导致儿童骨龄提前，骨骺较同龄人提前闭合，身高增长时间缩短，影响儿童的最终身高。因此，本病的治疗强调早发现，早干预，早治疗。在本病的治疗过程中，还应注意鉴别诊断，除外相关综合征等。

（刘应科）

医案十二　斜　颈

崔某，男，4 个月，2020 年 11 月 20 日初诊。

【代主诉】

发现头向左歪 1 个月。

【现病史】

患儿系第 1 胎第 1 产，孕 39 周顺产，生后 10 天发现左侧颈部包块，家长未予重视，3 个月时患儿会抬头，家长发现患儿头向左歪，遂到某推拿门诊予以推拿按摩 1 周，效果不明显。自行在家按摩和姿势矫正，仍效果不佳。今慕名到我院就诊。

【查体】

立位时头向左歪，下颌向右歪，左侧胸锁乳突肌短，中下部可触及条索状包块，质韧。舌淡红，苔薄白，指纹紫滞。

【辅助检查】

胸锁乳突肌彩超：左侧胸锁乳突肌增厚，中下部可见局限性增厚，回声不均匀。

【中医诊断】

筋缩　气滞血瘀，筋脉闭阻

【中医治疗原则】

活血化瘀，疏筋通脉。

【西医诊断】

先天性肌性斜颈

【西医疗法】

痉挛肌治疗，每日 1 次。

【中医疗法】

1. 推拿疗法

取穴

局部肿块阿是穴、风池穴、曲池穴、外关穴。

方法

在胸锁乳突肌涂抹白脉软膏，然后对胸锁乳突肌采用推、拿、按、揉、牵拉等手法治疗。每次 20 min，对患侧风池穴、曲池穴、外关穴进行点揉操作，每穴约 1 min。最后牵抖患侧上肢 1 min。每日 1 次，每周 6 次。

2. 揿针疗法

部位

包块上。

方法

每次贴针 2 个，每次贴 3 h，隔日 1 次，10 天 1 个疗程。间隔 7 日进行下 1 个疗程。

3. 中药热奄包疗法

处方

伸筋草 30 g、皂角刺 30 g、木瓜 9 g、生大黄 50 g、白芷 10 g、当归 15 g。

方法

上药先用清水浸泡 30 min，然后常规中药煎煮法煎煮 30 min，用毛巾浸蘸药液，待温度适中时热敷胸锁乳突肌 20~30 min，一天 2 次。

经治 2 个月，患儿头部转正，颈部包块消失，继续推拿牵拉巩固半月后结束治疗。随访半年未复发。

【按语】

患儿由于宫内胎位不正或出生时损伤等原因导致筋脉损伤，气血瘀滞，筋脉不通而挛缩，发展为先天性肌性斜颈。本案采用活血化瘀，舒筋通脉的治疗原则，给予揿针、推拿、中药热奄包等中医外治疗法与西医理疗方法结合，综合施治，使瘀血消散，筋脉舒展，故而取效。先天性肌性斜颈常于出生后 7~10 天左右出现胸锁乳突肌包块，随着年龄增长，局部肌肉纤维化日趋加重，出现畸形，可表现为高低肩、大小眼、大小脸等。为避免畸形出现，需早期发现，早期诊断，早期治疗。若超过 1 岁仍未纠正者，多采用手术疗法矫正。

（单海军）